Dieses Buch ist unseren Kindern
Katharina, Franziska, Max & Noah Schneider
und Moritz Richling gewidmet

FAKTEN.

Arzneimittel 2010

Detlev Schneider
Frank Richling

6. Auflage

Georg Thieme Verlag
Stuttgart · New York

Bibliografische Information Der Deutschen Nationalbibliothek
Die Deutsche Nationalbibliothek verzeichnet diese Publikation in der Deutschen Nationalbibliografie; detaillierte bibliografische Daten sind im Internet über http://dnb.d-nb.de abrufbar.

Wichtiger Hinweis: Wie jede Wissenschaft ist die Medizin ständigen Entwicklungen unterworfen. Forschung und klinische Erfahrung erweitern unsere Erkenntnisse, insbesondere was Behandlung und medikamentöse Therapie anbelangt. Soweit in diesem Werk eine Dosierung oder eine Applikation erwähnt wird, darf der Leser zwar darauf vertrauen, dass Autoren, Herausgeber und Verlag große Sorgfalt darauf verwandt haben, dass diese Angabe **dem Wissensstand bei Fertigstellung des Werkes** entspricht. Für Angaben über Dosierungsanweisungen und Applikationsformen kann vom Verlag jedoch keine Gewähr übernommen werden.
Jeder Benutzer ist angehalten, durch sorgfältige Prüfung der Beipackzettel der verwendeten Präparate und gegebenenfalls nach Konsultation eines Spezialisten festzustellen, ob die dort gegebene Empfehlung für Dosierungen oder die Beachtung von Kontraindikationen gegenüber der Angabe in diesem Buch abweicht. Eine solche Prüfung ist besonders wichtig bei selten verwendeten Präparaten oder solchen, die neu auf den Markt gebracht worden sind. **Jede Dosierung oder Applikation erfolgt auf eigene Gefahr des Benutzers.** Autoren und Verlag appellieren an jeden Benutzer, ihm etwa auffallende Ungenauigkeiten dem Verlag mitzuteilen.

Insbesondere sei hier auch noch darauf hingewiesen, dass die in diesem Buch aufgeführten Handelsnamen exemplarisch ausgewählt sind und keinen Anspruch auf Vollständigkeit erheben.

Rüdigerstraße 14, D-70469 Stuttgart
Unsere Homepage: http://www.thieme.de

Printed in Germany

Umschlaggestaltung: Thieme Verlagsgruppe
Satz: primustype Robert Hurler GmbH, Notzingen
Druck: AZ Druck und Datentechnik GmbH, Kempten

ISBN 978-3-13-140546-3 1 2 3 4 5 6

Vorwort

Liebe Leserin, lieber Leser,

die nunmehr 6. Auflage der *Fakten Arzneimittel* erscheint in einem völlig neuen Layout, das Ihnen eine noch benutzerfreundlichere und übersichtlichere Darstellung des stetig wachsenden Informationsinhaltes bietet. Gewissenhaft haben wir alle Informationen zu Wirkstoffen, Handelsnamen und die jetzt vereinfacht dargestellten Tagestherapiekosten aktualisiert. Dieser aktuelle Stand wird vervollständigt durch die Ergänzung aller bedeutsamen neu zugelassenen Präparate auf dem Arzneimittelmarkt.

Bei der Bearbeitung haben wir besondere Sorgfalt darauf verwendet, nahezu alle verfügbaren Handelsnamen mit den entsprechenden unterschiedlichen Applikationsformen (Tbl., Drg., Kps., Amp., Supp., etc.) aufzunehmen, ohne dass es für ein Taschenbuch zu umfangreich wird. Auch die indikationsspezifischen Dosierungen haben wir weiter verfeinert, so dass Sie sehr präzise Angaben für die einzelnen Krankheitsbilder finden. Ebenso wurden die entsprechenden Dosierungshinweise, wie sie bei einem Arzneimittel z.B. Initialdosis, Dosissteigerung und Zieldosis festzulegen sind, optimiert.

Der neu eingerichtete Online-Zugang zu unserer immer wieder neu aktualisierten Arzneimitteldatenbank ermöglicht stets schnellen und umfassenden Zugriff auf die wesentlichen Informationen zu Arzneimitteln.

In bewährter Weise haben wir auch in dieser Auflage die einzelnen Indikationen, Wirkungsmechanismen, Nebenwirkungen und Kontraindikationen übersichtlich den einzelnen Substanzklassen vorangestellt.

Auch für diese Auflage haben unsere Kollegen Herr Dr. Hahn, Frau Dr. Winter und Herr Dr. Huber die Themengebiete Vergiftungen und Schmerztherapie aktualisiert. Hierfür unser herzlicher Dank.

Da wir auch künftig jährliche Neuauflagen erarbeiten wollen, möchten wir Sie wie gehabt um Ihre aktive Mithilfe und Unterstützung bitten. Ihre Ratschläge und Erfahrungen sind uns eine wertvolle und unerlässliche Hilfe zur Optimierung der *Fakten Arzneimittel.*

Kerken und Solingen, September 2009 Detlev Schneider und Frank Richling

Anschriften

Dr. med. Detlev Schneider
Abteilung für Neurologie und Neurologische Intensivmedizin
Spezielle Schmerztherapie
St. Josef Krankenhaus GmbH
Asberger Straße 4
47441 Moers
Email: DS-Arzneimittel@gmx.de

Dr. med. Frank Richling
Praxis für Innere Medizin
Pneumologie, Allergologie und Schlafmedizin
Ufergarten 1
42651 Solingen
Email: FR-Fakten@gmx.de

Konzept

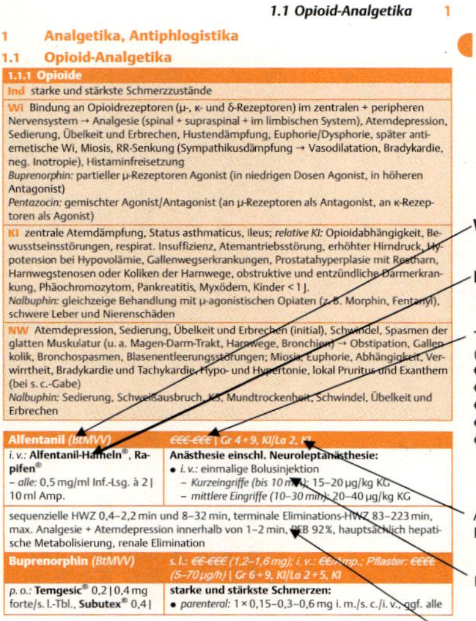

1.1 Opioid-Analgetika 1

1 Analgetika, Antiphlogistika

1.1 Opioid-Analgetika

1.1.1 Opioide

Ind starke und stärkste Schmerzzustände

Wi Bindung an Opioidrezeptoren (μ-, κ- und δ-Rezeptoren) im zentralen + peripheren Nervensystem → Analgesie (spinal + supraspinal + im limbischen System), Atemdepression, Sedierung, Übelkeit und Erbrechen, Hustendämpfung, Euphorie/Dysphorie, später antiemetische Wi, Miosis, RR-Senkung (Sympathikusdämpfung → Vasodilatation, Bradykardie, neg. Inotropie), Histaminfreisetzung
Buprenorphin: partieller μ-Rezeptoren Agonist (in niedrigen Dosen Agonist, in höheren Antagonist)
Pentazocin: gemischter Agonist/Antagonist (an μ-Rezeptoren als Antagonist, an κ-Rezeptoren als Agonist)

KI zentrale Atemdämpfung, Status asthmaticus, Ileus; *relative KI:* Opioidabhängigkeit, Bewusstseinsstörungen, respirat. Insuffizienz, Atemantriebsstörung, erhöhter Hirndruck, Hypotension bei Hypovolämie, Gallenwegserkrankungen, Prostatahyperplasie mit Restharn, Harnwegstenosen oder Koliken der Harnwege, obstruktive und entzündliche Darmerkrankung, Phäochromozytom, Pankreatitis, Myxödem, Kinder < 1 J.
Nalbuphin: gleichzeige Behandlung mit μ-agonistischen Opiaten (z. B. Morphin, Fentanyl), schwere Leber und Nierenschäden

NW Atemdepression, Sedierung, Übelkeit und Erbrechen (initial), Schwindel, Spasmen der glatten Muskulatur (u. a. Magen-Darm-Trakt, Harnwege, Bronchien) → Obstipation, Gallenkolik, Bronchospasmen, Blasenentleerungsstörungen; Miosis, Euphorie, Abhängigkeit, Verwirrtheit, Bradykardie und Tachykardie, Hypo- und Hypertonie, lokal Pruritus und Exanthem (bei s. c.-Gabe)
Nalbuphin: Sedierung, Schweißausbruch, KS, Mundtrockenheit, Schwindel, Übelkeit und Erbrechen

Alfentanil *(BtMVV)*	*€€€-€€€ | Gr 4 + 9, Kl/La 2, Kl*
i. v.: **Alfentanil-Hameln**®, **Rapifen**® – *alle:* 0,5 mg/ml Inf.-Lsg. à 2 | 10 ml Amp.	**Anästhesie einschl. Neuroleptanästhesie:** • *i. v.:* einmalige Bolusinjektion – *Kurzeingriffe (bis 10 min):* 15–20 μg/kg KG – *mittlere Eingriffe (10–30 min):* 20–40 μg/kg KG
sequenzielle HWZ 0,4–2,2 min und 8–32 min, terminale Eliminations-HWZ 83–223 min, max. Analgesie + Atemdepression innerhalb von 1–2 min, PEB 92%, hauptsächlich hepatische Metabolisierung, renale Elimination	
Buprenorphin *(BtMVV)*	*s. l.: €€-€€€ (1,2–1,6 mg); i. v.: €€/Amp.; Pflaster: €€€€ (5–70 μg/h) | Gr 6 + 9, Kl/La 2 + 5, Kl*
p. o.: **Temgesic**® 0,2 | 0,4 mg forte/s. l.-Tbl., **Subutex**® 0,4 |	**starke und stärkste Schmerzen:** • *parenteral:* 1 × 0,15–0,3–0,6 mg i. m./s. c./i. v., ggf. alle

Wirkstoff

Handelsnamen und Applikationsformen

TTK = orientierende Tagestherapiekosten
(mittlere Dosierung, mittelschwerer Patient (75 kg KG):

€	=	0 bis 1 Euro
€€	=	1 bis 5 Euro
€€€	=	5 bis 10 Euro
€€€€	=	10 bis 100 Euro
€€€€€	=	> 100 Euro

Angaben zur **Verabreichung während Schwangerschaft und Stillzeit**
Erläuterungen zu den Abkürzungen s. S. X und XI

Indikationsbezogene **Dosierungen**

Pharmakokinetik

Abkürzungen

ab	abstillen
AK	Antikörper
alk.	alkalisch
ALL	akute lymphatische Leukämie
allg.	allgemein
allerg.	allergisch
Am	Anwendung möglich
Amp.	Ampulle
AT	Augentropfen
Aub	Anwendung unbedenklich
AUC	Area under the curve
AV	atrioventrikulär
b.B.	bei Bedarf
BB	Blutbild
BMI	Body Mass Index
BTM	Betäubungsmittel
BtMVV	Betäubungsmittel-Verschreibungsverordnung
BV	Bioverfügbarkeit
CLL	chronisch lymphatische Leukämie
CML	chronisch myeloische Leukämie
CMV	Zytomeglievirus
CPR	cardio pulmonale Reanimation
d	Tag
DA	Dosieraerosol
Dos	Dosierung
ED	Einzeldosis
EF	Ejektionsfraktion
EPMS	extrapyramidal motorische Symptome
Erh-Dosis	Erhaltungsdosis
Erw.	Erwachsene
FFP	Fresh-frozen Plasma
GFR	glomeruläre Filtrationsrate
GIT	Gastrointestinaltrakt
GM	Grand mal Anfall
Gneg	Gram-negativ
Gpos	Gram-positiv
Gr	Gravidität, Schwangerschaft*
h	Stunde
HCG	Choriongonadotropin
HD	Hämodialyse
HF	Herzfrequenz
HI	Hinweise/Herzinfarkt
HIPA	Heparin-induzierter Plättchenaktivierungstest
HIT	heparininduzierte Thrombozytopenie
HLS	Hirnleistungsstörung
HN	Handelsname
HOCM	hypertrophe obstruktive Kardiomyopathie
HOPS	hirnorganisches Psychosyndrom
HP	Helicobacter pylori
HRST	Herzrhythmusstörungen
HWI	Harnwegsinfekt
HWZ	biologische Halbwertszeit
HMV	Herzminutenvolumen
HZV	Herzzeitvolumen
I	Indikation
I.E.	internationale Einheiten
i.v.	intravenös
Inf.-Fl.	Infusionsflaschen
Inj.	Injektion
INR	international normalized ratio
J.	Jahre
k.A.	keine Angaben
kE	keine Erfahrung
KG	Körpergewicht
kH	kein Hinweis

* Erklärung zur Gruppenbezeichnung s. S. X

KHK	koronare Herzkrankheit
KI	Kontraindikationen
KK	Kleinkinder
KO	Körperoberfläche
komb.	Kombination
Kps.	Kapseln
Krea	Kreatinin
KS	Kopfschmerzen
La	Laktation, Stillperiode*
LA	Lokalanästhetika
LJ	Lebensjahr
LP	Liquorpunktion
Lsg.	Lösung
Lufu	Lungenfunktionsdiagnostik
LV	linksventrikulär
Max-Dosis	Maximaldosis
min	Minute
Mo.	Monat
MRSA	multiresistente Staphylokokkus aureus
MS	Multiple Sklerose
Mtm	Monotherapie möglich
NIDDM	Non insulin dependent diabetes mellitus
ns	nicht signifikant
NSE	Neuronen-spezifische Enolase
NW	Nebenwirkungen
Pat.	Patient
p.i.	per inhalationem
PNP	Polyneuropartesie
p.o.	per os
PEB	Plasmaeiweißbindung
PK	Pharmakokinetik
RF	Rheumafaktor
RR	Blutdruck
SA	sinuatrial
Säugl	Säugling
s.c.	subkutan
SD	Schilddrüse
sI	strenge Indikationsstellung
S-Krea	Serum-Kreatinin
SK	Schulkinder
s.l.	sublingual
Sm	Stillen möglich
SR	Sinusrhythmus
SS	Schwangerschaft
SSW	Schwangerschaftswoche
subl.	sublingual
Supp.	Suppositorium
Susp.	Suspension
SV	supraventrikulär
Tbl.	Tabletten
tgl.	täglich
Trpf.	Tropfen
TTK	Tagestherapiekosten**
ub	unbedenklich
vI	vitale Indikation
VT	ventrikuläre Tachykardie
WB	Wirkungsbeginn
WD	Wirkdauer
Wi	Wirkungsmechanismus/ Wirkung
WM	Wirkungsmaximum
wtl.	wöchentlich
Wo.	Woche
WW	Wechselwirkungen

* Erklärung zur Gruppenbezeichnung s. S. X

** Hinweis: Die Tagestherapiekosten wurden ausgehend von einer mittleren Dosierung für einen mittelschweren Patienten (75 kg KG) umgerechnet und sind daher nur richtungsweisende Werte. Im Einzelfall können die Kosten der Behandlung in Abhängigkeit der Erkrankung von unseren Angaben abweichen.

Hinweise zu Verwendung der Wirkstoffe während Schwangerschaft und Stillzeit

Die Hinweise finden Sie im Buch unmittelbar nach den Tagestherapiekosten hinter jedem Wirkstoffnamen in Form der folgenden Chiffren bzw. Abkürzungen:

Schwangerschaft – Chiffren*

GR 1	Bei umfangreicher Anwendung am Menschen hat sich kein Verdacht auf eine embryotoxische/teratogene Wirkung ergeben. Auch der Tierversuch erbrachte keine Hinweise auf embryotoxische/teratogene Wirkungen.
GR 2	Bei umfangreicher Anwendung am Menschen hat sich kein Verdacht auf eine embryotoxische/teratogene Wirkung ergeben.
GR 3	Bei umfangreicher Anwendung am Menschen hat sich kein Verdacht auf eine embryotoxische/teratogene Wirkung ergeben. Der Tierversuch erbrachte jedoch Hinweise auf embryotoxische/teratogene Wirkungen. Diese scheinen für den Menschen ohne Bedeutung zu sein.
GR 4	Ausreichende Erfahrungen über die Anwendung beim Menschen liegen nicht vor. Der Tierversuch erbrachte keine Hinweise auf embryotoxische/teratogene Wirkungen.
GR 5	Ausreichende Erfahrungen über die Anwendung beim Menschen liegen nicht vor.
GR 6	Ausreichende Erfahrungen über die Anwendung beim Menschen liegen nicht vor. Der Tierversuch erbrachte Hinweise auf embryotoxische/teratogene Wirkungen.
GR 7	Es besteht ein embryotoxisches/teratogenes Risiko beim Menschen (1. Trimenon).
GR 8	Es besteht ein fetotoxisches Risiko beim Menschen (2. und 3. Trimenon).
GR 9	Es besteht ein Risiko perinataler Komplikationen oder Schädigungen beim Menschen.
GR 10	Es besteht das Risiko unerwünschter hormonspezifischer Wirkungen auf die Frucht beim Menschen.
GR 11	Es besteht das Risiko mutagener/karzinogener Wirkung.

* Quelle: Arzneimittel in Schwangerschaft und Stillzeit, Beratungsstellen ROTE LISTE® 2009, Seite 429–431
Herausgeber: Rote Liste® Service GmbH

Stillzeit – Chiffren*

La 1	Es ist nicht bekannt, ob die Substanz in die Milch übergeht.
La 2	Substanz geht in die Milch über. Eine Schädigung des Säuglings ist bisher nicht bekannt geworden.
La 3	Substanz geht in die Milch über. In Abhängigkeit von Dosis, Art der Anwendung und Dauer der Medikation kann das Befinden des Säuglings vorübergehend beeinträchtigt werden.
La 4	Substanz geht in die Milch über. In Abhängigkeit von Dosis, Art der Anwendung und Dauer der Medikation kann eine ernsthafte Schädigung des Säuglings eintreten.
La 5	Substanz führt zur Verminderung der Milchproduktion.

Verwendete Abkürzungen

KI	Kontraindikation
sI	strenge Indikationsstellung
Am	Anwendung möglich
kE	keine Erfahrung
k.A.	keine Angaben
vI	vitale Indikation
Sm	Stillen möglich
ab	abstillen
Aub	Anwendung unbedenklich
ub	unbedenklich
kH	kein Hinweis
Mtm	Monotherapie möglich

* Quelle: Arzneimittel in Schwangerschaft und Stillzeit, Beratungsstellen ROTE LISTE® 2009, Seite 429–431
Herausgeber: Rote Liste® Service GmbH

Inhaltsverzeichnis

1 Analgetika, Antiphlogistika

1.1 Opioid-Analgetika

1.1.1 Opioide

Ind starke und stärkste Schmerzzustände

Wi Bindung an Opioidrezeptoren (μ-, κ- und δ-Rezeptoren) im zentralen + peripheren Nervensystem → Analgesie (spinal + supraspinal + im limbischen System), Atemdepression, Sedierung, Übelkeit und Erbrechen, Hustendämpfung, Euphorie/Dysphorie, später antiemetische Wi, Miosis, RR-Senkung (Sympathikusdämpfung → Vasodilatation, Bradykardie, neg. Inotropie), Histaminfreisetzung
Buprenorphin: partieller μ-Rezeptoren Agonist (in niedrigen Dosen Agonist, in höheren Antagonist)
Pentazocin: gemischter Agonist/Antagonist (an μ-Rezeptoren als Antagonist, an κ-Rezeptoren als Agonist)

KI zentrale Atemdämpfung, Status asthmaticus, Ileus; *relative KI:* Opioidabhängigkeit, Bewusstseinsstörungen, respirat. Insuffizienz, Atemantriebsstörung, erhöhter Hirndruck, Hypotension bei Hypovolämie, Gallenwegserkrankungen, Prostatahyperplasie mit Restharn, Harnwegstenosen oder Koliken der Harnwege, obstruktive und entzündliche Darmerkrankung, Phäochromozytom, Pankreatitis, Myxödem, Kinder < 1 J.
Nalbuphin: gleichzeige Behandlung mit μ-agonistischen Opiaten (z. B. Morphin, Fentanyl), schwere Leber und Nierenschäden

NW Atemdepression, Sedierung, Übelkeit und Erbrechen (initial), Schwindel, Spasmen der glatten Muskulatur (u. a. Magen-Darm-Trakt, Harnwege, Bronchien) → Obstipation, Gallenkolik, Bronchospasmen, Blasenentleerungsstörungen; Miosis, Euphorie, Abhängigkeit, Verwirrtheit, Bradykardie und Tachykardie, Hypo- und Hypertonie, lokal Pruritus und Exanthem (bei s. c.-Gabe)
Nalbuphin: Sedierung, Schweißausbruch, KS, Mundtrockenheit, Schwindel, Übelkeit und Erbrechen

Alfentanil *(BtMVV)*	*€€€-€€€ | Gr 4 + 9, Kl/La 2, Kl*
i. v.: **Alfentanil-Hameln®**, **Rapifen®** – *alle:* 0,5 mg/ml Inf.-Lsg. à 2 | 10 ml Amp.	**Anästhesie einschl. Neuroleptanästhesie:** • *i. v.:* einmalige Bolusinjektion – *Kurzeingriffe (bis 10 min):* 15–20 μg/kg KG – *mittlere Eingriffe (10–30 min):* 20–40 μg/kg KG – *lange Eingriffe (30 – 60 min):* 40–80 μg/kg KG – fraktionierte Bolusinjektion: 5–15 μg/kg KG/15 min • *Infusion:* 0,5 – 3,0 μg/kg KG/min (Infusionsende 20–30 min vor OP-Ende) • *Dosisanpassung:* bei älteren und geschwächten Pat. um 30–40%

sequenzielle HWZ 0,4–2,2 min und 8–32 min, terminale Eliminations-HWZ 83–223 min, max. Analgesie + Atemdepression innerhalb von 1–2 min, PEB 92%, hauptsächlich hepatische Metabolisierung, renale Elimination

Buprenorphin *(BtMVV)*	*s. l.: €€-€€€ (1,2–1,6 mg); i. v.: €€/Amp.; Pflaster: €€€€ (5–70 µg/h)* | *Gr 6 + 9, Kl/La 2 + 5, KI*
p. o.: **Temgesic®** 0,2 | 0,4 mg forte/s. l.-Tbl., **Subutex®** 0,4 | 2 | 8 mg/s. l.-Tbl. *parenteral:* **Buprenorphin Delta®**, **Temgesic®** – *alle:* 0,3 mg/Amp. à 1 ml *transdermal-Pflaster:* **Buprenorphin** (**Generika**), **Transtec® PRO** – *alle:* 35 µg/h, 52,5 µg/h oder 70 µg/h **Norspan®** 5 µg/h, 10 µg/h oder 20 µg/h	**starke und stärkste Schmerzen:** • *parenteral:* 1 × 0,15–0,3–0,6 mg i. m./s. c./i. v., ggf. alle 6–8 h wiederholen bis max. 4 × 0,3 mg/d; *Max-Dosis:* 1,2 mg/d • *p. o. (> 45 kg):* 3–4 × 0,2–0,4 mg/d s. l.; *Max-Dosis:* 1,6 mg/d • *p. o. (35–45 kg):* 3–4 × 0,2 mg/d s. l. • *transdermale Applikation:* Pflasterwechsel alle 72 h; – bei Pat. ohne vorherige Analgesie initiale Pflasterstärke 10–35 µg/h – zuvor 30–60 mg Morphium/24h → initiale Stärke 35 µg/h – zuvor 60–90 mg Morphium/24h → initiale Stärke 52,5 µg/h – zuvor > 120 mg Morphium/24h → initiale Stärke 70 µg/h ▸ *Kinder >1–12 J.:* ED 3–6 µg/kg KG/6–8 h i. v./i. m./s. l., *Max-Dosis:* 9 µg/kg KG/6–8 h

BV 50%, max. Plasmakonz. nach 5 min, max. Wi nach 30–60 min nach i. v. bzw. nach 2 h p. o., PEB 96%, Wi-Dauer 6–8 h, HWZ 3–5 h, hepatischer Metabolismus, renale (10%) und fäkale (90%) Elimination, im Vgl. zum Morphin 30–60fache Wi, Äquivalenzdosis i. v. 0,4 mg/p. o. 0,8 mg

Codein – Codeinphosphat *(BtMVV)*	*€€-€€€ (200–400 mg)* | *sl im 1. Trim., KI kurz vor der Geburt/sl*
p. o.: **Bronchicum Mono®** Trpf. 24 mg/ml, **Codeinum phosphoricum Compretten®** 30 | 50 mg/Tbl., **Codeinsaft von ct®** 5 mg/5 ml, **Codeintropfen von ct®** 1 mg/Trpf., **Codicompren ret.®** 50 mg/Tbl., **Codi Opt®** 56,6 mg/Tbl., **Codipertussin®** 30 | 50 mg/Tbl., Saft 100 mg/100 ml, **Makatussin Codein®** 17 mg/35 Trpf., **Trya-**	**Schmerzen (in Kombination mit Nicht-Opioid Analgetika):** • *p. o.:* 25–50 mg alle 4–6 h p. o. ▸ *Max-Dosis:* 280 mg/d ▸ *Kinder:* > 12 J. 30 mg, > 3 J. 15 mg, > 1 J. 7,5–15 mg jeweils als 3–4 ED/d p. o. oder 3–4 × 0,5 mg/kg KG/d p. o. **Reizhusten:** • *p. o. (> 12 J.):* 15–40 mg alle 8–12 h p. o., max. 200 mg/d ▸ *Kinder:* 6–12 J. 5–15 mg alle 8–12 h/d (max. 40 mg), 4–6 J. 2,5–5 mg alle 8–12 h/d (max. 20 mg), 2–4 J. 10 mg/d jeweils p. o.

sol® 30 | 50 mg/Tbl., Lsg. 2,5 mg/ml, 22,1 mg/30 Trpf.	
BV 40–60%, max. Plasmkonz. nach 1–2h, HWZ 2–3h, Wi-Dauer 4–6h, hepatische Metabolisierung, zu 5–20% Demethylierung in Morphin	
Dihydrocodein	*€€ (60–180 mg) | Gr 6, Kl/La 1, Kl*
p. o.: **DHC Mundipharm**® 60 | 90 | 120 mg/ret.-Tbl., **Paracodin**® 10 mg/Tbl., 20 mg/ret.-Kps., N-Sirup 9,7 mg/4 ml, Tropfen 10 mg/1 ml (= 20 Trpf.), **Tiamon**® Mono 10 mg/Tbl., 35 mg/ret.-Kps.	**starke Schmerzen, Erw.:** *Initial* 2 × 60 mg/d, dann individuelle Dosis mit 2 × 1 Tbl./d à 60 | 90 | 120 mg p. o.; *Max-Dosis:* 240 mg/d **starker Reizhusten:** • *Erw.:* 30–90 mg/d verteilt auf 3 ED p. o. ▸ *Kinder:* > 12 J. 30–90 mg/d, > 9 J. 15–30 mg/d, > 6 J. 15 mg/d, > 4 J. 7,5–15 mg/d jeweils verteilt auf 3 ED p. o. **Opiatentzug:** 2 × 150 (–300) mg/d p. o., nach spätestens 1 Wo. tgl. um 15–30 mg reduzieren ▸ *Max-Dosis:* 240 mg/d bei der Schmerzbehandlung, 600 mg/d beim Opiatentzug
BV 20%, Wi-Dauer 4–6h (bis 12h), HWZ 3–4,5h, PEB 10%, hepatische Metabolisierung	
Fentanyl *(BtMVV)*	*p. o.: €€-€€€/Tbl.; Pflaster: €€-€€€€/Pfl. (12–100 µg); i. v.: €€/10 ml Amp. | Gr 5 + 6, sl/La 2 + 3, sl*
p. o.: **Actiq**® 200 | 400 | 600 | 800 | 1200 | 1600 µg Lutschtbl. mit Applikator, **Effentora**® Buccaltbl. 100 | 200 | 400 | 600 | 800 µg/Tbl. *kutan:* **Durogesic**® **SMAT**, **Ribofentanyl**®, **Fentanyl** (**Generika**), **Matrifen**® *– alle: 12 | 25 | 50 | 75 und/oder 100 µg/h Pflaster* *parenteral:* **Fentanyl** (**Generika**) *– alle: 0,1 | 0,5 mg/2 | 10 ml Amp.*	**Neuroleptanalgesie:** • 50–100 µg i. v. in Komb. mit einem Neuroleptikum, ggf. Wdh. nach 30–45 min. • *Perfusor:* 0,05–0,15 (-0,4) mg/h = 5–15 ml/h • *Perfusor-„Rezept“:* 1 Amp. = 0,5 mg mit NaCl 0,9% verdünnen auf 50 ml = 0,01 mg/ml **Intubationsnarkose:** *initial* 2–50 µg/kg KG i. v. (140–3500 µg/70 kg KG), dann 25–250 µg je nach OP-Verlauf **chronische Schmerzen:** • *p. o.: initial:* 200 µg/d, ggf. Steigerung bis 1600 µg/d • *Matrixpflaster:* Umstellung nach Äquivalenztabelle, sorgfältige Titration der Fentanyldosis für den individuellen Bedarf erforderlich, Wechsel alle 72h notwendig ▸ *Kinder:* 2–5 (–10) µg/kg KG i v./i. m., über Perfusor 1–3 µg/kg KG/h
• *i. v.:* Wi-Beginn nach Sek. (max. Wi. nach 4 min), HWZ 2–7h, Wi-Dauer nach initialer Injektion nur 20–30 (–60) min, PEB 84%, zu 95% Elimination nach hepatischer Metabolisierung (Cytochrom P3A4)	

- *Matrixpflaster:* BV 92%, nach ca. 12h Wi-Beginn, nach ca. 24–48h Spitzenkonzentration; ab der zweiten Applikation steady-state mit gleichbleibendem Plasmaspiegel, terminale HWZ 16–22h
- *Lutschtbl.:* BV 50%, rascher Wi-Beginn in 15 min., Wi-Dauer 1–2h

Hydromorphon *(BtMVV)*	*p. o.: €€-€€€/Kps. (8–24 mg), €€ (1,3–2,6 mg); i. v.: €€/ Amp. (2 mg)* | *Kl/La 3, Kl*
p. o.: **Jurnista**® 32 | 64 mg/ret.-Kps., **Palladon**® 1,3 | 2,6 mg/ Hart-Kps., 24 mg/ret.-Kps. – *alle:* 4 | 8 | 16 mg/ret.-Kps. *parenteral:* **Dilaudid**® 2 mg/ Amp. à 1 ml, **Palladon**® **Injekt** 2 | 10 mg/Amp. à 1 ml	**starke und stärkste Schmerzen:** • *Akut, Erw. + > 12 J.:* 1–2 mg i. m./s. c., Wdh. je nach Schmerzstärke (i. v. nur in Ausnahme), 6–12 J.: 0,5–1,5 mg i. m./s. c. • *p. o., Erw. + > 12 J.: initial:* 2 × 4 mg ret./d, ggf. um 4 mg ret./d steigern oder 1,3–2,6 mg/d alle 4h p. o., ggf. Dosissteigerung • *Kinder:* > 12 J.: 0,08 mg/kg KG alle 12h; 6–12 J.: 0,5–1,0 mg i. m. oder s. c.; < 6 J. 0,015 mg/kg KG i. m. oder s. c.
BV 36%, PEB < 10%, HWZ 2,6h, Wi-Eintritt nach 10–20 min (i. v.), 1–2h (p. o.), Wi-Dauer 5h, Wi-Potenz im Vgl. zu Morphin 6–7,5fach p. o., 5fach i. v.; hepatische Glukuronidierung, v. a. renale Elimination	
Methadon/Levomethadon *(BtMVV)*	*p. o.: €€ (25–50 mg Lsg.); €€-€€€ (10–20 mg Tbl.); i. v.: €€ (2,5 mg)* | *sl/sl*
p. o.: Levomethadon: **L-Polamidon**® Lsg. 5 mg/ml, Trpf. 5 mg/ ml (= 20 Trpf.) *p. o.: Methadon:* **Methaddict**® 5 | 10 | 40 mg/Tbl. *parenteral Levomethadon:* **L-Polamidon**® 2,5 | 5 mg/Amp. à 1 | 2 ml	*Cave:* Der **Dosierungshinweise gilt für Levomethadon**, bei Einsatz von Methadon ist eine Dosisverdopplung notwendig! **starke und stärkste Schmerzen:** • *parenteral:* 2,5 mg langsam (max. 1 ml/min.) i. v. oder bis 7,5 mg i. m./s. c., ggf. Wdh. alle 4–6h • *p. o.:* 4–6 × 2,5–7,5 mg/d p. o. (individuell unterschiedlich) **Substitution bei Opiatabhängigkeit:** *initial:* morgens 15–20 mg p. o. und abends 10–25 mg, nach 1–6 d Tagesdosis 1 ×/d **Opioidentzug:** *Ersttagesdosis* morgens 15–20 mg, ggf. abends zusätzlich 10–25 mg, dann ggf. Dosisanpassung alle 2 d um 20% je nach Auftreten von Entzugssymptomen ▸ *Max-Dosis:* 150 mg/d p. o. = Tagesverschreibungshöchstdosis
BV > 90%, Wi-Eintritt nach 30–60 min, max. Plasmakonz. nach 4h, lange Wi-Dauer (5–8h), PEB von 85%, HWZ 15–72h, hepatischer Metabolismus (> 50%) und renale Elimination	

Morphin *(BtMVV)*	*p. o.: €€€ (10–30 mg); i. v.: €€ (10–20 mg); Supp.: €€ (10–20 mg) | Kl/sl*
p. o.-retardiert: **Capros®**, **Capros® 1x tägl.** 20 | 60 | 120 | 200 mg/Ret.-Tbl., **Kapanol®**, **M-Beta®**, **M-long®**, **Morphanton®**, **Morphin** (**Generika**), **Morphinsulfat-GRY®**, **Morph Sandoz®**, **MST Continus®** 200 mg/Ret.-Tbl., **MST Mundipharma®** 200 mg/Ret-Tbl. + Granulat, **M-STADA®**, **MSTW®** – *alle: 10 | 30 | 60 | 100 mg/Ret.-Tbl.*; **Kapanol®** 20 |50 |100 mg/Ret.-Tbl. *p. o.-unretardiert:* **Capros®** Akut 5 |10 |20 |30 mg/Ret.-Tbl., **Sevredol®** 10 | 20 mg/Tbl., **Morphin Merck®** 0,5%–2,0%-Trpf., **Oramorph®** Trinkampulle 10 | 20 | 30 | 100 mg/Amp. á 5 ml *parenteral:* **M-Dolor®** 10 | 15 | 20 mg/Amp., **M-STADA®** 1020 mg/Amp., **MSI Mundipharma®** 10 | 20 | 100 | 200 mg/Amp., **Morphin Merck®** 10 | 20 | 100 mg/Amp., **Morphin** (**Generika**) 10 | 20 | 100 |200 mg/Amp., **M-STADA®** 10 | 20 mg/Amp. *rektal:* **MSR Mundipharma®** 10 | 20 | 30 mg/Supp.	**starke und stärkste Schmerzen:** • *akut:* 5–10 (–15) mg in aqua inject verdünnt i. v. oder 10–20 mg i. m./s. c. • *Perfusor:* 1–4 mg/h = 0,5–2 ml/h i. v., schrittweise Dosissteigerung bis auf 5 mg/h; „Rezept“: 10 Amp. à 10 mg = 100 mg auf 50 ml NaCl 0,9% verdünnen = 2 mg/ml • *p. o.:* 5–15 (–30) mg/d p. o., ggf. erhebliche Dosissteigerung möglich ▶ *Max-Dosis:* 300 mg p. o., 100 mg über Perfusor; ggf. sogar 2000 mg/d p. o. bis zu 30 d lang möglich ▶ *Kinder:* > 12 J. 6 mg; > 7 ½ J. 3 mg; > 3 J. 2 mg; > 1 J. 1 mg; > ½ J. 0,8 mg; > ¼ J. 0,5 mg s. c. (ED) oder 1–3 × 10 mg ret. Tbl./d p. o., Dosissteigerung am Folgetag um 50–100% bis zur völligen Schmerzfreiheit
BV 30%, Wi-Eintritt nach 15–45 min, Wi-Max. nach 1 h, HWZ 2–3 h, Wi-Dauer 4–5 h, in ret. Form 8–24 h, renale und biläre Ausscheidung	
Nalbuphin *(BtMVV)*	*€€/Amp. | Gr 6, Kl/Kl*
parenteral: **Nalpain®** 10 mg/ml Inj.-Lsg.	**mittelstarke und stärkste Schmerzen:** • *Erw.:* 0,1–0,3 mg/kg KG (10–20 mg/70 kg KG) i. v./i. m./s. c., ggf. alle 3–6 h wiederholen • *Max-Einzeldosis:* 20 mg/d • *Kinder:* 0,1- 0,2 mg/kg KG i. v./i. m./s. c., ggf. alle 3–6 h wiederholen

Wi-Beginn nach 2–3 min (i. v.), 15 min (s. c.), Wi-Dauer 3–6 h, HWZ 3 +/– 0,8 h, PEB 50 %, hepatischer Metabolismus, renale Elimination der Metabolite	
Oxycodon *(BtMVV)*	*p. o.: €€-€€€ (20–80 mg); i. v.: €€/ml* | *Gr 5, Kl/La 2, Kl*
p. o.: **Oxycodon (Generika)**, **Oxygesic®** 5 | 10 mg/Ret.-Tbl. – alle: 20 | 40 | 80 mg/Ret.-Tbl. *i. v.:* **Oxygesic®** Injekt 10 mg/ml	**starke Schmerzen:** • *Erw. und Kinder > 12 J.:* • *i. v.: Bolusgabe:* 1–10 mg nicht häufiger als alle 4 h i. v.; *Infusion:* Anfangsdosis 2 mg/h i. v. ; *s. c.:* Anfansdosis 5 mg alle 4 h; Umstellung von oralem zu parenteralen Oxycodon 2 mg orales äquivalent zu 1 mg parentrealen Oxycodon • *p. o.:* nicht-opioidgewöhnte Pat.: 2 × 10 mg/d p. o., Dosisanpassung max. alle 1–2 d • *Nicht-Tumorschmerzen:* 40 mg/d p. o., *Tumorschmerzen* 80–120 mg/d p. o., ggf. Steigerung auf 400 mg/d ▶ *Risikopatienten* (Leber-/Niereninsuffizienz, geringes Körpergewicht, „Langsam-Metabolisierer"): halbe Dosis ▶ *Absetzen:* bei Dosis > 60 mg/d ausschleichen
max. Plasmakonz. nach 3 h, PEB 38–45 %, HWZ 4,5 h, intestinale u. hepatische Metabolisierung (CYP P450)	
Pethidin *(BtMVV)*	*p. o.: €€ (200–400 mg); Supp.: €€/Supp.; i. v.: €€€/Amp. (50 mg)* | *sl/sl*
p. o.: **Dolantin®** 50 mg/ml (= 20 Trpf.) *parenteral:* **Dolantin®**, **Pethidin-Hameln®** *– alle: 50 | 100 mg/Amp. à 1 | 2 ml* *rektal:* **Dolantin®**, **Dolcontral®** – alle: 100 mg/Supp.	**starke und stärkste Schmerzen:** • *akut:* 50 mg i. v. oder 50–100 mg s. c. oder i. m., ggf. Wdh. alle 3–4 h • *Trpf.:* 20–40 Trpf. (50–100 mg) p. o., ggf. Wdh. alle 3–4 h • *Supp.:* 100 mg als Supp., ggf. Wdh. alle 3–4 h ▶ *Max-Dosis:* 500 mg/d i. v./p. o./Supp. ▶ *Kinder:* > 12 J. 33 mg; > 7 ½ J. 25 mg; > 3 J. 17 mg; > 1 J. 12,5 mg; > ½ J. 10 mg; > ¼ J. 8 mg jeweils 3 ×/d p. o./s. c./i. m. oder akut 0,5–1 mg/kg KG i. v.
BV 50 %, Wi-Beginn nach 15 min, Wi-Dauer 3–5 h, Wi-Stärke ist 0,1 im Vgl. zu Morphin (1), HWZ 2–7 h, PEB 60 %, renale Elimination	
Piritramid *(BtMVV)*	*€€€/Amp.* | *Gr 5, Kl/La 1,sl*
parenteral: **Dipidolor®** 15 mg/Amp. à 2 ml	**starke und stärkste Schmerzen:** • *akut:* 7,5–15 (–30) mg i. m., langsam i. v. oder s. c., ggf. Wdh. alle 6–8 h ▶ *Kinder:* 0,05–0,1 mg/kg KG i. m., langsam i. v. oder s. c., ggf. Wdh. alle 6–8 h ▶ *Max-Dosis:* 60 mg/d; u. U. kann eine höhere Dosierung notwendig sein, eine Dosissteigerung erfolgt dann nach

	klin. Wi bis der Pat. schmerzfrei ist, vorausgesetzt evtl. auftretende NW erlauben die Dosissteigerung; Richtdosis unter intensivmedizinischen Bedingungen (= Überwachung) ist mit 5–7 mg/h (= bis 168 mg/d) angegeben (< 72 h postoperativ) und sollte unter Langzeittherapie bei max. 120 mg/d (3–5 mg/h) liegen; 30-Tage-Verordnungs-Höchstmenge nach BtMVV: 6000 mg
Wi-Beginn nach 1–2 min (i. v.), 10–15 min (i. m.), 30 min (s. c.), Wi-Dauer 6–8 h, HWZ 4–10 h, 15 mg Piritramid = 10 mg Morphin, hepatischer Metabolismus, Elimination der Metabolite per Fäzes	
Remifentanil *(BtMVV)*	*€€€/1 mg Amp.; €€€€/2 mg Amp.; €€€€/10 mg Amp.* **|** *sl/ La 1, sl*
parenteral: **Ultiva**® 1 | 2 | 5 mg Pulver in Durchstechfl.	**Narkoseeinleitung:** 1 µg/kg KG Bolusinjektion langsam über mind. 30 s bzw. 0,5–1 µg/kg KG kont. Infusion **Narkoseaufrechterhaltung:** (Stickoxydul 66 %) Bolusinj. 0,5–1 µg/kg KG; kont. Infusion Anfangsrate 0,4 µg/kg/min, Bereich 0,1–2 µg/kg KG/min; (Isofluran, Anfangsdosis 0,5 MAC) Bolusinj. 0,5–1 µg/kg KG; kont. Infusion Anfangsrate 0,25 µg/kg KG/min, Bereich 0,005–2 µg/kg KG/min; (Propofol Anfangsdosis 100 µg/kg KG/min) Bolusinj. 0,5–1 µg/kg KG; kont. Infusion Anfangsrate 0,25 µg/kg KG/min, Bereich 0,05–2 µg/kg KG/min **Anästhesie bei Spontanatmung:** Infusion Anfangsrate zur Narkoseeinleitung u. Aufrechterhaltung 0,04 µg/kg KG/min, Bereich von 0,025–1 µg/kg KG/min, Bolusinj. nicht empfohlen **Intensivmedizin:** Dauerinf. Anfangsdosis 0,1–0,15 µg/kg KG/min (6–9 µg/kg KG/h), Dosierungsbereich 0,006–0,74 µg/kg KG/min (0,38–44,6 µg/kg KG/h)
HWZ 3–10 min, PEB 70 %, Hydrolyse durch unspez. Blut- und Gewebeesterasen	
Sufentanil *(BtMVV)*	*€€ (0,1 mg)* **|** *Gr 4, nicht unter der Geburt* **|** *Rl La 2*
parenteral: **Sufentanil Curasan**® 0,005 | 0,05 mg/ml, **Sufentanil (Generika)** *– alle: 0,05 mg/ml, 0,01 mg/2 ml, 0,25 mg/5 ml, 0,05 mg/10 ml, 1 mg/20 ml*	**bei Kombinationsnarkosen (als analgetische Komponente):** • *Einleitungsdosis:* 0,7–2 µg/kg KG (50–140 µg/70 kg KG) langsam i. v. über 2–10 min • *Erh-Dosis:* 0,15–0,7 µg/kg KG (10–50 µg/70 kg KG) i. v. **Monoanästhetikum mit 100 % O_2:** 7–20 µg/kg KG i. v., dann 0,35–1,4 µg/kg KG/h i. v. **epidural:** 10 ml Lsg. 0,125 % oder 0,25 % Bupivacain + 0,001–0,01 mg (1–10 µg); max. 0,03 mg bzw. 30 µg bei einmaliger Gabe

	▸ *Kinder:* Zur Einleitung und Aufrechterhaltung bis 12 J. 5–20 µg/kg KG zusammen mit 100 % O_2
Anschlagzeit 2–3 min, Wi-Dauer stark von der Applikationsdosis und -Dauer abhängig (0,5 µg/kg KG wirken ca. 50 min), HWZ 2,5 h, PEB 93 %	
Tramadol	*p. o.: € (100–200 mg); i. v.: €-€€(100 mg); € /Supp. | sl/sl*
p. o.: **Amadol®**, **Jutadol®**, **Tial®**, **T-long®**, **Tramabeta®**, **Tramal®**, **Tramadol** (**Generika**), **Trama** (**Generika**), **Tramadolor®**, **Tramadura®**, **Tramagit®**, **Tramal Long®**, **Tramundin ret.®**, **Travex One®** *– alle: 50 mg/Kps. oder Tbl., ret. 100 | 150 | 200 mg/Ret.-Tbl., Tropfen 100 mg/40 Trpf.;* **Tramadol® SL** (Komb. aus 25 mg und 75 mg ret./Tbl.) *parenteral:* **Trama®**, **Tramal®**, **Tramadol** (**Generika**), **Tramadolor®**, **Tramadura®**, **Tramagit®**, **Tramundin ret.®** *– alle: 50 | 100 mg/Amp. á 2 ml* *rektal:* **Tramal®**, **Tramadol** (**Generika**), **Tramadolor®**, **Tramagit®**, **Tramundin ret.®** *– alle: 100 mg/Supp.*	**mittelstarke bis starke Schmerzen:** • *akut:* 1–2 × 50–100 mg i. m. oder i. v. • *p. o./rektal:* 1–2 × 50–100 mg p. o., ggf. Dosissteigerung bis 4 × 20–40 Trpf. oder 4 × 50–100 mg/d (Trpf., Supp., Kps.) ▸ *Max-Dosis:* 400 mg/d p. o./i. v./Supp. ▸ *Kinder > 1 J.:* i. v. 1 mg/kg KG, p. o. 0,5–2 mg/kg KG als ED, die jeweils auf das 4–8fache/d je nach Wi u. Verträglichkeit gesteigert werden kann ▸ *Dosisreduktion bei Niereninsuffizienz:* S. 444
BV 60–70 %, PEB 20 %, HWZ 2–3 h, Wi-Dauer 2–4 h, hepatischer Metabolismus und renale Elimination zu 90 %	
Buprenorphin + Naloxon	*s. l.: €€ (2 mg B + 0,5 mg N); €€€ (8 mg B + 2 mg N) | sl/Kl*
p. o.: **Suboxone®** 2 | 8 mg Buprenorphin + 0,5 | 2 mg Naloxon	**Substitutionstherapie bei Opioidabhängigkeit im Rahmen medizinischer, sozialer und psychotherapeutischer Maßnahmen:** • Sublingualtabletten werden bis zur Auflösung unter der Zunge gehalten (5 bis 10 min) • *Initialdosis:* 1–2 × 2 mg B./0,5 mg N. an Tag 1 s. l. • *Dosisanpassung:* ensprechend der klinischen Wirkung Dosissteigerung in Schritten von 2 bis 8 mg B. auf max. 24 mg B./d s. l.

	• *Ausschleichen:* Nach Erreichen einer zufrieden stellenden Stabilisation kann die Dosis allmählich auf eine niedrigere Erhaltungsdosis reduziert werden ▸ *Dosisreduktion bei Leberinsuffizienz*
hoher First-Pass-Metabolismus, deswegen keine p. o. Anwendung, max. Plasmakonz nach 90 min, HWZ 32 h, hepatische Metabolisierung über CYP3A4, 70 % Elimination nach biliärer Exkretion über den Faeces, 30 % renal	

1.1.2 Morphin-Antagonisten

Ind Intoxikation mit Opioiden, Aufhebung postoperativer Atemdepression von Opioiden
Naltrexon: Entwöhnungsbehandlung von Opiat-Abhängigen

Wi kompetitiver Opiatantagonist (an μ-, ε-, κ- und δ-Rezeptoren) ohne wesentliche pharmakologische Eigenwirkung, bei Abwesenheit von Opioiden rasche Aufhebung nahezu aller Wirkungen von Opioidanalgetika, v. a. einer Atemdepression/Koma, Kreislaufstimulation durch massiven Konzentrationsanstieg von Katecholaminen, keine oder nur geringe Wirkung bei Buprenorphinintoxikation

KI Opiatentzugssyndrome

NW Entzugssymptome: Übelkeit, Erbrechen, Schwitzen, Kreislaufstimulation (RR-Anstieg, HRST), epileptische Anfälle

Naloxon	*i. v.: €€-€€€/Amp. | Gr 3, sl/La 2, sl*
i. v.: **Naloxon** (**Generika**) – *alle:* *0,4 mg/Amp. à 1 ml*	**Opioidintoxikation:** 0,1–0,2 mg alle 2–3 min i. v. (Naloxontitration) bis 4–10 mg oder initial 0,4–2,0 mg i. v., dann alle 2–3 min 0,4 mg, ggf. Perfusor mit 0,4–max. 5 mg/h (bei lang anhaltender Opioidwirkung); bei > 10 mg ohne Wi Opioidintoxikation fragwürdig **postoperativ:** • *Erw.:* 0,1–0,2 mg alle 2–3 min i. v. bis ausreichende Spontanatmung vorliegt ▸ *Kinder:* Zunächst 0,01 mg/kg KG i. v., ggf. alle 2–3 min nach fehlender Besserung 0,01 mg/kg KG
Wi nach 1–2 min, Wi-Dauer 1–4 h, HWZ 1–1,5 h, PEB 32–45 %, hepatischer Metabolismus und renale Elimination	
Naltrexon	*€€ (50 mg) | Gr 6, sl/La 1, sl*
p. o.: **Nalorex®**, **Naltrexon HCL Aop®** – *alle:* 50 mg/Tbl.	**Unterstützung einer Entwöhnungstherapie nach erfolgter Opiatentgiftung:** 1 × 50 mg/d (ausreichend um ca. 25 mg Heroin für 24 h zu blockieren); individuelles Dosierungsschema möglich (keine Opiate 7–10 d vor Einnahme – Naloxon-Test)
BV 5–40 %, max. Plasmakonz. nach 1 h, HWZ 4 h, PEB 21 %, renale Elimination	

1.2 Nichtopioid-Analgetika, nichtsteroidale Antirheumatika (NSAR)

1.2.1 Salicylsäure-/Propionsäure-/Essigsäurederivate, Oxicame
Ind leichte und mittelschwere Schmerzen, v. a. entzündlich und viszeral bedingt, Knochen-, Weichteil- und Kopfschmerzen *Acetylsalicylsäure:* Thrombozytenaggregationshemmung, Sekundärprophylaxe von HI, Schlaganfall und pAVK
Wi periphere Prostaglandinsynthesehemmung durch unselektive Cyclooxygenasehemmung (COX 1 und 2) → Bildung schmerzverstärkender Prostaglandine ↓ (COX-2-Hemmung) → analgetische, antipyretische und antiphlogistische Wi; COX-1-Hemmung: renale Durchblutung ↓, Magenschleimhautschutz ↓ *Acetylsalicylsäure:* zusätzlich Thrombozytenaggregationshemmung
KI schwere Leber- (Child-Pugh-Score > 7) und Niereninsuffizienz (GFR < 30 ml/min.), gastrointestinale Ulzera, erhöhte Blutungsneigung bzw. Gerinnungsstörungen, Asthma bronchiale *Acetylsalicylsäure:* Kinder mit fieberhaften Erkrankungen (Gefahr Reye-Syndroms)
NW GIT-Symptome (Schmerzen, Sodbrennen, Magen-Darm-Ulzera, Magenblutung), verlängerte Blutungszeit, Thrombozytenaggregationshemmung, Störungen Nieren- und Leberfunktion, Zystitis, Na^+- u. Wasserretention, anaphylaktische Reaktionen, Gicht (Harnsäureretention ↑) *Acetylsalicylsäure:* pseudoallerg. Reaktionen mit Bronchospasmen, Asthmaanfall, Tinnitus

Acemetacin	*€ | KI 3. Trim., sl 1.-2. Trim./KI*
p. o.: **Acemetacin (Generika), Azeat®, Rantudal®** 90 mg Ret.-Kps., **Rantudil®** 90 mg Ret.-Kps. *– alle: 30 | 60 mg/Tbl*	**Arthritiden, rheumat. Erkrankungen, Knochen- und Gelenkschmerzen > 14 J.:** 30–180 mg/d in 2–3 ED p. o. **Akuter Gichtanfall > 14 J.:** 180 mg/d bis max. 7 d, bei fehlenden gastrointestinalen Vorschäden *initial* 120 mg, dann alle 6h 60 mg ▸ *Max-Dosis:* 300 mg/d
BV 100%, HWZ 4,5h, max. Plasmakonz. nach 2–3h, Bildung von Indometacin als aktiver Metabolit, Elimination 40% renal, Rest fäkal	
Acetylsalicylsäure (ASS)	*p. o.: €(500–1000 mg); i. v.: €€€/Amp. | KI 3. Trim., sl 1.-2. Trim./KI*
p. o.: **Apovital Apo Ass®, Aspirin®** 300 mg/Tbl., **ASS (Generika), Godamed®** 300 mg/Tbl. *– alle: 100 | 500 mg/Tbl.*; **Acesal®** 250 | 500 mg/Tbl., **Delgesic®** 100 | 500 | 1000 mg/Pulver-Btl., **Herz-Ass-ratio-**	**allgemeine Schmerzzustände:** 1–2 (–3) × 500–1000 mg/d p. o. **Migräneanfall:** 1 × 500–1000 mg i. v. oder p. o., bei *oraler Gabe* zuvor 20–30 mg Domperidon **rheumatische Erkrankungen:** 3 × 1000 mg/d p. o. ▸ *Max-Dosis:* 6 g/d ▸ *Dosisreduktion bei Niereninsuffizienz:* S. 444

pharm® 50 | 100 mg/Tbl., **Togal**® **ASS** 400 mg/Tbl.; **Temagin**® 600 mg/Tbl. *i. v.:* **Aspirin i. v.**® à Inj.-Fl. 500 mg Trockensubstanz (DL-Lysinmonoacetylsalicylat]) + 5 ml H_2O	**Knochen- und Gelenkschmerzen:** 2 × 100 mg/d p. o.; *max.* 200 mg/d ▸ *bei Leberinsuffizienz: initial* 100 mg/d

Resorption > 90%, BV 40–50%, max. Plasmakonz. nach 30–40 min, PEB 70–90%, HWZ von Acetylsalicylsäure 10–20 min, HWZ der Metabolite (Salicylsäure) 3–5 h, Elimination 80% hepatisch und 20% renal

Aceclofenac	*€ | KI 3. Trim., sl 1.-2. Trim./La 1, KI*
p. o.: **Beofenac**®, **Biofenac**® *– alle:100 mg/Tbl.*	**nicht rheumatische Schmerzzustände, Fieber, Dysmenorrhö:** 400–1200 mg/d p. o. verteilt auf 3 ED ▸ *Kinder > 5. J.:* ca. 15 mg/kg KG/Tag auf 2–4 ED verteilt

BV 100%, max. Plasmakonz. 1,25–3 h, PEB 99,7%, renale Elimination

Dexibuprofen	*€€€ | KI 3. Trim., sl 1. + 2. Trim./sl*
p. o.: **Deltaran**®, **Dolomagon**® – alle: 200 | 300 | 400 mg/Tbl.	**rheumatische Erkrankungen:** 900–1200 mg/d p. o. verteilt auf 3 ED ▸ *max. ED:* 400 mg, *max. Tagesdosis:* 1200 mg ▸ *max. Tagesgesamtdosis bei Kindern < 30 kg KG:* 300 mg

max. Plasmakonz. nach 2,1–2,8 h, HWZ 1,8–3,5 h, PEB 99%, nach hepatischer Metabolisierung renale (90%) Elimination unwirksamer Metaboliten

Dexketoprofen	*p. o.: € (25 mg); i. v.: €€ (50 mg) | Gr 6, KI/La 1, KI*
p. o.: **Enantyum**® 12,5 mg, **Sympal**® *– alle: 25 mg/Tbl.* *i. v.:* **Enantyum**®, **Sympal**® *– alle: Injekt 50 mg/Inj.-Fl. à 2 ml*	**leichte bis mäßig starke Schmerzen:** • *p. o.: 4 × 12,5 mg/d oder 3 × 8 mg/d* ▸ *Max-Dosis:* 75 mg/d • *i.v.:* 2–3 × 50 mg/d, rasche Umstellung auf p. o. ▸ *Max-Dosis:* 150 mg/d

analgetische Wi nach 30 min, Wi-Dauer 4–6 h, HWZ 0,35–1,65 h, PEB 99%, Metabolisierung und renale Elimination

Diclofenac	*p. o.: € i. m.: €/Amp. | KI im 3. Trim., sl; im 1. + 2. Trim./sl*
p. o./parenteral/rektal: **Allvoran**®, **Arthrex**®, **Diclac**®, **Diclo (Generika)**, **Diclofenac (Generika)**, **Diclofenbeta**®, **Dolgit Diclo**®, **Duravolten**®, **Effekton**®, **Jutafenac**®, **Monoflam**®, **Myogit**®, **Rewodina**®, **Voltaren**®	**Arthritiden, rheumatische Erkrankungen, schmerzhafte Schwellungen:** • *i. m.:* 1 × 75 mg (nur einmalige Injektion zulässig!) • *p. o.:* 2–3 × 50 mg/d am 1. d, dann 1–2 × 50 mg/d als Erh.-Dosis; *akut:* **Voltaren dispers**® als Tbl. oder **Voltaren resinat**® 1–2 × 75 mg/d p. o. • *rektal:* 1–2 × 50 mg/d Supp. • *lokal:* mehrmals tgl. lokal einreiben

– *alle: 25 | 50 mg/Tbl., 75 | 100 | 150 mg/ret.-Tbl./Kps.;* **Voltaren dispers®** 46,5 mg/Tbl., **Voltaren resinat®** 75 mg/Kps. *parenteral:* **Allvoran®, Diclac®, Diclo (Generika), Diclofenac (Generika), Diclophlogont®, Duravoletten®, Effekton®, Monoflam®, Voltaren® Injekt** – *alle: 75 mg/Amp.; 1 Amp. = 2 oder 3 ml* *rektal:* **Allvoran®, Diclac®, Diclo (Generika), Diclofenac (Generika), Duravolten®, Effekton®, Monoflam®, Rewodina®, Voltaren®** – *alle: 25 | 50 | 100 mg/Supp.* *lokal:* **Diclac®, Diclofenac (Generika), Duravoletten®, Effekton®, Rewodina®, Voltaren®** – *alle: Creme/Gel*	▶ *Max-Dosis:* 150 mg/d p. o. ▶ *Kinder > 6 J. (2 mg/kg KG):* > 6 J. 25–50 mg/d, > 9 J. 25–75 mg/d, > 13 J. 50–100 mg/d jeweils verteilt auf 2 ED/d p. o.
BV 60 %, max. Plasmakonz. nach 2 h, PEB 100 %, HWZ 1–2 h, überwiegend renale, aber auch biliäre Elimination nach Metabolisierung	
Ibuprofen	*p. o.: € (400–1200 mg); Supp.: €/Supp.; i. m.: €€/Amp* | *KI im 3. Trim., sl im 1.+2. Trim./sl*
p. o.: **Aktren®, Analgin Akut®, Anco®, Axealbuprofen®, Contraneural®, Dolgit®, Dolo-Puren®, Dolormin®** 100 | *200* mg/5 ml Kindersaft, **Esprenit®, Fibraflex®, Hofibu®, Ibu (Generika), Ibuidolor®** 100 mg/5 ml Kindersaft, **Ibuflam®, Ibuprofen (Generika), Imbun®, Jenaprofen®, Nurofen®** 100 mg/5 ml Kindersaft, **Optalidon®, Parsal®, Tabalon®, Spalt Liqua®, Togal®** – *alle: 200 | 400 | 600 | 800 mg/Tbl. oder Drg., z. T. ret. 800 mg/Ret.-Tbl. und Brause-Tbl.*	**leichte bis mäßig starke Schmerzen, Migräne, Dysmenorrhö, Fieber, rheumatische Erkrankungen:** • *p. o.:* 2–3 × 200–400 (– 800) mg/d p. o. oder 600–800 mg als ED • *rektal:* 2–3 × 1 Supp. = 2–3 × 500 mg rektal • *lokal:* 2–3 × tgl. auf betroffene Stelle auftragen • *i. m.:* 1 × 1 Amp. = 1 × 400 mg/d i. m. (nur einmalige Anwendung !) ▶ *Max-Dosis:* 2400 mg/d ▶ *Kinder > 6 Mo.:* 20–30 mg/kg KG/d p. o. verteilt auf 3 ED/d, ED (bei Fieber und Schmerz) 5–10 mg/kg KG

rektal: **Esprenit**® Supp. 542 mg, **Ibuhexal**® Supp. 600 mg, **Ibuprofen STADA**® Supp. 600 mg, **Ibuprofvon ct**® 500 mg, **IbuTAD**® Supp. 600 mg, **Imbun**® Supp. 500 mg *lokal:* **Dolgit**®, **Ibutop**®, **Trauma-Dolgit**® – *alle: Creme und Mikrogel* *i. m.:* **Ibuprofen von ct**® 400 mg/3 ml Amp.	
BV > 80 %, HWZ 2 h, max. Plasmakonz. nach 1–2 h, Wi-Beginn nach 30 min, PEB 99 %, hepatischer Metabolismus, renale Elimination (75–85 %)	
Indometacin	*p. o.: €(50–100 mg); Supp.: €(50–100 mg) | KI im 3. Trim., sl im 1. + 2. Trim./sl*
p. o.: **Indo** (**Generika**), **Indometacin** (**Generika**), **Indomet** (**Generika**), **Indo-paed**® Susp. 25 mg/ml, **Indo von ct**® – *alle: 25 | 50 mg/Kps., ret. 75 mg/Ret.-Kps., Susp. 25 mg/ml* *rektal:* **Indomet-ratiopharm**®, **Indometacin** (**Generika**), **Indo von ct**®, **Inflam**® – *alle: 50 | 100 mg/Supp.*	**Arthritiden, rheumatische Erkrankungen, schmerzhafte Schwellungen:** • *p. o.: initial* 2–3 × 25 mg/d, stärker: 2–3 × 50 mg/d • *rektal:* 1 Supp. = 100 mg abends ▸ *Kinder:* > 6 J. 1–3 mg/kg KG p. o. verteilt auf 2–3 ED/d **Gichtanfall:** 100 mg rektal alle 4–6 h ▸ *Max-Dosis:* 400 mg/d, chronisch 200 mg/d
BV 100 %, HWZ 2–4 h, max. Plasmakonz. nach 2 h, Wi-Beginn nach 30 min, PEB > 90 %, hepatischer Metabolismus und renale Elimination (50–70 %)	
Ketoprofen	*p. o.: €, Supp.: €/Supp.; i. m.: €€/Amp. | sl 1. + 2. Trim., KI. 3. Trim./KI*
p. o.: **Alrheumun**®, **Gabrilen**®, **Ketoprofen** (**Generika**), **Orudis**® – *alle: 50 | 100 mg/Kps.;* **Spondylon**® 100 mg/Kps., **Gabrilen**® ret., **Ketoprofen** (**Generika, ret.**), **Orudis**® ret. – *alle: 200 mg/Ret-Kps.;* **Gabrilen**®**GS** 25 mg/Tbl., **Orudis**® **SL** 150 mg/Tbl. *rektal:* **Ketoprofen** (**Generika**) – *alle: 100 mg/Supp.*	**Arthritiden, rheumatische Erkrankungen, schmerzhafte Schwellungen, Dysmenorrhö:** • *akuter Schmerz: initial* 300 mg/d (kurzzeitig) • *p. o.:* 25–200 mg/d in 1–3 ED, max. 300 mg/d • *rektal:* 1–2 × 1 Supp. in 1–2 ED • *i. m.:* einmalig 1 Amp. tief i. m., *max.* 300 mg/d • *lokal:* 3–4 × 2–4 g/d auf intakte Hautoberfläche

i. m.: **Gabrilen® i. m., Ketoprofen 100 von ct® Amp.** *– alle: Injektionslsg. 100 mg/Amp. à 2 ml (50 mg/ml)* *lokal:* **Dolormin® Schmerz, Efekton Gel®, Phardol® Schmerz-Gel, Reparil® Schmerzgel, Togal® Mobil-Gel** *– alle: 25 mg/g Gel*	
max. Plasmakonz. 1–2 h (p. o./rektal) 20–30 min (i. m.), BV 90% (p. o.) 70% (rektal/i. m.), HWZ 1,5–2,5 h, PEB 99%, hepatische Metabolisierung, renale Elimination	
Lornoxicam	*€ (12–16 mg) | KI/KI*
p. o.: **Telos®, Xefo®** *– alle:* 4 | 8 mg/Tbl.	**aktivierte Arthrose, rheumatoide Arthritis:** • *p.o. (ab 18 J.):* 2–3 × 4 mg/d bzw. 2 × 8 mg/d ▶ *Max-Dosis:* 16 mg/d p. o. ▶ Leber- und Nierenfunktionsstörungen: max. 12 mg/d
max. Plasmakonz. nach 1–2 h, BV 90–100%, PEB 99%, Elimination 2/3 hepatisch u. 1/3 renal	
Meloxicam	*p. o.: € (7,5–15 mg); Supp.: €€/Supp.; i. m.: €€/Amp | KI/KI*
p. o.: **Melox Gry®, Meloxicam (Generika), Mobec®, Mobic®, Movalis®** – alle: 7,5 | 15 mg/Tbl. *rektal:* **Mobec®, Movatec®** *– alle: 7,5 | 15 mg/Supp.* *i. m.:* **Mobec®, Mobic®** *– alle: 15 mg/Amp. à 1,5 ml Inj.-Lsg.*	**aktivierte Arthrose, rheumatoide Arthritis, Spondylitis ankylosans:** • *akut i. m.:* 1 × 15 mg/d (nur einmalige Anwendung !) • *p. o./rektal:* 1–2 × 7,5 mg/d; bei LZ-Therapie 1 × 7,5 mg/d ▶ *Max-Dosis:* 15 mg/d p. o. ▶ *Leber- und Nierenfunktionsstörungen:* 1 × 7,5 mg/d
Resorption p. o. 89%, rektal 85%, PEB 99%, renale und fäkale Ausscheidung nach Metabolisierung	
Naproxen	*p. o.: € (500–750 mg); Supp.: €/500 mg | KI/sl*
p. o.: **Dolorsan Femina®, Malexin®, Naproxen (Generika, STADA®** 750 mg/Tbl.), **Naprocutan®, Prodolor®, Proxen S®** *– alle: 250 | 500 mg/Tbl.* **Alacetan NNA®** *220 mg/Tbl.*, **Aleve®** *220 mg/Tbl.*, **Dolormin®** *250 mg/Tbl.*, **Dysmenalgit®** *250 mg/Tbl.*	**rheumatische Erkrankungen:** 2–3 × 250 mg/d p. o. je nach Schwere der Erkrankung bis zu 1250 mg/d p. o. oder als Supp. **allg. Schmerzen:** 1–2 × 250 mg/d p. o. oder als Supp., ggf. bis max. 1000 mg/d p. o. **Migräneanfall:** 500–1000 mg p. o. oder Supp., max. 1000 mg/d ▶ *Kinder:* 10–15 mg/kg KG/d verteilt auf 2 ED, max. 15 mg/kg KG/d

rektal: **Naproxen von ct®** 500 mg/Supp.	
vollständige perorale Resorption, PEB 100%, HWZ 13–14h, Plazentaschranke wird passiert, renale Elimination nach hepatischer Metabolisierung	
Piroxicam	*p. o.: €(20 mg); i. v.: €/Amp.; Supp.: €/Supp. | Gr 4 im 1./2. Trim., Gr 6 im 3. Trim., Kl/La 2, Kl*
p. o.: **Brexidol®** 20 mg/Beutel à 3 g, 20 mg/Tbl., **Durapirox®**, **Fasax®**, **Felden®**, **Flexase®**, **Jenapirox®**, **Piro (Generika)**, **Pirox von ct®** 20 mg/ Brause-Tbl., **Piroxicam (Generika)**, **Rheumitin®** – *alle: 10 | 20 mg/Kps. bzw. Tbl.* *i. v.:* **Felden®**, **Flexase®**, **Piro (Generika)**, **Pirorheum®**, **Pirox von ct®**, **Piroxicam (Generika)** – *alle:* 20 mg/Amp. à 1 ml *rektal:* **Felden®**, **Pirorheum®**, **Piro (Generika)**, **Pirox von ct®**, **Piroxicam (Generika)** – *alle: 20 mg/Supp.* *äußerlich:* **Felden®-top**, **Mobilat akut®**, **Pirocutan®**, **Piroxicam (Generika)** – alle: 5 mg/1 g Creme | Gel	**Arthritiden, rheumatische Erkrankungen, schmerzhafte Schwellungen:** • *akut:* 1–2 × 20 mg/d i. v. • *initial:* 40 mg/d p. o. für 2 d, dann 20 mg/d p. o. oder Supp. ▸ *Max-Dosis:* in den ersten 4 Behandlungstagen 40 mg/d, sonst 20 mg/d
BV 90%, max. Plasmakonz. nach 3–5h, HWZ 50h, 95% werden metabolisiert	
Tiaprofensäure	*€ (600 mg) | Gr 4, Kl/La 2, Kl*
p. o.: **Surgam®** 300 mg/Tbl.	**Arthritiden, rheumatische Erkrankungen, schmerzhafte Schwellungen:** • 1–2 × 300 mg/d p. o. ▸ *Max-Dosis:* 600 mg/d ▸ *ältere Pat. bzw. Niereninsuffizienz:* red. Dosis bzw. längere Dosisintervalle
BV 100%, PEB 98–99%, max. Plasmakonz. nach 1–3h, HWZ 1,5–2,5h, renale Elimination	

1.2.2 Coxibe
Ind Schmerzen bei Reizzuständen degenerativer Gelenkerkrankungen, rheumatoide Arthritis, postoperative Schmerzen, Zahnschmerzen
Wi selektive Cyclooxygenase-2-(COX-2)-Hemmer; Cyclooxygenase ist u. a. für die Prostaglandinbildung verantwortlich; COX-1 spielt eine Rolle bei der gastrointestinalen Zellprotektion und Thrombozytenaggregation, COX-2 bei Entzündungsvorgängen in Makrophagen und Synovialzellen sowie bei der Schmerzauslösung durch die Hemmung prostanerger Mediatoren Wirkung auf Schmerz, Entzündung und Fieber
KI aktives peptisches Ulkus oder gastrointestinale Blutung, mittelschwere oder schwere Leberfunktionsstörung, Herzinsuffizienz NYHA II-IV, Niereninsuffizienz (GFR < 30 ml/min), Pat. mit NSAR-induziertem Asthma, akuter Rhinitis, Quincke-Ödem oder Urtikaria, entzündliche Darmerkrankungen, klinisch gesicherte KHK, zerebrovaskuläre Erkrankungen
NW GIT-Symptome (u. a. Übelkeit, Dyspepsie, Diarrhö), GIT-Ulzerationen/Blutungen, Infekte der oberen Atemwege, KS, leichte Natriumretention und Beinödeme, RR-Anstieg, Tachykardie, Arrhythmie, erhöhtes Risiko kardiovaskulärer Ereignisse und Schlaganfall

Celecoxib	*€-€€ (100–200 mg) | KI/KI*
p. o.: **Celebrex®** 100 | 200 mg/Hartkps., **Onsenal®** 400 mg/Hartkps.	**aktivierte Arthrose, chronische Polyarthritis:** 1–2 × 200 (–300) mg/d p. o.; *Max-Dosis:* 800 mg/d p. o.
BV 70%, max. Plasmakonz. nach 2–3 h, PEB 97%, HWZ 8–12 h, Elimination vorwiegend nach Metabolisierung	
Etoricoxib	*€€ (90–120 mg) | KI/KI*
p. o.: **Arcoxia®** 30 | 60 | 90 | 120 mg/Tbl.	*p. o.:* 60–120 mg/d p. o. • **Arthrose:** 60 mg/d p. o. • **rheumatoide Arthritis:** 90 mg/d p. o. • **akute Gichtarthritis:** 120 mg/d p. o. für max. 8 d ▸ *Dosisreduktion bei Leberinsuffizienz:* Child-Pugh-Score 5–6: 60 mg/d, Child-Pugh-Score 7–9: 60 mg/jeden 2. d ▸ *Dosisreduktion bei Niereninsuffizienz:* GFR > 30 ml/min. keine Dosisanpassung, < 30 ml/min. kontraindiziert
BV 100%, max. Plasmakonz. nach ca. 1 h, PEB 92%, renale Elimination (70%) v. a. nach Metabolisierung	
Parecoxib	*€€€€/Amp. | sl 1./2. Trim., KI 3. Trim./La 1, KI*
parenteral: **Dynastat®** 40 mg/Durchstechflasche	**post-OP-Schmerzen, Kurzzeittherapie:** *initial* 40 mg i. v. oder i. m., danach b. Bed. alle 6–12 h 20–40 mg; *Max-Dosis:* 80 mg/d für max. 3 d ▸ *Dosisreduktion bei Leberinsuffizienz (Child B):* um 50% (*max. Tagesdosis* 40 mg); kontraindiziert bei Child-Pugh Score > 9 (Child C)

hepatische Metabolisierung in die aktive Substanz Valdecoxib; max. Plasmakonz. nach 0,5–1 h; PEB 98%, HWZ von Valdecoxib 8 h; Valdecoxib hepatisch metabolisiert und als inaktiver Metabolit zu 70% renal eliminiert

1.2.3 Anilinderivate

Ind Schmerzen aller Art, Fiebersenkung, akuter Migräneanfall

Wi Analgetikum der Stufe 1, Anilin-Derivat, Prostaglandinsynthesehemmer (zentral >> peripher), analgetisch, gut antipyretisch, aber kaum antiphlogistisch wirksam (fehlende Hemmung der Cyclooxygenasen)

KI Nieren- und Leberschäden, hereditärer Glukose-6-Phosphat-DHG-Mangel (Gilbert-Syndrom), Meulengracht Krankheit,
parenteral: Kinder < 33 kg KG (ca. 11 J.)

NW NW selten, Vorsicht bei Lebererkrankungen, selten allerg. Reaktionen, BB-Veränderungen (Thrombopenie, Leukopenie bis Panzytopenie), Bronchospasmen; bei chron. Einnahme analgetikainduzierter KS, Nierenschäden, bei Missbrauch (hohe Dosen) auch hepatotoxisch
bei Intoxikation Leberzellnekrose: Erwachsene > 150–200 mg/kg KG, bei Kindern bereits ab 125 mg/kg KG

Paracetamol	*p. o.: €(500 mg); Supp.: €(1 g); i. v.: €€(500 mg) | Am/Am*
p. o.: **Ben-u-ron®**, **Captin®**, **Enelfa®**, **Fensum®**, **Mono Praecimed®**, **Paedialgon®**, **Paracetamol (Generika)** – *alle: 500 mg/Tbl., 200 mg/5 ml Saft* *rektal:* **Ben-u-ron®** 75 mg/Supp., **Captin®**, **Enelfa®**, **Fensum®**, **Mono Praecimed®**, **Paedialgon®**, **Paracetamol (Generika)** – *alle: 125 | 250 | 500 | 1000 mg/Supp.* *i. v.:* **Perfalgan®** 10 mg/ml Infusionslösung	**leichte bis mäßig starke Schmerzen, Fieber:** • *p. o./rektal: 3–4 × 10–15 mg/kg KG/d, max. 50 mg/kg KG/d* • *parenteral i. v.:* > 50 kg KG bis zu 4 × 1000 mg/d über 15 min. (= 4 × 100 ml/d); zwischen den Anwendungen sollte ein Abstand von mind. 4h bestehen; > 33 kg KG < 50 kg KG: 15 mg/kg KG = 1,5 ml/kg KG pro Anwendung über 15 min ▸ *Kinder: p. o.:* 10 (–15) mg/kg KG ED bis 4 ×/d; *Supp.:* 20 (–30) mg/kg KG ED (< 10 kg KG: 125 mg ED) bis 4 ×/d

BV 88% (p. o.), 50% (rektal), HWZ 1–4 h, max. Plasmakonz. nach 3–4 h, Wi-Beginn nach 30–60 min, PEB 10–20%, Elimination zu 80% nach hepatischer Transformation renal, i. v.: Wi-Beginn 5–10 min., max. Wi innerhalb 1 h, Wi-Dauer 6 h

1.2.4 Pyrazolonderivate, andere Analgetika

Ind Schmerzen aller Art, v. a. viszerale Schmerzen mit spastischer Komponente, zur Fiebersenkung, akuter Migräneanfall
Flupirtin: akute/chronische Muskelschmerzen der Halte-/Bewegungsmuskulatur, Dysmenorrhö

Wi Analgetika der Stufe 1, periphere Hemmung der Schmerzempfindung durch Prostaglandinsynthesehemmung, antipyretisch wirksam, spasmolytisch wirksam bei höheren Dosierungen
Flupirtin: zentral wirksames nicht-opioides Analgetikum, verspannungslösende Wi auf Skelettmuskulatur, kein Abhängigkeitspotenzial und keine Toleranzentwicklung

KI Pyrazolon-Allergie, Analgetika-Asthmasyndrom, Analgetika-Intoleranz vom Urtikaria-Angioödemtyp, Granulozytopenie, akute intermittierende hepatische Porphyrien, Glukose-6-Phosphat-Dehydrogenasemangel, Knochenmarkstörung, Erkrankungen des hämatopoetischen Systems, Säuglinge < 3 Mo. oder 5 kg KG,
zuzüglich bei i. v.-Gabe: Hypotonie, instabile Kreislaufsituation
Flupirtin: Myasthenia gravis, eingeschränkte Leberfunktion und Lebererkrankungen (Cave: hepatische Enzephalopathie), Alkoholabusus, Cholestase, Asthma mit Sulfit-Überempfindlichkeit

NW Agranulozytose (1:10000–1.000000; s. u.), evtl. allerg. Reaktionen, anaphylaktische Reaktionen v. a. bei rascher Infusion (1:5000), gelegentlich RR-Abfall und GIT-Symptome
Flupirtin: Schwindel, Müdigkeit, Übelkeit, Erbrechen, CK ↑, GOT ↑, Asthmaanfall bei Sulfitüberempfindlichkeit

Metamizol	*p. o.: € (500 mg); i. v.: €€€ (1 g); Supp.: €€/ Supp. (1 g) | KI/ KI*
p. o.: **Analgin®**, **Berlosin®**, **Metamizol-Hexal®** Brause-Tbl., **Nopain®**, **Novalgin® akut** 500 mg/Brause-Tbl., Tropfen 500 mg/ml (= 20 Trpf.), Sirup 500 mg/ml, **Novaminsulfon** (**Generika**) 500 mg/ml (= 20 Trpf.) – *alle:* 500 mg/Tbl. *parenteral:* **Analgin®**, **Berlosin®**, **Metamizol-Hexal®**, **Novalgin®**, **Novaminsulfon** (**Generika**) – *alle: 500 | 1000 u./o. 2500 mg/ Amp.*	**starke Schmerzen, Koliken, Fieber:** • *parenteral (akut):* 1–4 × 1000 mg/d i. m./langsam i. v. • *p. o.:* 1–2 × 500 mg/d p. o. oder 20–36 Trpf p. o. max. 4 ×/d • *rektal:* 1–2 × 500 mg Supp./d rektal ▸ *Max-Dosis:* 4000 mg/d ▸ *Kinder (ED):* > 63 kg KG → 750–1000 mg = 30–40 Trpf.; > 47 kg KG → 500–750 mg = 20–30 Trpf.; > 32 kg KG → 500 mg = 20 Trpf.; > 16 kg KG → 250 mg = 10 Trpf. – *alle: bis zu 4 × /d alle 6–8 h*

rektal: **Berlosin®, Metalgin®, Metamizol-Hexal®, Novalgin®** *– alle: 300 | 1000 mg/Supp.*	
Wi-Beginn nach 20–30 min, Wi-Dauer 3–5 h, HWZ 10 h, renale Elimination, z. T. Rotfärbung des Urins (ungefährlicher Metabolit)	
Phenazon	*p. o.: € (500 mg); Supp.: € (500 mg) | KI/KI*
p. o.: **Eu Med®, Migräne-Kranit®, Mono Migränin®** *– alle:* 500 mg/Tbl. *rektal:* **Migräne-Kranit®** 500 mg/Supp.	**Migräneanfall, leichte bis mäßig starke Schmerzen:** • *> 15 J.:* 1–3 × 0,5–1 g/d p. o./rektal (4–8 h-Intervall); *max.* 4 g/d p. o./rektal ▶ *Kinder 7–15 J:* 1–3 × 250 mg/d p. o. (4–8 h-Intervall); *max.* 1250 mg/d p. o. ▶ *bei Niereninsuffizienz:* max. 2000 mg/d
max. Plasmakonz. nach 1 h, HWZ 11–12 h, geringe PEB, renale Elimination nach hepatischem Metabolismus	
Phenylbutazon	*p. o.: € (200–400 mg); i. m.: €€ (400 mg) | KI/KI*
p. o.: **Ambene®, Exrheudon OPT®** *– alle: 200 mg/Tbl. bzw. Drg.* *i. m.:* **Ambene® parenteral** 400 mg/Amp. à 2 ml	**Spondylitis ankylosans u. chron. Polyarthritis:** • *p. o.: initial* 2–3 × 200 mg/d, dann 1–2 × 200 mg/d, • *i. m.:* 1 × 400 mg einmalig i. m. **Akuter Gichtanfall:** *p. o.: initial* 2 × 200 mg, dann 1 × 200 mg/d, *rektal: initial* 2 × 300 mg/d, dann 1 × 300 mg/d (für 3 d), *i. m.:* 1 × 400 mg einmalig i. m. ▶ Max. Behandlungsdauer: 1 Woche
max. Plasmakonz. nach 2 h, PEB 99 %, hepatischer Metabolismus zum aktiven Oxyphenbutazon, renale und biliäre Ausscheidung	
Propyphenazon	*€ (500 mg) | KI/KI*
p. o.: **Demex®** Zahnschmerztablette *500 mg/Tbl.*	**leichte, mäßig starke Schmerzen, Fieber:** • *Erw.:* 1–3 × 0,5–1 g/d p. o.; *Max-Dosis:* 4 g/d ▶ *Kinder 7–15 J.:* 1–3 × 250 mg/d p. o.; *Max-Dosis:* 1200 mg/d
Flupirtin	*p. o.: €€ (300–400 mg); i. m.: €€-€€€€ (Amp.); Supp.: €€ (75–150 mg) | Gr 4, KI/La 2, KI*
p. o.: **Katadolon®, Trancopal Dolo®** *– alle: 100 mg/Kps.;* **Dolokadin® Einmal täglich, Katadolon S long®, Trancolong Dolo®** *– alle: 400 mg/Ret-Tbl.*	**leichte bis mäßig starke Schmerzen, Neuritis, Dysmenorrhö:** • *p. o.:* 3–4 × 100 mg/d • *Supp.:* 3–4 × 150 mg/d Supp. ▶ *Max-Dosis:* 600 mg/d; *Max. Therapiedauer:* 4 Wo

i. m.: **Katadolon® inject** 100 mg/3 ml Amp. *rektal:* **Katadolon®** 75 | 150 mg/Supp., **Trancopal Dolo®** 150 mg/Supp.	
BV 90% (p. o.), 70% (Supp.), Wi-Beginn nach 20–30 min, Wi-Dauer 3–5 h, HWZ 7–10 h, Elimination zu 70% renal nach hepatischem Metabolismus	

1.3 Analgetika-Kombinationen

Oxycodon + Naloxon	*€€ (10–20 mg) | Gr 5, sl/La 1, sl*
p. o.: **Targin®** 10/5 | 20/10 mg/ Ret.-Tbl.	**starke bis sehr starke Schmerzen:** • *Erw. > 12 J.:* 1 (-2) × 10 mg Ret.-Tbl./d p. o. ▸ *Max-Dosis:* 40 mg/d
PEB 45%, hepatische Metabolisierung, renale und fäkale Elimination	
Tilidin + Naloxon	*Trpf.: € (20 Trpf. = 0,72 ml); Tbl.: €€ (100–200 mg) | Gr 5, sl/ La 1, sl*
Trpf./Tbl.: **Nadilin®**, **Tili (Generika)**, **Tilicomp® Beta**, **Tilidalor®**, **Tilidin (Generika)**, **Tilidura®**, **Valoron N®** – *alle: 70 mg (+ 5 mg Naloxon)/ 20 Trpf. (= 0,72 ml) oder 50 mg/ Kps.* *Ret. Tbl.:* **Celldolor®**, **Targin®**, **Tilicomp® Beta**, **Tilidin (Generika)**, **Tilnalox®-CT**, **Valoron N®** – alle: 50 | 100 | 150 und/oder 200 mg (+ 4 | 8 | 12 | 16 mg Naloxon [s. S. ▪])/Ret.-Tbl.	**starke bis sehr starke Schmerzen:** • *akut:* bis zu 6 × 20–40 Trpf. oder 1–2 × 50–100 mg Kps./ d p. o. • *chronische Schmerzen:* 2 × 50 mg ret./d, ggf. Steigerung auf 600 mg ret./d ▸ *Max-Dosis:* 600 mg/d ▸ *Kinder:* > 12 J. 10–15 Trpf.; > 7½ J. 5–10 Trpf.; > 3 J. 2–4 Trpf.; > 2 J. 1–2 Trpf. Lsg. p. o.; Wdh. bis zu 4 ×/d
fixe Kombination von Tilidin/Naloxon im Verhältnis von 50 : 4; BV 60–70%, Wi-Beginn nach 5–10 min bzw. 15 min (Kps.), Wi-dauer 3–5 h, Wi-Max. nach 25–50 min, Dosisäquivalenz: 10 mg Morphin i. m. = 300 mg Tilidin, HWZ von Nortilidin 3–5 h, durch hepatischen Metabolismus Umbau in das wirkungsaktive Nortilidin, renale Elimination	
ASS + Codein	*p. o.: €-€€ (1–3 Tbl.); Supp.: €€ (1–3 Supp.) | sl im 1. + 2. Trim., Kl im 3. Trim./sl*
p. o.: **Dolviran® N** 500 mg ASS + 30 mg Codein/Tbl., **Praecineural®** Tbl. 350 mg ASS + 20 mg Codein/Tbl.	**mäßig starke bis starke Schmerzen:** • *Erw.:* 1–3 × 1–2 Tbl./d p. o. bzw. 1–3 × 1 Supp./d rektal ▸ *Jugl. > 12 J.:* 1–3 × 1 Tbl./d p. o. bzw. 1–2 × 1 Supp./d rektal

rektal: **Praecineural®** Supp. 500 mg ASS + 40 mg Codein	▶ *bei Leber- und Niereninsuffizienz:* längere Dosierungsintervalle
Diclofenac + Codein	*€€€ (1–3 Tbl.) | Gr 3 + 9, Kl/sl*
p. o.: **Combaren®** 50 mg Diclofenac + 50 mg Codeinphosphat-Hemihydrat/Tbl.	**starke u. sehr starke Schmerzen nach OP/Tumorschmerzen:** • Erw.: 1–3 × 1 Tbl./d p. o. (Intervall min. 6 h); ▶ *Max-Dosis* 3 Tbl./d p. o. für *max.* 2 Wo. ▶ *Kinder und Jugendliche:* keine ausreichenden Erfahrungen, Substanz nicht einsetzen
Paracetamol + Codein	*p. o.: € (500 mg), Supp.: €€€ (Supp.) | sl im 1. Trim., Kl kurz vor Geburt /sl*
p. o.: Tbl.: **Contraneural®**, **Gelondia®**, **Lonarid®**, **Nedolon® P**, **Paracetamol AL comp.®**, **Talvosilen®**, **Titretta®** – *alle: 500 mg Paracetamol + 30 mg Codein/Tbl.;* *Saft:* **Talvosilen®** Saft Paracetamol + 5 mg Codein/5 ml *rektal:* **Talvosilen®** Supp. 250 | 500 | 1000 mg Paracetamol + 5 | 10 | 20 mg Codein/Zäpfchen, **Talvosilen® forte** Zäpfchen, **Optipyrin®** – *alle: 1000 mg + 60 mg Codein/ Supp.*	**mäßig starke und starke Schmerzen:** • *Erw.:* – *p. o.:* 1–4 × 1–2 Tbl. bzw. Kps./d, 1–4 × 2½–4 Messb./d – *rektal:* > *14 J.* 1–4 × 1 Supp./d, > *18 J.* ggf. forte-Supp. 1–3 × 1 Supp./d (alle 4–8 h) ▶ *Max-Dosis Erw.:* 6 Tbl./d., 4 Supp./d oder 3 forte-Supp./d ▶ *Kinder:* 1–6 J. → ½–1 × 1–3 Messb./d p. o., 6–12 J. → 1–2 × 1–3 Messb./d p. o. oder 1–3 × 1 Supp./d rektal ▶ *Leber- und Nierenschäden:* Dosisreduktion oder Intervallverlängerung
Paracetamol + Codein + Coffein	*p. o.: €/Tbl.; Supp.: €€/Supp. | sl, Kl vor Geburt/sl*
p. o.: **Azur® Compositum** 350 mg Paracetamol + 50 mg Coffein + 30 mg Codein /Tbl. *rektal:* **Azur® Compositum** 600 mg Paracetamol + 50 mg Coffein + 40 mg Codein /Supp.	**starke Schmerzen:** 1–4 × 1–2 Tbl./d p. o. oder *rektal:* 1–4 × 1 Supp./d
Paracetamol + Metoclopramid	*€ (1–2 Tbl.) | Gr 4, Kl/Kl*
p. o.: **Migraeflux®** MCP Tbl., **Migralave®** + MCP Filmtbl., **Migräne-Neuridal®**, **Migrä-**	**akuter Migräneanfall:** > *15 J.: initial* 1 × 2 Tbl., ggf. Wdh. nach 4 h; *max.* 6 × 1 Tbl./d p. o.

nerton® – *alle: 500 mg Paracetamol + 5 mg Metoclopramid/Tbl. bzw. Kps.*	
ASS + Paracetamol + Coffein	*€ (1–3 Tbl.) | sl 1.+2. Trim, KI 3. Trim./sl*
p. o.: **Dolomo® TN** (weiß), **Melabon®** K – *alle: 250 mg ASS + 250 mg Paracetamol + 50 mg Coffein/Tbl.;* **Chephapyrin®**, **HA-Tabletten N®** gg. Schmerz, **Melabon® K**, **Neuralgin®** Schmerztbl., **Neurandial®** Schmerztbl., **Ratiopyrin®** Schmerztbl., **Thomapyrin®** Schmerztbl., **Titralgan®** gg. Schmerz – *alle: 250 mg ASS + 200 mg Paracetamol + 50 mg Coffein/Tbl.*	**akute leichte bis starke Schmerzzustände:** • *Erw. und Kinder > 14 J.:* 1–3 × 1–2 Tbl./d p. o. (Intervall 4–8 h); *max.* 6 Tbl./d p. o. ▸ *Kinder 6–14 J.:* 1–3 × ½–1 Tbl./d p. o.
Diclofenac + Misoprostol	*€/Tbl. | KI/KI*
p. o.: **Artrotec® forte** 75 mg/0,2 mg/Tbl.	**Schmerzen Bewegungsapparat:** 2 × 1 forte-Tbl./d p. o. bzw. 1–3 × 1 Tbl./d p. o. zu den Mahlzeiten

1.4 Basistherapeutika

Ind Mittel der Wahl zur Dauertherapie bei mittelschwerer und schwere rheumatoider Arthritis

WI Hemmung der Aktivität der entzündlichen Prozesse der Autoimmunreaktion, zum Teil verzögerter Wi-Eintritt, Basistherapeutika in ca. 50–70% der Fälle wirksam

KI *Alle:* schwere Leber- und Nierenerkrankungen (S-Krea > 2,0 mg/dl, Clearance < 50 ml/min), GIT-Ulzera, hämatopoetische Insuffizienz, floride Infekte
Leflunomid (LEF): schweres Immundefizit (z. B. AIDS), Hypoproteinämie, Kinder/Jugendliche < 18 J. (k. E.), Kombination mit MTX
Penicillamin: systemischer Lupus erythematodes, Penicillinallergie (Kreuzreaktion), gleichzeitige Gold- oder Chloroquintherapie
Goldverbindungen: Schwermetallallergie
Azathioprin: akute Pankreatitis, Lebendimpfungen
Cyclophosphamid: Harnverhalt, Harnwegsstrikturen

NW *Alle:* GIT-Symptome (GIT-Ulzera, Bauchschmerzen, Mukositis, orale Schleimhautläsionen, Übelkeit und Erbrechen), Leber- und Nierenfunktionsstörungen (bis zum ANV), knochenmarktoxisch, BB-Veränderungen, KS
Methotrexat: Alopezie, Exantheme, allerg. Pneumonie, Lungenfibrose, teratogen, blasentoxisch, Psychosen, Muskelschmerzen und Parästhesien

Salazosulfapyridin: → S. 140 (Colitis-Ulzerosa)
Leflunomid (LEF): leichte Blutdruckerhöhung, reversibler Haarausfall, Anstieg der Infektionshäufigkeit, Sehnenscheidenentzündung
Chloroquin: → S. 80 (Anti-Malaria-Wirkstoffe)
Penicillamin: Neuropathie, reversible Geschmacksstörungen, allerg. Hauterscheinungen, myasthene Syndrome
Goldverbindungen: Dermatitis, Stomatitis, selten Pankreatitis
Azathioprin: Haarausdünnung, Cholestase, Pankreatitis, allerg. Hautreaktionen, Muskel- und Gelenkschmerzen
Cyclophosphamid: hämorrhagische Zystitis, schwere Schleimhautschäden durch toxische Abbauprodukte in den ableitenden Harnwegen (5–10%), Anorexie, Kardiotoxizität, Haarausfall (50%, meist nach 3 Mo. reversibel), Zweittumoren, Schwartz-Bartter-Syndrom

Methotrexat (MTX)	*p. o.: €€ (10 mg); i. v.: €€€€ (500 mg) | KI/KI*
p. o.: **Lantarel**®, **Metex**®, **Methotrexat** (**Generika**), **MTX** (**Generika**) – alle: 2,5 | 7,5 | 10 mg/Tbl. *parenteral:* **Farmitrexat**® 5 | 20 | 50 | 500 | 1000 | 5000 mg/Inj.-Fl., **Lantarel**® 7,5 | 10 | 15 | 20 | 25 mg/Inj.-Fl., **Metex**® 7,5 | 10 | 15 | 20 | 25 mg/ml Inj.-Lsg., **Metex**® **FS** 7,5 | 10 | 15 | 20 | 25 mg/ml Fertigspritze, **Methotrexat-Gry**® 5 | 50 | 500 | 1000 | 5000 Inj.-Lsg., **Methotrexat** und **MTX** (**Generika**) 5 | 7,5 | 15 | 50 | 250 | 500 | 1000 | 5000 mg/Inj.-Fl., **O-Trexat**® 25 | 50 | 100 | 500 mg/Inj.-Fl.	**Chronische Polyarthritis, Psoriasis-Arthritis:** • *Initial* 7,5 einmal pro Woche p. o. oder i. m./s. c./i. v., ggf. schrittweise *Dosissteigerung* um 2,5 mg auf *max. Wochendosis* von 20–25 mg ▸ *Kinder < 16 J.:* 10–15 mg/m² KO/Wo. p. o. oder i. m./s. c., *max. Wochendosis* 20–30 mg/m² KO/Wo. ▸ *Dosisreduktion bei Niereninsuffizienz:* S. 444
Resorption p. o. 70% (individuell sehr unterschiedlich 25–90%), HWZ triphasisch: 2–4 h, 5 h und 27 h, PEB 50%, renale Elimination zu 55–88% innerhalb 24 h	

Salazosulfapyridin = Sulfasalazin	*p. o.: €€ (2000 mg); Supp.: €€ (Supp.) | Gr 1, sl/La 2, sl*
p. o.: **Azulfidine**®, **Colo-Pleon**®, **Pleon**® **RA**, **Sulfasalazin** (**Generika**), **Salazopyrine**® *– alle: 500 mg/Drg. oder Tbl.* *Supp.:* **Azulfidine**® 500mg/Supp.	**Chronische Polyarthritis, Psoriasis-Arthritis:** • *Initial* 1 × 500 mg/d p. o. für 1 Wo., *Dosissteigerung* um 500 mg pro Wo. p. o. bis 2 × 1000 mg/d, nach 3 Mo. 3 × 1000 mg/d ▸ *Max-Dosis:* 4000 mg/d

geringe Resorption von 5-ASA (< 20 %), Sulfasalazin 10 %, wobei der größte Anteil durch den enterohepatischen Kreislauf wieder in den Dünndarm gelangt, 60–80 % des Gesamt-Sulfapyridins werden acetyliert bzw. glukuronidiert, der überwiegende Anteil wird per Fäzes eliminiert

Leflunomid (LEF)	*€€ (10–20 mg); €€€€ (100 mg) | Gr 7 + 8, Kl/La 4, Kl*
p. o.: **Arava**® 10 | 20 | 100 mg/Tbl.	**aktive rheumatoide Arthritis des Erwachsenen:** • *Aufsättigung:* 100 mg/d p. o. für 3 d • *Erh-Dosis:* 10–20 mg/d p. o.

Resorption 82–95 %, rasche Umwandlung in der Leber zu aktivem Metaboliten, PEB 99 %, Wi-Max. nach 1–24 h, Eliminations-HWZ 2 Wo, Ausscheidung über Urin und Fäzes (enterohepatischer Kreislauf)

Penicillamin (D-)	*€ (300 mg) | Kl/Kl*
p. o.: **Metalcaptase**® 150 | 300 mg/Tbl.	**Chronische Polyarthritis, M. Wilson, Vergiftungen mit Pb, Hg, Cu, Zn:** • *Erw.: initial* 150 mg/d für 2 Wo., dann alle 14 d um 150 mg bis auf 2 × 300 mg/d erhöhen, *Max-Dosis:* 900–1200 mg/d, nach Erreichen einer Symptomkontrolle Reduktion auf die *Erh-Dosis:* 300–600 mg/d p. o. • **M. Wilson:** 10–20 mg/kg KG/d • **Schwermetallvergiftung:** 4 × 300 mg/d (Anfangsdosis) • *Kinder: initial* 3–5 mg/kg KG/d, Dosissteigerung alle 2–4 Wo. um 5 mg/kgKG/d bis auf 10 mg/kg KG/d, *Max-Dosis:* 15–20 mg/kg KG/d, nach Erreichen einer Symptomkontrolle Reduktion auf die *Erh-Dosis:* 5–10 mg/kg KG/d p. o.

Resorption 50 %, max. Plasmakonz. nach 1–2 h, HWZ 1–3 h, terminale Eliminations-HWZ 4–6 h, Elimination über die Nieren

Chloroquin-Phosphat	*p. o.: € (250 mg); i. v.: €€ (Amp.) | Kl/Kl*
p. o.: **Resochin**® junior 81 | 250 mg/Tbl., **Weimerquin**® 250 | forte 500 mg/Tbl., Sirup 25 mg/ml *parenteral:* **Resochin**® 250 mg/Amp.	**Chronische Polyarthritis:** • *Tagesdosis* köpergewichtsadaptiert: 11–20 kg → 40,5 mg, 21–30 kg → 81 mg, 32–62 kg → 125 mg, 63–93 kg → 250 mg, 94–124 kg → 375 mg Chloroquinphosphat/d p. o. • *parenteral:* 16mg/kg KG als Infusion > 4h, dann 8mg/kg KG über 4h, dann alle 12h bis zu einer Gesamtsdosis von 40–50mg/kg KG ▸ *max. Kumulativdosis für Erw.:* 160 g Chloroquinphosphat

BV 90%, PEB 50–60%, Anreicherung in Erythrozyten um das 2–5- fache, in Leber, Niere und Herz um das 10fache, hepatische Metabolisierung, überwiegend renale Elimination, Eliminations-HWZ 30–60 d

Auranofin	*€€ (6 mg) | KI/KI*
p. o.: **Ridaura®** 3 mg/Tbl.	**Chronische Polyarthritis:** • *Erw.:* 2 × 3 mg/d p. o. als ED morgens oder morgens und abends jeweils zu den Mahlzeiten ▸ *Max-Dosis:* 3 × 3 mg/d p. o.

Wi-Eintritt nach 2–6 Mo., max. Serumgoldspiegel nach 10 Wo., HWZ Serum 11–31 d, gesamt 81 d, PEB 60%, Elimination 15% renal, Rest fäkal, BV nach ED 25%

Natriumaurothiomalat	*€€€€ (50 mg) | KI/KI*
i. m.: **Tauredon®** 10 | 20 | 50 mg/Amp.	**Chronische Polyarthritis, Psoriasis-Arthritis:** • *Erw.: initial* 2 × Wo., 1.–3. Inj. 10 mg, 4.–6. Inj. 20 mg, ab 7. Inj. 2 × max. 50 mg/Wo. oder 1 × max. 100 mg/Wo.; bei Symptombesserung *Erh-Dosis* 1 × 50 mg/14 d ▸ *max. kumulative Gesamtdosis:* 2000 mg ▸ *Kinder < 20 kg KG:* 1. Wo. 1 × 5 mg i. m., 2. – 12. Wo. je 1 × 10 mg/Wo, danach jede 2. Wo. 1 mg/kg KG; *20–30 kg KG:* 1. Wo. 1 × 10 mg i. m., 2. – 12. Wo. je 1 × 20 mg/Wo, danach jede 2 Wo. 1 mg/kg KG; > 30 kg KG: 1. Wo. 1 × 10 mg i. m., 2. – 3. Wo. je 1 × 20 mg/Wo, 4. – 12. Wo. 1 × 50 mg/Wo., danach jede 2 Wo. 1 mg/kg KG

BV 95%, max. Plasmakonz. nach 2–6h, HWZ initial 5,5 d, HWZ terminal 25 d, Steady state nach 50 mg i. m. nach 5–10 Wo., PEB 95%, Ausscheidung Gold 70% renal, 30% fäkal

Azathioprin	*p. o.: €€ (100–150 mg); i. v.: €€€€€ (50 mg) | Gr 6, sl/La 2, KI*
p. o.: **Aza-Q®, Azafalk®, Azaimun®, Azamedac®, Azathiodura®, Azathioprin (Generika), Colinsan®, Imurek®, Imurel®, Zytrim®** – *alle: 25 | 50 mg/Tbl.* *parenteral:* **Imurek®** 50 mg/Amp.	**Chronische Polyarthritis (Mittel der Reserve):** • 1–2,5 mg/kg KG/d = 70–175 mg/d bei 70 kg KG p. o./i. v.

BV 60%, Resorption 88%, max. Plasmakonz. nach 2h, PEB 30%, HWZ 5h, hepatische Metabolisierung zu Mercaptopurin, renale Elimination zu 60%

Cyclophosphamid	*p. o.: € (50 mg); i. v.: €€€ (200–500 mg) | KI/KI*
p. o.: **Cyclostin®, Endoxan®** – *alle: 50 mg/Drg.*	**Chronische Polyarthritis, Psoriasis-Arthritis (Mittel der Reserve):** • *Erw.:* 1–3 mg/kg KG/d p. o.

i. v.: **Endoxan®** 100 | 200 | 500 | 1000 mg/Inj.-Fl.	▸ *Dosisreduktion bei Leberinsuffizienz* (Serumbilirubin 3,1–5 mg/100 ml): um 25% ▸ *Dosisreduktionbei Niereninsuffizienz* (GFR < 10 ml/min): um 50%, S. 444
BV 74%, HWZ 4–8 h, Wi-Eintritt nach 1–2 Wo., 30% unverändert in 24 h ausgeschieden, keine Penetration der Blut-Hirn-Schranke	

Anti-TNF-α-Präparate (Infliximab, Etanercept) S. 115

Selektive Immunsuppressiva S. 113

1.5 Glukokortikoide

Ind Allergische Erkrankungen aller Art, einer Vielzahl autoimmunologisch bedingter Erkrankungen, antiödematöse Therapie zentraler und peripherer Kompressionssyndrome, vorübergehend floride chronische Polyarthritis (CP) bis zum Wirkunseintritt der Basistherapie, hochaktive Alters-CP („low-Dosis"-Steroidtherapie)

WI entzündungs-, exsudations- und proliferationshemmend, antiödematös, immunsuppressiv + antiallergisch (Leukozyten ↑, Eosinophile + Lymphozyten ↓, B- + T-Lymphozytenaktivität ↓); Gluconeogenese ↑ → Katabolismus mit Muskelatrophie; diabetogen → Hyperglykämie, Steroiddiabetes; hypokalzämische Wi → Osteoporose; Lipolyse ↑ → Hyperlipidämie + Fettumverteilung; Unterdrückung der ACTH-Freigabe → Nebennierenrindeninsuffizienz; mineralokortikoide Wi (Na^+-Retention ↑, K^+-Ausscheidung ↑)

KI für längere Anwendung unter Nutzen/Risikoabwägung: Systemmykosen, GIT-Ulzera, schwere Hypertonie, Diabetes mellitus, schwere Leberzirrhose, Glaukom, bekannte Psychose, Tuberkulose, Osteoporose, Niereninsuffizienz, akute Virusinfekte (u. a. Herpes zoster), HbsAG pos. chron. aktive Hepatitis, 8 Wo. vor und 2 Wo. nach BCG-Impfung

NW *zu Beginn:* Hypokaliämie, Natriumretention (Ödeme), BB-Veränderungen, Hyperglykämie, Euphorie/Depression, Kortisonpsychose, Thrombosen, Magen-Darm-Ulzera
auf Dauer: Striae rubrae, Steroidakne, Myopathie, Hypertonie, NNR-Insuffizienz, Osteoporose, aseptische Knochennekrosen, Katarakt, Glaukom, Pankreatitis, Vollmondgesicht, Stammfettsucht, Korticoderm, sekundäres Immundefizit mit gesteigerter Infektanfälligkeit, Steroiddiabetes, Ulcus ventriculi

Betamethason	*p. o.: €(0,5 mg); rektal: €€(5 mg); i. v./i. m.: €€(4 mg)* | *sl/La 2, sl*
p. o.: **Celestamine® N** 0,5 mg/Tbl., **Celestamine® N** 0,5 liquidum 0,5 mg/ml, **Celestone® N** 0,5 mg/Tbl. *rektal:* **Betnesol® Rektal-Instillation** 5 mg/Btl. (100 ml)	**rheumatische und allergische Erkrankungen aller Art:** • *p. o.: initial* 1,5–4 mg/d, *Erh-Dosis:* 0,25–1 mg/d • *i. v./i. m.: initial* 4–32 (- 80) mg/d, dann Dosisreduktion • *intraartikulär:* je nach Gelenkgröße 0,1–1 ml, Wdh. b.B. • **Driposone® Depot:** je nach Schweregrad 1–2 ml alle 4–6 Wo. i. m., 0,5–1,0 ml (selten bis 2,0 ml) intra- und perifokale Inj., nicht mehr als 0,2 ml/cm² Hautoberflä-

parenteral: **Celestan® Depot** 4 mg/ml; **Celestan® solubile** 4 | 20 mg/ml; **Driposone® Depot** 2 mg	che (pro Behandlung nicht mehr als 1,0 ml) subläsionale Inj.
nahezu vollständige Resorption nach p. o., max. Plasmakonz. 1–2 h nach p. o., HWZ 5–7 h, PEB 64 %, hepatische Metabolisierung, Ausscheidung renal	
Cloprednol	*€ (2,5–5 mg) | Gr 3 + 8, sl/La 1, sl*
p. o.: **Syntestan®** 2,5 | 5,0 mg/Tbl.	**chronische Polyarthritis, Asthma bronchiale:** 1,25–12,5 mg/d p. o. (einmalige Einnahme morgens zw. 6–8 Uhr, bzw. 2/3 morgens und 1/3 abends)
BV 100 %, max. Plasmakonz. nach 50–60 min, HWZ 1,7–3,1 h, 80 % renale, 20 % fäkale Ausscheidung, PEB 67–84 %	
Deflazacort	*€ (6–12 mg) | Gr 6, sl/La 2, sl*
p. o.: **Calcort®** 6 mg/Tbl.	**Rheumatoide Arthritis bei unzureichender Wirkung von NSAR:** • *p. o.:* 1–3 × 6 mg/d (*einmalige Einnahme* morgens zw. 6–8 Uhr während oder vor Frühstück) • *Erh-Dosis:* als ED täglich oder jeden 2. Tag die Zwei-Tage-Dosis, bei Therapieende ausschleichen ▸ *Niereninsuffizienz: initial* 1,5 mg/kg KG/d, dann Reduktion bis zur Erh-Dosis
HWZ 1,5 h	
Dexamethason	*p. o.: €€ (8 mg); i. v.: €€€€ (40–100 mg) | Gr 3, sl/La 2, sl*
p. o.: **Cortidexason®**, **Dexamethason** (Generika), **Fortecortin®** *– alle: 0,5 | 1,5 | 4 | 8 mg/Tbl.* *parenteral:* **Afpred-Dexa®** forte 8 mg/Amp., **Dexa** (Generika), **Jenapharm®** 8 | 40 | 100 mg/Amp., **-ratiopharm®** 8 | 40 | 100 mg/Amp., **von ct®** 8 mg/Amp.), **Dexamethason** (**Jenapharm®** 8 mg/Amp., **Sandoz®** 8 mg/Amp.), **Dexabene®**, **Dexaflam injekt®**, **Lipotalon®** 4 mg/Amp., **Fortecortin®** **Injekt** 8 | 40 | 100 mg/Amp. *– alle: 4 mg/Amp.*	**Anaphylaxie:** 1 × 40–100 mg i. v. nach vorheriger Adrenalingabe **Allgemein (individuell sehr unterschiedlich):** • *akute Erkrankungen: initial* 7,5–15 mg/d, später 0,5–1,5 mg/d • *chron. Erkrankungen: initial* 4,5–7,5 mg/d, später 0,5–1,5 mg/d • *intraartikulär:* 2–8 mg injizieren ▸ *Kinder:* 0,2–0,3 mg/kg KG/d, zur Langzeittherapie 0,02–0,05 mg/kg KG/d, ggf. initial aber auch deutlich höhere Dosen möglich **Schmerztherapie (bei Tumorschmerz):** *initial* 8–32 mg/d, später auf 2–4 mg/d reduzieren **Hirndruck bei Hirntumor:** akut 40–100 mg *initial* i. v., dann 4 × 8 mg/d p. o., Dosis je nach Befund tgl. um 4 mg reduzieren; bei **relativer Einklemmungsgefahr:** 4 × 8 mg/d p. o.

<table>
<tr><td></td><td>adrenogenitales Syndrom (AGS): 1 × 0,5–1,5 mg/d morgens p o.</td></tr>
<tr><td colspan="2">gute perorale Resorption, HWZ 1½ – 2 d, max. Serumspiegel nach 1–2 h, Wi-Dauer ca. 3 d, geringe PEB, hepatische Metabolisierung und renale Elimination</td></tr>
<tr><td>Fludrocortison</td><td>€ (0,1–0,2 mg) | Gr 6, Kl/La 2, Kl</td></tr>
<tr><td>p. o.: Astonin H®, Fludrocortison®
– alle: 0,1 mg/Tbl.</td><td>Morbus Addison: 0,1–0,2 mg/d p. o.
arterielle Hypotonie: initial 0,2–0,3 mg/d p. o., Erh-Dosis 0,1–0,2 mg/d p. o.
▸ Max-Dosis: 0,4–0,5 mg/d
▸ Kinder >¼ J.: 0,05–0,1 mg/d p. o.
adrenogenitales Syndrom (AGS): 0,15–0,3 mg/m^2 KO im 1. J., halbe Dosis im 2. J., 1/3 der Dosis im 3. J.</td></tr>
<tr><td colspan="2">100%ige Resorption, max. Plasmakonz. nach 1,7 h, HWZ 1 h, 80% der Substanz werden nach 24 h mit dem Urin ausgeschieden</td></tr>
<tr><td>Fluocortolon</td><td>p. o.: €€€(5–10–50 mg) | Gr 3 + 8, sl/La 2, sl</td></tr>
<tr><td>p. o.: Ultralan® Oral 5 | 20 | 50 mg/Tbl.</td><td>Alle Indikationen der systemischen Kortikoidtherapie, u. a. rheumatische und allergische Erkrankungen aller Art:
• p. o.: initial 20–100 mg/d p. o., Erh-Dosis: 5–20 mg/d
▸ Kinder: 1–2 mg/kg KG/d, Frühgeborene 1–1,5 mg/kg KG/d jeweils früh morgens p. o.</td></tr>
<tr><td colspan="2">BV 83%, max. Plasmakonz. nach 1–2 h, PEB 95%, HWZ 90 min, nach hepatischem Metabolismus renale Elimination, 5 mg entsprechen 20 mg Kortison, Cushing-Schwellendosis 7–10 mg/d</td></tr>
<tr><td>Hydrocortison</td><td>p. o.: € (10 mg); i. v.: €€€€ (250–500 mg) | Gr 4, sl/ab bei hohen Dosen o. LZ-Therapie</td></tr>
<tr><td>p. o.: Hydrocortison (Generika), Hydrocutan®
– alle: 10 mg/Tbl., Hydrogalen® 10mg/g Lsg.
parenteral: Hydrocortison® 100 | 250 | 500 | 1000mg/Amp. Inf.-Fl., Hydrocortison Hoechst® 5 mg/ml</td><td>Rheumatische, entzündliche u. allergische Erkrankungen:
• parenteral: bei lebensbedrohlichen Zuständen bis 50 mg/h, sonst 10 mg/h
• Substitutionstherapie> 18 J.: 10–30 mg/d p. o.
• Hemmtherapie > 18 J.: 15–20 mg/m^2 KO/d p. o.
• Pharmakodynamische Therapie: initial 60–200 mg/d p. o., dann Dosisverminderung
▸ Kinder: Substitutionstherapie: 10–15 mg/m^2 KO/d p. o., Pharmakodynamische Therapie: initial 4–7,5 mg/d pro kg KG p. o., dann Dosisverminderung</td></tr>
<tr><td colspan="2">HWZ 0,5–2 h, hepatischer Metabolismus, renale Elimination</td></tr>
</table>

Methylprednisolon	*p. o.: € (4–16 mg); i. v.: €€€€ (125–250 mg) | sl/sl*
p. o.: **Medrate**® 2 | 4 | 100 mg/Tbl., **Methylprednisolon** (**Generika**), **Metycortin**®, **Metypred Galen**®, **Metysolon**®, **M-Prednihexal**®, **Predni M**® **Tablinen**, **Urbason**® 40 mg/Tbl. *– alle: 4 | 8 | 16 mg/Tbl.* *parenteral:* **Medrate**® 40 mg/Trockenamp., **Methylpred Galen**® 250 mg/Trockenamp., **Urbason solubile**® 16 | 32 | 250 mg/Trockenamp. *– alle: 125 | 500 | 1000 mg/Trockenamp.*	**alle Indikationen der systemischen Kortikoidtherapie:** • *i. v.:* 250 mg i. v. (evtl. alle 4 h wiederholen) • *p. o.:* 12–80 mg/d p. o., dann Erh-Dosis 4–16 mg/d p. o. **Schock (septisch, anaphylaktisch):** 15 mg/kg KG i. v. (1000 mg/70 kg KG) ▸ *Kinder (Substitutionsdosis):* > 12 J. 8 mg/d; > 7 ½ J. 6 mg; > 3 J. 4 mg; > 1 J. 3 mg; > ½ J. 2 mg, jeweils früh morgens p. o. geben

BV 82 %, max. Plasmakonz. nach 1,5 h, HWZ 2–3 h, PEB 77 %, Wi-Dauer 12–36 h, hepatischer Metabolismus, renale Elimination der Metabolite

Prednisolon = Prednison	*p. o.: € (5–20 mg); i. v.: € (25 mg) | Gr 3, sl/La 2, sl*
Prednisolon: *p. o.:* **Decortin H**® 1 mg/Tbl., **Dermosolon**, **PredniHexal**®, **Predni-H-Tablinen**®, **Prednisolon** (**Generika**, -**Galen**® 2 mg/Tbl.) *– alle: 5 | 10 | 20 | 50 mg/Tbl.*, **Hefasolon**® 5 mg/Tbl. *parenteral:* **Solu-Decortin H**®, **Predni** (**Generika**), **Predni H Injekt**® *– alle: 10 | 25 | 50 | 100 | 250 | 500 | 1000 mg/Amp.*, **Predni**® 10 | 25 mg/Amp., **Prednigalen**® 10 | 25 | 50 mg/Amp., **Hefasolon**® 40 mg/Amp. *rektal:* **Infectocortikrupp**®, **Prectal**® *– alle:* 100 mg/Supp.	**systemische Kortikoidtherapie allgemein:** 2–120 mg/d p. o. morgens **Anaphylaxie:** *Initial* 250–1000 mg i. v. ggf. alle 6 h, symptomorientierte langsame Reduktion **chronische Polyarthritis:** 100 mg p. o. morgens für 1 Wo., dann ausschleichen, bei schwersten Fällen 250 mg p. o. **PNP-Vaskulitis:** 1–2 mg/kg KG/d; *Erh-Dosis:* 0,1–0,2 mg/kg KG/d; **Hyper-Ca^{2+}-Krise**: *initial* 125–250 mg/d i. v. **MS-Schub:** 500–1000 mg morgens i. v. für 5 d dann ausschleichen ▸ *Max-Dosis:* 30 mg/kg KG ▸ *Kinder:* – **Pseudokrupp-Anfall:** 30–50 mg Supp., in schweren Fällen 100 mg Supp. – **Anaphylaxie:** 5–10 mg/kg KG i. v. – **Status asthmaticus:** 5–10 mg/kg KG i. v.

Prednison: *p. o.:* **Cutason®**, **Decortin®** 1 mg/Tbl., **Prednison®** (**Generika**) – *alle: 5 | 20 | 50 mg/Tbl.*, **Predni Tablinen®** 5 mg/Tbl. *rektal:* **Rectodelt®** 5 | 10 | 30 | 100 mg/Supp.	
gute Resorption p. o., hepatische Metabolisierung von Prednison in Prednisolon, HWZ 3,5 h, Wi-Dauer 12–36 h, max. Plasmakonz. nach 1–2 h, HWZ 18–36 h, hohe PEB, renale Elimination der Metabolite, Cushing-Schwellendosis 7,5 mg/d	
Triamcinolon/ Triamcinolonacetonid	*p. o.: € (4 mg); i. v.: € (40 mg)* | *Gr 7, sl/La 4, sl*
p. o.: (Triamcinolon): **Delphicort®** 2 | 4 | 8 mg/Tbl., **Triam-Oral®** 4 mg/Tbl., **Volon®** 4 | 8 | 16 mg/Tbl. *parenteral: (Triamcinolonacetonid):* **Delphicort®** 25 | 40 mg/Amp., **Triam(Generika)** 10 | 40 mg/Amp., **Triam Injekt®** 10 | 20 | 40 | 60 mg/Amp., **Volon A®** 10 | 40 | 80 mg/Amp., **Volon A® solubile** 10 | 40 | 80 | 200 mg/Amp.	• Dosierung variiert je nach Krankheit stark – s. auch Fachinfo • *p. o.:* 4–32 mg/d p. o. • *parenteral:* 10–80 mg/d i. m. oder i. v.
Wi-Dauer 2,25 d, max. Plasmakonz. nach 4 h (i. m.), Cushing- Schwellendosis 6 mg/d	

1.6 Migränetherapeutika → S. 321

2 Antiinfektiva

2.1 Penicilline

2.1.1 Benzylpenicilline

Ind *sensible Erreger:* Pneumo-, Strepto-, Meningo-, Pepto-, Staphylokokken, Aktimyceten, Leptospiren, C. diphtheriae, Treponemen, Borrelien, Past. multocida, Fusobakterien, Clostridien
Natürliche Resistenz: Enterobakterien, Pseudomonas, B. fragilis, E faecium, Norcardia, Mykoplasmen, Chlamydien, β-Lactamasebildner, Salmonellen, V. cholerae

Wi β-Lactamantibiotikum, durch Blockade der bakteriellen Transpeptidase Synthesehemmung von Murein (Zellbestandteil), bakterizide Wirkung auf proliferierende Keime, nicht β-laktamasefest, gute Liquorgängigkeit bei Meningitis, relativ schlechte Verteilung im Stützgewebe

KI bekannte Penicillinallergie, schwere Niereninsuffizienz

NW allerg. Reaktionen: Fieber, Urtikaria, anaphylaktische Reaktionen, hämolytische Anämien, dosisabhängige Hemmung der Thrombozytenaggregation, interstitielle Nephritis, Nephrotoxizität, Hyperkaliämie → HRST, meningeale Reizsymptome, epileptische Anfälle, GIT-Symptome
Depotpenicillin: versehentliche i. v.-Injektion: Hoigné-Syndrom

Benzylpenicillin = Penicillin G	*€€€-€€€€(3–40 Mega I. E.) | Am/Am*
parenteral: **Penicillin G JENAPHARM®** 0,5 | 1 | 5 | 10 Mega I. E./Inj.-Fl., **Penicillin Grünenthal®** 1 | 5 | 10 Mega I. E./Inj.-Fl.	**Infektionen mit empfindlichen Erregern:** • *leichte Infektion:* 3–4 × 0,5–1 Mega I. E./d langsam i. v. oder i.m. • *schwere Infektion:* 6 × 5 Mega I. E./d langsam i. v. oder i.m. **Meningo- oder Pneumokokkenmeningitis**: 3–4 × 10 Mega I. E./d langsam i. v.; *Therapiedauer* 10–14 d oder 7 d nach Fieberfreiheit ▸ *Max-Dosis:* Normal 8 Mega I. E./d, schwer 20–60 (–100) Mega I. E./d ▸ *Kinder:* – *1 – 12 J.:* 0,05–0,5 Mega I. E./kg KG/d i.m. oder i. v. in 4–6 ED – *<1 J.:* 0,05–1,0 Mega I. E./kg KG/d langsam i.m. oder i. v. in 3–4 ED ▸ *Niereninsuffizienz:* Normale Initialdosis, Erh.-Dosis s. Seite 444

HWZ 40 min (Injektionen im Abstand von 3–4 h erforderlich), PEB 50 %, schlechte Verteilung in Knochen und Gelenken, rasche renale Elimination

Benzylpenicillin-Benzathin	*€€€€ | Am/Am*
i.m.: **Pendysin®**, **Tardocillin®** *– alle: 1,2 Mega I. E./Inj.-Fl.*	**Rezidivprophylaxe chron. Streptokokkeninfektionen (z. B. rheum. Fieber):** *Erw. und Kinder:* 1–2 × 1,2 Mio. I. E./Mo. tief i.m. **Syphilis**: bis zu 3 × 2,4 Mio. I. E. in Abständen von 1 Wo.; Inj. ausschließlich tief i.m.

2.1.2 Phenoxypenizilline

Ind siehe Benzylpenicillin S. 31
Azidocillin: auch gegen Hämophilus influenza und Bordetella pertussis wirksam

Wi siehe Benzylpenicillin, nicht β-laktamasefest S. 31

KI siehe Benzylpenicillin S. 31

NW siehe Benzylpenicillin S. 31

Penicillin V = Phenoxymethylpenicillin	*€€ | Am/Am*
p. o.: **Arcasin®** Saft 0,3 Mio. IE/5 ml, **Durapenicillin®**, **Infectocillin®** Saft 0,25 | 0,5 | 0,75 Mega I. E./5 ml, **Isocillin®** 1,2 Mega I. E./Tbl., Saft 150 000 I. E./1 g Saft, **Ispenoral®**, **Jenacillin V®**, **Megacillin®** 0,6 | 1,0 | 1,5 Mega I. E./Tbl., **Pen (Generika)**, **Penicillin V (Generika, STADA®** 0,8 | 1,2 Mega I. E./Tbl.) *– alle: 1 | 1,5 Mega I. E./Tbl., Saft 300 000 I. E. oder 400 000 I. E./5 ml*	**HNO-, Atemwegs-, Mund-, Kiefer-, Zahn-, Hautinfektionen, Scharlach, Erysipel, Lymphadenitis; Prophylaxe: Endokarditis, Rezidiv rheumatisches Fieber:** • *Erw.:* 3–4 × 0,5–1,5 Mio. I. E./d p. o. oder 3 × 600 mg/d – 3 × 1,5 g/d p. o. ▸ *Kinder:* > 12 J. 2 Mio. I. E./d; > 7 ½ J. 1,5 Mio. I. E./d; > 3 J. 1,0 Mio. I. E./d; > 1 J. 0,75 Mio. I. E./d; >½ J. 0,6 Mio. I. E./d; >¼ J. 0,5 Mio. I. E./d jeweils verteilt auf 3 ED/d vor den Mahlzeiten p. o. ▸ *Niereninsuffizienz* GFR < 10 ml/min: *Max-Dosis:* 1,5 Mio. I. E./d

Resorption 50%, geringer bei gleichzeitige Nahrungsaufnahme, max. Plasmakonz. nach 30–60 min, PEB 60–80%, HWZ 30 min, renale (30–50%) Elimination

Propicillin	*€€€-€€€€ (3–6 Mega) | Gr 1, Am/sl*
p. o.: **Baycillin® Mega** 1.000 000 I. E./Tbl.	**HNO-, Atemwegs-, Mund-, Kiefer-, Zahn-, Hautinfektionen, Scharlach, Erysipel, Lymphadenitis; Prophylaxe: Endokarditis, Rezidiv rheumatisches Fieber:** • *Erw.:* 3 × 1 (-2) Mio. I. E./d p. o. ▸ *Kinder:* > 12 J. 2 Mio. I. E./d; > 7 ½ J. 1,5 Mio. I. E./d; > 3 J. 1 Mio. I. E./d; > 1 J. 0,75 Mio. I. E./d; >½ J. 0,6 Mio. I. E./d; >¼ J. 0,5 Mio. I. E./d p. o. jeweils auf 3 ED/d verteilt

rasche Resorption, hohe BV, max. Plasmakonz. nach 30–90 min, PEB 80–85 %, überwiegend renale, geringgradig biliäre Elimination	
Azidocillin	*€€(1500 mg) | Am/sl*
p. o.: **Infectobicillin H-Tabletten**® 750 mg/Tbl.	**HNO-, Atemwegs-, Hautinfektionen, Scharlach:** *Erw. u. Kinder > 6 J.:* 2 × 750 mg/d p. o.
HWZ ca. 1 h	

2.1.3 Isoxazolylpenizilline (Staphylokokken-P.)

Ind leichte Infektionen mit β-lactamasebildende Staphylokokken, deutlich schwächere Wirkung auf grampositive Benzylpenicillin-empfindliche Erreger

Wi siehe Benzylpenicillin S. 31; säurestabil, penicillinasefest, geringe Gewebegängigkeit, schlechte Liquorgängigkeit

KI siehe Benzylpenicillin S. 31

NW siehe Benzylpenicillin S. 31

Dicloxacillin	*€€€-€€€€ (1–2 g) | Am/sl*
p. o.: **InfectoStaph**® 250 mg/Kps.	**Staphylokokken bedingte Infektionen:** • *Erw., Kinder > 6 J.:* 4–6 × 500 mg/d ▸ *Kinder 1–6 J.: 6 J.:* 4–6 × 250 mg/d ▸ *Säuglinge > 3 Mon.:* 4 × 125–250 mg/d ▸ *Säuglinge bis 3 Mo.:* 3 × 30–50 mg/kg KG/d ▸ bei schweren Infektionen ist eine Erhöhung der Dosen auf das Doppelte möglich ▸ *Dosisreduktion bei starker Niereninsuffizienz*
HWZ 40–50 min	
Flucloxacillin	*p. o. + i. v.: €€€€ | Gr 2, sl/sl*
p. o.: **Staphylex**® 250 | 500 mg/Kps., Saft 5 g/Flasche *parenteral:* **Fluclox**® **(Generika)** 2 g/Inj.-Fl., **Flucloxacillin Deltasele**® 2 g/Inj.-Fl., **Staphylex**® 0,25 | 0,5 | 1 | 2 g/Inj.-Fl. Trockensubstanz – *alle: 1 g/Inj.-Fl. Trockensubstanz*	**Staphylokokken bedingte Infektionen:** • *parenteral:* 3 × 1 g/d i.m. oder i. v. (*max. Tagesdosis* 12 g/d) • *p. o.:* 3–4 × 1 g/d p. o. nüchtern (*max. Tagesdosis* 12 g/d) ▸ *Kinder:* 10–14 J. 3–4 × 0,5 g/d; 6–10 J. 3–4 × 0,25–0,5 g/d jeweils p. o./i. v. oder 1–12 J. 20–60 mg/kg KG verteilt auf 3–4 ED/d p. o./i. v.; *Säuglinge* 40–50 (–100) mg/kg KG verteilt auf 3–4 ED/d p. o./i. v. ▸ *Niereninsuffizienz:* siehe S. 445
BV 80 %, HWZ 1 h, PEB 95 %, schlechte Liquorgängigkeit, Elimination zu 60 % renal, der Rest über hepatische Metabolisierung, Substanz ist nicht dialysierbar	
Oxacillin	*€€€€ (2–4 g) | Gr 1, Am/sl*
parenteral: **InfectoStaph**® 0,5 | 1 g/Inf.-Flasche	**Staphylokokken bedingte Infektionen:** • *i. v.:* 2–4 g/d in 4–6 ED

	• *i.m.:* 2–4 g/d in 4 ED (>40 kg KG) ▸ *Kinder:* >12 J. 1350–2700 mg/d; >7 ½ J. 1000–2000 mg/d; >3 J. 670–1300 mg/d; >1 J. 500–1000 mg/d; > ½ J. 400–800 mg/d; > ¼ J. 330–670 mg/d jeweils in 4 ED i. v. oder i.m. ▸ *Dosisreduktion bei Niereninsuffizienz*
PEB 97%, geringe Liquorgängigkeit, HWZ 20–30 min, 50–60% hepatische Metabolisierung	

2.1.4 Aminobenzylpenizilline (Breitband-P.)

Ind siehe Benzylpenicillin S. 31, v. a. auch Erreger aus dem gramnegativen Spektrum: u. a. Haemophilus influenzae, E. Coli, Campylobacter-Arten und Proteus mirabilis
Mezlocillin: breites Spektrum gegen gramnegative Erreger (v. a. Enterokokken)
Piperacillin: breites Spektrum gegen gramnegative Erreger (v. a. Pseudomonas)

Wi s. Benzylpenicillin S. 31, keine Penicillinasefestigkeit (→ zahlreiche Resistenzen)
Mezlocillin, Piperacillin: nicht β-Lactamase- und säurestabil

KI siehe Benzylpenicillin S. 31
Ampicillin: infektiöse Mononukleose (EBV-Infektion)

NW siehe Benzylpenicillin S. 31
Ampicillin: makulo-papulöse Exantheme
Mezlocillin: Hypokaliämie, Thrombozytopenie, Gerinnungsstörungen *Piperacillin:* dosisabhängige Hemmung der Thrombozytenaggregation, Leberenzyme ↑, Bilirubin ↑, Kreatinin und Harnstoff ↑, Hypokaliämie

Amoxicillin	*€€ (1500–3000 g) | Gr 1/sl*
p. o.: **Amagesan®**, **Amoxicillin** (**Generika**), **Amoxi** (**Generika**), **Amoxypen®**, **Flui-Amoxicillin®**, **Infectomox®**, **Jutamox®**, **Ospamox®** *– alle: 500 | 750 | 1000 mg/Tbl., Saft und Brausetbl.*	**HNO- Atemwegs-, Harnwegs-, Magen-Darm-Trakt-, Haut-, Weichteilinfektionen, Listeriose, Osteomyelitis, Typhus**: • *Erw., Kinder > 14 J.:* 3–4 × 500–1000 mg/d p. o., in schweren Fällen 2–3 × 2000–3000 mg/d p. o.; *Max-Dosis:* 6000 mg/d ▸ *Kinder 1–14 J.:* 3 × 500 mg/d p. o.; *Kinder:* 3. Mo.–1 J. 50–100 mg/kg KG/d aufgeteilt in 2 ED **Endokarditisprophylaxe**: 2 g p. o. 1 h vor dem Eingriff **H.P.-Eradikation**: 2 × 1 g/d p. o. + 2 × 500 mg Clarithromycin + 2 × 20 mg Omeprazol ▸ *Dosisanpassung bei Niereninsuffizienz:* S. 444
BV 75–90%, max. Plasmakonz. 2 h, HWZ 1 h, PEB 17%, renale Elimination	

Ampicillin	*p. o.: €€ (3 g); i. v.: €€€-€€€€ (3–6 g) | Gr 1, Am/sl*
p. o.: **Ampicillin** (**Generika**) *– alle: 1000 mg/Tbl., Saft 250 mg/5 ml*	**HNO- Atemwegs-, Harnwegs-, Magen-Darm-Trakt-, Haut-, Weichteilinfektionen, Listeriose, Osteomyelitis, Typhus, Meningitis, Endokarditis:**

i. v.: **Ampicillin-ratiopharm®**, **Binotal®** *– alle: 0,5 | 1,0 | 2,0 | 5,0 g/ Inf.-Fl.*	• *p. o.:* 3–4 × 1 g/d, bei schwerem Infekt 3–4 × 2 g/d • *i. v.:* 1,5 – 6 g/d in 3–4 ED als Kurzinf. bzw. 150–200 mg/kg KG/d **Meningitis:** 6 × 2 g/d i. v. **Endokarditisprophylaxe**: 2 g i. v./i.m. 30 min vor der Untersuchung ▸ *Max-Dosis:* 8 g/d (i. v. und p. o.) ▸ *Kinder:* 1–12 J. 50–100 mg/kg KG/d p. o. verteilt auf 4 ED oder 80–300 (–400) mg/kg KG/d i. v. verteilt auf 3–4 ED; Säugl. 3–12 Mo. 100–300 mg/kg KG/d i. v. verteilt auf 3 ED; *Max-Dosis:* 300 mg/kg KG/d ▸ *Dosisreduktion bei Niereninsuffizienz:* S. 444
BV 30–40%, max. Plasmakonz. nach p. o. 90–120 min, i.m. 30–60 min, PEB 17–20%, HWZ 50–60 min, renale, biliäre und fäkale Elimination	
Mezlocillin	*€€€€ (6–16 g) | sl/sl*
i. v.: **Baypen®** 0,5 | 1 | 2 | 4 g Trockensubstanz	**Sepsis, Endokarditis, Meningitis, Peritonitis, Pneumonie, abd., gynäk., Knochen- und Weichteilinfektionen:** • *Erw. und Kinder > 14. J.:* 3 × 2–5 g/d i. v., *max.* 2 × 10 g/d i. v. ▸ *Kinder:* < 3 kg KG: 2 × 75 mg/kg KG; > 3 kg KG – 14 J.: 3 × 75 mg/kg KG ▸ *Dosisreduktion bei Niereninsuffizienz und schweren Lebererkrankungen in Abhängigkeit der GFR:* > 10 ml/min Normdosis alle 8 h, < 10 ml/min Dosisintervall 12 h, max. 2 × 5 g/d, weitere Dosisreduktion bei begleitender Leberinsuffizienz notwendig
HWZ 1 h, PEB 30%, überwiegend renale Elimination zu 60%	
Piperacillin	*€€€€ (6–12 g) | Am/sl*
i. v.: **Piperacillin (Generika, Hexal®** 3 g) *– alle: 1 | 2 | 4 g/Trockensubstanz + Lsg.-mittel*	**Sepsis, Endokarditis, Meningitis, Peritonitis, Pneumonie, abd., gynäk., Knochen-, Weichteilinfektionen:** • *Erw.:* 6–12 g/d verteilt in 2–4 ED/d; *Max-Dosis:* 24 g/d i. v. ▸ *Kinder:* 100–200 mg/kg KG/d (4–8 g/40 kg KG/d) auf 2–4 ED/d verteilt oder > 12 J. 4000 mg/d; > 7 ½ J. 3000 mg/d; > 3 J. 2000 mg/d; > 1 J. 1500 mg/d; > ½ J. 1200 mg/d; > ¼ J. 1000 mg/d in 2–4 ED/d i. v. ▸ *Dosisreduktion bei Niereninsuffizienz (Erw.):* S-Krea 1,5–3 mg/100 ml → 4 g alle 6 h; S-Krea 3,1–5 mg/100 ml → 4 g alle 8 h; S-Krea > 5 mg/100 ml → 4 g alle 12 h
BV i.m. 70–80%, HWZ 50–60 min, PEB 20%, renale Elimination zu 80%	

2.1.5 Betalaktamasefeste Penizilline

Ampicillin + Sulbactam	*p. o.: €€€ (1125–1500 mg)* | *Gr 4, sl/sl*
p. o.: **Unacid PD oral®** 375 mg/ Tbl., Saft 375 mg/7,5 ml	**Atemwegs-, Harnwegs-, Haut-, Weichteil-, abd. Infektionen:** ● *p. o. > 30 kg KG:* 2 × 375–750 mg/d p. o.; Dauer 5–14 d ▶ *Kinder:* 50 mg/kg KG in 2 ED p. o.
BV 30–40%, HWZ 1 h, im höheren Alter 2 h, 80% werden in 8 h eliminiert	
Amoxicillin (A.) + Clavulansäure (C.)	*p. o.: €€€ (1500 mg); i. v.: €€€€ (3–6 mg)* | *sl/sl*
p. o.: **Abiclav®, Amoclav** (Generika), **Amoxiclav** (Generika), **Augmentan®, Bioclavid®** *– alle: 125 | 250 | 500 | 750 | 1000 oder 2000 mg A./Tbl. + 31,25–125 mg C., Saft und Brausetbl.* *i. v.:* **Augmentan®** (250 | 500 | 1000 | 2000 mg A. + 25 | 100 | 200 | 200 mg C. /Inj.-Inf.-Fl.)	**Atemwegs-, Harnwegs-, Haut-, Weichteil-, abd. Infektionen:** ● *Erw., Kinder > 12 J.:* ● leichte Infekte: 3 × 500 mg A. + 125 mg C. p. o. oder 2 × 875 mg A. + 125 mg C. p. o. ● schwere Infekte: 3 × 1000–2000 mg A. + 200 mg C. i. v. ▶ *Kinder 2–12 J.:* 70 mg A. + 10 mg C./kg KG/d p. o. in 2 ED ▶ *Kinder < 2 J.:* 30 mg A. + 7,5 mg C./kg KG/d p. o. in 2 ED ▶ *Dosisanpassung bei Niereninsuffizienzp.o.* (GFR in ml/min → ED, Dosierungsintervall): 30–10 → 500/125 mg alle 12 h, < 10 → 500/125 mg alle 24 h p. o. ▶ *Dosisanpassung bei Niereninsuffizienz i. v. (GFR in ml/min* → Dosis initial → Dosis Fortsetzung, Intervall): 30–10 → 1,2 g → 600 mg alle 12 h, < 10 → 1,2 g → 600 mg alle 24 h; *für Kinder:* 30–10 → 20 mg/kg KG alle 12 h, < 10 → 20 mg/kg KG alle 24 h
Piperacillin + Tazobactam	*€€€€ (6–12 g)* | *Gr 4, sl/sl*
i. v.: **Tazobac®** 2 | 4 g Piperacillin + 0,5 g Tazobactam/Fl.	**Atemwegs-, Haut-, Weichteil-, abd. Infektionen:** ● *Erw. u. Kinder > 12 J.:* 3 × 2–4 g P./0,5 g T. alle 8 h i. v. ▶ *Kinder mit intraabdominellen Infektionen:* 2–12 J. bis 40 kg KG 100 mg P./12,5 T./kg KG alle 8 h; *Therapiedauer:* mind. 5, – höchstens 14 Tage ▶ *Dosisanpassung bei Niereninsuffizienz (GFR in ml/min* → Intervall → Dosierung): 40–20 → alle 8 h, 19–2 → alle 12 h, Dialysepat. → alle 12 h ▶ *Dosisanpassung bei Niereninsuffizienz bei Kindern von 2–12 J. (GFR in ml/min* → Dosierung): > 50 → 100 mg P./12,5 mg T./kg KG alle 8 h, < 50 ml/min 70 mg P./8,75 mg T./kg KG alle 8 h

2.2 Cephalosporine

Ind *Auf Cephalosporine sensible bakterielle Organinfektionen:*
leichte Atemwegs- und Wundinfekte (Basiscephalosporine);
ungezielte nicht lebensbedrohliche Infekte mit Gramnegativen Bakterien und Staphylokokken (Übergangscephalosporine);
ungezielte Mischinfektion mit Gpos-Bakterien und Anaerobiern (Anaerobiercephalosporine)
schwere lebensbedrohliche Infektionen mit multiresistenten Erregern und Immunabwehr (Breitspektrumcephalosporine);
Atemwegs-, Harnwegs- und Hautinfektionen (Oralcephalosporine)

Wi Hemmung der Zellwandsynthese bei proliferierenden Keimen durch Blockade der Muraminsynthese, unterschiedliche, aber überwiegend hohe Stabilität gegen β-Lactamasen, bakterizide Wi, schlechte Liquorgängigkeit
Basiscephalosporine: Cefazolin
Übergangscephalosporine: Cefuroxim, Cefotiam
Anaerobiercephalosporine: Cefoxitin
Breitspektrumcephalosporine: Cefotaxin, Ceftriaxon, Ceftazidim, Cefepim
ältere Oralcephalosporine: Cefalexin, Cefaclor, Cefadroxil
neuere Oralcephalosporine: Cefuroxim, Cefpodoxim, Cefixim, Ceftibuten

KI bekannte Allergie gegen Cephalosporine (wg. möglicher Kreuzreaktionen auch Vorsicht bei Penicillinallergie)

NW allerg. Reaktionen, GIT-Symptome (Übelkeit, Erbrechen, pseudomembranöse Kolitis, Soor), Fieber, KS, Transaminasen ↑, Eosinophilie, Agranulozytose, Nephrotoxizität, positiver Coombs-Test

Cefaclor	*€€€ (1000–3000 mg) | sl/sl*
p. o.: **CEC®, Ceclorbeta®, Cef Diolan®, Cefaclor (Generika), Infectocef®, Panoral®** *– alle: 125 | 250 | 500 oder 1000 mg/Tbl. oder Kps., Saft 125 | 250 mg/5 ml*	**Atemwegs-, HNO-, Harnwegs-, Haut-, Weichteil-, Knochen, gyn. Infektionen:** • *leichte Infekte:* 2 × 375–500 mg/d für 5 d • *schwere Infektionen (Strepto- und Pneumokokken):* 2–3 × 500 mg/d • *schwere Infektionen (gramegative Erreger und Staph. aureus):* 2-3 × 1000 mg/d ▸ *Max-Dosis:* 4 g/d ▸ *Kinder:* > 12 J. 1250 mg/d, > 7½ J. 750 mg/d, > 3 J. 500 mg/d, > 1 J. 350 mg/d, >½ J. 300 mg/d in 2–3 ED/d p. o., bei schweren Infekten ggf. Dosis verdoppeln **Gonorrhö:** 1 × 3 g + 1 g Probenecid p. o.
BV 90%, PEB 50%, HWZ 45–60 min, überwiegend renale Elimination	

Cefadroxil	*€€ (2 g) | sl/sl*
p. o.: **Cefadroxil (Generika), Grüncef®** *– alle: 1 g/Tbl., 250 | 500 mg/5 ml Susp.*	**Atemwegs-, HNO-, Harnwegs-, Haut-, Weichteil-, Knochen-, gyn. Infektionen:** • *Erw.:* 2 × 1 g/d p. o.; *Max-Dosis:* 4 g/d ▸ *Kinder < 40 kg KG:* 20–100 mg/kg KG in 2 ED ▸ *Dosisanpassung bei Niereninsuffizienz (GFR →Intervall):* 50–25 ml/min → alle 12 h, 25–10 ml/min → alle 24 h, 10–0 ml/min → alle 36 h **Streptokokkenpharyngitisund -Tonsilitis:** • *Erw.:* 1× 1 g/d p. o., ▸ *Kinder < 40 kg KG:* 30 mg/kg KG/d p. o. jeweils für mind. 10 d
Resorption 100 %, max. Plasmakonz. nach 1–1,3 h, PEB 18–20 %, HWZ 12–24 h, 90 % renale Elimination	

Cefalexin	*€€ (1,5–3 g) | sl/sl*
p. o.: **Cephalex von ct®, Cephalexin-ratiopharm®** *– alle: 500 | 1000 mg/Tbl.;* **Cephalexin-ratiopharm®** 250 mg/5 ml Susp.	**Atemwegs-, HNO-, Harnwegs-, Haut-, Weichteil-, Knochen-Infektionen:** • *Erw., Kinder > 12 J.:* 3–4 × 0,5–1 g/d p. o., ggf. bis zu 100 mg/kg KG/d ▸ *Säuglinge/Kinder < 12 J.:* 25–50 mg/kg KG/d in 2–4 ED ▸ *Dosisanpassung bei Niereninsuffizienz:* (GFR → Intervall): *Erw.:* 30–15 ml/min → alle 8–12 h, 15–5 ml/min → alle 24 h, < 5 ml/min → alle 48 h; *Säuglinge u. Kinder < 12 J.* (GFR → Dosierung in mg/kg KG/d): 50–20 ml/min → 50, 20–5 ml/min → 25, < 5 ml/min → 8 h
BV 90 %, max. Plasmakonz. nach 30–90 min, HWZ 0,9–1,2 h, PEB 6–15 %, gut gewebegängig, renale Elimination	

Cefazolin	*€€€ (2–6 g) | sl/sl*
i. v.: **Basocef®, Cefazolin (Generika)** *– alle: 1 | 2 g/Inf.-Flasche o. Trockensubstanz,* **Cefazolin (Generika)** *2 g/Inf.-Flasche*	**Atemwegs-, HNO-, Harnwegs-, Haut-, Weichteil-, abd. Infektionen:** • *leichte bis mittelschwere Infektionen* (grampositive Erreger): 1,5–2 g/d i. v. auf 3 ED • *leichte bis mittelschwere Infektionen* (gramnegative Erreger): 3–4 g/d i. v. auf 3 ED • *schwerste Infekte:* 3 × 2 (– 4) g/d i. v., *Max-Dosis:* 6 (- 12) g/d ▸ *Kinder:* > 12 J. 1300 mg/d, > 7 ½ J. 1000 mg/d, > 3 J. 700 mg/d, > 1 J. 500 mg/d, >½ J. 400 mg/d, >¼ J. 300 mg/d oder 50 (–100) mg/kg KG/d jeweils verteilt auf 3–4 ED/d i. v. oder i.m. ▸ *Dosisreduktion bei Niereninsuffizienz:* S-Krea < 1,5 mg/dl → normale Dosis, S-Krea 1,5–3 mg/dl → normale Dosis alle

	8 h, S-Krea 3,1–4,5 mg/dl → 50% Dosis alle 12 h, S-Krea >4 mg/dl → 50% Dosis, alle 18–24 h; S. 444
PEB 80%, HWZ ca. 2 h, zu 90% renale Elimination	
Cefepim	*€€€€-€€€€€ (4–6 g) | sl/sl*
i. v.: **Maxipime®** 0,5 | 1 | 2 g/Inj.-Inf.-Fl.	**Sepsis, schwere Pneumonie, Harnwegs-, Gallenwegs-Infektionen:** • *Erw.:* 2 (-3) × 2 g/d i. v. über 5 min oder als Kurzinf i. v. • *Behandlungsdauer:* 7–10 d, *max.:* 14 d ▸ *Kinder > 2 Mo und < 40 kg KG:* 2–3 × 50 mg/kg KG/d für 10 d ▸ *Dosisreduktion bei Niereninsuffizienz:* (GFR → Erh.-Dosis → Intervall): > 50 ml/min → 2 g → alle 12 h, 30–50 ml/min → 2 g → alle 24 h, 11–29 ml/min → 1 g → alle 24 h, < 10 ml/min → 500 mg → alle 24 h
HWZ 2 h (bei Niereninsuffizienz länger), PEB < 19%, renale Elimination	
Cefixim	*€€ (200–400 mg) | sl/sl*
p. o.: **Aerocef®**, **Cefixdura®**, **Cefixim** (**Generika**), **Ceftoral®**, **Cephoral®**, **Suprax®** *– alle: 200 oder 400 mg/Tbl., Saft 100 mg/5 ml Lsg.* **Uro-Cephoral®** 200 mg/Tbl.	**Atemwegs-, HNO-, Harnwegs-, Gallenwegs-Infektionen:** • *Erw.:* 1 × 400 mg/d oder 2 × 200 mg/d p. o. für 5–10 d ▸ *Kinder:* > 12 J. 300 mg/d, > 7 J. 200 mg/d, > 3 J. 150 mg/d, > 1 J. 100 mg/d, >½ J. 100 mg/d, >¼ J. 50 mg/d jeweils 1 × /d p. o. für 5–10 d ▸ *Dosisreduktion bei Niereninsuffizienz:* GFR < 20 ml/min/ → 1 × 200 mg/d
BV 50%, PEB 60%, HWZ 3–5 h, renale Elimination	
Cefotaxim	*€€€€ (2–6 g) | sl/sl*
i. v.: **Cefotaxim** (**Generika**), **Claforan®** *– alle: 0,5 | 1 | 2 g/Inf.-Fl.*	**Atemwegs-, Harnwegs-, Haut-, Weichteil-, Knochen- und abd. Infektionen, Sepsis, Endokarditis, Meningitis:** • *leichte Infektionen:* 2 × 1–2 g/d i. v. • *schwere Infektionen:* 3 × 2 g/d i. v.; *Max-Dosis:* 12 g/d i. v. **Pneumo-/Meningokokkenmeningitis:** 3 × 2 g/d i. v. **bakterielle Meningitis (unbekannter Erreger):** 3 × 2 g Cefotaxim und 3 × 5 g Fosfomycin (S. 57), ggf. auch noch 4 × 2 g Ampicillin/d (S. 34) ▸ *Kinder:* > 12 J. 2000 mg/d, > 7½ J. 1500 mg/d, > 3 J. 1000 mg/d, > 1 J. 750 mg/d, >½ J. 600 mg/d, >¼ J. 500 mg/d in 3–4 ED/d i. v. ▸ *Dosisreduktion bei Niereninsuffizienz:* GFR < 5 ml/min → 1 g/24 h
PEB 50%, HWZ 50–80 min., renale Elimination (80%)	

Cefotiam	*€€€€ (3–6 g) | sl/sl*
parenteral: **Spizef®** 0,5 | 1 | 2 g/ Inf.-Flasche	**Atemwegs-, Harnwegs-, Haut-, Weichteil-, Knochen- und abd. Infektionen, Sepsis:** • *leichte Infektionen:* 2 × 1 g/d langsam i. v. • *schwere Infektionen:* 3–4 g/d langsam i. v. in 2–3 ED; *Max-Dosis:* 6–8 g/d i. v. ▶ *Kinder:* 1–12 J. 50–200 mg/kg KG/d i. v. verteilt auf 3 ED **Gonorrhö:** 1 × 1–1,5 g i.m. als Einmalgabe ▶ *Dosisreduktion bei Niereninsuffizienz:* S-Krea 2 mg/dl → 1 g alle 8 h oder 2 g alle 12 h, S-Krea 3,5 mg/dl → 0,75 g alle 8 h oder 1,5 g alle 12 h, S-Krea 6 mg/dl → 0,5 g alle 8 h oder 1 g alle 12 h, S-Krea 15,5 mg/dl → 0,75 g alle 24 h oder 1 g alle 24 h
PEB 67 %, HWZ 40 min, renale Elimination zu 50–70 % innerhalb von 12 h	

Cefoxitin	*€€€€ (3–6 g) | sl/sl*
i. v.: **Mefoxitin®** 2 g/Inf.-Fl.	**Atemwegs-, Harnwegs-, Haut-, Weichteil-, Knochen-, abd. Infektionen, Sepsis, Endokarditis:** • *Erw.:* 3 × (1–) 2 g/d i. v. bis 4 × 3 g/d i. v., *max.* 12 g/d i. v. ▶ *Kinder:* 20–40 mg/kg KG alle 6–8 h i. v., *max.* 12 g/d i. v. ▶ *Neugeborene: 0–1 Wo.:* 20–40 mg/kg KG alle 12 h i. v., 1–4 Wo.: 20–40 mg/kg KG alle 8 h i. v. **unkomplizierter Harnwegsinfekt:** 2 × 1 g i.m. **Gonorrhö:** einmalig 2 g i.m. + 1 g Probenecid p. o. ▶ *Dosisreduktion bei Niereninsuffizienz: initial* 1–2 g, dann (GFR → Erh-Dosis → Intervall): 50–30 ml/min → 1–2 g → alle 8–12 h, 29–10 ml/min → 1–2 g → alle 12–24 h, 9–5 ml/min → 0,5–1 g → alle 12–24 h → < 5 ml/min → 0,5–1 g → alle 24–48 h
HWZ 1 h, PEB 70 %, renale Ausscheidung	

Cefpodoxim	*€€-€€€ (200–400 mg) | Gr 4, Kl/La 2, sl*
p. o.: **Cefpo Basics®**, **Cefpodoxim (Generika)**, **Orelox®** junior Granulat 40 mg/5 ml Lsg., **Podomexef®** Saft 40 mg/5 ml Lsg. *– alle: 100 | 200 mg/Tbl.*	**Atemwegs-, HNO-, Harwegs-, Gallenwegs-Infektionen:** • *Erw. + Kinder > 12 J.:* 2 × 100–200 mg/d p. o., max. 400 mg/d ▶ *Kinder:* 1–12 J. 3–12 mg/kg KG/d p. o. verteilt auf 2 ED ▶ *Dosisreduktion bei Niereninsuffizienz:* GFR 10–40 ml/ min → max. 200 mg alle 24 h; GFR < 10 ml/min KI
BV 50 %, PEB 40 %, HWZ 2–3 h, überwiegend renale Elimination	

Ceftazidim	*€€€€ (2–6 g) | sl/sl*
i. v.: **Ceftazidim** (**Generika**), **Fortum**®, **Infectozidim**®, **Solvetan**® *– alle: 0,5 | 1 | 2 g/Inf.-Fl.*	**Atemwegs-, Harnwegs-, Haut-, Weichteil-, Knochen-, abd. Infektionen, Sepsis, Meningitis:** • *leichte Infekte:* 2 × 1–2 g/d i. v. • *schwere Infekte:* 2–3 × 2 (–3) g/d i. v.; *Max-Dosis:* 6 (–9) g/d i. v. ▸ *Kinder:* > 12 J. 2000 mg/d, > 7½ J. 1500 mg/d, > 3 J. 1000 mg/d, > 1 J. 750 mg/d, >½ J. 600 mg/d, >¼ J. 500 mg/d jeweils in 2–3 ED/d i. v., bei schweren Infekten ggf. Dosis verdoppeln ▸ *Dosisreduktion bei Niereninsuffizienz:* S-Krea 1,7–2,3 mg/dl → 1 g alle 12 h, S-Krea 2,3–4,0 mg/dl → 1 g alle 24 h, S-Krea 4,0–5,6 mg/dl → 0,5 g alle 24 h, S-Krea > 5,6 mg/dl → 0,5 g alle 48 h
PEB 10%, HWZ 1,6–2,2 h, nahezu vollständige renale Elimination	

Ceftibuten	*€€ (200–400 mg) | sl/sl*
i. v.: **Caedax**®, **Cedax**®, **Keimax**® 200 mg/Kps., 90 | 180 mg/5 ml Fertig-Lsg. *– alle: 400 mg/Kps.*	**Atemwegs-, Nasennebenhöhlen- und Harnwegsinfektionen:** • *Erw. u. Kinder > 13 J.:* 2 × 200 mg/d oder 1 × 400 mg/d p. o. für 5–10 d ▸ *Dosisreduktion bei Niereninsuffizienz:* Krea-Clearance 30–49 ml/min: am 1. Tag 400 mg/d, ab dem 2. Tag 200 mg/d, Krea-Clearance 5–29 ml/min: 1. Tag 200 mg/d, ab dem 2. Tag 100 mg/d **HNO- und Harnwegsinfekte bei Kindern:** *Kinder 3 Mo – 12 J.:* 1 × 9 mg/kg KG/d für 5–10 d
Resorption zu 84%, max. Plasmaspiegel nach 2–3 h, PEB ca. 64%, HWZ 2–4 h, zu 60–70% in 24 h unveränderte renale Elimination	

Ceftriaxon	*€€€ (1–4 g) | sl/sl*
parenteral: **Cefotrix**®, **Ceftriaxon** (**Generika**), **Rocephin**® i.m. 1 g/Amp. *– alle: 0,5 | 1 | 2 g/Inf.-Fl.*	**Atemwegs-, Harnwegs-, Haut-, Weichteil-, Knochen-, abd. Infektionen:** • *leichte Infektionen:* 1 × 1–2 g/d i. v., i.m. • *schwere Infektionen:* 1 × 2–4 g/d i. v., i.m.; ▸ *Max-Dosis:* 4–8 g/d ▸ *Kinder:* > 12 J. 1300 mg/d, > 7½ J. 1000 mg/d, > 3 J. 700 mg/d, > 1 J. 500 mg/d, >½ J. 400 mg/d, >¼ J. 300 mg/d jeweils 1 × /d i. v., bei schweren Infekten ggf. Dosis verdoppeln; **bakterielle Meningitis (Kinder):** 2 × 80 mg/kg KG/d alle 12 h am 1. Tag, dann 1 × 80 mg/kg KG/d i. v. **bakterielle Meningitis (Erwachsene):** 1 × 100 mg/kg

	KG/d i. v. (6–8 g/70 kg KG/d) **Borreliose Stadium II–III:** 1 × 2–4 g/d i. v. für 14–21 (–28) d
HWZ 6–8 h, PEB konz.-abhängig 58–95 % Elimination renal 60 %, hepatisch 40 %	
Cefuroxim	*€€€€ (1,5–4,5 mg)* | *sl/sl*
i. v.: **Cefuroxim** (Generika), **Zinacef**® *– alle: 250 | 750 | 1500 mg/Inf.-Fl.*	**Atemwegs-, Harnwegs-, Haut-, Weichteil-, Knochen-, abd. Infektionen, Sepsis:** • *Leichte Infektionen:* 1,5–2,25 g/d in 2–3 ED i. v. • *Schwere Infektionen:* 3–4,5 g/d in 2–3 ED i. v. ▸ *Kinder1–12 J.:* 75–150 mg/kg KG/d in 2–3 ED/d i. v. ▸ *Dosisreduktion bei Niereninsuffizienz:* S-Krea 3,5–15 mg/dl 750 mg alle 12 h, S-Krea > 15 mg/dl 375 mg alle 24 h, S. 444
HWZ 1 h, PEB 20 %, zu 90 % renale Elimination in antibakteriell aktiver Form	
Cefuroxim axetil	*€€ (500–1000 mg)* | *sl/sl*
p. o.: **Cefudura**®, **Cefuhexal**® Saft 125 mg/5 ml, **Cefurax**®, **Cefuro-puren**®, **Cefuroxim** (**Generika**, **-ratiopharm**® Susp. 125 mg/5 ml, **von ct**® Susp. 125 mg/5 ml), **Cefurox-Wolff**®, **Cefu Tad**®, **Elobact**® 125 mg/Tbl., **Zinnat**® 125 mg/Tbl. *– alle: 250 | 500 mg/Tbl.* *i. v.:* **Cefuroxim** (s. oben)	**Atemwegs-, Haut-, Weichteil-, HNO-Infektionen:** 2 (–3) × 250–500 mg/d p. o. **Harnwegsinfektionen:** 2 × 125–250 mg/d p. o. **Gonorrhö:** 1 × 1 g p. o. **Erythema migrans:** 2 × 500 mg/d p. o. für 20 d ▸ *Kinder:* 3 Mo. – 5 J.: 2 × 10 mg/kg KG p. o., > 5 J.: 2 × 125–250 mg/d p. o. ▸ *Dosisreduktion bei Niereninsuffizienz:* max. 1 g/d
Loracarbef	*p. o.: €€–€€€ (400–800 mg); Saft €€–€€€€ (400–800 mg)* | *sl/sl*
p. o.: **Lorafem**® 200 | 400 mg/Kps., 100 | 200 mg/5 ml Saft	**Tonsillitis, Pharyngitis, Bronchitis, Haut- u. Weichteilinfektionen:** • *Erw. u. Kinder ab 12 J.:* 2 × 200 mg/d ▸ *Kinder bis 12 J.:* 2 × 7,5 mg/kg KG/d , schwere Infektionen: 2 × 15 mg/kg KG/d **Schwere Infektionen, Sinusitis u. Pneumonie:** *Erw. u. Kinder ab 12 J.:* 2 × 400 mg/d **Unkomplizierter Harnwegsinfekt:** *Erw. u. Kinder ab 12 J.:* 1 × 200 mg/d ▸ *Max-Dosis:* 800 mg/d ▸ *Dosisanpassung bei Niereninsuffizienz* (GFR in ml/min → Dosierung): 49–10 → 50 % Dosisreduktion; < 10 → ED jeden 3., 4., od. 5. Tag, bei HD zusätzlich ED nach der Dialyse

Max. Plasmakonz. nach 30–90 min, 90%ige Resorption aus GI-Trakt, HWZ 1 h, PEB 25%

2.3 Tetracycline

Ind Infektionen der Atemwege, im HNO-Bereich, des Urogenitaltraktes, der Gallenwege, Chlamydienkonjunktivitis, Trachom, tropische Sprue, Morbus Whipple, Lyme-Borreliose

Wi orale Breitspektrumantibiotika → Wi auf 30-S-Untereinheit der Ribosomen → bakterielle Proteinsynthese ↓, höhere Affinität zu Bakterien-Ribosomen erklärt geringe Toxizität, bakteriostatische Wirkung auf Grampositive und zahlreiche gramneg Bakterien, gute Gewebepenetration (bis auf ZNS)

KI Allergie gegen Tetrazykline, Kinder < 8 J. (Knochenschäden, Zahnschmelzschädigung), schwere Leber- und Niereninsuffizienz

NW GIT-Störungen/Schleimhautschäden, Photosensibilisierung, BB-Veränderungen, irreversible Veränderungen der Zähne (gelbliche Verfärbung, Zahnschmelzhypoplasie), Wachstumsstörungen (Einbau in Knochenmatrix, s. KI), hepato- und nephrotoxisch

Doxycyclin	*p. o.: € (100–200 mg); i. v.: €€€ (100–200 mg) | KI/KI*
p. o.: **Anatodox®**, **Doxy** (**Generika**), **Doxycyclin** (**Generika**), **Doxymono®**, **Supracyclin®** *– alle: 100 | 200 mg/Tbl./Tabs/Kps.* **Aknefug Doxy®**, **Doxakne®**, **Doxyderma®** *– alle: 50 mg/Tbl. bzw. Kps.* *i. v.:* **Doxycyclin-ratiopharm SF®**, **Doxyhexal** SF® *– alle: 100 mg/Amp. à 5 ml*	**Atemwegs-, HNO-, Haut-, Harnwegs-, diverse Infektionen empfindlicher Erreger:** • *p o.:* 1–2 × 100 mg/d • *i. v.: Loading-dose* 200 mg, dann 1–2 × 100 mg/d **Borreliose Stadium I + II:** 2 × 100 mg/d für (14)–21–(28) d ▸ *Kinder 8 – 12 J.:* 4 mg/kg KG/d verteilt auf 1–2 ED/d, ab 2. d ggf. Dosisreduktion auf die Hälfte
BV 90%, max. Plasmakonz. nach 1–2 h, PEB 80–90%, HWZ 15–24 h, geringe Liquorgängigkeit, Elimination renal (35–60%)	
Minocyclin → S. 390	
Tetracyclin	*€€ (1–2 g) | KI/KI*
p. o.: **Achromycin®**, **Tetracyclin** (**Generika, Wolff®** 250 mg/Kps.) *– alle: 500 mg/Kps. bzw. Tbl.,* **Tefilin®** 250 mg/Kps.	**HNO-, Atemwegs-, Urogenitaltrakt-, GIT-Infektionen:** • *Erw. und Jugendliche:* > 14 J.: 2–4 × 500 mg/d, *Max-Dosis:* 2–2,5 g/d p. o. ▸ *Kinder 8–14 J.:* 25–50 mg/kg KG/d aufgeteilt alle 12 h, *max. Tagesdosis:* 1 g/d p. o.
BV 80%, max. Konz. 2–4 h, HWZ 8–9 h, PEB 36–64%, Metabolisierung 30–50%, v. a. renale Elimination	

2.4 Sulfonamide und Trimethoprim

Ind Infektionen der Atemwege, der Nieren und ableitenden Harnwege (HWI), des GIT-Traktes, im HNO-Bereich, im Genitaltrakt, septische Salmonellenenteritis, Pneumocystis-carinii-Pneumonie, Nocardiose, Brucellose, Toxoplasmose-Enzephalitis	
Wi Sulfonamide bewirken bakterielle Folsäuresynthesehemmung →bakteriostatische Wirkung, Trimethoprim ist ein Folsäurereduktasehemmstoff, Sulfamethoxazol ein mittellang wirksames Sulfonamid, in Kombination → bakterizide Wirkung	
KI Erythema exsudativum multiforme (auch in der Anamnese), BB-Veränderungen, schwere Nieren- und Leberinsuffizienz, akute Porphyrie, Früh- und Neugeborene mit Hyperbilirubinämie, Osteomyelitis, Glukose-6-Phosphat-Dehydrogenasemangel	
NW GIT-Symptome (Übelkeit, Erbrechen), allerg. Reaktionen (allerg. Exanthem auf Sulfonamide v. a. bei Kindern), Entzündungen Zunge/Zahnfleisch, Geschmacksstörungen, cholestatische Hepatose, Stevens-Johnson-Syndrom, Agranulozytose, Kreatinin ↑, nephrotoxisch (akutes Nierenversagen), BB-Veränderungen (Leuko- und Thrombopenie)	

Cotrimoxazol (Trimethoprim-Sulfamethoxazol = T/S)	*p. o.: € (1–2 Tbl.); i. v.: €€-€€€ (1–2 Amp.)* | *sl/sl*
p. o.: **Berlocid®**, **Cotrim** (**Generika**), **Co Trimoxazol®**, **Cotrimazol** AL®, **Cotrimox Wolff®**, **Drylin®**, **Eusaprim®**, **Kepinol® T/S** 20/80 mg/Tbl., **Sigaprim®**, **TMS®** *– alle: (T/S = 1:5) 80/400 mg/Tbl., forte 160/800 mg/Tbl., Sirup E 80/400 mg/5 ml, Sirup K 40/200 mg/5 ml* *i. v.:* **Cotrim-ratiopharm®** *(T/S = 1:5) 80/400 mg/Amp. à 5 ml*	**Atemwegs-, Harnwegs-, genitale Infektionen, bakt. Endokarditis, Salmonellosen, Shigellosen, Norcardiose:** • *i. v.:* 2 × 1–2 Amp. für 7–10 d je als Kurzinf. (1 Amp. in 125 ml Inf.-Lsg.) • *p. o.:* 2 × 1 Tbl. forte (160/800)/d oder 2 × 10 ml Sirup/d **Harnwegsinfektionen:** 2 × 1 Tbl. forte für 7–10 d; *unkomplizierter HWI (Stoßtherapie):* 1 × 3 Tbl. forte *(Einmaldosistherapie)*; *Prophylaxe bei rez. HWI:* 1 Tbl. (80/400 mg)/d abends p. o. **Pneumocystis-carinii-Pneumonie**: (T/S) 20/100 mg/kg KG/d für 14–21 d **Prophylaxe(Pneumocystis-carinii-Pneumonie/Toxoplasmose)**: 1 × 1 Tbl./d p. o. oder 3 × 1 Tbl. forte/Wo p. o. ▶ *Dosisreduktion bei Niereninsuffizienz:* GFR 15–30 ml/min Reduktion auf ¼ Standarddosis; bei < 15 ml/min nicht anwenden ▶ *Kinder: Standarddosis:* > 7½ J. 2 × 10 ml/d, > 1 J. 2 × 5 ml/d, > ½ J. 2 × 2,5 ml/d Kinder-Sirup p. o. (5–8 mg/kg KG/d verteilt auf 2 ED/d); *Rezidivprophylaxe bei HWI:* > 7½ J. 1 × 6 ml/d, > 1 J. 1 × 4 ml/d, > ½ J. 1 × 2 ml/d Kinder-Sirup

BV 100%, max. Plasmakonz. nach 2–4h (p. o.), HWZ 9–11h, PEB [T/S] 65%/40%, gut liquor- und plazentagängig, hepatischer Metabolismus (Metabolisierungsgrad T/S = 20%/40%), renale Elimination der Metabolite

Sulfadiazin	*€€ (2–4 mg) | sl/sl*
p. o.: **Sulfadiazin-Heyl**® 500 mg/Tbl.	p. o. (1–2 mg/kg KG/d in 1 ED/d) **Toxoplasmose (in Komb. mit Pyrimethamin):** • *Erw.:* 2–4 g/d verteilt auf 3–6 ED ▸ *Kinder > 2 Mon.: initial* 32,5–75 mg/kg KG (max. 1,5 g/d), *Erhaltungsdosis* 65–150 mg/ kg KG/d verteilt auf 3–6 ED

PEB 55%, max. Plasmakonz. nach 3–6h, HWZ 8–17h, hepatische Metabolisierung, renale Elimination

Trimethoprim	*€ (200–400 mg) | sl/sl*
p. o.: **Infectotrimet**® 50 | 100 | 200 mg/Tbl., 50 | 100 mg/5 ml Saft	**Unkomplizierte Harnwegsinfekte**: • *Tbl. Erw.:* 2 × 150–200 mg/d; ▸ *Tbl.* Kinder bis 12 J.: 2 × 3 mg/kg KG/d ▸ *Saft:* Säugl. (5–10 kg KG): 2 × 25 mg/d, Kleinkinder (10–20 kg KG): 2 × 50 mg/d, Schulkinder (20–40 kg KG): 2 × 100 mg/d, Jugendliche (> 12 J.): 2 × 150–200 mg/d mg **Rezidivprophylaxe:** • *Tbl. Erw. u. Kinder > 12 J.:* 1 × 100 mg abends, Kinder < 12 J.: 2 mg/kg KG/abends ▸ *Saft Kinder < 12 J.:* 1 × 2 mg/kg KG/d, Jugendliche > 12 J.: 1 × 100 mg/d

HWZ 10–11 h

2.5 Makrolide

Ind Infektionen der Atemwege (auch Chlamydien-/Legionellen-Pneumonie), Otitis media, Prophylaxe rheumatischen Fiebers, Weichteil-/Genitalinfekte, Mittel 2. Wahl als Prokinetikum

Wi Bindung an Bakterienribosomen → Proteinbiosynthese ↓, bakteriostatische Wirkung, Anreicherung in der Leber; Stimulation von Motilin-Rezeptoren (Wirkung besonders an Magen und Duodenum)

KI schwere Leberfunktionsstörungen, allerg. Reaktionen gegen den Wirkstoff oder gegen andere Makrolidantibiotika, Kombination mit Pimozid, Terfenadin oder Astemizol

NW GIT-Symptome (Übelkeit und Erbrechen, Diarrhö), Leberfunktionsstörungen (Transaminasen ↑, Cholestase, Ikterus), reversible Hypakusis, Tinnitus, ventrikuläre HRST (Torsade de pointes, VT)

Azithromycin	*p. o.: €€-€€€ (250–500 mg)* | *sl/sl*
p. o.: **Azibact®**, **Azi Teva®**, **Azithro (Generika)**, **Azithromycin (Generika)**, **Ultreon®** 600 mg/Tbl., **Zithromax®** Pulver für Susp. 200 mg/5 ml *– alle: 250 | 500 mg/Tbl.*	**Atemwegs-, HNO-, Haut-, Weichteil-Infektionen:** • *Erw.:* 1 × 500 mg/d p. o. über 3 d, max. Gesamtdosis 1500 mg ▸ *Kinder:* 1 × 10 mg/kg KG p. o. (500 mg/50 kg KG) über 3 d (–5 d) **Mycobacterium-avium-intracellulare-(MAI-) Prophylaxe:** 1 × 1200 mg/ Wo p. o. **unkompl. Genitalinfektion durch Chlamydien**: 1 × 1000 mg *(Einmaldosis)*
BV 20–40 %, HWZ 2–4 d →3-tägige Therapie ausreichend! Hepatische Elimination, 20 % über Urin	

Clarithromycin	*€€-€€€ (500–1000 mg)* | *sl/sl*
p. o.: **Biaxin® HP**, **Clarilind®**, **Clarithrobeta®**, **Cyllind®**, **Clarithromycin (Generika)**, **Clarosip®** *125 | 187,5 | 250 mg/* Granulat-Btl., **Klacid®**, **Mavid®** 250 mg/Granulat-Beutel *– alle: 125 | 250 | 500 mg/Tbl. und/oder Saft 125 | 250 mg/5 ml*	**Atemwegs-, HNO-, Haut-Infektionen:** • *leicht:* 2 × 250 mg/d p. o., *schwer:* 2 × 500 mg/d p. o.; ▸ *Max-Dosis:* 1000 mg/d p. o. ▸ *Kinder:* > 12 J. 300–600 mg/d, > 7 ½ J. 250 mg/d, > 3 J. 200 mg/d, > 1 J. 150 mg/d, >½ J. 100 mg/d oder im Alter von 6 Mo – 12 J. 15 mg/kg KG/d jeweils verteilt auf 2 ED p. o.; *Max-Dosis*: 1000 mg/d **H.P.-Eradikation**: 2 × 500 mg + 2 × 1 g Amoxycillin + 2 × 20 mg Omeprazol/d **Mycobacterium-avium-intracellulare-(MAI-) Infekt:** 2 × 500 mg/d p. o. + Ethambutol 2 × 600–800 mg/d p. o. ▸ *Dosisreduktion bei Niereninsuffizienz:* GFR < 30 ml/ min um 50 %
BV 50–55 %, HWZ 5 h, Elimination renal und über Fäzes, überwindet nicht die Blut-Hirn-Schranke	

Erythromycin	*p. o.: €-€€ (1–4 g); i. v.: €€€€ (2 × 500 mg–4 × 1000 mg)* | *sl/sl*
p. o.: **Erybeta®** Granulat 200 | 400 mg/5 ml, **Erycinum®**, **Eryhexal®** Granulat 500 | 1000 mg/Beutel, Saft 200 | 400 mg/5 ml, **Erythrocin®** Granulat 500 | 1000 mg/Beutel, **Erythro-CT®** und **Erythromycin (Generika)** Granulat 500 | 1000 mg/Beutel, **Infectomycin®** Saft 100 | 200 | 400 |	**Atemwegs-, HNO-, Haut-Infektionen, atyp. Pneumonie:** • *i. v.:* 20–50 mg/kg KG/d verteilt auf 4 ED/d (4 × 250–1000 mg/d) • *p. o.:* 4 × 250–1000 mg/d für 7–8 d, max. 4 g/d ▸ *Kinder:* > 12 J. 1000 mg/d; > 7 ½ J. 750 mg/d; > 3 J. 500 mg/d; > 1 J. 375 mg/d; >½ J. 300 mg/d; >¼ J. 250 mg/d verteilt auf 3 ED/d p. o. (30–50 mg/kg KG/d p. o.) **Prokinetikum:** 3 × 3 mg/kg KG/d i. v. oder p. o. (= 3 × 250 mg/80 kg KG/d)

600 mg/5 ml, Pulver 1000 mg/ Beutel, **Monomycin**® Saft 200 mg/5 ml – *alle: 250 | 500 mg/ Tbl.*, **Paediathrocin**® Saft 200 | 400 mg/ 5 ml, Trpf.-Pipette 100 mg/ 2,5 ml, **Sanasepton**® Saft 200 | 400 mg/5 ml *i. v.:* **Erycinum**®, **Erythrocin**®, **Erythromycin (Generika)** – *alle: 500 | 1000 mg/Amp.*	▸ *Dosisreduktion bei Niereninsuffizienz (GFR < 10 ml/min.):* um 25–50%, *Tagesdosis max.* 1 g (gilt auch für Leberinsuffizienz)
BV 40%, HWZ 2h, gute Gewebepenetration, geringe Liquorgängigkeit, Elimination z. T. biliär als Metabolit, z. T. unverändert renal	
Roxithromycin	*€€ (300–600 mg) | sl/sl*
p. o.: **Infectoroxit**®, **Romyk**®, **Roxi (Generika)**, **Roxithromycin (Generika)**, **Roxithro Lich**®, **Rulid**® – *alle: 50 | 150 oder 300 mg/Tbl.*	**Atemwegs-, HNO-, Haut-Infektionen, atyp. Pneumonie:** • *Erw. + Kinder > 40 kg:* 2 × 150–300 mg/d für 7–10 d je vor der Mahlzeit p. o. ▸ *Kinder < 40 kg:* 5–7,5 mg/kg KG/d verteilt auf 1–2 ED/d p. o. ▸ *Dosisreduktion bei schwerer Leberinsuffizienz:* um 50%
max. Plasmakonz. nach 2h, HWZ 8–10h (Kinder bis 20h), PEB 95%, Elimination v. a. über Fäzes	
Telithromycin	*€€€ (800 mg) | Gr 5, Kl/La 1, Kl*
p. o.: **Ketek**® 400 mg/Tbl.	**Atemwegs-, HNO-Infektionen, 12–18 J. Tonsilitis/Pharyngitis:** • *> 18 J.:* 1 × 800 mg/d p. o. über 5 d, bei einer Pneumonie 7–10 d ▸ *Dosisreduktion bei Niereninsuffizienz:* bei GFR < 30 ml/ min um 50% • *12–18 J.:* 1 × 800 mg/d p. o. über 5 d
max. Plasmakonz. nach 1–3h, BV 57%, PEB 60–70%, HWZ 2–3h, hepatischer Metabolismus, Elimination per Fäzes 76%, renal 17%	

2.6 Lincosamide

Ind schwere intraabdominelle und gynäkologische Infekte (Anaerobierinfektionen), Staphylokokkeninfektionen	
Wi Reserveantibiotikum, bakteriostatische, bei höheren Konzentrationen auch bakterizide Wi durch Hemmung der bakteriellen Proteinsynthese, gute Gewebe- und Knochenpenetration	
KI i. v. Gabe bei Neugeborenen; *relative KI:* Vorsicht bei schweren Leber- und Nierenfunktionsstörungen, Myasthenia gravis, Parkinson'sche Krankheit	
NW GIT-Symptome (u. a. Übelkeit, Diarrhö, pseudomembranöse Kolitis), RR ↓ bei schneller Infusion, BB- Veränderungen (Leuko- und Thrombozytopenien), Hemmung der Funktion der neuromuskulären Synapse, hepatotoxisch (GOT ↑, AP ↑, Bilirubin ↑)	

Clindamycin	*p. o.: €€-€€€ (1,2–1,8 g); i. v.: €€€€ (1,2–2,4 g)* | *KI/KI*
p. o.: **Clin Sanorania®**, **Clinda (Generika)**, **Clindamycin (Generika)**, **Dalacin®**, **Dentomycin®**, **Jutaclin®**, **Sobelin®**, **Turimycin®** *– alle: 75 | 150 | 300 | 450 | 600 oder 900 mg/Kps., Saft 75 mg/5 ml, 1200 mg/32 g Granulat (= 80 ml)* *i. v.:* **Clindahexal®**, **Clindamycin Azupharma®** 300 mg/Amp., **Clinda-hameln®** 300 | 600 mg/Amp., **Clindamycin-ratiopharm®** 300 | 900 mg/Amp., **Clinda-saar®** 900 mg/Amp., **Sobelin®** 300 mg/2 ml, 600 mg/4 ml, 900 mg/6 ml Amp., **Turimycin®** 300 mg/Amp. *– alle: 600 mg/Amp.*	**HNO-, Zahn-, Kiefer-, Knochen-, Weichteil-, Haut-, Atemwegs-, abd.-Infektionen:** • *Erw. u. Kinder > 14 J.:* 2–4 × 600 mg/d i. v. über 30 min als Kurzinfusion • *Erw. u. Kinder > 14 J.:* 1,2–1,8 g/d p. o. verteilt auf 2–4 ED ▸ *Max-Dosis:* 2700 mg/d i. v., 1800 mg/d p. o. ▸ *Kinder:* > 12 J. 1000 mg/d, > 7½ J. 750 mg/d, > 3 J. 500 mg/d, > 1 J. 375 mg/d, >½ J. 300 mg/d, >¼ J. 250 mg/d oder 10–40 mg/kg KG/d verteilt auf jeweils 3–4 ED/d p. o. oder in 2–4 ED i. v. • *lokal:* 1 Applikatorfüllung für 3–7 d vaginal applizieren **Endokarditisprophylaxe**: 600 mg p. o. 1 h vor der Untersuchung
BV 80%, max. Plasmakonz. nach 1 h, HWZ 2,5 h (bei Niereninsuffizienz 5 h, bei Leberinsuffizienz 7–14 h), gute Knochengängigkeit, PEB 90%, renale Elimination	

2.7 Aminoglykoside

Ind schwere bakterielle Infektionen (Sepsis, Meningitis, Endokarditis, Atemwegsinfektionen, Harnwegsinfektionen, Osteomyelitis), Infektionen des vorderen Augenabschnitts (Mittel der Wahl gegen schwere Infektionen mit gramneg. Stäbchen), Darmsterilisation (p. o.)

Wi nach Bindung an bakterielle Ribosomen → Proteinsynthese ↓, Synthese falscher Proteine →Hüllstruktur wird durchlässiger/zerstört, bakterizide Wirkung, geringe Knochen- und ZNS-Penetration, kaum Resorption nach p. o.-Gabe

KI *relativ*: Niereninsuffizienz, Innenohrschwerhörigkeit, Myasthenia gravis, Gabe von Muskelrelaxanzien

NW nephrotoxisch, ototoxisch (v. a. bei Dauer > 10 d und hohen S-Spiegeln), allerg. Reaktionen (Hautexantheme), neurotoxisch (Atemdepression durch neuromuskuläre Blockade), Gleichgewichtsstörungen, Tremor, GIT-Symptome (Übelkeit + Erbrechen)

Amikacin	*€€€€ (500–1000 mg) | KI/KI*
i. v.: **Amikacin Fresenius®** Inf.-Lsg. 250 mg/50 ml, 500 mg/100 ml, **Biklin®** Inj.-Lsg. 100 | 250 | 500 mg	**Atemwegs-, abd.-, Urogenital-, Knochen-, Weichteil-, Haut-Infektionen, Sepsis, bakt. Endokarditis:** • *Erw. und Kinder > 6 J.:* (10-) 15 mg/kg KG in 2–3 Dosen/d (3 × 350 mg/70 kg KG), für10–14 d ▸ *Kinder:* < 6 J. 2 × 7,5 mg/kg KG/d i. v. (*Behandlungsdauer* 3–10 d) ▸ *Dosisreduktion bei Niereninsuffizienz*: 1. Infusion mit 7,5 mg/kg KG, dann nach Formel: 7,5 mg/kg KG alle X Stunden (X = 9 × S-Krea)
max. Plasmakonz. nach 1–2 h, HWZ 2 h (bis 80 h bei Niereninsuffizienz!), PEB 4–10 %, schlechte ZNS-Gängigkeit, Elimination überwiegend renal	

Gentamycin = Gentamicin	*€€€ (120–320 mg) | KI/sI*
parenteral: **Gencin®** 160 mg/Amp., **Gentavon ct®**, **Gentamicin** (**Generika**, **Hexal®** 160 mg/Amp., **-ratiopharm®** 160 mg/Amp.), **Refobacin®** 10 | 120 mg/Amp. *– alle: 40 | 80 mg/Amp.*	**Nosokomiale Pneumonie, abd.-, Urogenital-, Knochen-Infektionen, gramneg. Meningitis, Sepsis, bakt. Endokarditis:** • *i. v./(i.m.): initial* 1,5–2,0 mg/kg KG, *Erhaltungsdosis* 3–6 mg/kg KG/d (210–420 mg/70 kg KG/d) aufgeteilt in 1–3 ED • *Max-Dosis:* 6 mg/kg KG/d ▸ *Kinder ab 1. Lebensmonat*: 4,5–7,5 mg/kg KG/d i. v./i.m. ▸ *Dosisreduktion bei Niereninsuffizienz (s. FI)*
max. Plasmakonz. nach i.m.-Gabe nach 30–60 min, HWZ 2–3 h, PEB < 10 %, renale Elimination 90 %	

Netilmicin	*€€€€ (300–600 mg) | Kl/La 2, sl*
parenteral: **Certomycin®** 15 | 50 | 100 | 150 | 200 mg/Amp.	**Abdominal-, Urogenital-, Knochen-, Weichteil-, Atemwegsinfektionen, Sepsis:** • *Erw.:* 1 × 4–6 mg/kg KG/d als Kurzinf. (max. 7,5 mg/kg KG/d) oder i.m. ▶ *Kinder:* 3 × 2,0–2,5 mg/kg KG; *Säuglinge (> 1 Wo.):* 3 × 2,5–3,0 mg/kg KG ▶ *Dosisanpassung bei Niereninsuffizienz* (GFR in ml/min → Intervall): > 70 →½ Dosis alle 12 h, 69–55 →½ Dosis alle 15 h, 54–40 →½ Dosis alle 18 h, 39–30 →½ Dosis alle 24 h, 29–20 →½ Dosis alle36 h, 19–30 →½ Dosis alle 48 h, 12–10 →½ Dosis alle 72 h; HD-Patienten: (nach der Dialyse) Erw. 2,0 mg/kg KG, Kinder 2,0–2,5 mg/kg KG
vollständige Resorption, max. Plasmakonz. nach 30–60 min, HWZ 2,5 h initial, dann HWZ 35–36 h, geringe PEB, Ausscheidung renal	
Tobramycin	*i. v.: €€€€ (120–400 mg); inhalativ: €€€€ (300 mg) | Kl/Kl*
parenteral: **Brulamycin®**, **Gernebcin®**, **Tobra-cell®** *– alle: 20 | 40 | 80 mg/Inj.-Fl.* *inhalativ:* **Bramitob®**, **Tobi®** 300 mg Inhalationslsg.	**Atemwegs-, abd.-, Urogenital-, Knochen-Infektionen, gramneg. Meningitis Sepsis, bakt. Endokarditis:** • *leichte Infekionen:* 2 mg/kg KG/d (140 mg/70 kg KG/d) in 3 ED i. v. • *schwere Infektionen:* 3–6 mg/kg KG/d (210–420 mg/70 kg KG/d) in 3 ED alle 8 h i. v. ▶ *Kinder, leichte Infektionen:* > 12 J. 80 mg/d; > 7½ J. 50 mg/d; > 3 J. 30 mg/d; > 1 J. 20 mg/d; >½ J. 15 mg/d; >¼ J. 10 mg/d jeweils verteilt auf 2–3 ED/d i. v./i.m. ▶ *Kinder, schwere Infektionen:* > 12 J. 200 mg/d; > 7½ J. 120 mg/d; > 3 J. 70 mg/d; > 1 J. 50 mg/d; >½ J. 35 mg/d; >¼ J. 25 mg/d jeweils verteilt auf 2–3 ED/d i. v./i.m. • *max. Behandlungsdauer:* 7–10 d, bei Hochdosistherapie möglichst baldige Dosisreduktion • *inhalativ:* 2 × 300 mg (5 ml) inhalativ/d über 28 Tage, ggf. nach 28 Tage Wdh. ▶ *Dosisreduktion bei Niereninsuffizienz:* s. Seite 444
gute Liquorgängigkeit, HWZ 2–3 h, keine PEB, renale Elimination	

2.8 Chinolone (Gyrasehemmer)

Ind Harnwegsinfekte, chron. bakterielle Prostatitis, Sinusitis, Knochen- und Gelenkentzündungen, nosokomiale Infektionen, Atemwegsinfektionen, abdominelle Infektionen, Sepsis, Hornhautulzera, Konjunktivitis, Blepharitis

Wi Hemmung der bakteriellen DNA-Gyrase (DNA-Topoisomerase II) → keine Aufwicklung der DNA mehr möglich, bakterizide Wirkung, gute Gewebegängigkeit, breites antibakterielles Wirkspektrum

KI Kinder und Jugendliche vor Abschluss der Pubertät (evtl. Gelenkknorpelschäden), Epilepsie (GABA-Wirkung ↓), schwere Niereninsuffizienz

NW GIT-Symptome (Übelkeit, Erbrechen, Diarrhö), ZNS-Störungen (KS, Schwindel, Unruhe, Halluzinationen, psychotische Erscheinungen, epileptische Anfälle), BB-Veränderungen (Eosinophilie, Leukozytopenie, Granulozytopenie, Anämie, Thrombozytopenie), allerg. Reaktionen, Schädigungen der Gelenkknorpel, Tendinitis mit Gefahr der Ruptur, sehr selten interstitielle Nephritis, Hepatitis, Leberzellnekrose

Ciprofloxacin	*p. o.: €€ (500–1000 mg); i. v.: €€€€ (200–800 mg) | KI/KI*
p. o.: **Baycip®** 250 mg/Tbl., **Ciprobay®**, **Ciprobay Uro®**, **Cipro** (**Generika**), **Ciprofloxacin** (**Generika**), **Ciproflox** (**Generika**), **Gyracip®**, **Gyrastop®**, **Infektocipro®** Saft 250 (5%) | 500 (10%) mg/5 ml, **Keciflox®** – *alle: 100 | 250 | 500 | 750 mg/Tbl.* *i. v.:* **Ciprobay®**, **Ciprofloxacin** (**Generika**) – *alle: 100 | 200 | 400 mg/Inf.Fl.*	**Atemwegs-, HNO-, Urogenital-, abd.-, Haut-, Weichteil-, Knochen-Infektionen, Sepsis:** • *leichte Infektionen:* i. v.: 2 × 100 mg/d; p. o.: 2 × 250–500 mg/d • *schwere Infektionen:* i. v.: 2 × 200–400 mg/d; p. o.: 2 × 500–750 mg/d ▸ *Dosisreduktion bei Niereninsuffizienz:* GFR 31–60 ml/min (S-Krea 1,4–1,9 mg/100 ml) p. o. max. 1000 mg/d, i. v. max. 800 mg/d; GFR < 30 ml/min (S-Krea > 2 mg/100 ml) p. o. max. 500 mg/d, i. v. max. 400 mg/d; S. 445
Resorption 75–80%, max. Plasmakonz. nach 1–2h, HWZ 3–5h (bei Niereninsuffizienz bis 12h), PEB 20–30%, gute Liquorgängigkeit, 80–90% unveränderte renale Elimination	

Enoxacin	*€€-€€€ (400–800 mg) | KI/KI*
p. o.: **Enoxor®** 200 mg/Tbl.	**Atemwegs-, HNO-, Harnwegs-, abd.-, Haut-Infektionen:** 2 × 400 mg/d p. o. **unkomplizierter Harnwegsinfektionen:** 2 × 200 mg/d für 3 d **rez. Harnwegsinfektionen:** 2 × 400 mg/d für 7–14 d ▸ *Dosisreduktion bei Niereninsuffizienz:* GFR < 30 ml/min max. 2 × 200 mg/d, max. Therapiedauer 4 Wo.
BV 87%, max. Konz. nach 1–2h, HWZ 4–6h, PEB 30%, renale Elimination	

Levofloxacin	*p. o.: €€ (250–500 mg); i. v.: €€€€ (250–500 mg) | KI/KI*
p. o.: **Tavanic®** 250 | 500 mg/ Tbl. *i. v.:* **Tavanic®** Inf.-Lsg. (250 | 500 mg/50 | 500 mg in 100 ml)	**Atemwegs-, HNO-, kompl. Harnwegs-, Haut-, Weichteil-Infektionen:** • *leichte Infektionen:* 1–2 × 250 mg/d i. v. oder p. o. • *schwere Infektionen:* 1–2 × 500 mg/d i. v. oder p. o. • *Behandlungsdauer:* 7–10 (-14) d, unkompl. HWI 3 d, chron. Prostatitis 28 d ▸ *Dosisanpassung bei Niereninsuffizienz:* GFR 50–20 ml/min: 50% Dosis, GFR 19–10 ml/min: 25% Dosis, GFR < 10 ml/min. (inkl. HD): max. 1 × 125 mg/d
BV 100%, max. Plasmakonz. nach 1 h, PEB 30–40%, schlechte Liquorgängigkeit, HWZ 6–8 h, renale Elimination	
Moxifloxacin	*p. o.: €€€ (400 mg); i. v.: €€€€ (400 mg) | KI/KI*
p. o.: **Actimax®**, **Actira®**, **Avalox®** *– alle: 400 mg/Tbl.* *i. v.:* **Avalox®** 400 mg/250 ml Inf.-Lsg.	**Atemwegs-, Wund-Infektionen, Sinusitis:** 1 × 400 mg/d p. o. oder i. v. (über 60 min) für 5–10 d ▸ *Dosisanpassung bei Niereninsuffizienz:* GFR < 30 ml/min. KI
BV 90%, HWZ 12–15 h, unveränderte und metabolisierte renale und biliäre/fäkale Elimination	
Norfloxacin	*€€ (800–1200 mg) | KI/KI*
p. o.: **Bactracid®**, **Barazan®**, **Firin®**, **Norflohexal®**, **Norflosal®**, **Norflox** (**Generika**), **Norfloxacin** (**Generika**), **Norfluxx®** *– alle: 400 mg/Tbl.*	**Harnwegsinfektion, Prostatitis, bakt. Enteritis:** • *leicht Infektionen:* 2 × 400 mg/d p. o. für 7–10 d • *schwere Infektionen:* 3 × 400 mg/d p. o. für 7–10 d ▸ *Dosisanpassung Niereninsuffizienz (GFR < 30 ml/min.):* 400 mg/d für 7–10 d
BV 35–40%, HWZ 4–5 h, PEB < 15%, Elimination zu 30–50% unverändert renal, der Rest biliär	
Ofloxacin	*p. o.: €€-€€€ (400–800 mg); i. v.: €€€€ (200–400 mg) | KI/KI*
p. o.: **Gyroflox®**, **Oflo** (**Generika**), **Oflox** (**Generika**), **Ofloxacin** (**Generika**), **Tarivid®**, **Uro-Tarivid®** *– alle: 100 | 200 oder 400 mg/Tbl.* *i. v.:* **Ofloxacin** (**Generika**), **Tarivid®** *– alle: 100 | 200 | 400 mg/Amp. à 50 | 100 | 200 ml*	**Atemwegs-, HNO-, Urogenital-, abd.-, Haut-, Weichteil-, Knochen-Infektionen:** • *leichte Infektionen:* 2 × 200 mg/d p. o./i. v. • *schwere Infektionion:* 2 × 400 mg/d i. v./p. o.; **unkomplizierter Harnwegsinfekt:** 2 × 100 mg/d p. o. über 3 d ▸ *Dosisreduktion bei Niereninsuffizienz:* S-Krea 2–5 mg/dl um 50%, S-Krea > 5 mg/dl um 75%, HD 100 mg/d

BV > 90%, max. Plasmakonz. nach 30–60 min (p. o.), HWZ 6h, PEB 25%, v. a. renale Elimination

2.9 Carbapeneme

Ind Infektionen von Atemwegen, Nieren, Harnwegen, Knochen, Gelenken, Geschlechtsorganen, Haut, Weichteilgeweben, Bauchraum und Sepsis
Wi Reserveantibiotikum, β-Lactamasehemmer, Hemmung der bakteriellen Zellwandsynthese durch Proteinzerstörung, hohe bakterizide Wirkung auf wachsende Keime, β-lactamasefest, geringe Liquorgängigkeit
KI *alle:* Säuglinge < 3 Mo., relative KI: Überempfindlichkeit auf Carbapeneme, Penizilline und Cephalosporine *Doripenem:* Überempfindlichkeit auf Beta-Laktam-Antibiotika (z. B. Peniciline, Cephalosporine), < 18 J. *Imipenem + Cilastatin:* Meningitis (auf Meropenem zurückgreifen), *relative KI:* schwere Niereninsuffizienz (GFR < 5 ml/min) und Hämodialyse *Meropenem:* methicillinresistente Staphylokokken-Infektionen
NW lokale Reaktionen an Injektionsstelle, GIT-Symptome (Schmerzen, Übelkeit und Brechreiz, Diarrhö, pseudomembranöse Kolitis), BB-Veränderungen, Gerinnungsstörungen, reversibler Anstieg von Transaminasen, AP, Krea und Harnstoff, nierentoxisch, ZNS-Symptome, RR-Abfall (bei rascher i. v. Gabe), Na^+-Belastung *Doripenem:* zusätzlich KS, mykotische Infekte

Imipenem	*€€€€-€€€€€ (750–1500 mg) | Gr 4, sl/La 1, KI*
i. v.: **Zienam®** 250 | 500 mg/ Trockensubstanz für Inf.-Lsg. (in Komb. mit 250 | 500 mg Cilastatin)	**Atemwegs-, HNO-, Urogenital-, abd.-, Haut-, Weichteil-, Knochen-Infektionen, Sepsis:** • *leichte Infektionen:* 3–4 × 250–500 mg (alle 6–8h)/d i. v. • *schwere Infektionen:* bis 4 × 1000 mg/d i. v. ▸ *Kinder:* > 3 Mo. 50–60 (–100) mg/kg KG/d verteilt auf 3–4 ED/d i. v. (2500 mg/50 kg KG/d) ▸ *Dosisreduktion bei Niereninsuffizienz:* GFR 70–30 ml/ min 500 mg alle 8h i. v.; 30–20 ml/min 500 mg alle 12h i. v.; 20–5 ml/min 250 mg alle 12h i. v.; darunter alle 24h i. v.
HWZ 1h, max. Plasmakonz. nach 20 min, PEB 20%, Elimination zu 70% unverändert renal	

Doripenem	*€€€€ (1 g) | Gr 5, sl/La 1, sl*
i. v.: **Doribax®** 500 mg Pulver für Inf.-Lsg.	**Nosokomiale Pneumonie, kompl. intraabdominelle Infekte und Harnwegsinfekte:** • *Erw.:* 3 × 500 mg/düber 1–4h i. v. für 5–14 Tage ▸ *Dosisanpassung bei Niereninsuffizienz:* GFR 30–50 ml/ min halbe Dosierung, GFR < 30 ml/min 2 × 250 mg/d i. v.
HWZ 1h, PEB 8,1%, zu 80% unveränderte renale Elimination	

Ertapenem	*€€€€ (1 g) | Gr 4, sl/KI*
i. v.: **Invanz**® 1 g Pulver für Inf.-Lsg.	**Gynäkologische, abd.- Infektionen, amb. erworbene Pneumonie:** • *Erw. u. Jgl. > 13 J:* 1 × 1 g/d über 30 min i. v. für 3–14 Tage ▸ *Kinder 3 Mo.– 12 J: 2 × 15 mg/kg KG/d i. v. für 3–14 Tage* ▸ *Dosisanpassung bei Niereninsuffizienz:* GFR < 30 ml/min und HD: KI
HWZ 4 h, hohe PEB, 80 % renale, 10 % hepatische Elimination	

Meropenem	*€€€€-€€€€€ (1500–3000 mg) | sl/sl*
i. v.: **Meronem**® 500 | 1000 mg/Inf.-Fl.	**Atemwegs-, Urogenital-, abd.-, Weichteil-Infektionen, Sepsis:** • *Erw. u. Kinder > 12 J.:* 3 × 500–1000 mg/d i. v. ▸ *Kinder (3 Mo.–12 J.):* 3 × 10–20 mg/kg KG/d i. v. **bakterielle Meningitis:** *Erw.:* 3 × 2000 mg/d i. v.; *Kinder* (3 Mo.–12 J.): 3 × 40 mg/kg KG/d i. v. ▸ *Dosisreduktion bei Niereninsuffizienz:* GFR 26–50 ml/min: 2 × 500–1000 mg/d, 10–25 ml/min.: 2 × 250–500 mg/d, < 10 ml/min: 1 × 250–500 mg/d
HWZ 1 h, PEB 2 %, unveränderte renale Elimination zu 70 % innerhalb von 12 h	

2.10 Nitroimidazole

Ind antibiotische Therapie von Anaerobier-Infektionen u. a. Magen-Darm-Trakt, weiblicher Genitaltrakt, tiefe Atemwege, ZNS-Infektionen, Abszedierungen; Infektionsprophylaxe bei operativen Eingriffen (wenn mit einer Kontamination mit Anaerobiern zu rechnen ist)
Nimorazol: Protozoeninfektionen

Wi Hemmung der Nukleinsäuresynthese von anaeroben Bakterien und Protozoen, gute Gewebegängigkeit, mutagene und kanzerogene Wirkung im Tierversuch (zeitl. Therapiebegrenzung)

KI *relativ:* schwere Lebererkrankungen, Anfallsleiden

NW GIT-Symptome (Übelkeit und Erbrechen, Diarrhö, pseudomembranöse Kolitis, Mundtrockenheit, Glossitis, Stomatitis), Neurotoxizität (epileptische Anfälle, KS, PNP [bis zu 30 %], zerebelläre Störung [Ataxie]), Leukopenie, Urtikaria, dunkler Urin, Alkohol-Unverträglichkeit (Antabus-Symptomatik)

Metronidazol	*p. o.: €€ (1000–1500 mg); i. v.: €€€€ (1000–1500 mg) | 1. Trim. KI, 2.+3. Trim. sl/sl*
p. o.: **Arilin**®, **Clont**® 400 mg/Tbl., **Flagyl**®, **Metronidazol-Artesan**®, **Vagimid**® *– alle: 250 | 500 mg/Tbl.;*	**Abd.-, Urogenital-, Atemwegs-, Zahn-, Mund,- Kiefer-, Haut-, Knochen-Infektionen, Sepsis, bakt. Endokarditis, Hirnabszess:**

Metronidazol (**Generika**), **Metronimerck®**, **Metront®** – *alle: 400 mg/Tbl.* *i. v.:* **Infectoclont®**, **Metronidazol** (**Generika**) – *alle: 500 mg/Inf.-Fl. à 100 ml*	• *i. v.: Initial* 1,5–2 g/d, *Erh-Dosis* 2–3 × 500 mg/d i. v. für 5–7 d • *p. o.: Initial* 1,5–2 g/d, *Erh-Dosis* 2 × 250–500 mg/d für 5–7 d ▸ *Kinder:* < *12 J.* 2 × 2–3 ml/kg KG/d i. v. = 2 × 10–15 mg/kg KG/d i. v. für 6 d oder 3–12 J. 2 × 125–250 mg/d p. o. für 6 d ▸ *Max. Therapiedauer:* 10 d **Trichomonaden**: 2 × 250 mg/d p. o. für 7 d **Amöbenruhr**: 3 × 800 mg/d p. o. für 5–10 d ▸ *Dosisreduktion bei Niereninsuffizienz:* s. Seite 414, bei terminaler Niereninsuffizienz sollte die Tagesdosis nicht > 1 g liegen
Resorption 80 % (p. o.), max. Plasmakonz. nach 1 h, HWZ 6–8 (–14) h, im Liquor 50 % der Serumkonz., gute Lipidlöslichkeit, PEB < 20 %, renale Elimination	

2.11 Glykopeptide

Ind Ausweichpräparat bei Infektionen mit auf herkömmliche Antibiotika resistenten Grampos Keimen
p. o. (Vancomycin): pseudomembranöse Enterokolitis (Clostridium-difficile-Infektion), Staphylokokken-Enterokolitis
i. v. (Teicoplanin, Vancomycin): Endokarditis, Infektionen der Knochen und Gelenke, Pneumonie, Septikämie, Sepsis, Harnwegsinfekte, Weichteilinfektionen

Wi Reserve-/Glukopeptidantibiotikum, Zellwandsynthesehemmung durch Bindung an Murein, bakterizide Wirkung auf wachsende Keime, schlecht Gewebe- und keine Liquorgängigkeit, lediglich Wirkung auf Grampos. Bakterien

KI akute Anurie; *relativ:* schwere Niereninsuffizienz, Komb. mit anderen oto- oder nephrotoxischen Substanzen (u. a. Aminoglykoside)

NW Exanthem, Phlebitis, Ototoxizität, Nephrotoxizität, Übelkeit und Erbrechen, BB-Veränderungen (Leukopenie, Eosinophilie, Thrombozytopenie)

Teicoplanin	*€€€€ (200–400 mg) | Gr 4, Kl/La 1, Kl*
parenteral: **Targocid®** 100 | 200 | 400 mg/Inf.-Fl.	**Atemwegs-, Urogenital-, abd.-, Haut-, Weichteil-, Knochen-Infektionen, Sepsis, bakt. Endokarditis:** • *leichte Infektionen: initial* 400 mg/d i. v./ i.m., dann 200–400 mg/d • *schwere Infektionen: initial* 800 mg/d, dann 400 mg/d i. v. ▸ *Kinder:* > 12 J. 350 mg/d; > 7 ½ J. 260 mg/d; > 3 J. 170 mg/d; > 1 J. 130 mg/d; >½ J. 100 mg/d; >¼ J. 80 mg/d jeweils verteilt auf 3 ED/d i. v., bei leichteren Infektionen Dosis ab 2. Tag halbieren

<table>
<tr><td></td><td>▸ *Dosisreduktion bei Niereninsuffizienz:* ab 4. Therapietag bei GFR 40–60 ml/min: um 50%; bei GFR < 40 ml/min nach folgender Formel: Dosis = (aKc/ nKc) × nD (aKc: aktuelle reduzierte Krea-Clearance; nKc: altersentsprechender Krea-Clearance-Normwert; nD: normale Dosis)</td></tr>
<tr><td colspan="2">BV 90% (i.m.), HWZ 70–100 h, PEB 90%, Elimination unverändert renal</td></tr>
<tr><th>Vancomycin</th><th>*p. o.: €€€€ (250 mg); i. v.: €€€€ (1000–2000 mg) | sl/sl*</th></tr>
<tr><td>*p. o.:* **Vancomycin Enterocaps**® *– alle: 250 mg/Kps.*
i. v.: **Vanco-cell**®, **Vancomycin (Generika)**, **Vanco (Generika)** *– alle: 500 | 1000 mg Trockensubstanz/Inj.-Fl.*</td><td>**Pneumonien, Weichteil-, Knochen-Infektionen, Sepsis, bakt. Endokarditis, bakt. Meningitis:**
• *Erw. und Kinder > 12 J:* 4 × 500 mg/d oder 2 × 1000 mg/d über 1 h i. v.
▸ *Kdr. < 12 J.:* 40 mg/kg KG, verteilt auf 4 Einzelgaben
▸ Säuglinge und Neugeborene: Anfangsdosis 15 mg/kg, *Erhaltungsdosis* 10 mg/kg in der ersten Lebenswo. alle 12 h, alle 8 h bis zu einem Monat
▸ *Dosisreduktion bei Niereninsuffizienz:* s. Fachinfo
Clostridium-Diarrhö: 4 × 125–500 mg/d über 7–10 d p. o. (max. 2 g/d)
▸ *Kinder:* 40 mg/kg KG verteilt auf 4 ED über 7–10 d p. o., aber nicht mehr als 2 g/d</td></tr>
<tr><td colspan="2">geringe orale Resorption, HWZ 6 h, bei Niereninsuffizienz HWZ bis 1 Wo., gute Liquorgängigkeit, Elimination zu 80–90% in antibakteriell aktiver Form renal</td></tr>
</table>

2.12 Andere Antibiotika

<table>
<tr><th>Aztreonam</th><th>*€€€€-€€€€€ (3–6 g) | Gr 4, Kl/La 2, Kl*</th></tr>
<tr><td>*i. v.:* **Azactam**® 500 | 1000 | 2000 mg/Inj.- od. Inf.-Fl.br;</td><td>**Atemwegs-, Urogenital-, abd.-, Haut-, Weichteil-, Knochen-Infektionen, Sepsis, bakt. Meningitis (v. a. Gram-neg., aeroben Bakterien):**
• *leichte Infektionen:* 2–3 × 1–2 g/d i. v.
• *schwere Infektionen:* 3–4 × 2 g/d i. v.; *Max-Dosis:* 8 g/d i. v.
▸ *Kinder > 1 Wo.:* 30 mg/kg KG alle 6–8 h, > 2 J. mit schweren Infektionen: 50 mg/kg KG alle 6–8 h
▸ *Dosisanpassung bei Niereninsuffizienz:* Beginn mit der üblichen *Initialdosis*, dann je nach GFR (GFR → Dosis): > 30 ml/min → Standard, 10–30 ml/min → ½ Dosis, < 10 ml/min (HD) → ¼ Dosis (bei schweren Infektionen zusätzl. zur Erh-Dosis nach jeder HD 1/8 der Initialdosis)</td></tr>
<tr><td colspan="2">HWZ 1,5–2 h, PEB 56%, zu 60–70% unveränderte renale Ausscheidung, keine Kumulation</td></tr>
</table>

Fosfomycin	*p. o.: €€€€ (3 g); i. v.: €€€€ (6–15 g) | Gr 4, sl/sl*
p. o.: **Monuril** 3000® 3 g/Granulat-Beutel *i. v.:* **Infectofos**® 2 | 3 | 5 g/Inf.-Fl.	**Atemwegs-, HNO-, Harnwegs-, Haut-, Weichteil-, Knochen-Infektionen, Sepsis, bakt. Meningitis, bakt. Endokarditis:** • *leichte Infektionen:* 3 × 2–3 g/d i. v. • *schwere Infektionen:* 3 × 5 g/d als Kurzinf. in Glc. 5 %, *max. Tagesdosis* 20 g/d • *p. o.:* unkomplizierter Harnwegsinfekt: 1 × 3 g p. o. ▸ *Kinder i. v./p. o.:* 1–12 J. 100–200 (–300) mg/kg KG/d; 4 Wo. – 1 J. 200–250 mg/kg KG/d; < 4 Wo. 100 mg/kg KG/d verteilt auf 2–3 ED/d ▸ *Dosisreduktion bei Niereninsuffizienz (i. v.):* (bei schweren Infektionen) S-Krea 2 mg/ml: 3 g alle 6 h, S-Krea 3,5 mg/ml: 3 g alle 8 h, S-Krea 6 mg/ml: 3 g alle 12 h, S-Krea 15,5 mg/ml: 1,5 g alle 12 h, S-Krea > 15,5 mg/ml: 1,5 g alle 24 h
BV 40 %, HWZ 2 h, keine PEB, > 90 % unveränderte renale Elimination	

Linezolid	*p. o. + i. v.: €€€€€ (1200 mg) | Gr 5, sl/La 1, sl*
p. o.: **Zyvoxid**® 600 mg Tbl., Granulat 100 mg/5 ml (zur Herstellung einer Susp.) *i. v.:* **Zyvoxid**® Inf.-Lsg. 2 mg/ml = 600 mg in 300 ml	**schwere Pneumonie, Haut-, Weichteil-Infektionen (v. a. Grampos. Erreger, inkl. MRSA):** • 2 × 600 mg i. v. oder p. o. über 10–14 d (max. 28 d) • *initial* über ½-2 h i. v., bei klin. Wirkung auf p. o. in gleicher Dosierung umsetzen
BV 100 %, max. Plasmakonz. (p. o.) 2 h, PEB 31 %, HWZ 5–7 h, Elimination überwiegend renal, aber auch über Fäces (Metabolite)	

Nitrofurantoin	*€ (150–300 mg) | sl/Kl*
p. o.: **Nitrofuratin**® 100 mg/Drg., **Nifuretten**® 20 mg/Drg.	**Harnwegsinfektionen:** • *akut:* 3 × 100 mg/d p. o. für 6–7 d • *chronisch:* 3 × 50 mg/d p. o. oder 1–2 × 100 mg ret./d bis über mehrere Mo. • *Kinder:* > 12 J. 200 mg/d; > 7 ½ J. 120 mg/d; > 3 J. 70 mg/d; > 1 J. 50 mg/d; >½ J. 40 mg/d; >¼ J. 30 mg/d jeweils verteilt auf 3 ED
gute orale Resorption, HWZ 20–30 min, PEB 50–60 %, 50 %ige hepatische Metabolisierung in inaktive Form, aktiver Rest wird unverändert renal eliminiert	

Pentamidin	*inhalativ: €€€€ (300–600 mg) | Gr 4, Kl/La 1, Kl*
inhalativ: **Pentacarinat®** Vials 300 mg/Fl.	**Pneumocycstis-carinii-Pneumonie**: • *Therapie: inhalativ:* 300–600 mg/d über 21 d • *Prophylaxe: initial* 200 mg/d für 4 d, dann 150–200 mg alle 2 Wo. od. 1 × 300 mg/Mo. ▸ *Dosisreduktion bei leichter Niereninsuffizienz:* Dosierungsintervall mind. 36 h
Pyrimethamin	*€€€ (50–200 mg) | sl/Kl*
p. o.: **Daraprim®** 25 mg/Tbl.	**symptomatische Lymphknotentoxoplasmose:** *Initial* 2 × 1 Tbl./d, dann 1 Tbl./d + Sulfadiazin 150 mg/kg KG/d für 3–6 Wo. **Toxoplasmose-Enzephalitis:** *Erw.:* 100–200 mg/d für 2 d, dann 25–50 mg/d in Komb. mit Sulfadiazin 75–100 mg/kg KG/d und Folinsäure 5–10 mg/d für mind. 4–6 Wo. **Rezidivprophylaxe:** *Erw.:* 50 mg/d p. o. **Kinder:** • *Initial für 2 d:* > 12 J. 46 mg/d; > 7 ½ J. 29 mg/d; > 3 J. 17 mg/d; > 1 J. 12 mg/d; >½ J. 9 mg/d; >¼ J. 7 mg/d morgens p. o. • *Dauerbehandlung (3–6 Wo.):* > 12 J. 23 mg/d; > 7 ½ J. 14 mg/d; > 3 J. 8 mg/d; > 1 J. 6 mg/d; > ½ J. 4 mg/d; >¼ J. 3 mg/d jeweils morgens p. o.
gute Resorption, max. Plasmakonz. nach 2 h, hohe Gewebekonz. in Leber, Milz, Niere und Lunge, PEB 80 %, HWZ 2–6 d, renale Elimination	
Tigecyclin	*€€€€€ (100 mg) | Kl/Kl*
i. v.: **Tygacil®** 50 mg/Inj.-Lsg.	**Komplizierte Haut-, Weichteil- und intraabdominelle Infektionen:** • *i. v.: initial* 1 × 100 mg/d i. v., dann 2 × 50 mg/d für 5–14 d ▸ bei schwerer Leberfunktionsstörung (Child-Pugh-Klasse C) Dosisreduktion auf 25 mg alle 12 h
BV 100 %, nur 20 % werden metabolisiert und zu 60 % per Faeces und zu 33 % renal eliminiert	

2.13 Tuberkulostatika

Ind *Alle:* Kombinationstherapie bei Infektionen mit Mykobakterien
Rifabutin: Mycobacterium avium (MAC) bei AIDS-Patienten (Therapie und Prophylaxe)

Wi *Isoniazid*: bakterielle Lipidstoffwechsel- und Nukleinsäuresynthesehemmung
Ethambutol: nur gegen proliferierende Mykobakterien bakteriostatisch, bei hohen Wirkstoffkonz. auch bakterizid
Pyrazinamid: bakterizide Wirkung bei unklarem Wirkungsmechanismus
Rifampicin: Hemmung der DNS-abhängigen RNS-Polymerase
Rifabutin: hemmt die DNA-abhängige RNAPolymerase in empfindlichen Prokaryonten. Der Einbau von Thymidin in die DNA von rifampicinresistenten M. tuberculosis wird verhindert.
Streptomycin: Aminoglykosidantibiotikum mit bakterizider Wirkung

KI *Isoniazid*: schwere Lebererkrankungen, periphere Neuropathien, Blutungsneigung
Ethambutol: Optikuserkrankung, diabetische Retinopathie, Katarakt, Kleinkinder, schwere Niereninsuffizienz und Hyperurikämie
Pyrazinamid: schwere Leber- und Nierenfunktionsstörungen, Gicht, akute Porphyrie, akute Hepatitis
Protionamid: schwere Leberfunktionsstörungen, Epilepsie, Psychosen
Rifampicin: schwere Lebererkrankungen, erstes Trimenon, Therapie der Meningokokkenmeningitis
Rifabutin: Überempfindlichkeit gegenüber Rifabutin oder anderen Rifamycinen (z. B. Rifampicin), schwere Leberfunktionsstörungen, Kinder
Streptomycin: schwere Nierenfunktionsstörungen, Innenohrschäden

NW *Alle*: allerg. Reaktionen, GIT-Symptome
Isoniazid: ZNS-Störungen, periphere Neuropathie, hepatotoxisch, Hämatopoesestörungen
Ethambutol: periphere Neuropathie, Optikusneuritis, Hyperurikämie, nephrotoxisch
Pyrazinamid: hepatotoxisch, Hyperurikämie und Gichtanfall, Photosensibilisierung, BB-Veränderungen *Protionamid*: ZNS-Störungen (Krampfanfälle, Psychosen, KS), hepatotoxisch
Rifampicin: hepatotoxisch, Hämatopoesestörungen
Rifabutin: hepatotoxisch, Leukopenie,Thrombozytopenie, Anämie, Bronchospasmen, Hautverfärbungen, Uveitis
Streptomycin: oto- und nephrotoxisch, Hämatopoesestörungen

Ethambutol	*p. o.: € (400 mg); i. v.: €€ (1000 mg) | Gr 1, sl/sl*
p. o.: **EMB®-Fatol** 100 mg/Tbl., 250 | 400 | 500 mg/Filmtablette, **EMB Hefa®** 400 mg/Tbl., **Myambutol®** 400 mg/Tbl. *parenteral:* **EMB-Fatol®** 1000 mg/Inj.-Lsg., **Myambutol®** 10% 400 | 1000 mg/Amp.	**Tuberkulose**: • *p. o.:* initial 1 × 25 mg/kg KG/d, später 1 × 15–20 mg/kg KG/d für mind. 3 Mo. (1000–1400 mg/70 kg KG/d) • *i. v.:* 1 × 20 mg/kg KG/d (1400 mg/70 kg KG/d), nur *initial* o. bei nicht möglicher p. o.-Gabe (max. 2000 mg/d) ▸ *Kinder:* Filmtabletten 850 mg/m² KO, Infusionslsg. 680 mg/m² KO; Tageshöchstdosis 1600 mg [> 12 J. 800 mg/d; > 7 ½ J. 500 mg/d; > 3 J. 300 mg/d; > 1 J.

	200 mg/d jeweils verteilt auf 2 ED/d p. o.] *Dosisreduktion bei Niereninsuffizienz:* GFR 10–50 ml/ min alle 24–36 h 15 mg/kg KG, GFR < 10 ml/min jeden 2. Tag 15 mg/kg KG, Spiegelkontrolle
BV 80%, max. Plasmakonz. nach 2–4 h, HWZ 3–4 h, PEB 10–20%, teilweise hepatische Metabolisierung, 50% unveränderte renale, 25% fäkale Elimination	
Isoniazid (INH)	*p. o.: €(250–600 mg); i. v.: €€(250–500 mg)* | *Gr 3, sl/La 2, sl*
p. o.: **Isozid®** 50 | 100 | 200 mg/ Tbl. *parenteral:* **Isozid® N** 500 mg/ Amp., **Tebesium®-S** 100 | 250 mg/Amp. à 5 ml	**Tuberkulose:** • *p. o.:* Dauerbehandlung 1 × (4–) 5 (–6) mg/kg KG/d (max. 300 mg/d), intermittierende Behandlung 1 × 15 mg/kg KG 2–3 × Wo. • *lokal (seröse Höhlen):* bis zu 10 mg/kg KG, Konz. der Lsg. 50 mg/ml • *Aerosol:* 2 ml einer 5%igen Lsg. = 100 mg, 2–5 ×/d • *i. v.:* 1 × (4–) 5 (–6) mg/kg KG/d (max. 300 mg/d) (siehe auch FI) ▶ *Kinder:* 200 mg/m² KO
BV 80%, max. Plasmakonz. nach 1–2 h, PEB 30%, HWZ Langsamazetylierer 2,5 h, Schnellazetylierer 1 h, Metabolisierung zu aktiven Metaboliten	
Protionamid	*€€ (750–1000 mg)* | *sl, i. v. Kl/sl*
p. o.: **Ektebin®**, **Peteha®** *– alle: 0,25 g/Tbl.*	**Tuberkulose:** • *Erw.:* 10–15 mg/kg KG/d; *max. Tagesdosis* 1000 mg ▶ *Kinder:* 7,5 (-15) mg/kg KG/d, aber nicht mehr als 500 mg/d ▶ *Dosisreduktion bei Niereninsuffizienz:* intermittierende Therapie: 2–3 ×/Wo. 1 g; bei HD Gabe 4–6h vor Dialyse
max. Plasmakonz. 1–2 h, hepatische Metabolisierung in aktiven Metaboliten, sehr gutes Diffusionsvermögen in tuberkulöses Gewebe, HWZ 2–3 h	
Pyrazinamid	*€€ (2,5–3,5 g)* | *Gr 4, sl/sl*
p. o.: **Pyrafat®**, **Pyrazinamid (Generika)**, **PZA-Hefa®** *– alle: 500 mg/Tbl.*	**Tuberkulose:** • *Erw. + Kinder > 15 J. – tgl. Therapie:* 25 (20–30) mg/kg KG/d (2 g/70 kg KG/d); *max.:* 2,5 g/d p. o. • *Erw. + Kinder > 15 J. – intermittierende Therapie:* 50 (40–60) mg/kg KG/2 × pro Wo (3,5 g/70 kg KG); *max.:* 3,5 g/d p. o. ▶ *Kinder:* 30 mg/kg KG/d; Tageshöchstdosis 1,5 g [4–10 J.: 0,5–1,0 g/d, 11–14 J.: 1,0–1,5 g/d je in 2–3 ED] ▶ *Dosisreduktion bei Niereninsuffizienz:* max. 1000 mg/d

rasche Resorption, max. Plasmakonz. nach 2h, gute Gewebe- und Liquorgängigkeit, PEB 50%, HWZ 10h, hepatische Metabolisierung, v. a. renale Elimination	
Rifampicin	*p. o.: €€ (600–900 mg); i. v.: €€€€ (600–900 mg) | KI 1. Tri (außer TBC)/sl*
p. o.: **Eremfat**® 100 mg/5 ml Sirup, **Rifa**®, **Rifampicin-Hefa N**® *– alle: 150 | 300 | 450 | 600 mg/Tbl., Kps. bzw. Drg.* *i. v.:* **Eremfat**® 300 | 600 mg/Inj.-Fl., **Rifa**® 300 | 600 mg/Inj.-Fl. à 5 | 10 ml, **Rifampicin-Hefa**® 600 mg/10 ml	**Tuberkulose:** *Erw.:* 1 × 10 mg/kg KG/d p. o./i. v.; *Max-Dosis:* 600 (-750) mg/d i. v. **Infektionen mit Grampos. Kokken, Legionellen, Chlamydien, M. leprae, Meningokokken, Bacteroides:** • *Erw. + Kinder > 12 J.:* 600 (–1200) mg/d p. o./i. v. in 2–3 ED **Meningokokkenprophylaxe**: *Erw. + Kinder > 12 J.:* 2 × 600 mg/d p.o für 2 Tage ▸ *Kinder:* 6–12 J. *10–20 mg/kg KG/d, Tageshöchstdosis 450 mg; Säuglinge nach Vollendung des 2. Lebensmonats und Kleinkinder 15 mg/kg KG/d; bei Früh- und Neugeborenen sowie Säuglingen bis zum 2. Lebensjahr keine i. v.-Anwendung, da keine Erfahrungswerte* **Chemoprophylaxe:** H. influenzae: 1 × 600 mg/d für 4 d; Meningokokken: 2 × 600 mg/d für 2 d ▸ *Dosisreduktion bei Leberinsuffizienz:* Max. 8 mg/kg KG
BV 100%, max. Plasmakonz. nach 1–4h, HWZ 1,5–5h, PEB 90%, Elimination zu 60–65% über die Fäzes, 30% renal	
Rifabutin	*€€ (150 mg Tbl.) | KI/KI*
p. o.: **Alfacid**®, **Mycobutin**® *– alle: 150 mg/Kps.*	**Tuberkulose:** *Erw.:* 1 × 150 mg/d p. o. über 6 bis 9 Monate in Kombination **Generalisierte Infektionen mit Mycobacterium avium:** • *Monotherapie:* 450–600 mg/d über bis zu 6 Monaten • *Kombination mit Clarithromycin: 300 mg/d* • **Chemoprophylaxe Mycobacterium avium bei AIDS Pat.:** 300 mg/d p. o.
BV 12–20%, max. Plasmakonz. nach 2–4h, HWZ 38h, PEB 90%, Elimination zu 29% über die Fäzes, 53% renal	
Streptomycin	*€€ (500–1000 mg); KI im 1. Trim., sl im 2. + 3. Trim./sl | KI/KI*
i.m.: **Strepto-Fatol**®, **Strepto-Hefa**®, **Streptomycin**® *– alle: 1 g/Fl.*	**Tuberkulose, Brucellose, Tularämie:** • *Erw. < 50 J u. Kinder > 12 J.:* 1 × 15 mg/kg KG/d i.m.; • *Erw. > 50 J.:* 1 × 0,5 g/d ▸ *Kinder:* ½–12 J.: 20–30 mg/kg KG/d, 3–6 Mo.: 15–25 mg/kg KG/d, 0–3 Mo.: 10 mg/kg KG (max. 50 mg/d) als ED i.m.; ▸ *Max-Dosis:* 1 g/d

	▶ *Max. Kummulativdosis:* Erw. 30–60 g, Kinder 15–20 g, Säuglinge 10 g **Enterokokken-Endokarditis:** *Erw. < 50 J. und Kinder > 12 J.:* 2 g/d für 10–14 d i.m. ▶ *Dosisanpassung bei Niereninsuffizienz: Initialdosis* 15 mg/kg KG, dann *Erh-Dosis* nach GFR (GFR à Intervall) 50–60 ml/min à 0,54 g alle 24 h, 40–50 ml/min à 0,45 g alle 24 h, 30–40 ml/min à 0,36 g alle 24 h *HD:* zusätzl. einmalige Dosis von 3,5–5 mg/kg KG nach Dialyse
Max. Plasmakonz. (i.m.) nach 1–2 h, PEB 32–35 %, renale Elimination, HWZ 2,5 h	
2.13.1 Kombinationen	
Rifampicin (RMP) + Isoniazid (INH)	*€€ (600–900 mg RMP + 300–600 mg INH) | KI im 1. Trim, SI im 2.+ 3. Trim/KI*
p. o.: **Iso-Eremfat®** 150 mg RMP + 100 mg INH, **Rifinah®**, **tebesium® DUO** *– alle: 300 mg RMP + 150 mg INH Drg.*	**Tuberkulose:** *Erw.:* 1 × 10 mg R./kg KG/d und 5 mg I./kg KG/d, getrennte Gabe von RMP und INH bei: Kindern, Nieren- und Leberinsuff.
Isoniazid (INH) + Pyridoxin (P.)	*€ (200–500 mg) | Gr 3, sl/La 2, sl*
p. o.: **Isozid® comp. N** 100 | 200 | 300 | 400 mg (INH + 20 | 40 | 60 | 80 mg P./Tbl.)	**Tuberkulose:** • *Erw.:* 5 mg I./kg KG/d; intermittierender Behandlung: 15 mg I./kg KG 2–3 mal wtl. (max.: 900 mg/d), *Max-Dosis:* 300 mg/d (tgl. Behandlung) ▶ *Kinder:* 5–10 mg I./kg KG/d, *Max-Dosis:* 300 mg/d (tgl. Behandlung) ▶ *Niereninsuffizienz:* keine Dosierungsreduktion notwendig; 1–2 therapiefreie Tage in der Wo. sind zu empfehlen
Rifampicin + Isoniazid + Pyrazinamid	*€€-€€€ (3–6 Tbl.) | sl/KI*
p. o.: **Rifater®**, **tebesium® TRIO** *– alle: 120 mg R. + 50 mg I. + 300 mg P./Tbl.*	**Lungentuberkulose (Initialphase):** *Erw. und Kinder > 12 J.:* < 40 kg → 3 Tbl./d; 40 bis 49 kg → 4 Tbl./d; 50 bis 65 kg → 5 Tbl./d; > 65 kg → 6 Tbl./d als ED/d 1 h präprandial

2.14 Antimykotika

2.14.1 Polyene Antimykotika

Ind lokale und systemische Mykosen
Caspofungin: invasive Aspergillose, invasive Candidiasis bei nicht neutropenischen Erw.
Flucytosin: Hefen (u. a. Cryptococcus neoformans und Candida-Arten), einige Schimmelpilze (u. a. Aspergillus-Arten)
Nystatin: insb. bei oberflächlichen Candida-albicans-Infektionen
Posaconazol: Invasive Aspergillose, Fusariose, Chromoblastomykose und Myzetom, Kokzidioidomykose (alle bei therapieresistenz gegenüber Amphothericin B oder Unverträglichkeit)

Wi *Amphotericin B:* Zellmembranzerstörung, fungistatische bis fungizide Wirkung
Flucytosin: Nukleinsäuresynthesehemmung, fungistatische Wirkung
Posaconazol: hemmt das Enzym Lanosterol-14α-Demethylase (CYP51), das als Katalysator eines wesentlichen Schritts bei der Ergosterolbiosynthese wirkt

KI *Amphotericin B:* schwere Leber- und Nierenfunktionsstörungen
Caspofungin: schwere Leberinsuffizienz, < 18 J.
Posaconazol: Komb. mit Mutterkornalkaloiden, Komb. mit Terfenandin, Astemizil, Cisaprid, Pimozid, Halofantrin, Chinidin

NW *Amphotericin B:* Übelkeit, Fieber, Schüttelfrost, nephro- und neurotoxisch, Thrombophlebitis, selten hepatotoxisch, allerg. Reaktionen
Flucytosin: GIT-Symptome, hepatotoxisch, grippeartige Symptome, BB-Veränderungen
Caspofungin: KS, GIT-Symptome, Fieber, Leberwerte ↑, BB-Veränderungen, Krea. ↑
Posaconazol: Neutropenie, Anorexie, Schlaflosigkeit, KS, Schwindel, Somnolenz, Hitzewallungen, Hautreaktionen

Amphotericin B	*p. o.: €-€€ (50–100 mg); i. v.: €€€€-€€€€€ (50–100 mg) | Gr 5, sl/La 1, sl*
p. o.: **Ampho-Moronal®** 100 mg/Tbl., Susp. 100 mg/ml, 10 mg/Lutschtbl. *parenteral:* **Amphotericin B®** 50 mg/Inj.-Fl., **Abelcet®** *100 mg/20 ml Inf.-Konz.*	**generalisierte Mykosen**: • *Initial:* 0,1 mg/kg KG i. v. über 24h, dann 0,75–1,0 mg/kg KG in 1000 ml G5%; *Max-Dosis:* 1,5 mg/kg KG/d i. v. • *Prophylaxe:* 2 × 50–100 mg/d p. o. ▸ *Kinder:* < 12 J. 0,1 mg/kg KG/d über 6h i. v., steigern auf max. 1 mg/kg KG/d **Kryptokokken-Meningitis:** • 0,5–0,75 mg/kg KG/d in 1000 ml G5% i. v. für 4–6 Wo. (Komb. mit Flucytosin und Fluconazol) • *intrathekal:* 0,1–0,5 mg mit 10–20 ml Liquor verdünnen und injizieren (2–3 ×/Wo.) ▸ *Dosisreduktion bei Niereninsuffizienz*: s. Seite 444
BV < 5% (p. o.), Liquorkonz. 2–4% der Serumkonz., PEB 90–95%, initial HWZ 24h, terminal HWZ von 15 d, langsame renale Elimination (5% in 24h)	

Amphotericin B liposomal	*€€€€€ (50–100 mg)* | *Gr 5, sl/La 1, sl*
parenteral: **Ambisome®** 50 mg/Inf.-Fl.	**Generalisierte Mykosen:** *initial:* 1 mg/kg KG/d i. v., ggf. Steigerung auf 3 mg/kg KG i. v. **Febrile Neutropenie**: *initial:* 3 mg/kg KG/d i. v., dann *Dosisanpassung* zwischen 1–3 mg/kg KG/d i. v. **Viszerale Leishmaniose**: • *Immunkompetente Pat.:* 1–1,5 mg/kg KG/d i. v. über 21 d, alternativ tgl. 3 mg/kg KG/d für 10 d; • *Immungeschädigte Pat. (z. B. HIV pos.):* 1,9 mg/kg KG/d für 21 d, alternativ 4 mg/kg KG/d für 10 d
PEB 90% (i. v.), initiale HWZ 24h, langsame renale Ausscheidung, kaum dialysierbar	
Flucytosin	*€€€€€ (10–15 g)* | *Gr 6, sl/La 1, sl*
i. v.: **Ancotil®** 2,5 g/250 ml Inf.-Lsg.	**generalisierte Kandidose, Kryptokokkose, Chromoblastomykose:** • *Erw. u. Kinder:* 100–150 mg/kg KG/d alsi. v.-Kurzinf. (20–40 min. Einlaufzeit für 250 ml) alle 6h in 4 ED. • *Behandlungsdauer* < als 4–6 Wo. (Ausnahme: Chromomykose 2–4 Mo.) • *Früh- u. Neugeborene:* 50–100 mg/kg KG/d in 2 ED **Harnwegs-Candidose, Chromoblastomykose:** 100 mg/kg KG/d i. v. **Kryptokokkose, septische Candida-Infektion:** 200 mg/kg KG/d i. v. **Candida-Endokarditis**: 200–300 mg/kg KG/d i. v. ▶ *Dosisanpassung bei Niereninsuffizienz:* (GFR → Dosisintervall) 40–20 ml/min → alle 12h, 20–10 ml/min → alle 24h, < 10 ml/min → 12h nach der ersten Dosis Serumspiegelbestimmung, Serumkonz. sollte zw. 25–40 µg/ml liegen; *HD mit Anurie u. Nephrektomie:* initiale ED von 50 mg/kg KG erst nach der nächsten Dialyse wiederholen
PEB 5%, HWZ 3–6h, geringe PEB, 90% renale Elimination	
Caspofungin	*€€€€€ (50–70 mg)* | *sl/KI*
i. v.: **Cancidas®** 50 | 70 mg Pulver zur Herstellung einer Inf.-Lsg.	**invasive Aspergillose, invasive Candidiasis:** *Erw.: initial* 70 mg/d, ab dem 2. d 50 mg/d i. v. (bei KG > 80 kg 70 mg/d) ▶ *Dosisanpassung bei Leberinsuffizienz:* Child 5–6: keine Dosisanpassung, Child 7–9: *Initialdosis* 70 mg/d, dann 35 mg/d, Child > 9: KI
HWZ 9–11 h, PEB 95%, renale und fäkale Elimination	

Posaconazol	*€€€€€ (400–800 mg): sl/Kl* | *Gr 5, sl/La 1, sl*
parenteral: **Noxafil**® 200 mg/ 5 ml Susp.	**invasive Mykosen:** 2 × 400 mg/d p. o., Dauer je nach Schwere der Erkrankung **Oropharyngeale Candidose:** 1 × 200 mg/d p. o. am 1. Tag, dann 1 × 100 mg/d p. o. für 13 d **Prophylaxe:** 3 × 200 mg/d p. o.
PEB 98 %, initiale HWZ 35 h, geringe Metabolisierung, Elimination überwiegend per Faeces	

2.14.2 Azole Antimykotika

Ind Breitspektrumantimykotika (gegen nahezu alle Pilze, z. T. auch gegen Hefen)
lokale Anwendung: Bifonazol, Clotrimazol, Econazol, Ketoconazol, Miconazol
orale Anwendung: Fluconazol, Itraconazol, Ketoconazol, Miconazol, Voriconazol
Griseofulvin: nur Dermatophyten-Infektionen (Trichophyton-, Microsporon- und Epidermophyton-Arten)

Wi Ergosterolsynthesehemmung →Zellwandsynthesehemmung → fungistatisch, in hohen Dosen z. T. auch fungizide Wirkung

KI *Alle:* schwere Lebererkrankungen

NW *systemisch:* GIT-Symptome, hepatotoxisch (Transaminasenanstieg, Hepatitis), Steroidsynthesehemmung (Sexualhormone, Kortikoide), ZNS-Symptome (KS, Müdigkeit), allerg. Reaktionen

Ketoconazol	*€€ (200–400 mg)* | *Gr 6, Kl/La 2, Kl*
p. o.: **Nizoral**® 200 mg/Tbl.	**Dermatomykosen, Systemmykosen:** • *Erw.:* 1 × 200 (–400) mg/d p. o. für 2–4 Wo. • *Kinder > 2 J.:* 1 × 2,5–5 mg/kg KG/d p. o.
BV 75 %, biphasische HWZ 1,8–3,3 h (in ersten 10 h) und 8–12 h (terminal), PEB 85–100 %, Anreicherung in Haaren und subkutanem Bindegewebe, hepatischer Metabolismus, biliäre und renale Elimination	

Fluconazol	*p. o.: €€-€€€ (100–200 mg); i. v.: €€€€-€€€€€ (200–400 mg)* | *Gr 6, Kl/La 2, Kl*
p. o.: **Diflucan**® **Derm** 50 mg/ 10 ml Saft, 50 mg/5 ml Trockensaft, **Fluc HEXAL**®, **Fluco** (**Generika**), **Fluconazol** (**Generika**), **Flunazul**® – *alle: 50 | 100 | 150 | 200 mg/ Kps.*, **Canex**®, **Fungata**® 150 mg/Kps. *parenteral:* **Diflucan**®, **Fluconazol** (**Generika**)	**Systemkandidosen:** • *initial:* 400 (– 800) mg/d i. v., ggf. später 200–400 mg/d p. o. für mind. 4 Wo. ▸ *Max-Dosis:* 800 mg/d (lebensbedrohliche Infektionen) ▸ *Kinder > 1 J.:* 3–6 mg/kg KG/d bei Kandida-/Kryptokokken-Infektionen je nach Schwere der Infektion i. v. oder p. o. **Kryptokokken-Meningitis:** *Initial:* 400 (– 800) mg/d i. v. für 6 Wo., dann 200 mg/d p. o. mind. über 10–12 Wo. (Komb. mit Amphothericin und Flucytosin), **bei AIDS-Pat.** nach 6 Wo. 200 mg/d p. o. (lebenslang)

– *alle: 100 | 200 | 400 mg/Inf.-Fl.*	**rezidivierende Oropharyngitis:** 1 × 50–100 mg/d p. o. über (7–) 14–30 d je nach Schwere der Infektion **Prophylaxe bei Chemo-/Strahlentherapie:** 1 × 50 mg/d p. o. für höchstens 1 Mo. **Suppressionstherapie bei HIV-Infektion:** 200 mg/d p. o. als *Dauertherapie* ▸ *Dosisreduktion bei Niereninsuffizienz:* GFR 41–50 ml/min: 1. und 2. d 50–400 mg/d, dann Normaldosis; 21–40 ml/min: 100–200 mg/d; 10–20 ml/min: 1/3 der normalen Tagesdosis; bei HD: 200–400 mg nach jeder Dialyse
BV 100%, PEB 11%, max. Plasmakonz. 10,2 µg/ml, HWZ 30–40h, Liquorgängigkeit > 70%, unveränderte renale (80%) Elimination	
Griseofulvin	*€ (125–500 mg) | Gr 7 + 8, Kl/La 1, Kl*
p.o: **Fulcin® S**, **Griseo von ct®** 125 mg/Tbl., **Licuden® M** – *alle: 500* mg/Tbl.	**Dermatophyteninfektion** der Haut: • *Erw.:* 4 × 125 mg/d oder 1 × 500 mg/d p. o. (max. 1000 mg/d) ▸ *Kinder 2–14 J.:* 10 mg/kg KG/d in 1–4 ED für 3–6 Wo. (mind. 2 Wo. nach Abklingen der Symptome)
HWZ 12.5h, BV 27–72%, max. Plasmakonz. nach 4h, PEB 80%, hepatische Metabolisierung und renale Elimination	
Itraconazol	*p. o.: €€ (100–200 mg) | Gr 6, Kl/La 2, sl*
p. o.: **Canifug Itra®**, **Itracol HEXAL®**, **Itraconazol** (**Generika**), **Itraconbeta®**, **Itraderm®**, **Sempera®** 10 mg/1 ml Lsg., **Siros®**, **Sporanox®** – *alle: 100 mg/Kps.*	**Onychomykosen**: 1 × 200 mg/d p. o. für 3 Mo. **Dermatomykosen**: 1 × 100 mg/d p. o. für 2 Wo. **Kryptokokken-Meningitis**: 2 × 200 mg/d p. o. für bis zu 1 J. **pulmonale Aspergillose**: 2 × 100 mg/d über 2–5 Mo. **Pityriasis versicolor**: 1 × 200 mg/d p. o. für 7 d **Systemmykosen:** 1 × 100–200 mg/d p. o. für bis zu 1 J.
BV > 70%, HWZ 24–36h, PEB > 95%, max. Plasmakonz. 0,2–0,4 µg/ml, hepatischer Metabolismus über CYP3 A4, biliäre und renale Elimination	
Voriconazol	*p. o.: €€€€ (50–200 mg); i. v.: €€€€€ (200 mg) | Gr 6, sl/La 1, ab*
p. o.: **Vfend®** 50 | 200 mg/Tbl., 40 mg/ml Pulver für Suspension *i. v.:* **Vfend®** 200 mg Pulver zur Herstellung einer Inf.-Lsg.	**Invasive Aspergillose, schwere System-Candida-Infektion:** • *i. v.: Tag 1:* 24h 2 × 6 mg/kg KG, dann 2 × 4 mg/kg KG i. v. • *p. o.: Tag 1:* 2 × 400 mg, dann 2 × 200 mg/d, 1 h Abstand zum Essen (< 40 kg KG: 2 × 200 mg, dann 2 × 100 mg/d) ▸ *Kinder:* in den ersten 24h 2 × 6 mg/kg KG, dann 2 × 4 mg/kg KG

BV 96%, PEB 58%, dosisabhängige HWZ (bei 200 mg p. o. 6 h), liquorgängig, hepatische Metabolisierung, hepatische Elimination

2.14.3 Andere

Terbinafin	*p. o.: €€ (125–250 mg) | Gr 4, sl/L a 2, KI*
p. o.: **Amiada®**, **Dermatin®**, **Fungizid® ratiopharm**, **Lamisil®**, **Myconormin®**, **Onymax®**, **Terbi (Generika)**, **Terbinafin (Generika** 125 mg/Tbl.) – *alle: 250 mg/Tbl.*	**schwere Dermatophyteninfektion der Haut**: 1 × 250 mg/d p. o. in der Regel für 3 Mo., ggf. auch länger **Tineapedis, corporis, cruris:** 1 × 250 mg/d für 4–6 Wo. **Onychomykosen**: 1 × 250 mg/d (Fingernägel für 6 Wo., Zehen für 3–6 Mo. ▸ *Dosisreduktion bei Nieren- (GFR <50 ml/min) o. Leberinsuffizienz: um 50%*
Resorption 85% (p. o.), max. Plasmakonz. nach 1,3–2 h, PEB 99%, HWZ 16–21 h, 80% renale Elimination nach hepatischer Metabolisierung, bei Leberfunktionsstörungen Clearance um 50% reduziert, Akkumulation in Haut, Haaren und Nägeln	

2.15 Antivirale Mittel

2.15.1 Nukleoside (Nukleinsäuresynthesehemmer)

Ind Herpes zoster, Herpes-simplex-Meningitis/-Enzephalitis, Herpes genitalis/labialis (HSV 1/2), Varizellen-Infekte (VZV) bei HIV-Infektion, Epstein-Barr-Virus-Infektion (EBV), Cytomegalievirus-Retinitis (CMV)
Cidofor: Cytomegalie-Retinitis (CMV-Retinitis) bei AIDS-Pat. ohne renale Dysfunktion
Ganciclovir: lebens- bzw. augenlichtbedrohenden Cytomegalievirus (CMV)-Erkrankung bei AIDS-Pat. bzw. med. Immunsuppression
Valganciclovir: Prophylaxe einer CMV-Erkrankung bei CMV-neg. Pat. mit Organtransplantat von CMV-positiven Spender

Wi Nukleinsäuresynthesehemmung durch Einbau in die DNA (vorzeitiger Abbruch der DNA-Kettensynthese) + DNA-Polymerasehemmung
Cidofor, Ganciclovir: Hemmung der CMV-Replikation durch selektive Hemmung der viralen DNA-Synthese
Valganciclovir: rasche Metabolisierung in Ganciclovir

KI *Cidofor:* S-Krea > 133 µmol/l (> 1,5 mg/dl) oder Krea-Clearance < 0,92 ml/s (< 55 ml/min) oder Proteinurie > 100 mg/dl (> 2 + Proteinurie)
Famciclovir: immunsupprimierte Pat. < 25 J., Pat. < 18 J. (kE)
Ganciclovir: Neutropenie (< 500/µl), Thrombozytopenie (< 25 000/µl), Hb < 8 g/dl, Kinder < 18 J.

NW reversible Hautausschläge, GIT-Störungen (Übelkeit und Erbrechen), ZNS-Symptome (passagere Verwirrtheit, Halluzinationen, Schwindel, KS), Thrombophlebitis, Retentionswerte ↑ (Kreatinin + Harnstoff) bis zum ANV, Leberenzyme ↑, BB-Veränderungen
Cidofor: Proteinurie, Fieber, Asthenie, Übelkeit und Erbrechen, Krea ↑, Hautausschläge

Aciclovir	*p. o.: €-€€ (1000–4000 mg); i. v.: €€€€-€€€€€ (750–2000 mg) | sl/La 2, KI*
p. o.: **Aciclo Basics®**, **Acic®**, **Aciclo (Generika)**, **Aciclovir (Generika)**, **Herpetad®**, **Mapox®**, **Virax Puren®**, **Virzin®**, **Zovirax®** *– alle: 200 | 400 | 800 mg/Tbl.;* **Zovirax®** Susp. 200 mg/5 ml *i. v.:* **Aciclovir (Generika)**, **Supraviran®**, **Zovirax®** *– alle: 250 | 500 mg/Amp. (Trockensubstanz)*	**Herpes zoster**: 3 × 5–10 mg/kg KG/d i. v. für 5–7 (–10) d oder 5 × 800 mg/d p. o. für 5–7 (–10) d **Herpes genitalis + labialis:** 5 × 200 mg/d p. o. (für 5–10 d) **Herpesenzephalitis**: • 3 × 10 mg/kg KG/d (bei 70 kg 3 × 700 mg/d) i. v. für 10–14 d ▸ *Kinder:* 3 Mo. – 12 J. 3 × 250 mg/m² KO/d i. v.; bei Herpesenzephalitis oder Varizelleninfektion und Immundefizit 3 × 500 mg/m² KO/d i. v.; < 3 Mo. 3 × 10 mg/kg KG/d i. v. ▸ *Dosierungsintervallreduktion bei Niereninsuffizienz* (GFR in ml/min → Intervall): > 50 → alle 8 h, 50–25 → alle 12 h, 25–10 → alle 24 h, < 10 → alle 24 h halbe Dosis
BV 20% (p. o.), max. Plasmakonz. nach 1,5–2 h, Liquorspiegel 50% unter dem des Serumspiegel, HWZ 2–3 h, Elimination bis zu 90% über die Nieren	
Brivudin	*€€€€ (125 mg) | Gr 4, KI/La 2, KI*
p. o.: **Menavir®**, **Premovir®**, **Zostex®** *– alle:* 125 mg/Tbl.	**akuter Herpes zoster bei immunkompetenten Erw.:** 1 Tbl./d für 7 d
BV 30%, PEB > 95%, HWZ 16 h, renale (65%) Elimination	
Cidofovir	*€€€€€ (375 mg) | Gr 6, KI/La 1, KI*
i. v.: **Vistide®** 375 mg/5 ml	**CMV-Retinitis bei AIDS:** *Erw.: Initial* 5 mg/kg KG als Kurzinf. (100 ml 0,9%igen NaCl-Lsg. über 1 h) 1 mal/Wo. für 2 Wo., danach *Erh-Dosis:* 5 mg/kg KG als Infusion alle 2 Wo. (stets Probenecid p. o. vorab verabreichen (Nephrotoxizität ↓) und i. v. Vorhydratisierung mit NaCl 0,9% geben)
HWZ 2,2 (+/- 0.5) h; PEB < 10%; renale Elimination, 80 bis 100% in 24 h	
Famciclovir = Penciclovir	*€€€€ (250–750 mg) | Gr 4, KI/KI*
p. o.: **Famvir®** 125 mg/Tbl., **Famvir Zoster®** *– alle: 250 mg/Tbl.*	**Herpes genitalis**: 3 × 250 mg/d für 5–7 d; immunsupprimierte Pat.: 3 × 500 mg/d; Frührezidiv: 2 × 125 mg/d **Herpes zoster**: 3 × 250 mg/d p. o. für 7 d ▸ *bei Niereninsuffizienz:* GFR >/= 40 ml/min. → 3 × 250 mg/d; 30–39 ml/min. → 2 × 250 mg/d; 10–29 ml/min. → 1 × 250 mg/d
BV 77%, aktiver Metabolit Penciclovir, max. Plasmakonz. nach 45 min, PEB < 20%, HWZ 2 h, in infizierten Zellen HWZ 9 h (!), unveränderte renale Elimination der Metabolite	

Ganciclovir	*p. o.: €€€€ (3000 mg); i. v.: €€€€-€€€€€ (500–1000 mg) | Kl/Kl*
i. v.: **Cymeven®** 500 mg/Inf.-Fl.	**CMV-Retinitis:** • *initial:* 2 × 5 mg/kg KG/d (2 × 350 mg/70 kg KG/d) für 2 Wo i. v., dann zwingende Suppressionstherapie mit 1 × 5 mg/kg KG/d für 7 d i. v. ▶ *Kinder (lebensbedrohliche CMV-Infektionen):* 2 × 5 mg/kg KG/d i. v. für 14 d, dann 1 × 2 mg/kg KG/d i. v. ▶ *Dosisreduktion bei Niereninsuffizienz:* S-Krea 1,4–2,5 mg/dl → Dosis halbieren, 2,5–4,5 mg/dl → Dosis halbieren und nur 1 × tgl. geben, > 4,5 mg/dl → 1 × 1 mg/kg KG/d
HWZ 3 h, PEB 2 %, unveränderte renale Elimination	
Valaciclovir	*€€€€ (1500–3000 mg) | Gr 6, Kl/La 2, Kl*
p. o.: **Valtrex®**, **Valtrex® S** – *alle: 500 mg/Tbl.*	**Herpes zoster:** • *Erw.:* 3 × 2 Tbl./d für 7 d • *Dosisanpassung bei Niereninsuffizienz:* **Herpes genitalis (primär und rezidivierend):** • *Erw.:* 2 × 1 Tbl. /d für 10 d; **rezidivierender Herpes genitalis** 5 d; ▶ *Dosisanpassung bei Niereninsuffizienz:* S-Krea 2,6–4,7 (Frauen) bzw. 3,5–6,1 mg/dl (Männer): 1000 mg alle 12 h; S-Krea > 4,7 mg/dl (Frauen) bzw. 6,1 mg/dl (Männer): 1000 mg/d
BV 54 %; PEB 9–33 %; HWZ 3 h (bei Niereninsuffizienz 14 h); renale Elimination	
Valganciclovir	*€€€€€ (1800 mg) | Gr 6 + 11, Kl/La 2, Kl*
p. o.: **Valcyte®** 450 mg/Tbl.	**CMV-Retinitis:** • *Initialtherapie Erw.:* 2 × 900 mg/d p. o. für 21 d • *Erhaltungstherapie und Prophylaxe Erw.:* 1 × 900 mg/d p. o. (Prophylaxe bis zu 100 d) ▶ *Dosisanpassung bei Niereninsuffizienz:* siehe Fachinfo
BV 54 %; PEB 9–33 %; HWZ 3 h (bei Niereninsuffizienz 14 h); renale Elimination	

2.15.2 Nukleosidische Reverse-Transkriptase-Inhibitoren (NRTI)

Ind *Alle:* HIV-Infektionen, antiretrovirale Kombinationsbehandlung
Entecavir: chronische Hep. B-Infektion bei Erw. mit kompensierter Lebererkrankung und aktiver Virusreplikation, persistierend erhöhten Serumspiegeln der Alaninaminotransferase sowie histologischem Befund einer aktiven Entzündung und/oder Fibrose
Telbivudin: chron. Hepatitis B bei Erw. mit kompensierter Lebererkrankung und Nachweis viraler Replikation, anhaltend erhöhten GPT-Spiegeln und histologischem Nachweis einer aktiven Entzündung und/oder Fibrose

Lamivudin: ab 16. J. bei chron. Hepatitis B und nachweisbarer Virusreplikation, wenn eine Behandlung mit Interferon erfolglos war oder KI gegen Interferon bestehen

Wi durch Einbau in die virale Nukleinsäure Verhinderung der Virus-Replikation

KI *Alle:* akute Pankreatitis; *relative KI:* Pankreatitis, periphere Neuropathie
Didanosin: Hart-Kps.: Kinder < 6 J. (Aspirationsgefahr)
Zalcitabin: Niereninsuffizienz, in Kombination mit Dapson, Isoniazid, Phenytoin, Vincristin
Zidovudin: Anämie mit Hb unter 7,5 g/dl, Neutropenie < 750 µg/l; *relativ:* schwere Leberinsuffizienz, zytostatische Therapie eines malignen Lymphoms/Kaposi-Sarkoms

NW *Alle:* GIT-Symptome (Übelkeit und Erbrechen), Pankreatitis, periphere Neuropathie, KS, selten Laktatazidose
Entecavir: Schwindel, Somnolenz, Erschöpfung, Schlaflosigkeit, ALT-Anstieg, Thrombopenie
Telbivudin: Schwindel, Amylase ↑, Lipase ↑, CK ↑, Übelkeit, abdominelle Schmerzen, Hautausschlag, Müdigkeit
Lamivudin: Neutropenie und Anämie
Stavudin: Hepatitis, Leberversagen, BB-Veränderungen
Zalcitabin: Stomatitis und orale Ulzera
Zidovudin: Myelosuppression, Myopathie

Abacavir (ABC)	*€€€€ (600 mg) | Gr 6, KI/La 2, ab*
p. o.: **Ziagen®** 300 mg/Tbl., Lsg. 20 mg/ml	**HIV-Infektion:** • *Erw. und Kinder > 12 J.:* 2 × 300 mg/d p. o. bzw. 2 × 15 ml/d p. o. ▸ *Kinder 3 Mo. –12 J.:* 2 × 8 mg/kg KG
BV 83%, max. Plasmakonz. nach 1–1,5 h, HWZ 1,5 h, PEB 50%, hepatischer Metabolismus, renale Elimination (83%)	

Didanosin (DDI = Didanosin)	*€€€-€€€€ (125–400 mg) | Gr 4, KI/La 1, KI*
p. o.: **Videx®** 125 | 200 | 250 | 400 mg/magensaftresistente Kps., Pulver 2 | 4 g	**HIV-Infektion:** • *Erw.< 60 kg KG:* 250 mg/d; *> 60 kg KG:* 400 mg/d nüchtern p. o. ▸ *Kinder:* 2 × 140 mg/m² KO/d nüchtern p. o.; bei Komb. mit Zidovudin 2 × 90 mg/m² KO/d ▸ *Dosisreduktion bei Niereninsuffizienz:* GFR 30–60 ml/min um 50%, < 30 ml/min um 75% der Normaldosis
orale BV ↓ durch gleichzeitige Nahrungsaufnahme, HWZ 1,4 h, in der Zelle HWZ 12 h, 50% renale Elimination	

Emtricitabin	*€€€ (200 mg) | Gr 4, KI/La 1, KI*
p. o.: **Emtriva®** 200 mg/Kps., Lsg. 10 mg/ml Lsg.	**HIV-Infektion:** • *Erw.:* 1 × 1 Kps. oder 1 × 240 mg (24 ml) Lsg. ▸ *Kinder:* 1 × 6 mg/kg KG Lsg. (max. 240 mg) ▸ *Dosisreduktion bei Niereninsuffizienz:* GFR 30–49 ml/min

	um 50 %, 15–29 ml/min um 66 %, < 15 ml/min um 75 % der Normaldosis
Max. Plasmakonz. nach 1–2 h, BV Kps. 93 %, Lsg. 75 %, PEB < 4 %, HWZ 10 h, 86 % renale Elimination	
Entecavir	*€€€€ (0,5–1,0 mg) | Gr 6 sl/La 1, KI*
p. o.: **Baraclude®** 0,5 | 1,0 mg/Tbl., Lsg. 0,05 mg/ml	**chron. Hepatitis B (HBV)-Infektion mit aktiver Virusreplikation, persistierend erhöhten ALT-Werten und histologischem Nachweis einer Entzündung/Fibrose**: • *Erw. > 18 J. – Nukleosid-naiv (d. h. nicht mit Nukeosidanaloga vorbehandelt):* 0,5 mg/d p. o. als *Dauertherapie* • *Erw. > 18 J. – Lamivudin-refraktär (d. h. mit Nachweis einer Virämie unter Lamivudin oder bei Auftreten von Schlüddelmutationen einer Lamivudin-Resistenz):* 1,0 mg/d p. o. als *Dauertherapie* ▸ *Dosisanpassung bei Niereninsuffizienz:* Dosisreduktion ab einer Kreatinin-Clearance < 50 ml/min um 50 %
BV 70 %, max. Plasmakonz. nach 0,5–1,5 h, HWZ 128–149 h, ca. 75 % unveränderte renale Elimination	
Lamivudin (3TC)	*€€-€€€ (150–300 mg) | Gr 6, KI/La 2, KI*
p. o.: **Epivir®** 150 | 300 mg/Tbl., Lsg. 10 mg/ml, **Zeffix®** 100 mg/Tbl., Lsg. 5 mg/ml	**HIV-Infektion**: • *Erw. u. Kinder > 12 J.:* 2 × 150 mg/d p. o. in Komb. mit AZT *oder* AZT/DDC *oder* AZT/DDI ▸ *Kinder:* 3 Mo. bis 12 J. 2 × 4 mg/kg KG; *Max-Dosis:* 300 mg/d **HIV-Stichverletzung:** 2 × 150 mg + 2 × 250 mg Zidovudin + Indinavir 800 mg alle 8 h/d **chron. Hepatitis B**: 100 mg/d p. o. ▸ *Dosisreduktion bei Niereninsuffizienz:* GFR > 50 ml/min. → 2 × 150 mg/d; 30–49 ml/min → 1 × 150 mg/d; 15–29 ml/min → 1. Tag 150 mg/d, dann 100 mg/d; 5–14 ml/min → 1. Tag 150 mg/d, dann 1 × 50 mg/d; < 5 ml/min → 1. Tag 50 mg, dann 1 × 25 mg/d
BV 80 %, max. Plasmakonz. nach 1 h, Metabolisierung zum aktiven Triphosphat, HWZ 5–7 h, intrazelluläre HWZ 10–15 h, renale Elimination (79 %)	
Stavudin (D4T)	*€€€ (60–80 mg) | Gr 6, sl/La 1, KI*
p. o.: **Zerit®** 15 | 20 | 30 | 40 mg/Kps., Pulver für Lsg. (1 mg/ml Lsg.)	**HIV-Infektion**: • *> 60 kg KG:* 2 × 40 mg/d p. o. • *< 60 kg KG:* 2 × 30 mg/d p. o. ▸ *Dosisreduktion bei Niereninsuffizienz:* > 60 kg KG und GFR 26–50 ml/min 2 × 20 mg/d, < 26 ml/min 1 × 20 mg/d;

	< 60 kg KG und GFR 26–50 ml/ min 2 × 15 mg/d, < 26 ml/ min 1 × 15 mg/d
BV 90 %, HWZ 1 h, intrazelluläre HWZ 3 h, renale Elimination	
Telbivudin	*€€€€ (600 mg) | Gr 4 sl/La 1, Kl*
p. o.: **Sebivo®** 600 mg/Tbl.	**chron. Hepatitis-B Infektion mit Nachweis viraler Replikation, persistierend erhöhter GPT-Werte und histoligischem Nachweis der Entzündung/Fibrose**: • *Erw. > 18 J.:* 1 × 600 mg/d p. o. ▸ *Dosisreduktion bei Niereninsuffizienz:* bei Kreatinin-Clearance 30–50 ml/min 600 mg alle 48 h, bei < 30 ml/min 600 mg alle 72 h, bei terminaler Niereninsuff. 600 mg alle 96 h
max. Plasmakonz. nach 3,0 h, PEB 3,3 %, HWZ 42 +/- 11,8 h, überwiegend unveränderte renale Elimination	
Zalcitabin = Dideoxycytidin (DDC)	*€€€ (2,25 mg) | Gr 6, sl/Kl*
p. o.: **Hivid®** 0,375 | 0,75 mg/ Tbl.	**HIV-Infektion**: • *Erw.:* 3 × 0,75 mg/d p. o. ▸ *Kinder:* 3 × 0,015–0,03 mg/kg KG/d p.o o. 3 × 0,45–3 × 0,9 mg/m^2 KO ▸ *Dosisreduktion bei Niereninsuffizienz:* GFR: 10–40 ml/ min: 2 × 0,75 mg/d p. o. < 10 ml/min: 1 × 0,75 mg/d p. o.
BV > 80 %, HWZ 2 h, Liquorspiegel 9–37 %, renale Elimination, bei eingeschränkter Nierenfunktion HWZ bis 8 h	
Zidovudin (AZT)	*p. o.: ~~€€€~~-€€€€ (500–600 mg); i. v.: €€€€ (200 mg) | sl/Kl*
p. o.: **Retrovir®** 100 | 250 mg/ Kps., 300 mg/Tbl., 50 mg/5 ml Lsg. *i. v.:* **Retrovir®** 200 mg/Inf.-Fl. à 20 ml	**HIV-Infektion**: • *i v.:* 1–2 mg/kg KG (70–140 mg/70 kg KG) über 1 h alle 4 h • *p. o.:* 2 × 250 mg/d oder alle 8 h 200 mg/d ▸ *Kinder 3Mo. – 12 J.:* 360–480 mg/m^2 KO p. o. in 3–4 ED oder 120 mg/m^2 alle 6 h i. v. **Prävention der maternofetalen HIV-Transmission:** Schwangere bis zum Einsetzen der Wehen 5 × 100 mg/d p. o., während Wehen und Entbindung *Initialdosis* von 2 mg/kg KG über 1 h i. v., dann 1 mg/kg KG/h, bis zur Nabelschnurdurchtrennung; Neugeborene 2 mg/kg KG/d p. o. alle 6 h oder 1,5 mg/kg KG über 30 min. alle 6 h bis 6. Lebenswoche

	▸ *Dosisreduktion bei schwerer Niereninsuffizienz:* 300–400 mg/d p. o. aufgeteilt in 2–3 ED oder 3–4 × 1 mg/kg KG i. v. ▸ *Dosisreduktion bei hämatologischen NW unter Therapie:* Hb 7,5–9 g/dl oder Neutrophile 0,75–1,0 × 10^9/dl *Dosisreduktion* um 50 %
BV 60–70 %, max. Plasmakonz. nach 30–60 min, hepatische Metabolisierung, PEB 35 %, HWZ 1 h, renale (90 %) Elimination	
Lamivudin + Zidovudin	*€€€€ (2 Tbl.) | Gr 6, sl/La 2, sl*
p. o.: **Combivir®** 150 mg Lamivudin/300 mg Zidovudin/Tbl.	**HIV-Infektion**: *Erw. und Kinder > 12 J.:* 2 × 1 Tbl./d ▸ *Dosisanpassung bei Niereninsuffizienz (GFR < 50 ml/min) und eingeschränkter Leberfunktion:* Anwendung von Lamivudin- u. Zido- vudin Monopräparaten
Lamivudin + Zidovudin + Abacavir	*€€€€ (2 Tbl.) | sl/KI*
p. o.: **Trizivir®** 150 mg L. + 300 mg Z. + 300 mg A./Tbl.	**HIV-Infektion:** *Erw.:* 2 × 1 Tbl./d p. o. ▸ *Dosisanpassung bei Niereninsuffizienz:* Anwendung Monopräparaten, KI bei term. Niereninsuffizienz ▸ *Leberfunktionsstörungen:* KI

2.15.3 Nicht-nukleosidische Reverse-Transkriptase-Inhibitoren (NNRTI)

Ind antivirale Kombinationsbehandlung von HIV-1-Infektionen
Wi nicht-kompetitive Bindung an die HIV-eigene reverse Transkriptase → selektiv antivirale Wi gegen HIV-1 → effektive Senkung der Viruslast
KI *Alle:* schwere Leberfunktionsstörungen (Child-Pugh-Klassifikation C); *Efavirenz:* Kombination mit Terfenadin, Astemizol, Midazolam, Triazolam (lebensbedrohliche NW) *Etravirin:* Pat. < 18 J. und > 65 J., mäßige Leberfunktionsstörung, diverse virale Infektionen (s. FI), frühere NNRTI-assoz. Hautreaktionen, Komb. m. Tipranavir/Ritonavir *Nevirapin:* Niereninsuffizienz
NW *Efavirenz:* ZNS-Symptome (Albträume, Benommenheit, Schlafstörungen, Schwindel, KS), Exanthem, GIT-Symptome (Übelkeit, Diarrhö), Hypercholesterinämie, teratogene Wirkung bei nicht-menschlichen Primaten *Etravirin:* Hautausschlag, Thrombozytopenie, Neutropenie, Anämie, periph. Neuropathie, KS, GIT-Symptome, erhöhte Laborparameter (Amylase, Lipase, Gesamtchol., LDL, Triglyzeride, Glukose, ALT, AST, Abfall d. Neutrophilen), Niereninsuff., Diab. mellitus, Hyperglykämie, Hypertonie, Fatigue, Angstzustände, Schlaflosigkeit *Nevirapin:* z. T. schwerwiegende und lebensbedrohliche Hautausschläge (leicht in 48 %, schwer in 8 %), Fieber, Transaminasenanstieg, Muskel- und Gelenkschmerzen, in 1 % Stevens-Johnson-Syndrom

Efavirenz (EFV)	*Tbl. €€€€ (600 mg), Lsg. €€€€ (600 mg)* | *Gr 6, sl/La 2, ab*
p. o.: **Stocrin**® 600 mg/Tbl., **Sustiva**® 50 | 100 | 200 mg/Kps., 600 mg/Tbl., Lsg. 30 mg/ml	**HIV-Infektion**: • *Erw.:* 1 × 600 mg/d abends p. o. (= 3 Kps. à 200 mg) ▸ *Kinder 3 – 17 J.:* 13–15 kg KG 200 mg/d; 15–20 kg KG 250 mg/d; 20–25 kg KG 300 mg/d; 25–32 kg KG 350 mg/d; 32–40 kg KG 400 mg/d; > 40 kg KG 600 mg/d p. o.
gute BV, gute Liquorgängigkeit, max. Plasmakonz. nach 3–5 h, HWZ 40–52 h, Metabolisierung über Cytochrom-P450-System, Elimination v. a. biliär	

Etravirin	*Tbl. €€€ (100 mg)* | *Gr 4, sl/La 1, ab*
p. o.: **Intelence**® 100 mg/Tbl.	**HIV-Infektion**: • *Erw. 18–65 J.:* 2 × 100 mg/d p. o. ▸ *Kinder und ältere Menschen > 65 J.:* keine Erfahrungen
max. Plasmakonz. nach 4 h, PEB > 99 %, HWZ 30–40 h, nur geringe hepatische Metabolisierung, Elimination per Faeces > 81 %	

Nevirapin (NVP)	*Tbl. €€€ (200 mg), Lsg. €€€ (200 mg)* | *sl/Kl*
p. o.: **Viramune**® 200 mg/Tbl., 50 mg/5 ml Susp.	**HIV-Infektion:** *initial* (2 Wo.) 1 × 200 mg/d p. o., dann als *Erh-Dosis* 2 × 200 mg/d p. o.; *Max-Dosis:* 400 mg/d p. o.
BV > 90 %, max. Plasmakonz. nach 4 h, HWZ 30 h, Metabolismus über das Cytochrom-P450-System der Leber, renale Elimination der Metabolite zu 80 %	

Tenofovir	*€€€€ (245 mg)* | *Gr 4, sl/La 1, Kl*
p. o.: **Viread**® 245 mg/Tbl.	**HIV-1-Infektion:** • *Erw.:* 245 mg/d p. o. ▸ *Kinder < 18 J.:* kE ▸ *Dosisanpassung bei Niereninsuffizienz:* (GFR → Abstand) 30–49 ml/min → alle 48 h; 10–29 ml/min → alle 72–96 h; HD → alle 7 d nach der Dialyse
max. Plasmakonz. nüchtern nach 1 h, bei Nahrungsaufnahme 2 h, BV 25 %, HWZ 12–18 h, renale Elimination	

Tenofovir + Emtricitabin	*€€€€ (Tbl.)* | *Gr 4, sl/La 1, Kl*
p. o.: **Truvada**® 245 mg Tenofovir + 200 mg Emtricitabin/Tbl.	**HIV-1-Infektion:** *Erw.:* 1 × 1 Tbl./d p. o. ▸ *Dosisanpassung bei Niereninsuffizienz:* bei GFR von 30–49 ml/min → alle 48 h 1 × 1 Tbl., GFR < 30 ml/min. nicht anwenden
max. Plasmakonz. nüchtern nach 1 h, bei Nahrungsaufnahme 2 h, BV 25 %, HWZ 12–18 h, renale Elimination	

2.15.4 HIV-Protease-Inhibitoren
Ind Kombinationsbehandlung einer HIV-1-Infektion
Wi Hemmung der HIV-Protease → kompetitive Enzymhemmung → Entstehung von unreifen nicht infektiösen Viruspartikeln, erzielt in Kombination mit zwei Nukleosid-Analoga eine deutliche Reduktion der Viruslast
KI *Alle:* Komb. mit Rifampicin, Terfenadin, Astemizol, Triazolam, Midazolam, Ergotamine, Dihydroergotamine, Bepridil; schwere Leberfunktionsstörung *Darunavir:* Komb. mit Lopinavir/Ritonavir, Johanniskraut, Amiodaron, Cisaprid, Pimozid, Sertindo, Simvastatin und Lovastatin *Lopinavir:* mit Rifampicin in Schwangerschaft und Stillzeit *Ritonavir:* bekannte Nephrolithiasis und/oder Hyperurikämie *Fosamprenavir:* < 18. J. *Atazanavir:* mittelschwere Leberfunktionsstörung, < 18. J., Komb. mit Protonenpumpenhemmern, Johanniskraut
NW *Alle:* GIT-Symptome (Diarrhoe, Übelkeit, Erbrechen), Lipodystrophie (Fettumverteilung), Hyperlipidämie, Diabetes mellitus *Amprenavir:* Exanthem, KS *Darunavir:* KS, Hautausschlag, erhöhte Leberenzyme, Hepatitis, Steatosis hepatis, Hypertonie, Thrombozytopenie, Neutropenie, Anämie, verlängertes, korrigiertes QT-Intervall *Indinavir:* Hyperbilirubinämie, Nephrolithiasis, Nagelveränderungen, trockene Haut, ZNS-Symptome (KS, epileptische Anfälle) *Lopinavir:* Transaminasenanstieg, BB-Veränderungen, Pankreatitis, ZNS-Symptome *Nelfinavir:* Exanthem, Meteorismus *Ritonavir:* ZNS-Symptome, periorale und periphere Parästhesie, Transaminasenanstieg, Pankreatitis, Hyperurikämie, Elektrolytstörungen, BB-Veränderungen, Hepatitis, Gefäßerweiterung („Flush-Symptomatik“) *Atazanavir:* Ikterus, Hepatitis, Transaminasen ↑, Bilirubin ↑, KS, Ausschlag

Amprenavir (APV)	*Kps. €€€€ (2400 mg), Lsg. €€€€ (2800 mg) | sl, Lsg. Kl/Kl*
p. o.: **Agenerase**® 50 mg/Kps., Lsg. 15 mg/ml, **Telzir**® 700 mg/Tbl.	**HIV-Infektion**: • *Erw. und Kinder > 13 J. und > 50 kg KG:* 2 × 1200 mg/d p. o. oder Lsg. 2 × 1400 mg (93,3 ml) p. o.; • *in Kombination mit Ritonavir:* 2 × 600 mg/d p. o. oder Lsg. 2 × 700 mg (46,5 ml) p. o. ▸ *Max-Dosis:* Kps. 2400 mg/d, Lsg. 2800 mg/d ▸ *Kinder 4 – 12 J. und < 50 kg KG:* Kps. 2 × 20 mg/kg KG/d p. o. oder Lsg. 2 × 22,5 mg (1,5 ml)/kg KG/d p. o. ▸ *bei Leberinsuffizienz* (Erw.!): mäßige Einschränkung: Kps. 2 × 450 mg/d p. o. oder Lsg. 2 × 513 mg (34 ml)/d p. o.; hochgradige Einschränkung: Kps. 2 × 300 mg/d p. o. oder Lsg. 2 × 342 mg (23 ml)/d p. o.

BV 90%, max. Plasmakonz. nach 1–2h, HWZ 7h, PEB 90%, hepatischer Metabolismus, renale und fäkale Elimination	
Atazanavir	*€€€€ (200–300 mg) | sl/Kl*
p. o.: **Reyataz**® 150 | 200 | 300 mg/Kps.	**HIV-Infektion:** *Erw.:* 1 × 300 mg/d p. o. + gleichzeitig Ritonavir 1 × 100 mg mit Mahlzeit + 2h danach Didanosin S. 70
Resorption durch Ritonarvir geboostert, BV bei gleichzeitiger Nahrungsaufnahme erhöht, PEB 86%, Metabolisierung durch CYP3A4, HWZ 8,6h, Elimination über Fäzes (79%) und renal (13%)	
Darunavir	*€€€€ (1200 mg) | Gr 4 sl/La 1, Kl*
p. o.: **Prezista**® 300 | 400 | 600 mg/Tbl.	**HIV-1-Infektion in Kombination mit Ritonavir und anderen**: • *Erw. > 18 J.:* 2 × 600 mg/d + 2 × 100 mg Ritonavir/d p. o.
BV 37%, in Kombination mit Ritonavir BV 82%, max. Plasmakonz. nach 2,5–4,0h, HWZ ca. 15h, ca. 80% Elimination per Faeces	
Fosamprenavir	*Tbl. + Susp. €€€€ (1400 mg) | sl/Kl*
p. o.: **Telzir**® 700 mg/Tbl. (entspr. ca. 600 mg Amprenavir), 50 mg/ml Susp.	**HIV-Infektion:** *Erw.:* 2 × 700 mg/d p. o. (zusammen mit Ritonavir 2 × 100 mg)
Max Plasma-Konz. nach 2h, vollständige enterale Metabolisierung zu aktiven Amprenavir, welches hepatisch über CYP3A4 verstoffwechselt wird, PEB 90%, HWZ 7,7h, 75% Elimination über Fäzes, 14% renal	
Indinavir (IDV)	*€€€€ (2400 mg) | Gr 5, sl/sl*
p. o.: **Crixivan**® 200 | 400 mg/Kps.	**HIV-Infektion:** • *Erw.:* 3 × 800 mg/d p. o. (Einnahme nüchtern mit viel Flüssigkeit) [ggf. Kombination mit 2 × 100 mg/d Ritonavir] ▸ *Kinder 4–17 J.:* 3 × 500 mg/m^2 KO/d p. o.; Max-Dosis: 3 × 800 mg/d ▸ *bei Leberfunktionsstörung:* 3 × 600 mg/d p. o.
BV 30%, max. Plasmakonz. nach 1h, HWZ 1,8h, PEB 40%, v. a. hepatische Elimination, renal < 20%	
Lopinavir (+ Ritonavir)	*Kps. + Tbl. €€€€ (6 Kps./Tbl.) | Gr 6, sl/sl*
p. o.: **Kaletra**® 133,3 mg Lopinavir + 33,3 mg Ritonavir Kps., 200 mg Lopinavir + 50 mg Ritonavir Tbl., Lsg. 5 ml = 400 mg Lopinavir + 100 mg Ritonavir	**HIV-Infektion:** • *Kps.:* 2 × 3 Kps./d p. o. zu den Mahlzeiten • *Lsg.:* 2 × 5 ml Lsg./d p. o. zu den Mahlzeiten ▸ *Kinder > 2 J.:* bei KO > 1,3 m^2 2 × 3 Kps./d p. o.; bei KO < 1,3 m^2 2 × 230 mg L./57,5 mg R./m^2 Lsg./d p. o. zu den Mahlzeiten

max. Plasmakonz. von Lopinavir nach 4h, fetthaltige Nahrung → BV ↑, PEB 98%, Lopinavir wird hepatisch metabolisiert, Ritonavir hemmt diesen Metabolismus → Lopinavir-Plasmaspiegel ↑, HWZ 5–6h	
Nelfinavir (NFV)	*Tbl. + Pulver €€€€ (2250 mg) | sl/Kl*
p. o.: **Viracept®** 250 mg/Tbl., 50 mg/g Pulver	**HIV-Infektion**: • *Erw. und Kinder > 13 J.:* 3 × 750 mg/d ▸ *Kinder* 3 –*13 J.:* 3 × 25–30 mg/kg KG/d
max. Plasmakonz. nach 2–4h, bei Einnahme mit Nahrung um 2– 3fach höhere Plasmaspiegel, PEB < 98%, HWZ 3,5–5h, nach hepatischem Metabolismus über CYP3 A4 Elimination zu 87% per Fäzes	
Ritonavir (RTV)	*€€€€ (1200 mg) | Gr 4, sl/La 1, sl*
p. o.: **Norvir®** 100 mg/Kps., Saft 80 mg/ml	**HIV-Infektion:** • *Erw.:* 2 × 600 mg/d o. 2 × 7,5 ml/d (= 600 mg) (Lsg. nicht mit Wasser verdünnen) ▸ *Kinder > 2 J.:* 2 × 250–350 mg/m^2 KO
gute BV, max. Plasmakonz. nach 2–4h, PEB 99%, HWZ 3h	
Saquinavir (INV-SQV-HGC)	*€€€ (2000 mg) | Gr 5, sl/La 1, Kl*
p. o.: **Invirase®** 500 mg/Tbl.	**HIV-Infektion**: • Standard-Kombinationstherapie: 2 × 1000 mg/d mit 2 × 100 mg Ritonavir jeweils 1–2h nach der Mahlzeit p. o. • Kombinationstherapie mit Nukleosidanaloga: 3 × 1200 mg/d jeweils 1–2h nach der Mahlzeit p. o. • Alternative-Kombinationstherapie: 3 × 800 mg/d (mit 3 × 750 mg Nelfinavir) jeweils 1–2h nach der Mahlzeit p. o. • *Hochdosistherapie*: 7,2 g/d p. o.
BV 4%, max. Plasmakonz. nach 4h, **Fortovase®** hat im Vgl. zu **Invirase®** eine bessere BV und eine etwa 10fach erhöhte AUC, PEB 98%, HWZ 10h, rasche Metabolisierung, Elimination über Fäzes	
Tipranavir	*€€€€ (500 mg) | kE/ab*
p. o.: **Abtivus®** 250 mg/Tbl.	**antiretrovirale Kombinationsbehandlung mit Ritonavir bei HIV-1-Infektion bei Protease-Hemmer-Resistenz:** • *p. o.:* 2 × 500 mg/d p. o. in Kombination mit 200 mg/d Ritonavir ▸ bei mittelgradiger/schwerer Leberfunktionsstörung (Child-Pugh-Klasse B oder C) nicht angewenden
Steady-State nach 7 d, PEB 99%, > 80% faecale Elimination nach Metabolisierung	

2.15.5 Fusionsinhibitoren

Ind HIV-Infektion

Wi Hemmung der Fusion von viralen und zellulären Membranen → Hemmung des Eintritts von HIV I in die menschliche Zelle

KI Überempfindlichkeit

NW Diarrhoe, Übelkeit, Müdigkeit, Pneumonie, Pankreatitis, Hautreaktion an der Einstichstelle

Enfuvirtid	*€€€€ (180 mg) | sl/sl*
s. c.: **Fuzeon**® 108 mg/Durchstechflasche (fertig zubereitete Lösung enthält 90 mg/ml)	**HIV-Infektion:** ● *Erw.:* 2 × 90 mg/d s. c. in Oberarm, Oberschenkel oder Bauch ▸ *Kinder (6–16 J.):* 2 × 6 mg/kg KG s. c., max. 2 × 90 mg/d s. c.
BV 84% (s. c.), PEB 92%, HWZ 3,8 h; Elimination des Peptids durch katabole Prozesse	

2.15.6 Neuraminidase-Inhibitoren

Ind Therapie und Prophylaxe der Influenza A- und Influenza B-Infektion

Wi selektive Hemmung der Neuramidasen der Influenza A/B Viren, wodurch die Freisetzung und somit die weitere Verbreitung im Körper von Virusmaterial aus bereits infizierten Zellen gehemmt wird

KI *Unverträglichkeit*

NW *Oseltamivir:* bei Prophylaxe: Übelkeit und Erbrechen, Diarhoe, Bauchschmerzen; bei Behandlung: Husten, KS, Diarrhoe, nasale Symptome, Übelkeit
Zanamivir: soll Asthmaanfälle auslösen können, NW laut Studien im Plazebobereich

Oseltamivir	*Kps. €€€ (150 mg), Susp. €€ (144 mg) | Gr 4, sl/La 1*
p. o.: **Tamiflu**® 30 | 45 | 75 mg/Kps., Pulver 12 mg/ml für Susp.	**Influenza:** ● *Erw. und Kinder* > 13 J. bzw. KG > 40 kg: 2 × 75 mg/d p. o. über 5 d ▸ *Kinder:* 1–12 J. nach KG: < 15 kg 2 × 30 mg/d; 15–23 kg 2 × 45 mg/d; 23–40 kg 2 × 60 mg/d; > 40 kg 2 × 75 mg/d ▸ *Prophylaxe:* 1 × 75 mg/d p. o. über 7 d ab 13. J. bzw. KG > 40 kg
hepatische Metabolisierung, PEB 3%, überwiegend renale Elimination des aktiven Metaboliten (< 20% im Fäzes)	

Zanamivir	*€€€ (2 × 2 Inhalationen = 20 mg) | Gr 4, sl/La 1, KI*
Relenza® 5 mg/ED aus Diskhaler	**Influenza A, B:** ● *Erkrankung:* 2 × 2 Inhalationen (= 2 × 10 mg/d) über 5 d ● *Prophylaxe:* 2 × 1 Inhalation (= 2 × 5 mg/d)

orale BV 2%, alveoläre Deposition 8–21%, max. Plasmakonz, nach 1–2h, Serum-HWZ nach Inhalation 2,6 bis 5,1h, renale Elimination	
2.15.7 Andere	
Adefovir	*€€€€ (10 mg) | Gr 6 sl/La 1, KI*
p. o.: **Hepsera**® 10 mg/Tbl.	**chron. Hepatitis B:** • *Erw. > 18 und < 65 J.:* 10 mg/d p. o. als *Dauertherapie* ▸ *< 18 und > 65 J.:* kE (keine ausreichenden Erfahrungen) ▸ *Dosisanpassung bei Niereninsuffizienz:* (GFR → Abstand) 20–49 ml/min → alle 48h; 10–19 ml/min → alle 72h; HD → alle 7 d nach der Dialyse
max. Plasmakonz. nach 1,75h; PEB < 4% renale Elimination, HWZ 7h	
Foscarnet	*€€€€-€€€€€ (6–12 g) | Gr 6 + 11, KI/La 4, KI*
i. v.: **Foscavir**® 6 g/250 ml Inf.-Lsg.	**CMV-Infektion bei Erw. und Jugendlichen:** *Initial:* 3 × 60 mg/kg KG/d oder 2 × 90 mg/kg KG/d je für 2–3 Wo. dann 90–120 mg/kg KG/d in 2h i. v. **Aciclovirresistente Herpesinfektion bei Erw. und Jugendlichen:** 3 × 40 mg/kg KG/d i. v. für 2–3 Wo. ▸ *Dosisanpassung bei Niereninsuffizienz:* siehe Fachinfo
PEB < 20%; HWZ von 1h, terminale HWZ 1–8 d, Elimination renal	
Raltegravir	*p. o.: €€€€ (400 mg) | Gr 6, KI/La 1, KI*
p. o.: **Isentress**® *400 mg/Tbl.*	**HIV-1 in Kombination mit anderen antiretroviralen Substanzen:** *Erw. > 16 J.:* 2 × 400 mg p. o. (Tbl. nicht teilen oder zerkauen)
Ribavirin	*p. o.: €€€€ (1–1,2 g); inhalat.: €€€€€€ (6 g) | Gr 6, KI/La 1, KI*
p. o.: **Copegus**® *400 mg/Tbl.*, **Rebetol**® Lsg. 40 mg/ml *– alle: 200 mg/Tbl.* *inhalativ:* **Virazole**® Trockensubstanz zur Herst. einer Inhalationslsg. (1 Fl. = 6 g)	**chron. Hepatitis C in Kombi. mit Interferon:** • *< 75 kg KG:* 400–0–600 mg p. o.; *> 75 kg KG:* 2 × 600 mg p. o. • *Behandlungsdauer:* Genotyp 1 48 Wo., Genotyp 2/3 24 Wo. **Respiratory Syncytial Virus (RSV) Pneumonie:** Aerosollsg. (6 g Ribaverin + 300 ml H_2O)

2.16 Antimalaria-Wirkstoffe

Ind	*Alle:* Prophylaxe und Therapie der Malaria *Chloroquin:* PCP (inkl. chron. juveniler Arthritis), syst. Lupus erythematodes
Wi	*Alle:* Schädigung der Plasmodien in den Erythrozyten *Pyrimethamin:* zusätzlich Hemmung der exoerythrozytären Gewebeschizonten in der Leber *Primaquin:* Abtötung der Ruheformen in der Leber, Schädigung der Geschlechtsformen der Plasmodien, gewebeschizontoid
KI	*Chinin:* Myasthenia gravis, Glukose-6-Phosphat-Dehydrogenase-Mangel *Chloroquin:* BB-Störungen, Einnahme von MAO-A-Hemmern, Myasthenia gravis, Retinopathie, Glukose-6-Phosphat-Dehydrogenase-Mangel *Mefloquin:* manifeste psychische Störungen, Epilepsie, schwere Leberfunktionsstörung *Proguanil:* schwere Nierenfunktionsstörungen *Pyrimethamin:* schwere BB-Veränderungen (bei Toxoplasmosetherapie), megaloblastäre Anämie infolge Folsäuremangel
NW	*Alle:* allerg. Reaktionen, GIT-Symptome, hämatotoxisch *Chinin:* neurotoxisch (KS, Schwindel, Seh- und Hörstörungen), HRST, RR-Abfall *Chloroquin:* neurotoxisch (KS, epileptische Anfälle, Schwindel, PNP), Sehstörungen (Retinopathie, Hornhauttrübungen) *Mefloquin:* neurotoxisch (KS, epileptische Anfälle, PNP), Tinnitus, reversible Hypakusis, Kreislaufstörungen, HRST *Primaquin:* intravasale Hämolyse, Methämoglobinbildung *Proguanil:* GIT-Störungen, Schleimhautulzera, Haarausfall *Pyrimethamin:* neurotoxisch, Leberfunktionsstörungen

Chloroquinphosphat	*p. o.: € (375–750 mg); i. v.: €€€€ (750 mg)* | *KI/KI*
p. o.: **Resochin®junior** 81 | 250 mg/Tbl., **Weimer®quin** 250 | forte 500 mg/Tbl., Sirup 25 mg/ml *parenteral:* **Resochin®** 250 mg/5 ml Amp. (250 mg Chloroquinphosphat = 155 mg Chloroquin [-Base])	**Malaria-Therapie:** • *Erw. p. o.: initial* 10 mg/kg KG Chloroquin, nach 6 h 5 mg/kg KG, nach weiteren 12 h und 24 h jeweils 5 mg/kg KG, (Gesamtdosis 25–30 mg Chloroquin); *schwere Verläufe:* 600 mg/d für 2 d, dann 3 d je 300 mg/d • *Erw. i. v.:* 10 mg/kg KG Chloroquin als Infusion über 4 h, dann 5 mg/kg KG über 4 h in 12-stündigen Abständen bis zur *Gesamtdosis* von 25–30 mg/kg KG **Malaria-Prophylaxe:** 2 × 5 mg/kg KG Chloroquin p. o. innerhalb einer Wo. vor Reisebeginn, dann 1 × 5 mg/kg KG/Wo. Chloroquin jeweils am gleichen Wochentag **rheumatoide Arthritis/systemischer Lupus erythematodes:** Tagesdosis Chloroquinphosphat nach KG: 11–20 kg → 40,5 mg, 21–30 kg → 81 mg, 32–62 kg → 125 mg, 63–93 kg → 250 mg, 94–124 kg → 375 mg; max. Kumulativdosis 160 g Chloroquinphosphat (Erw.)

BV 90 %, PEB 50–60 %, Anreicherung in Erythrozyten um das 2–5fache, in Leber, Niere und Herz um das 10fache, hepatische Metabolisierung, v. a. renale Elimination, Eliminations-HWZ 30–60 d

Mefloquin	*€€–€€€€ (250–750 mg) | sl/sl*
p. o.: **Lariam®** 250 mg/Tbl.	**Malaria-tropica-Therapie:** • *Erw.: initial* 750 mg p. o., nach 6 h 500 mg, nach 12 h 250 mg ▸ *Kinder > 5 kg KG:* 20–25 mg/kg KG Gesamtdosis in 2–3 ED **Malaria-Prophylaxe:** • *Erw.:* 1 × 5 mg/kg KG/Wo. am gleichen d, 2 Wo. vor bis 4 Wo. nach möglicher Exposition ▸ *Kinder > 5 kg KG:* 1 ×/Wo. 5 mg/kg KG **stand-by-Medikation:** *Initial* 15 mg/kg KG, wenn keine definitive Diagnosestellung möglich bei KG 45–60 kg nach 6–8 h 2 Tbl. und bei KG > 60 kg nach weiteren 6–8 h 2 Tbl.

BV 85 %, PEB 98 %, Metabolisierung in aktive Metaboliten, hepatische Elimination, Eliminations-HWZ 3 Wo., Ausscheidung über Galle und Fäzes

Proguanil	*€ (200 mg) | Gr 5, sl/La 2, sl*
p. o.: **Paludrine®** 100 mg/Tbl.	**Malaria-Prophylaxe in Kombination mit Choroquin:** • *Erw.:* 1 × 200 mg/d p. o. immer zur gleichen Zeit ▸ *Kinder:* < 1. J → 1 × 25 mg/d; 1.-4. J → 1 × 50 mg/d; 5.-8. J → 1 × 100 mg/d; 9.-14. J → 1 × 150 mg/d; Kinder > 14. J → Erw.-dosis • *Behandlungsdauer:* 24 h vor möglicher Exposition, bis 4 Wochen danach ▸ *Dosisanpassung bei Niereninsuffizienz* (GFR in ml/min → Dosis) > 60 → 1 × 200 mg/d, 20–59 → 1 × 100 mg/d, 10–19 → 1 × 50 mg jeden 2. d, < 10 → 1 × 50 mg/Wo.

PEB 75 %, renale Elimination; HWZ von Proguanil 20 h, HWZ Cycloguanil (aktiver Metabolit) 8,3–16,9 h

Proguanil + Atovaquon	*€€ (62,5–250 mg) | Gr 5, sl/La 2, sl*
p. o.: **Malarone® Junior** 62.5 mg A. + 25 mg P./Tbl.; **Malarone®** 250 mg A. + 100 mg P./ Tbl.	**Malaria-tropica-Prophylaxe:** • *Erw.:* **Malarone®**: 1 Tbl./d p. o. immer zum gleichen Zeitpunkt ▸ *Kinder:* **Malarone® Junior:** 11–20 kg KG → 1 Tbl./d; 21–30 kg KG → 2 Tbl./d; 31–40 kg KG → 3 Tbl./d; > 40 kg KG → 1 Tbl. **Malarone®**/d immer zum gleichen Zeitpunkt • *Behandlungsdauer:* 24–48 h vor möglicher Exposition bis 7 d danach (max. 28 d)

	Therapie der unkomplizierten akuten Malaria tropica: • *Erw.*: **Malarone®**:1 × 4 Tbl./d für 3 d p. o. ▸ *Kinder*: **Malarone®**:11–20 kg KG → 1 × 1 Tbl./d für 3 d; 21–30 kg KG → 1 × 2 Tbl./d für 3 d; 31–40 kg KG → 1 × 3 Tbl./d für 3 d; > 40 kg KG → Erw.-dosis ▸ *Bei Niereninsuffizienz*: KI bei GFR < 30 ml/min für Prophylaxe und Therapie
Pyrimethamin	*€€€ (25–75 mg) | sl/KI*
p. o.: **Daraprim®** 25 mg/Tbl.	**Malaria-Therapie:** Einmalig 75 mg/d p. o. (bei KG < 45 kg 50 mg/d) in Komb. mit 1500 mg/d p. o. Sulfadoxin (bei KG < 45 kg 1000 mg/d) **Malaria-Prophylaxe:**25 mg/d p. o. in Komb. mit Chloroquin-Grundprophylaxe eine vor bis 4 Wo. nach möglicher Exposition
gute Resorption, max. Plasmakonz. nach 2 h, PEB 80 %, HWZ 2–6 d, renale Elimination	

2.17 Anthelmintika (Wurmtherapeutika)

Ind *Bandwurmmittel:* Praziquantel, Niclosamid *Nematodenmittel:* Pyrantel, Mebendazol, Albendazol, Pyrvinium, Tiabendazol *Schistosomenmittel:* Praziquantel
Wi *Albendazol/Mebendazol/Tiabendazol:* parasitäre Glukoseaufnahme ↓ → Verbrauch eigener Reserven ↑ → Absterben der Parasiten *Praziquantel:* spastische Wurmmuskellähmung → Ausscheidung *Pyrantel:* neuromuskuläre Blockade
KI *Mebendazol:* schwere Leberfunktionsstörungen *Praziquantel:* intraokuläre Zystizerkose Pyrantel: Kinder < 6 J., Leberschädigung, Sorbitol-/Fructoseintoleranz *Pyrvinium:* Leberschädigung, entzündl. Darmerkrankungen, Niereninsuffizienz, Fructoseintoleranz
NW *Alle:* GIT-Symptome *Albendazol:* KS, Schwindel, Haarausfall, Exantheme *Mebendazol:* Transaminasenanstieg, Haarausfall *Praziquantel:* KS, Schläfrigkeit, Urtikaria *Pyrantel:* KS, Vigilanzstörungen, Hauterscheinungen *Tiabendazol:* KS, Ohrensausen, RR-Schwankungen

Mebendazol	*€€ (100–500 mg) | Gr 6, sl/La 1, sl*
p. o.: **Surfont®** 100 mg/Tbl., **Vermox®** 100 | forte 500 mg/Tbl.	**Enterobiasis**: 1 × 100 mg/d p. o. für 3 d, Wdh. nach 2 und 4 Wo. **Askariasis**: 2 × 100 mg/d p. o. für 3 d **Trichuriasis und Ankylostomiasis:** 2 × 200 mg/d p. o. für 3–4 d **Taeniasis, Gestoden:** 2 × 300 mg/d für 3 d *oder* 2 × 200 mg/d p. o. für 4 d; *Kinder:* 2 × 100 mg/d p. o. für 4 d **Strongyloidiasis**: 2 × 300 mg/d p. o. für 3 d **Echinokokkosen**: Dosierungen z. T. wesentlich höher und dies unter Umständen auch über Jahre (siehe entsprechende Fachliteratur) ▸ *Kinder:* 1–2 × 100 mg/d p. o. für 3 d
geringe enterale Resorption (nüchtern ca. 1 %, bei fettreicher Mahlzeit ca. 10 %), hoher First-pass-Effekt, max. Plasmakonz. nach 1,5–7,25 h, HWZ 2,8–9 h, hepatische Metabolisierung und biliäre Exkretion der Metaboliten	

Albendazol	*€€€€ (800 mg) | Gr 6, Kl/k.A.*
p. o.: **Eskazole®** 400 mg/Tbl.	**Echinokokkose**: > *60 kg KG:* 2 × 400 mg/d p. o. für 4 Wo., 2 Wo. Pause, dann 1–2 weitere Zyklen; <*60 kg KG:* 15 mg/kg KG/d verteilt auf 2 ED p. o. **Trichinose**: 2 × 400 m/d p. o. für 6 d **Strongyloidiasis**: > *60 kg KG:* 400–800 mg/d für 3 d; <*60 kg KG:* 15 mg/kg KG in 2 ED
geringe Resorption (< 5 %), im Liquor 50 % und in den intrazerebralen Echinokokkuszysten 40 % der Serumkonz., Elimination über Galle und Harn	

Niclosamid	*€€€€ (2000 mg) | Gr 4, sl/sl*
p. o.: **Yomesan®** 500 mg/Tbl.	**Taenia saginata/solium (Rinder-/Schweinebandwurm), Fischbandwurm:** • *Erw. und Kinder* > *6. J:* einmalig 4 Tbl. ▸ *Kinder 2.–6. J:* einmalig 2 Tbl; *Kinder* < *2. J:* einmalig 1 Tbl. **Infektion mit Hymenolepis nana (Zwergbandwurm):** • *Erw. und Kinder* > *6. J:* am 1. Tag 4 Tbl., Tag 2–7. jeweils 2 Tbl./d ▸ *Kinder 2.–6. J:* am 1. Tag 2 Tbl., Tag 2–7 jeweils 1 Tbl./d ▸ *Kinder* < *2. J:* am 1. Tag 1 Tbl.; Tag 2–7 jeweils ½ Tbl./d ▸ *alle*: 1 ×/d p. o. nach dem Frühstück (auflösen und mit viel Flüssigkeit)
wird praktisch nicht resorbiert	

Praziquantel	*€€-€€€€ (150–600 mg) | Gr 4, sl/La 2 (nicht Stillen während und bis 24 h nach der Behandlung)*
p. o.: **Biltricide**® 600 mg/Tbl., **Cesol**® 150 mg/Tbl., **Cysticide**® 500 mg/Tbl.	**Schistosomiasis**: 40–60 mg/kg KG/ in 2–3 ED für 1 d **Leber- und Lungenegel:** 75 mg/kg KG/d KG in 3 ED für 2–3 d **Neurozystizerkose**: 50 mg/kg KG/d in 3 ED für 15 d, ggf. Wdh. nach 3 Mo. **Rinder-/Schweinebandwurm:** einmalig 5–10 mg/kg KG **Fischbandwurm**: einmalig 10 mg/kg KG **Zwergbandwurm**: einmalig 15–25 mg/kg KG (ggf. Wdh. nach 10 d)
ausgeprägter First-pass-Effekt, PEB 85 %; max. Plasmakonz. nach 1–2 h; liquorgängig, HWZ 4 h, hepatische und renale Elimination	
Pyrantel	*Tbl. + Susp. €€€€ (750 mg) | Gr 4, Kl/La 1, Kl*
p. o.: **Helmex**® 250 mg/Tbl., Susp. 250 mg/5 ml	**Enterobiasis, Ascariasis, Ancylostomasis:** • *Erw.:* Einmalig 10 mg/kg KG p. o.; max. Dosis 1 g ▸ *Kinder:* < 12 kg KG → 125 mg (Susp.); 12–21 kg KG →125–250 mg; 22–40 kg KG →250–500 mg; 41–75 kg KG → 500–750 mg **Amerikanischer Hakenwurm**: 1 × 20 mg/kg KG/d über 2 d
Pyrvinium	*Tbl. + Saft €€€€ (350 mg) | Gr 4, sl/La 1, sl*
p. o.: **Molevac**® 50 mg/Tbl., **Pyrcon**® *– alle: 50 mg/5 ml Saft*	**Enterobiasis (Oxyuriasis):** • *Kinder/Erw.:* 1 × 5 mg/kg KG/d, max. 400 mg/d ▸ *Leberschädigung, entzündliche Darmerkrankungen, Niereninsuffizienz:* Kl
wird nicht resorbiert; Elimination über Fäzes	

2.18 Immunseren und Immunglobuline

Ind *Immunmodulation:* Guillain-Barré-Syndrom (GBS), idiopathische thrombozytopenische Purpura (ITP) mit hohem Blutungsrisiko oder vor OP, Kawasaki-Syndrom, andere autoimmunologisch vermittelte Polyneuropathien und Systemerkrankungen, myasthene Krise, Masern- und Rötelnprophylaxe
Substitutionsbehandlung: Primären Immunmangelkrankheiten (kongenitale Hypo- und Agammaglobulinämie, allg. variable Immunmangelkrankheiten, schwere kombinierte Immunmangelkrankheiten, Wiskott-Aldrich-Syndrom), Myelom oder chron.-lymphatischer Leukämie (CLL) mit schwerer sek. Hypogammaglobulinämie und rez. Infektionen, bei Kindern mit angeborenem AIDS und rez. Infektionen.

Immunglobulin (7S)	*€€€€€ (10–30 g) | Am/Am*
i. v.: **Flebogamma®** 5% 0,5 | 2,5 | 5 | 10 g mit 485 | 2425 | 4850 | 9700 mg, **Gammagard®** 0,5 | 2,5 | 5 g mit 460 | 2300 | 4600 | 9200 mg, **Gamunex®** 10% 10 | 50 | 100 | 200 ml mit 980 | 4900 | 9800 | 19600 mg, **Intratect®** 20 | 50 | 100 | 200 ml mit 960 | 2400 | 4800 | 9600 mg, **Kiovig®** 10% 1 | 2,5 | 5 | 10 | 20 g mit 100 | 2500 | 5000 | 10000 | 20000 mg **Octagam®** 5% 1 | 2,5 | 5 | 10 | 20 g mit 950 | 2375 | 4750 | 9500 mg, **Sandoglobin®** 6% 1 | 2,5 | 5 | 10 g mit 960 | 2880 | 5760 | 9600 mg, **Sandoglobulin®** Liquid 12% 50 | 100 ml mit 5760 | 11520 mg, **Venimun® N** 2,5 | 5 | 10 g mit 2000 | 4000 | 8000 mg *s. c.:* **Gammanorm® 16%** 1568 mg/Amp., **Vivaglobin® 16%** 800 mg/Amp., 1600 mg/Inf.-Fl.	**Substitution bei sekundären Immunglobulinmangel**: *allg.:* 0,4 g/kg KG/d (ca. 30 g/70 kg KG/d) über (3–) 5 d i. v. **AK-Mangelkrankheiten:** 0,4–0,8 g/kg KG/d i. v., gefolgt von mind. 0,2 mg/kg KG alle 3–4 Wo. **Kawasaki-Syndrom**: 1,6–2,0 mg/kg KG/d über 5 d i. v. **Virusprophylaxe**: *(< 6 d nach Exposition):* **Masern** 0,05 g/kg KG, **Röteln** 0,2 g/kg KG i. v.
BV 100%, HWZ 11–17 d (z. T. individuell sehr unterschiedlich, auch abhängig von der Zubereitung der Präparate)	
Papillomavirus-Impfstoff	*€€€€€ (0,5 ml Fertigspritze) | kE/kE*
i.m.: **Gardasil®** 0,5 ml Susp. in Fertigspritze	**Zervixkarzinom-Impfung bei Frauen, 16–26 J.**: 0,5 ml i.m., Nachinjektion nach 2 und 6 Monaten (keine intravasale Applikation !)
gekühlt bei 2–8 °C lagern, Wi gegen HPV-Typen 6, 11, 16 und 18 (für 70% der Zervixkarzinome verantwortlich)	
Papillomavirus-Impfstoff	*€€€€€ (0,5 ml Fertigspritze) | Gr 5 kI/La 1, KI*
i.m.: **Cervarix®** 20 µg in 0,5 ml Susp. in Fertigspritze	**Zervixkarzinom-Impfung bei Frauen, 15–25 J.**: 0,5 ml i.m., Nachinjektion nach 1 und 6 Monaten (keine intravasale Applikation !)
gekühlt bei 2–8 °C lagern, Wi gegen HPV-Typen 6, 11, 16 und 18 (für 70% der Zervixkarzinome verantwortlich)	

Tetanus = Humanes Anti-IG	*€€€-€€€ € (1 Amp.)* | *sl/sl*
i.m.: **Tetanobulin® Immuno, Tetagam®** N *– alle: 100–170 mg humanes IgG/Amp. à 1 ml = 250 I. E. AK gegen Tetanus-Toxin*	**Tetanus-Prophylaxe**: 250 I.E i.m. als Simultanimpfung mit Tetanus-Toxoid bei nicht o. unzureichend Geimpften mit frischen Verletzungen an kontralateraler Körperstelle **Tetanusinfektion**: 3000–10000 I.E i.m., evtl. 3000 I. E. an den folgenden Tagen wiederholen
max. Plasmaspiegel nach 2 bis 3 d, HWZ 3 Wo.	

Tetanus-Toxoid	*€€-€€€€ (1 Amp.)* | *Am/Am*
i.m.: **Tetanol® pur, Tetanus-Impfstoff Merieux®** *– alle: 40 I. E./Amp. à 0,5 ml*	**Tetanus-Prophylaxe:** *akut:* 0,5 ml i.m. als Simultanimpfung mit **Tetagam®** an kontralateraler Körperstelle **Grundimmunisierung (ab 3. Lebensmonat):** 0,5 ml i.m., Wdh. nach 4–6 Wo. und nach 6–12 Mo. nach der 2. Impfung **Auffrischimpfung:** Nach jeweils 10 J. routinemäßige Impfauffrischung mit 0,5 ml i.m., bei einer Verletzung bereits nach 5 J.
14 d nach 2. Impfung der Grundimmunisierung beginnt Schutzwirkung für 1 J., nach 3. Impfung Wi-Dauer > 10 J., nach einer Verletzung mehr als 5 J. nach der 3. Impfung muss dennoch erneut eine einmalige Auffrischimpfung erfolgen	

3 Immunsuppressiva, Antineoplastika

3.1 Antineoplastische Mittel

3.1.1 Alkylierende Mittel

Ind *Busulfan:* CML, Polyzythaemia vera u. a. myeloproliferative Erkrankungen
Chlorambucil: CLL, Non-Hodgkin-Lymphome, M. Hodgkin, M. Waldenström
Cyclophosphamid: Leukämie, Lymphome, Hoden-, Mamma-, Ovarial- und kleinzelliges Bronchialkarzinom, Lupus erythematodes, Vaskulitiden, rheumatoide Arthritis u. a. schwere Autoimmunerkrankungen, Immunsuppression bei Organ- und Knochenmarktransplantation
Docetaxel: Mamma-Ca, nicht-kleinzelliges Bronchial-Ca, Prostata-Ca, Kopf-Hals-Ca, Adeno-Ca des Magens
Irinotecan: Mono- und Kombinationstherapie bei fortgeschrittenem Dickdarm-/Mastdarmtumor
Melphalan: Plasmozytom, Ovarialkarzinom, Mammakarzinom
Paclitaxel: Ovarial-Ca mit und ohne Metastasierung
Temozolomid: Firstlinetherapie Glioblastoma multiforme in Komb. mit Radiotherapie; Rez. oder progred. malignen GliomWi
Cyclophosphamid: Zytostatikum, Alkylans, Hemmung der Mitose rasch proliferierender Zellen (Lymphozyten) durch Proteinquervernetzung, Hemmung der Ak-Synthese
Irinotecan: Topoisomerase-I-Hemmer
Melphalan: Alkylierung von DNA und RNA mit Einzel- und Doppelstrangvernetzung → Zellproliferation maligner Zellen ↓ sowie AK-Synthese (IgM) → Immunantwort ↓
Paclitaxel: antimikrotubulärer Wirkstoff → Hemmung der mitotischen Zellfunktion
Temozolomid: Zytostatikum, Alkylans

KI *alle:* schwere Knochenmarkschäden, akute Infekte
Busulfan: kurz vor oder nach einer Strahlentherapie, Lungenschädigung
Chlorambucil: vorherige Bestrahlung oder Chemotherapie
Cyclophosphamid: Harnverhalt, Zystitis, Harnwegsstrikturen
Docetaxel: Neutropenie $< 1500/mm^3$, schwere Leberfunktionsstörung
Irinotecan: Chronisch entzündliche Darmerkrankungen, und/oder Darmverschluss, 3-fach erhöhte Bilirubinwerte, schwere Knochenmarksfunktionsstörung
Melphalan (Hochdosis): venookklusive Erkrankungen, interstitielle Pneumonie, Lungenfibrose, inadäquate ADH-Sekretion
Paclitaxel: Neutropenie $< 1500/mm^3$, Thrombozyten $< 100000/mm^3$

NW *alle:* Myelosuppression, gesteigerte Infektanfälligkeit, Übelkeit, Erbrechen, Stomatitis, Mukositis, Haarausfall, Amenorrhö, Zweittumore
Busulfan: Leberzellnekrosen, venöse Verschlusskrankheit der Leber, epileptische Anfälle, interstitielle Lungenfibrose, Hyperpigmentierungen
Chlorambucil: interstitielle Lungenfibrose, Hepatotoxizität, epileptische Anfälle
Cyclophosphamid: hämorrhagische Zystitis, Schleimhautschäden der Harnwege, Leber- und Nierenfunktionsstörungen, Kardiotoxizität, Schwartz-Bartter-Syndrom

Docetaxel: Neutropenie (max. nach 7 d), Anämie, Alopezie, Übelkeit, Erbrechen, Stomatitis, Diarrhö und Asthenie, Infektionen, Dyspnoe
Irinotecan: GIT-Symptome, akutes cholinerges Syndrom
Paclitaxel: neurotoxisch (PNP), Myalgie, kardiotoxisch, Obstipation Überempfindlichkeitsreaktionen
Temozolomid: Alopezie, Ausschlag, KS, Schwindel, Aphasie, Gleichgewichtsstörungen, Verwirrtheit, Konvulsionen, Gedächtnisstörungen, Neuropathie, Parästhesie, Somnolenz

Busulfan	*p. o.: € (2 mg); i. v.: €€€€ (60 mg = 1 Amp.) | KI/KI*
p. o.: **Myleran®** 2 mg/Tbl. *i. v.:* **Busilvex®** 6 mg/ml Inj.-Lsg. (60 mg/10 ml)	**Dosierung nach aktuellen onkologischen Therapieprotokollen der o. g. Neoplasien:** • **CML Induktionsphase:** 0,06 mg/kg KG/d p. o. max. 4 mg/d • **CML Dauertherapie:** 0,5–2 mg/d p. o. • **Polycythaemia vera (PV):** 4–6 mg/d für 4–6 Wo. ▸ *Kinder:* 0,06 mg/kg KG/d p. o. (1,8 mg/30 kg KG) p. o. • **Vor Stammzelltransplantation:** 0,8 mg/kg KG über 2 h i. v. für 4 Tage (siehe FI) gefolgt von Cyclophosphamid
vollständige orale Resorption, HWZ 2,6 h, PEB 30–50%, gute Liquorgängigkeit, renale Elimination nach hepatischer Metabolisierung mit indiv. Clearance-Unterschieden	
Chlorambucil	*€-€€ (2–6 mg) | KI/sI*
p. o.: **Leukeran®** 2 mg/Tbl.	**Dosierung nach aktuellen onkologischen Therapieprotokollen der o. g. Neoplasien:** • *Intervalltherapie:* 8 mg/m² KO/d p. o. • *Dauertherapie:* 0,1–0,2 mg/kg KG/d (= 7–14 mg/70 kg) • *Kombinationstherapie:* 1–6 mg/m² KO/d p. o. **Morbus Waldenström:** 6–12 mg/d bis Leukopenie-Induktion, dann *Erh-Dosis* von 2–8 mg/d als Langzeittherapie
HWZ 1,5 h, max. Plasmakonz. in 1–3 h, PEB 99%, renale Elimination	
Cyclophosphamid	*p. o.: € (50 mg); i. v.: €€-€€€ (200–500 mg) | KI/KI*
p. o.: **Cyclostin®**, **Endoxan®** *– alle: 50 mg/Drg.* *i. v.:* **Endoxan®** 100 | 200 | 500 | 1000 mg/Inj.-Fl.	**Dosierung nach aktuellen onkologischen Therapieprotokollen der o. g. Neoplasien:** • *i. v.-Dauertherapie:* 3–6 mg/kg KG/d (120–240 mg/m² KO) über 0,5 bis 2 h • *Intervalltherapie:* 10 bis 15 mg/kg KG (400–600 mg/m² KO) in Abständen von 2–5 d über 0,5 bis 2 h i. v. • *Hochdosis-Intervalltherapie:* 20–40 mg/kg KG (800 bis 1600 mg/m² KO) in Abständen von 21–28 d über 0,5 bis 2 h i. v. • *p. o.-Dauertherapie:* 50–200 mg/d

	▸ *Dosisreduktion bei Leberinsuffizienz* (Serumbilirubinwert 3,1–5 mg/100 ml): um 25 % ▸ *Dosisreduktion bei Niereninsuffizienz* (GFR < 10 ml/min): um 50 %
BV 74 %, HWZ 4–8 h, Wi-Eintritt nach 1–2 Wo., 30 % unverändert in 24 h ausgeschieden, keine Penetration der Blut-Hirn-Schranke	
Docetaxel	*€€€€€ (20 | 80 mg) | Gr 6, Kl/La 1, Kl*
p. o.: **Taxotere®** 20 | 80 mg/Inf.-Konz.	**Dosierung nach aktuellen onkologischen Therapieprotokollen der o. g. Neoplasien:** • *Einzeldosis:* 60–100 mg/m² KO i. v. (über mind. 1 h) alle 3 Wo. • *Mamma-Ca (operabel, adjuvant) und andere Ca:* 75 mg/m² KO/alle 3 Wo. *i. v.* • *Mamma-Ca (fortgeschritten oder metastasiert):* 100 mg/m² KO/alle 3 Wo. *i. v.*
PEB 95 %, fäkale Elimination nach Metabolisierung	
Paclitaxel	*€€€€€ (150 | 300 mg) | Gr 5, Kl/La 1, Kl*
i. v.: **Axitaxel®**, **Celltaxel®**, **Neotaxan®**, **Paclitaxel (Generika)** , **Paxene®**, **Ribotax®**, **Taxol®**, **Taxomedac®** *– alle: 30 | 100 | 150 | 300 mg/Inf.-Konz. à 6 mg/ml*	**Dosierung nach aktuellen onkologischen Therapieprotokollen der o. g. Neoplasien:** *i. v.:* 175 mg/m² KO über 3 h oder 135 mg/m² KO über 24 h, gefolgt von 75 mg/m² KO Cisplatin alle 3 Wo.
HWZ 3 und 53 h, PEB 89–98 %, überwiegend fäkale Elimination nach Metabolisierung	
Irinotecan	*€€€€€ (100 mg) | Gr 6, Kl/La 1, Kl*
i. v.: **Campto®** 20 | 40 | 100 mg/Inf.-Konz.	**fortgeschrittener Dickdarm-/Mastdarmtumor:** • *Monotherapie:* 350 mg/m² KO i. v. (über 30–90 min.) alle 3 Wo. • *Kombinationstherapie (mit 5-Fu und Folinsäure):* 180 mg/m² KO (über 30–90 min.) alle 2 Wo. *i. v.*
3-phasige HWZ 12 min./2,5 h/14,2 h, PEB 65–95 %	
Melphalan (L-Pam)	*p. o.: €€€€ (10–14 mg); i. v.: €€€€ (50 mg) | Gr 7 + 8, Kl/La 1, Kl*
p. o.: **Alkeran®** 2 mg/Tbl. *i. v.:* **Alkeran®**, **Melfalan®**	**Dosierung nach aktuellen onkologischen Therapieprotokollen der o. g. Neoplasien:**

– *alle:* *50 mg/Inf.-Fl. (enthält 5 Vol%-Alkohol)*	• **multiples Myelom:** 0,15–0,25 mg/kg KG/d + 2 mg/kg KG/d, Prednison für 4 d (= Intervalltherapie alle 6 Wo.; Alexanian-Schema) • **Ovarial-Ca:** 0,2 mg/kg KG/d (14 mg/70 kg KG/d) für 5 d alle 4–8 Wo. • **Mamma-Ca:** 0,15 mg/kg KG/d (10,5 mg/70 kg KG/d) für 5 d alle 6 Wo. ▸ *Dosisreduktion bei Niereninsuffizienz:* siehe Fachinfo
Resorption und BV 20–90%, BV während Behandlung ↑ (gesteigerte Resorption), biphasische HWZ 8 min und 2 h, renale Elimination der Metabolite	
Temozolamid	*p. o.: €€€-€€€€€ (5–250 mg Tbl.) | Kl/La 1, Kl*
p. o.: **Temodal®** *5 | 20 | 100 | 140 | 180 | 250* mg/Tbl.	**Dosierung nach aktuellen onkologischen Therapieprotokollen der o. g. Neoplasien:** • **Firstline Therapie in Komb. mit Radiatio**: 1 × 75 mg/m² KO für 42 Tage, nach Beendigung der Radiato (60 Gy) und 4 wöchiger Pause 6 Zyklen Monotherapie mit 1 × 150 mg/m² KO Tag 1–5, Repetition Tag 29. Ab 2. Zyklus Dosissteigerung auf 200 mg/m² KO anstreben. • **Rezidivierendes oder progredientes malignes Gliom**: Monotherapie mit 1 × 150 mg/m² KO Tag 1–5, Repetition Tag 29. Ab 2. Zyklus Dosissteigerung auf 200 mg/m² KO anstreben ▸ *Kinder:* siehe Fachinfo
Liqourgängig, max. Plasmakonz. nach 20 min, HWZ 1,8 h, renale Elimination der Metabolite	

3.2 Antimetabolite

Ind *Capecitabin:* adjuvante Behandlung nach Operation eines Kolonkarzinoms im Stadium III, eines metastasierten Kolorektalkarzinoms, fortgeschrittenes Magenkarzinom, Mammakarzinom nach Versagen einer zytotoxischen Chemotherapie
Cytarabin: hochmaligne Non-Hodgkin-Lymphome, akute Leukämie, CML
5-FU: Mamma-, Rektum-, Kolon-, Magen-, Pankreas-, Leber-, Ovarial-, Uterus-, Blasen-Ca
Gemcitabin: fortgeschrittenes und metastasiertes Blasen-, nicht-kleinzelliges Bronchial-, Adeno-, Mamma- und Ovarial-Ca
Methotrexat: ALL, Lymphome, Mamma-, Cervix-, Ovarial-, Bronchial-Ca, ZNS-Tu, rheumatoide Arthritis, zur Immunsuppression (u a. MS, Psoriasis vulgaris)
Pemetrexed: in Komb. mit Cisplatin zur Behandlung von chemonativen inoperablen malignen Pleuramesotheliomen, nichtkleinzelliges Bronchialkarzinom (Monotherapie)
Topotecan: Second/thirdline metastasierendes Ovarial-Ca, Secondline kleinzelliges Bronchial-Ca

Wi *Capecitabin:* = nicht zytotoxisches Fluoropyrimidincarbamat → nach Metabolisierung zytotoxische Wi als 5-Fluorouracil (5-FU) s. u. *Cytarabin:* Pyrimidinantagonist → DNA-Polymerasehemmung → DNS-Synthese ↓ *5-FU:* Antimetabolit, Thymidilat-Synthese ↓ → Thymidilatmangel → DNS-Synthese ↓ *Gemcitabin:* zytotoxische Wi –zellphasenspezifisch, allg. Reduktion der Konzentration von Deoxynukleosiden und speziell von dCTP *Methotrexat:* Folsäureantagonist → Purinsynthese ↓, antiinflammatorische Effekte *Pemetrexed:* antineoplastisches Antifolat, das seine Wirkung ausübt, indem es wichtige folsäureabhängige metabolische Prozesse unterbricht, die für die Zellreplikation notwendig sind *Topotecan:* Hemmung der Topoisomerase I, einem Enzym, das an der DNA-Replikation beteiligt ist, indem es die Torsionsspannung vor der sich vorwärts bewegenden Replikationsgabel löst → Brüche der DNS-Einzelstränge
KI *alle:* hämatopoetische Insuffizienz, akute Infektionen, Stomatitis, GIT-Ulzera, schwere Leberfunktionsstörungen *Capecitabin:* bekannter Dihydropyrimidin-Dehydrogenase-Mangel (DPD), schwere Leuko-, Neutro- oder Thrombozytopenie, schwere Leber- und Nierenfunktionsstörungen, gleichzeitige Behandlung mit Sorivudin oder dessen chemischen Verwandten, wie z. B. Brivudin *5-FU:* Hämorrhagien jeglicher Lokalisation *Gemcitabin:* schwere Leber- oder Nierenfunktionsstörungen *Methotrexat:* Niereninsuffizienz (Krea. > 2,0 mg/dl) *Pemetrexed:* gleichzeitige Gelbfieberimpfung *Topotecan:Neutrophilenzahl* von < $1{,}5 \times 10^9$/l und/oder Thrombozytenzahl von < 100×10^9/l.
NW *alle:* Myelosuppression, GIT-Ulzera, Mukositis, Stomatitis, Übelkeit, Erbrechen, Diarrhö, Alopezie *Capecitabin:* Anorexie, Diarrhö, Erbrechen, Übelkeit, Stomatitis, Bauchschmerzen, Palmoplantare Erythrodysästhesie, Abgeschlagenheit, Asthenie *Cytarabin:* Pankreatitis, Transaminasen ↑, Keratitis, Konjunktivitis, Lungenödem und Neurotoxizität (Hochdosis), Cytarabin-Syndrom (Fieber, Myalgie, Knochen- und Brustschmerzen, makulopapulöser Ausschlag, Konjunktivitis) *5-FU:* Somnolenz, Psychosen, mnestische Störungen, Photodermatitis, Hand-Fuß-Syndrom, zerebelläre Symptomatik, AP, Myokardinfarkte *Gemcitabin:* GIT-Symptome, Transaminasen ↑, *Proteinurie und Hämaturie, Atemnot* *Methotrexat:* allerg. Pneumonie, Lungenfibrose, nephrotxisch, Psychosen, Muskelschmerzen und Parästhesien *Pemetrexed:* Niereninsuffizienz, Neuropathie *Topotecan:* Überempfindlichkeitsreaktionen, schwere Durchfälle, Hyperbilirubinämie.

Capecitabin	*€€€€ (2000–2500 mg) | KI/KI*
p. o.: **Xeloda**® *150 | 500 mg/Tbl.*	**Kolon- und Kolorektalkarzinom und Mammakarzinom:** *Erw.:* 2 × 1250 mg/m²/d über 14 d gefolgt von einer 7 d Therapiepause (über 6 Monate)

	Magenkarzinom: • *mit platinhaltiger Therapie*: 2 × 1000 mg/m² KO/d • *mit Epirubicin*: 2 × 625 mg/m² KO/d jeweils über 14 d gefolgt von einer 7 d Therapiepause (über 6 Monate) ▸ *Dosisreduktion bei schwerer Niereninsuffizienz*: auf 50–75 % der o. g. Dosis
Rasche und umfassende Resorption, initiale HWZ 0,85 h, PEB 54 %, hepatische Metabolisierung in aktive Metabolite, überwiegende (> 95 %) renale Elimination	
Cytarabin (CAR/Ara-C)	*€€€-€€€€ (100 mg)* | *KI/KI*
i. v.: **Alexan**® 100 mg/5 ml | 1000 mg/20 ml Inj.-Fl., **Aracell**® 40 mg/2 ml | 100 mg/5 ml | 1000 mg/20 ml | 4000 mg/80 ml | 10 g/100 ml Inf.-Lsg., **Cytarabin Hexal**® 100 | 1000 | 2000 mg/Inf.-Fl.	**Dosierung nach aktuellen onkologischen Therapieprotokollen der o. g. Neoplasien:** • *Normaldosis (Remissionseinleitung)*: 100–200 mg/m² KO/d i. v. über 5–10 d • *Normaldosis (Remissionserhaltung)*: 70–200 mg/m² KO/d i. v. über 5 d alle 4 Wo. • *Höchstdosistherapie*: 2 × 3000 mg/m²/d über 1–2 h i. v. über 4–6 d
biphasische HWZ (10–15 min, 2–3 h), rasche Metabolisierung, renale Elimination nach Metabolisierung	
Fluorouracil 5-FU	*€€-€€€ (500–1000 mg Inj.-Lsg.)* | *KI/KI*
i. v.: **5-Fluorouracil** (**Generika**), **5-FU** (**Generika**), **Fluorouracil** (**Generika**), **Haemato Fu**®, **Neofluor**®, **Onkofluor**®, **Ribofluor**® *– alle: 250 | 500 | 1000 | 5000 mg/Inj.-Lsg.*	**Dosierung nach aktuellen onkologischen Therapieprotokollen der o. g. Neoplasien:** • *Initialtherapie*: 15 mg/kg KG/d oder 600 mg/m² KO/d über 4 h i. v., tgl. Wdh. bis zum Auftreten von Stomatitis, Diarrhö, Leuko- und/oder Thrombozytopenie, bei Abklingen der GIT-NW und Leukozyten > 3000–4000/µl, Thrombozyten > 80000–100000/µl → Erhaltungstherapie • *Erhaltungstherapie*: 5–10 mg/kg KG oder 200–400 mg/m² 1 ×/Wo. ▸ *Max-Dosis*: 1000 mg/d ▸ *Dosisreduktion bei schwerer Leber- oder Niereninsuffizienz*: um 30–50 %
initiale HWZ 10–30 min, PEB 10 %, terminale HWZ 14–30 h, hepatische Metabolisierung, renale Elimination zu 30 %	
Gemcitabin	*€€€€-€€€€€ (200–1000 mg)* | *Gr 7 + 8, KI/Abstillen erforderlich, KI*
i. v.: **Acadic**®, **Bendacitabin**®, **Gemcitabin** (**Generika**), **Gemzar**®, **Ribozar**®	**Fortgeschrittene, metastasierte Karzinome:** • *Blasenkarzinom in Kombination mit Cisplatin (70 mg/m²) – Erw.:* 1000 in 30 min. i. v. am Tag 1,8 und 15 bei 28 Tage-Zyklus

– alle: 200 | 1000 mg/Inf.-Fl.	• *Mamma-Ca. mit Paclitaxel (175 mg/m²):* 1250 mg/ m² KO am Tag 1 und 8 bei 21 Tage-Zyklus • *lokal fortgeschrittenes oder metastasiertes nichtkleinzelliges Bronchial-Ca.:* 1250 mg/ m² KO am Tag 1 und 8 • Details siehe Fachinfo
PEB gering, HWZ 40–90 min., rasche Metabolisierung in aktive Metabolite (dFdCMP, dFdCDP und dFdCTP), < 10% renale Elimination	
Methotrexat (MTX)	*p. o.: €€ (7,5–10 mg); i. v.: €€€-€€€€ (7,5–500 mg) | KI/KI*
p. o.: **Lantarel®**, **Metex®**, **Methotrexat** (**Generika**), **MTX** (**Generika**) *– alle: 2,5 | 7,5 | 10 mg/Tbl.* *parenteral:* **Lantarel® FS** 7,5 | 10 | 15 | 20 | 25 mg/Inj.-Fl., **Metex®** 7,5 | 10 | 15 | 20 | 25 mg/ Fertigspritze u. Inf.-Lsg., **Methotrexat-Gry®** 5 | 50 | 500 | 1000 | 5000 Inj.-Lsg., **Methotrexat** (**Generika** 5 | 7,5 | 15 | 50 | 250 | 500 | 1000 | 5000 mg/ Inj.-Fl.), **MTX** (**Generika**) 5 | 7,5 | 10 | 15 | 25 | 50 | 500 mg/ Inf.-Lsg, **Neotrexat®** 50 | 500 | 1000 Inj.-Lsg.	**Dosierung nach aktuellen onkologischen Therapieprotokollen der o. g. Neoplasien:** • *p. o.:* – *low dose:* 1 × 7,5 mg/Wo p. o.; – *mittelhohe Dosierung:* 100–1000 mg/m² KO; – *hoch dosiert:* 1000–1200 mg/m² KO jeweils als ED • *intrathekal:* 8–12 mg/m² KO 1–2/Wo. bis max. Gesamtdosis von 150–200 mg (= Dosierung nach Schemata mit Ara-C) ▸ *Dosisreduktion bei Niereninsuffizienz:* siehe Fachinfo
Resorption p. o. 25–90%, HWZ triphasisch: 2–4 h, 5 h und 27 h, PEB 50%, renale Elimination zu 55–88% innerhalb 24 h	
Pemetrexed	*€€€€€ (500 mg) | KI/Abstillen erforderlich*
i. v.: **Alimta®** 100 | 500 mg Pulver zur Herst. einer Infusionslsg.	**Malignes Pleuramesotheliom:** 500 mg/m² KO über 10 min. an Tag 1, Repetition an Tag 21 + Cisplatin 75 mg/m² KO über 2 h 30 min nach der Pemetrexed Gabe an Tag 1, Repetition an Tag 21 **lokal fortgeschrittenes oder metastasiertes nichtkleinzelliges Bronchialkarzinom (second line):** 500 mg/m² KO über 10 min. an Tag 1, Repetition an Tag 21 • Details siehe Fachinfo
PEB 81%, HWZ 3,5 h, teilweise hepatische Metabolisierung, 70–90% renale Elimination	
Topotecan	*€€€€€ (1 mg) | KI/Abstillen erforderlich, KI*
i. v.: **Hycamtin®** 1 mg Pulver zur Herst. einer Infusionslsg.	**Ovarial- und kleinzelliges Bronchial (second line)-Ca:** 1,5 mg/m² KO über 30 min. an Tag 1–5, Repetition an Tag 21

	Zervix-Ca: 0,75 mg/m² KO über 30 min. an Tag 1–3, an Tag 1 Komb. mit Cisplatin 50 mg/m² KO Repetition an Tag 21, über 6 Zyklen Details s. Fachinfo

PEB 35 %, HWZ 2–3 h, teilweise Metabolisierung, ca. 50 % renale und fäkale Elimination

3.2.1 Alkaloide

Ind *Vincristin:* kleinzelliges Bronchial-Ca, ALL, Lymphome, Mamma-Ca, Sarkome, Wilms-Tumor, Neuroblastom, Morbus Werlhof
Vinblastin: metastasierendes Hodenkarzinom, Morbus Hodgkin, Non-Hodgkin-Lymphome, Letterer-Siwe-Krankheit, Kaposi-Sarkom, metastasierendes Mammakarzinom, Morbus Werlhof
Vindesin: ALL, Blastenschub bei CML, maligne Lymphome, maligne Melanome, nicht-kleinzelliges und kleinzelliges Bronchial-Ca, Mamma-Ca, Plattenepithel-Ca der Speiseröhre
Vinorelbin: Nicht-kleinzelliges Bronchial-Ca (Stadium 3/4)., metastasiertes Mamma-Ca (Stadium 4)
Etoposid: Bronchial-Ca, Lymphome, AML, Hodentumore, Ovarial-, Chorion-Ca

Wi Spindelgifte → Mitosehemmung → DNA- und Proteinsynthese ↓

KI *alle:* hämatopoetische Insuffizienz, akute Infektionen, schwere Leber- und Nierenschäden
Vincristin: neuromuskuläre Erkrankungen, schwere Neuropathien, bei Leberradiatio
Vinblastin: neuromuskuläre Erkrankungen, bei Leberradiatio
Vindesin: demyelinisierende Form des Charcot-Marie-Tooth-Syndroms, intrathekale Anw.
Vinorelbin: Schwere Leberfunktionsstörungen, in Verbindung mit einer Gelbfieberimpfung, intrathekale Anw.

NW *alle:* Myelosuppression, Übelkeit, Erbrechen, Obstipation, Alopezie, Stomatitis, Mukositis, Bronchospasmus, Lungenödem
Vincristin/Vinblastin/Vindesin/Vinorelbin: Neuropathie, HRST, AV-Blockierungen, Tachykardien, Angina pectoris, Myokardinfarkt, Nekrosen bei Paravasaten, Hyponatriämie
Etoposid: Leberwerte ↑, RR ↓, HRST, Pneumonitis, Lungenfibrose

Vincristin (VCR)	*€€€€ (1–2 mg) | KI/KI*
i. v.: **Cellcristin®, Onkocristin®, Vincristin liquid L®, Vincristinsulfat (Generika)** *– alle: 1 | 2 u./o. 5 mg/Amp. à 1 | 2 u./o. 5 ml*	**Dosierung nach aktuellen onkologischen Therapieprotokollen der o. g. Neoplasien:** • *Erw.:* 1,4 mg/m²/Wo i. v. ▸ *Kinder < 10 kg:* 0,05 mg/kg KG i. v. 1 mal/Wo. ▸ *Kinder > 10 kg:* 1,5 mg/kg KG i. v. 1 mal/Wo. ▸ *Max-Dosis:* 2 mg/Wo. ▸ *Dosisreduktion bei Leberinsuffizienz (Serumbilirubin > 3 mg/dl):* um 50 %

HWZ 0,08–2,3–85 h (triphasisch), starke PEB, Ausscheidung nach hepatischer Metabolisierung über die Galle (20 %) und unverändert renal

Vinblastin	*€€€€ (10 mg) | Gr 6 + 7 Kl/La 2 Kl*
i. v.: **Vinblastinsulfat Gry®** 10 mg Pulver zur Herstellung einer Inj.-Lsg.	**Dosierung nach aktuellen onkologischen Therapieprotokollen der o. g. Neoplasien:** • *Erw.: initial:* 0,1 mg/kg KG 1 x Woche, Eskalation um 0,05 mg/kg KG in wöchentlichen Abstand bis zu einem Leukozytenabfall auf 3 × 10^9/l, übliche Dosis 5,5–7,5 mg/kg KG/Woche streng i. v. (Nekrosegefahr!) ▶ *Kinder: initial: 2,5 mg/kg KG* 1 x Woche, Eskalation bis auf 7,5 mg/kg KG/Woche innerhalb von 5 Wochen je nach Hämatotox. möglich, streng i. v. (Nekrosegefahr!). ▶ *Dosisreduktion bei Leberinsuffizienz (Serumbilirubin > 2 mg/dl):* um 50 %
HWZ 4 min./53 min./19,5 h (triphasisch), 44–75 % PEB, Ausscheidung nach hepatischer Metabolisierung über die Galle und 20 % unverändert renal	
Vindesin	*€€€€€ (30 mg) | Ga 6 + 7 Kl/La 2 Kl*
i. v.: **Elidisine®** 5 mg in 30 mg Pulver zur Herstellung einer Inj.-Lsg.	**Dosierung nach aktuellen onkologischen Therapieprotokollen der o. g. Neoplasien:** • *Erw.:* 3 mg/m² KO 1 x Woche, streng i. v. (Nekrosegefahr!) ▶ *Kinder:* 4 mg/m² KO 1 x Woche, streng i. v. (Nekrosegefahr!) ▶ *Kinder mit Leukämie:* 2 mg/m² KO an 2 aufeinanderfolgenden Tagen, streng i. v. Repetition alle 5–7 d ▶ *Dosisreduktion bei Leberinsuffizienz (Serumbilirubin > 3 mg/dl):* um 50 %
Vinorelbin	*i. v.: €€€€ (10 mg), p. o.: €€€€–€€€€€ (20–30 mg Kps.) | Gr 10, Kl/La 2, Kl*
i. v.: **Navelbine®**, **Navirel®**, **Vinorelbin Mayne®**, **Vinorelbin Nc®** *– alle: 10 mg/ml in unterschiedlichen Ampullengrößen* *p. o.:* **Navelbine®** 20 | 30 mg/Kps.	**Dosierung nach aktuellen onkologischen Therapieprotokollen der o. g. Neoplasien, Erw. – nichtkleinzelliges Bronchial-Ca Stadium III und IV:** • *i. v.:* Monotherapie: 25–30 mg/m² KO 1 x/Woche (bei Polychemotherapie Reduktion der Anwendungshäufigkeit nach Protokoll) • *p. o.:* 60 mg/m² KO 1 x/Woche für die ersten 3 Wochen, dann je nach hämotologischer Verträglichkeit Steigerung auf 80 mg/m² KO 1 x/Woche • **Fortgeschrittenes oder metastasiertes Mamma-Ca:** – *i. v.:* 25–30 mg/m² KO 1 x/Woche – *p. o.:* 60 mg/m² KO 1 x/Woche für die ersten 3 Wochen, dann je nach hämotologischer Verträglichkeit Steigerung auf 80 mg/m² KO 1 x/Woche

HWZ 40h, 13,5% PEB, Ausscheidung nach hepatischer Metabolisierung über die Galle und <20% unverändert renal

Etoposid	*p. o.: €€€€ (100–200 mg); i. v.: €€€€-€€€€€ (100–200 mg)* | *KI/KI*
p. o.: **Exitop**®, **Lastet**® 25 mg/Kps., **Vepesid**® *– alle: 50 | 100 mg/Kps.* *i. v.:* **ETO-cell**®,**Eto-GRY**®, **Eto Cs**®, **Etomedac**®, **Etopophos**®, **Etoposid** (Generika), **Exitop**®, **Neoposid**®, **Onkoposid**®, **Riboposid**®, **Vepesid**® *– alle: 5 | 10 | 20 | 100 | 200 | 400 | 500 u./o. 1000 mg*	**Dosierung nach aktuellen onkologischen Therapieprotokollen:** • *i. v.: Erw. und Kinder.:* 50–100 mg/m² KO an d 1 bis 5 oder 120–150 mg/m² KO an d 1, 3 und 5 jeweils über 30–120 min langsam i. v., Dosis je nach Behandlungsprotokoll, Therapieintervall i d R. 3–4 Wo. *Herstellung der Lsg.:* Verdünnung mit 0,9% NaCl oder 5%iger Glc.-Lsg. im Verhältnis 1 : 50 (ergibt 0,4 mg/ml) bis 1 : 100 (ergibt 0,2 mg/ml) • *p. o. Erw. und Kinder:* 100–200 mg/m² KO/d für 5 d, Therapieintervall i d R. 3–4 Wo. ▸ *Leber- und Niereninsuffizienz:* keine Anwendung!

PEB 98%, HWZ Erw. 3–11h, HWZ Kinder 3–5,8h, z. T. unveränderte renale Elimination, 5–20% hepatisch metabolisiert

3.2.2 Andere antineoplastische Mittel

Ind *Bexaroten:* zur Behandlung von Hautmanifestationen bei Patienten mit kutanem T-Zell-Lymphom (CTCL) im fortgeschrittenen Stadium
Sorafenib: fortgeschrittenes Nierenzellkarzinom nach Versagen einer Interferon bzw. Interleukintherapie

Wi *Bexaroten:* selektive Bindung und Aktivierung der 3 RXR α, β und γ. Nach der Aktivierung fungieren diese Rezeptoren als Transkriptionsfaktoren, die Prozesse wie Zelldifferenzierung und -proliferation, Apoptose und Insulinsensibilisierung regulieren
Sorafenib: Protein-Kinase-Inhibitor → Hemmung der Signalwirkung von Wachstumsfaktoren, anti-angiogenetische Effekte → verlangsamtes Tumorwachstum

KI *Bexaroten:* Vorgeschichte einer Pankreatitis, unkontrollierte Hyperlipidämie und -cholesterinämie, Hypervitaminsoe A, unkontrollierte Schilddrüsenerkrankung, Leberinsuffizienz, systemische Infektionen

NW *Bexaroten:* Hyperlipidämie und -cholesterinämie, Hypothyreose, KS, Leukopenie, Pruritus, Asthenie, Hautausschlag, exfoliative Dermatitis, Schmerzen, Anämie, Transaminasenanstieg, Gewicht ↑
Sorafenib: Lymphozytopenie, Neutrozytopenie, Anämie, Pankreatitis, GIT-Symptome, Hautreaktionen

Bexaroten	*€€€€ (75 mg)* | *Gr 6, KI/La 1, KI*
i. v.: **Targretin**® 75 mg/Kps.	**kutanes T-Zell-Lymphom (CTCL):** • *Erw. > 18 J.:* 1 × 300 mg/m²/Tag p. o., ggf. Dosisreduktion bei NW auf 200 oder 100 mg/m²/Tag p. o.

	▸ *Max-Dosis:* 650 mg/m²/Tag p. o. (keine Erfahrungen) ▸ *Dosisreduktion bei Niereninsuffizienz: GFR < 25 ml/min. um 50%*
HWZ 1–3 h, PEB > 99%, Metabolisierung durch Glukuronidierung und per Cytochrom P450 3A4, renale Elimination	
Sorafenib	*€€€€ (400 mg)* | *KI/KI*
p. o.: **Nexavar®** *200* mg/Tbl.	**Leberzell-CA, fortgeschrittenes Nierenzellkarzinom:** *Erw. > 18 J.:* 1 × 400 mg/Tag p. o., bei NW ggf. 1 × 200 mg/Tag p. o.
BW 38–49%, Steady state 7 d, PEB > 99%, hepatische Metabolisierung durch Glukuronidierung und per Cytochrom-P450 3A4, Elimination per Fäzes (77%) und renal	

3.2.3 Zytotoxische Antibiotika und verwandte Substanzen

Ind *Bleomycin:* Hodentumoren, maligne Lymphome, Non-Hodgkin-Lymphome, Karzinome an Kopf-Hals, Ösophagus, Cervix uteri, Vulva penis, maligne Ergüsse
Daunorubicin: Remissionsinduktion bei akuten lymphoblastischen bzw. lymphatischen (ALL) und bei akuten myeloischen (AML) Leukämien
Doxorubicin: kleinzelliges Bronchial-, Harnblasen-, Mamma-, Ovarial-, Endometrium- und Magen-Ca, Morbus Hodgkin, AML, ALL, Sarkome, Neuroblastom, Wilms-Tumor
Epirubicin: Mamma-, fortgeschrittenes Ovarial-Ca, kleinzelliges Bronchial-Ca, Magen-Ca und Weichteilsarkom, intravesikale Anwendung zur Rezidivprophylaxe (adjuvante Therapie) oberflächlicher Harnblasenkarzinome (Ta, T1) nach TUR
Mitoxantron: Mamma-, Leberzell-, Ovarial-Ca, Leukämie, Non-Hodgkin-Lymphom, sekundär chronisch progrediente rasch verlaufende MS
Mitomycin: s. Doxorubicin

Wi *Bleomycin:* zytotoxische Wirkung durch eine spezifische Bindung an DNA → Einzel- und Doppelstrangabbrüche (Hemmung der DNA-Synthese ist deutlich stärker als die der RNA-Synthese), zyklusspezifische Wirkung (S/G_2-Phase)
Daunorubicin: Hemmung der DNS- und RNA-Synthese durch DNS-Interkalation, Inhibition der Topoisomerase II-Aktivität und Bindung freier Radikale
Doxorubicin: Einzel- und Doppelstrang-Chromosomenbrüche der DNA → Synthese von Nukleinsäuren ↓, zyklusspezifische Wirkung (S/G_2-Phase)
Epirubicin: s. Doxorubicin
Mitoxantron: Einzel- und Doppelstrangabbrüche, zyklusunspezifische Wirkung (S/G_2-Phase), wirkt mehr auf B- als auf T-Lymphozyten, starke immunsuppressive Eigenschaften (Antigen-vermittelte T- und B-Zell-Aktivierung wird gehemmt), Thrombozytenaggregationshemmung (ähnlich wie ASS)
Mitomycin: s. Doxorubicin

KI *alle:* hämatopoetische Insuff., akute Infektion, Herzinsuffizienz
Bleomycin u. Mitomycin: bekannte Bleomycin-Pneumopathie
Daunorubicin: Überempfindlichkeit gegen Anthracycline
Doxorubicin: hämorrhagische Diathese

Epirubicin: schwere Schleimhautentzündungen, schwere Herzinsuffizienz NYHA IV, akuter Myokardinfakrt mit Herzinsuff., Myokarditis, schwere HRST
Mitoxantron: Asthmatiker mit Sulfit-Überempfindlichkeit

NW *alle:* Myelosuppression, Übelkeit, Erbrechen, Alopezie, Gastroenteritis, GIT-Ulzera, Herzmuskeltoxizität, allg. Infekte
Bleomycin u. Mitomycin: subakut oder chronisch verlaufende interstitielle plasmazelluläre Pneumonie mit potenziellem Übergang in eine interstitielle Fibrose, Myelotoxizität, Haut- und Schleimhautexantheme und Erytheme, Übelkeit/Erbrechen
Daunorubicin: Transaminasenanstieg
Doxorubicin: HRST, Kardiomyopathie, Dermatitis, Haarausfall
Epirubicin: s. Doxorubicin
Mitoxantron: HF ↓, HRST, Urin-, Nagel- und Sklerenverfärbungen (blaugrün)

Bleomycin	*€€€€-€€€€€ (15–30 mg) | Gr 7+8, Kl/La 1, Kl*
i. v.: **Bleo Cell®** *15* mg/Inj.-Lsg., **Bleomedac®** 15 | 30 mg/Inf.-Fl., **Bleomycin (Generika)** *15* mg/Inj.-Lsg., **Bleomycinum®** *15* mg/Inj.-Lsg.	**Dosierung nach aktuellen onkologischen Therapieprotokollen der o. g. Neoplasien:** • *Testdosis bei Therapiebeginn: 1 mg i. v.* • *Einzeldosis:* 15–30 mg *i. v.* – *Hodentumore nach PEB-Protokol (Cisplatin, Etoposid, Bleomycin):* 30 mg an Tag 1, 8 und 15 eines Therapiezyklus für insgesamt 3–4 Zyklen – Maligne Lymphome nach ABVD- oder MOPP/ABVD-Protokoll (ABVD: Doxorubicin, Bleomycin, Vinblastin, Dacarbazin): 10 mg/m² KO ▶ *Max-Dosis (kumulativ): 450 mg* ▶ *Dosisreduktion bei Niereninsuffizienz: GFR < 25 ml/min. um 50%*
biphasische HWZ (24 min, 2–4 h), renale Elimination	

Daunorubicin	*€€€€-€€€€€ (20 | 50 mg) | Kl/Kl*
i. v.: **Daunoblastin®** *20* mg/Inj.-Fl., **Daunoblastina®** 50 mg/Inf.-Fl.	**Remissionsinduktion ALL und AML:** • *je nach Kombinationschema und Leukämiesubform unterschiedlich: s. Fachinfo* ▶ *Max-Dosis (kumulativ):* Erw. 500–600 mg/m², Kinder 10 mg/kg KG ▶ *Dosisreduktion bei Leberinsuffizienz:* Serumbilirubin 1,2–3,0 mg/100 ml: 50%, 3,1–5,0 mg/100 ml: 75% ▶ *Dosisreduktion bei Niereninsuffizienz:* S-Krea > 3 mg/100 ml: 50%
Biphasische HWZ 45 min bzw. 55 h, Metabolismus zunächst in aktive, später inaktive Metabolite, biliäre (40%) und renale (13–25%) Elimination	

Doxorubicin = Adriamycin	*€€€€€ (50 mg) | KI/KI*
i. v.: **Adria-Cept®** *10 | 50 mg/* Inj.-Lsg., **Adria-blastin® HL** 10 | 20 | 50 mg Trockensubstanz, 10 | 20 | 50 | 150 mg/Inf.-Fl. (Fertig-Lsg.), **Adrimedac®** 10 | 20 | 50 | 200 mg/Inf.-Fl. (Fertig-Lsg.), **Doxo-cell®** 150 mg/Inf.-Fl., **Doxorubicin (Generika)**, **Onkodox®** 200 mg/Inf.-Fl., **Ribodoxo®** *– alle: 10 | 50 | 150 mg/Inf.-Fl.* (Fertig-Lsg.) *liposomales Doxorubicin:* **Caelyx®** 20 | 50 mg/10 | 25 ml, **Myocet®** 50 mg/Durchstechfl.	**Dosierung nach aktuellen onkologischen Therapieprotokollen der o. g. Neoplasien:** • *Intervallmonotherapie:* 75 mg/m² KO alle 3 Wo i. v.; 60 mg/m² bei vorbehandelten Pat. • *Polychemotherapie:* 60 mg/m² KO alle 3 Wo i. v. • *tgl. Intervalltherapie:* 0,6 mg/kg KG über 3 d oder 0,8 mg/kg KG über 2 d, danach mind. 10 d therapiefreies Intervall • *hoch dosierte Einzelgabe:* 90–150 mg/m² KO alle 3–4 Wo i. v. ▸ *Max-Dosis:* 550 mg/m² KO (kumulative Gesamtdosis) ▸ *Dosisreduktion bei Bilirubinanstieg im Serum > 2 mg/dl* auf 50%, bei Bilirubin > 3 mg/dl auf 25%! ▸ *Dosisreduktion bei Leuko- oder Thrombozytopenie:* 4000–5000/mm³ Leukozyten oder 100000–150000/mm³ Thrombozyten um 25%; 3000–4000/mm³ Leukozyten oder 75000–100000/mm³ Thrombozyten um 50%; 2000–3000/mm³ Leukozyten oder 50000–75000/mm³ Thrombozyten um 75%
triphasische HWZ (12 min, 3 h, 25–28 h), hepatische Metabolisierung, Elimination über Leber, Galle (40–50%) und Fäzes, zu 5–15% renal	

Epirubicin	*€€€€€ (100 | 150 mg) | KI/KI*
i. v.: **Epi Cell®**, **Epi Nc®** 2 mg/ml Konz.-Lsg., **Epirubicin (Generika)**, **Eracin®**, **Farmorubicin®**, **Riboepi®** *– alle: 10 | 20 | 50 | 100 | 200 mg/Inf.-Fl.*	**Intervalltherapie, je nach verwendetem onkologischen Protokoll:** • *Intervalltherapie:* 75–90 mg/m² jede 3. Wo. i. v. • *Polychemotherapie:* 75–90 mg/m² bzw. 105–120/m² i. v. • *Palliative Behandlungskonzept:* 20–30 mg/m² i. v. ▸ *Dosisreduktion bei Leberinsuffizienz:* Serumbilirubin 1,2–3,0 mg/100 ml 50%; 3,1–5,0 mg/100 ml 75%
triphasische HWZ 3,0–4,8 min., 1,1 bzw. 2,6 h, hepatischer Metabolismus in Epirubicinol und 6 inaktive Metabolite, biliäre (35%) und renale Elimination	

Mitomycin	*€€€€€ (10 | 20 mg) | KI/KI*
i. v.: **Ametycine®**, **Mitem®** 5 mg/Inf.-Fl., **Mito Extra Z Blaseninstill®**, **Mito Medac®** Pro Infus IV, **Mito Medac®** 15 mg/Inf.-Fl., **Mitomycin (Generika)** *– alle: 10 | 20 mg/Inf.-Fl.*	**Intervalltherapie, je nach verwendetem onkologischen Protokoll:** • *i. v.-Monotherapie:* 10–20 mg/m² alle 6–8 Wo. oder 8–12 mg/m² alle 3–4 Wo. • *Polychemotherapie: streng nach Protokoll* • *Intravesikale Anwendung:20–40 mg verdünnt (20–40 ml)* 1 ×/Wo. in die Blase instilliert

biphasische HWZ 4–8 min und 30–70 min, hepatischer Metabolismus, biliäre und renale Elimination

Mitoxantron (MITX)	*€€€€€ (10–20 mg)* | *sl/KI*
i. v.: **Haemato Tron®, Mitoxantron** (Generika), **Neoxantron®, Novantron®, Onkotrone®, Ralenova®** *– alle: 10 | 20 | 25 | 30 mg/Amp. (2 mg/ml) à 5 | 10 | 12,5 | 15 ml*	**Dosierung nach aktuellen onkologischen Therapieprotokollen der o. g. Neoplasien:** • *allgemein:* 8–12 (–14) mg/m² KO in 500 ml NaCl 0,9% alle 3 Mo i. v. • *ED:* 12–14 mg/m² KO als Kurzinfusion i. v. ▸ *Max-Dosis (kumulativ):* 200 mg/m² KO **MS-Therapie progred. Verlaufsformen (EDSS 3–6 Pkt.):** • *i. v.:* (6-) 10–12 mg/m² KO als einmalige Infusion streng i. v. alle 3 (-6) Mo. (vor/nach Infusion ggf. Gabe eines Antiemetikums) • *Dosisanpassung im Verlauf nach BB-Kontrolle nach 7 d:* Leuko´s > 4,0 × 10^9/l: 12 mg/m² KO, 3,0–3,99 × 10^9/l: 9 mg/m² KO, 2,0–2,99 × 10^9/l: 6 mg/m² KO: < 2 × 10^9/l: Behandlungsabbruch ▸ *kumulative Max-Dosis* von max. 100 mg/m² KO

Plasma-HWZ ¼ – 3 h (i. v.), Wi-HWZ 215 h, PEB 80–90%, im Gehirn etwa 500fach geringere Anreicherung als in Leber und Milz, Elimination nach hepatischem Metabolismus überwiegend hepatobiliär

3.2.4 Platinhaltige antineoplastische Mittel

Ind *Cisplatin:* Bronchial-, Prostata-, Blasen-, Ovarial-Ca, Hodentumoren, Sarkome
Carboplatin: Bronchial-, Ovarial-, Zervix-Ca
Oxaliplatin: in Kombination mit 5Fu und Folinsäure bei kolorektalem Karzinom Stadium III (Dukes C)

Wi *Cisplatin:* Quervernetzung der DNA- Einzel- und Doppelstränge → Zellteilung ↓
Carboplatin: Alkylierung der DNA-Einzel- und Doppelstränge → Quervernetzung der DNA-Stränge → Zellteilung ↓, Wi unabhängig von der Phase des Zellzyklus
Oxaliplatin: Metabolite interagieren DNA und führen zu Intra- und Interstrang-Quervernetzungen → Abbruch der DNA-Synthese → Zytotoxizität und antitumoraler Wi

KI *alle:* hämatopoetische Insuffizienz, akute Infekte
Cisplatin: Niereninsuffizienz (S-Krea. > 2 mg/dl), Exsikkose
Carboplatin und Oxalaplatin: schwere Nierenschäden (GFR < 30 ml/min), Tumorblutungen

NW *alle:* Myelosuppression, Übelkeit, Erbrechen, Alopezie
Cisplatin: Nieren-, Nerven- und Innenohrschäden, Elektrolytverschiebungen, HRST
Carboplatin und Oxalaplatin: nephrotoxisch (Anstieg von S-Kreatinin und S-Harnstoff), ototoxisch, neurotoxisch, Fieber und Schüttelfrost, Leberwerte ↑

Cisplatin (DDP)	€€€€ (50–100 mg) | KI/KI
i. v.: **Cis-GRY®** 100 mg/Inf.-Fl., **Cisplatin** (**Generika** 25 mg/ Inf.-Fl.) *– alle: 10 | 50 mg/Inf.-Lsg.*	**Dosierung nach aktuellen onkologischen Therapieprotokollen der o. g. Neoplasien:** *Prähydratation:* 2–12 h vor Applikation 0,5–2 l NaCl 0,9%/ m^2 KO i. v. • Monochemotherapie: – 50–120 mg/m^2 KO i. v., Wdh. alle 3–4 Wo oder – 15–20 mg/m^2 KO/d i. v. für 5 d, Wdh. alle 3–4 Wo oder – 50 mg/m^2 KO i. v. D 1 und D 8, Wdh. alle 3–4 Wo ▶ *Max-Dosis:* 500 mg/m^2 KO *Posthydratation:* nach Applikation 2–3 l NaCl 0,9% mit Glc. 5% (1:1,5)/m^2 KO i. v. + forcierte Diurese ▶ *Dosisreduktion bei Niereninsuffizienz:* s. Fachinfo
HWZ 58–73 h, PEB 90%, renale Elimination zu 90%	

Carboplatin	€€€€€ (150 mg–450 mg) | KI/KI
i. v.: **Axicarb®**, **Carbo cell®**, **Carbomedac®**, **Carboplat®**, **Carboplatin** (**Generika**), **Carbox®**, **Haemato Carb®**, **Neocarbo®**, **Onkoplatin®**, **ORCA Carbo®**, **Ribocarbo®** *– alle: 50 | 150 | 450 mg/5 | 15 | 45 ml Lsg. (10 mg/ml Inf.-Lsg.)*	**Dosierung nach aktuellen onkologischen Therapieprotokollen der o. g. Neoplasien:** • *i. v.:* 300–400 mg/m^2 KO mit viel Flüssigkeit langsam i. v. ▶ *Dosisreduktion bei Niereninsuffizienz:* GFR 30–59 ml/min: Thrombozyten > 200000/ µg → 450 mg Gesamtdosis, Thrombozyten 100000–200000/ µg → 300 mg Gesamtdosis
biphasische HWZ (90 min und 6 h), PEB nach 4 h 20–25%, nach 24 h > 90%, renale Elimination zu 60–80% nach 24 h	

Oxaliplatin	€€€€€ (50–100 mg) | KI/KI
i. v.: **Croloxat®**, **Eloxatin®** 200 mg/Inf.-Fl., **Medoxa®**, **Oxali Nc®**, **Oxaliplatin** (**Generika**), **Riboxatin®** *– alle: 50 | 100 mg à 5 mg/ml*	**Dosierung nach aktuellen onkologischen Therapieprotokollen der o. g. Neoplasien:** • *i. v.:* 85 mg/m^2 KO mit viel Flüssigkeit alle 2 Wo. langsam i. v. über 6 Monate ▶ *Dosisreduktion bei Niereninsuffizienz:* GFR < 30 ml/min kontraindiziert, GFR 30–59 ml/min: engmaschige Kontrolle und bedarfsorientierte Dosisreduktion
biphasische HWZ (0,43 u. 16,8 h), überwiegend renale Elimination	

3.3 Endokrine Therapie

3.3.1 Hormone und verwandte Mittel → s. Seite 249ff.

3.3.2 Hormonagonisten und -antagonisten und verwandte Mittel

Ind	*Bicalutamid:* fortgeschrittenem Prostatakarzinom, in Kombination mit Maßnahmen zur Suppression des Plasmatestosterons *Buserelin:* hormonsuppressive Behandlung des fortgeschrittenem Prostatakarzinom *Estramustin:* palliative Behandlung des fortgeschrittenen, hormonrefraktären Prostatakarzinoms *Tamoxifen:* adjuvante und palliative Chemotherapie des Mamma-Ca mit und ohne Metastasierung *Trastuzumab:* metastasierter Brustkrebs mit pos. HER2-Rezeptorstatus
Wi	*Bicalutamid:* Bicalutamid bindet kompetitiv an den zellulären Androgen-Rezeptor und unterbindet den Androgen-Stimulus auf die Prostata- bzw. Prostatakarzinomzelle *Buserelin:* Stimulierung der Gonadotropinfreisetzung und der Testosteronsekretion → fortschreitende Abnahme von Testosteron bis in den Bereich einer Kastration → Ausschalten der Testosteron-Stimulierung von Tumorgewebe *Estramustin:* zytotoxische Wirkung der Metabolite auf das Karzinom → wachstumshemmende Wirkung, Senkung der Androgenproduktion → Testosteronspiegel ↓ *Tamoxifen:* Blockade des zytoplasmatischen Östrogenrezeptors → Abnahme der Zellvermehrung in östrogenabhängigen Geweben *Trastuzumab:* rekombinanter humanisierter IgG_1 monoklonaler Antikörper gegen den menschlichen epidermalen Wachstumsfaktor 2 (HER2). Hemmung der Proliferation menschlicher Tumorzellen, die HER2 überexprimieren
KI	*Bicalutamid:* Frauen und Kinder *Buserelin:* bekannte Überempfindlichkeit *Estramustin:* Herpes zoster, schwere Leber- und Herzerkrankungen, aktive Thrombophlibitis oder thrombemboliche Störungen, Ulcus pepticum *Tamoxifen:* Thrombozytopenie, Leukopenie, Hyperkalzämie *Trastuzumab:* Überempfindlichkeit gegen Trastuzumab, Mausproteine
NW	*Bicalutamid:* Spannungsgefühl der Brust, Gynäkomastie, Hitzewallungen, Übelkeit, Diarrhö, Leberfunktionsstörungen (erhöhte Transaminasen, Ikterus), Anämie, verminderte Libido, Potenzstörungen bis hin zur Impotenz *Buserelin:* Libidoverlust, Impotenz, Hodenatrophie, KS, Hitzewallungen *Estramustin:* GIT-Störungen, Diarrhö, BB-Veränderungen, Leberfunktionsstörungen, kardiovaskuläre Komplikationen, Gynäkomastie, Potenzstörungen *Tamoxifen:* KS, Ovarialzysten, schwere Thrombozytopenie, Blutungsstörung, Hyperkalzämie, Hyperkalzämiesyndrom, Knochenschmerzen, Flüssigkeitsretention, GIT-Symptome, Thrombenbildung möglich *Trastuzumab:* GIT-Störungen, KS, Ausschlag, Kardiomyopathie, Arthralgie, Dyspnoe

Bicalutamid	*€€€-€€€€ (50–150 mg) | KI/KI*
p. o.: **Androcal®**, **Bicalutamid (Generika)**, **Bicalutin®**, **Eubicalutamid®**, **Casodex®** *– alle: 50 | 150 mg/Tbl.*	**Fortgeschrittenes Prostatakarzinom (in Kombination mit Maßnahmen zur Suppression des Plasmatestosterons):** *p. o.:* 1 × 50 mg/d als Dauertherapie (für 5 J.) p. o. **Monotherapie oder adjuvant bei radikaler Protatektomie oder Radiatio bei fortgeschrittenem Prostatakarzinom:** *p. o.:* 1 × 150 mg/d als Dauertherapie (für mind. 2 J.) p. o.
Bicalutamid liegt als Racemat ((R)- bzw. (S)-Enantiomer) vor, HWZ 5,8 d bzw. 1,3 d, Steady state nach 1 Monat, PEB > 99%, hepatische Metabolisierung, renale Elimination in Form von Metaboliten	
Buserelin	*i. v.: €€€€ (11 mg), s. c.: €€€€€ (3 Monatsspritze = 10 mg), nasal: €€€€ (10 ml bzw. 10 g) | KI/KI*
s. c.: **Profact Depot®** 10 mg/3 Monats-Fertigspritze, **Profact Pro Injectione®** 5,0 mg/Inf.-Fl. à 5 ml (1 mg/ml), **Suprefact Depot®** 10 mg/3 Monats-Fertigspritze *nasal:* **Profact Nasal®** 0,1 g/Sprühdose à 10 ml (0,1 mg/Sprühstoß), **Suprecur®** 10 g/Flasche (0,15 mg/Sprühstoß)	Hormonsuppressive Behandlung des fortgeschrittenen Prostatakarzinoms: • *i. v.: initial* 3 × 0,5 ml (0,5 mg)/d s. c. für 7 Tage, ab 8. Tag Umstellung auf • *nasale-Gabe:* 6 × 1 Sprühstoß in jedes Nasenloch (12 Sprühstöße/d) • *Dauertherapie:* alle 3 Monate 1 Fertigspritze s. c.
BV 70% nach s. c., HWZ 50–80 min. nach i. v.-Gabe, 80 min. nach s. c.-Gabe, 1–2 h nach nasaler Gabe, PEB 15%, renale Elimination als inaktive Metabolite	
Estramustin	*p. o.: €€ (140–280 mg) | KI/KI*
i. v.: **Cellmustin®**, **Estracyt®** 300 mg/8 ml Fertig.-Lsg., **Estramustin (Generika)**, **Medactin®**, **Multosin®** *– alle: 140 | 280 mg/Kps.*	**Palliative Behandlung des fortgeschrittenen, hormonrefraktären Prostatakarzinom:** *p. o.: initial* 3 × 280 mg/d über 4 Wo, *Erhaltungsdosis:* 2 × 280 mg/d
Resorption 50–75%, HWZ 20–24 h, Metabolisierung in Estradiol und Estron	
Tamoxifen	*€ (20–40 mg) | KI/KI*
p. o.: **Jenoxifen®**, **Mandofen®**, **Nolvadex®**, **Nourytam®**, **Tamokadin®**, **Tamoxifen (Generika)**, **Tamox (Generika)**, **Tamoxi (Generika)**	**Adjuvante und palliative Chemotherapie des Mamma-Ca:** • *p. o.:* 20–30–40 mg/d als *Dauertherapie* (für 5 J.) p. o.

-alle: 10 | 20 | 30 u./o. 40 mg/Tbl., **Soltamox**® 10 mg/5 ml Lsg.	
HWZ 7–14 h, wg. Kumulation später HWZ 4–7 d (!),Metabolisierung in aktive Metabolite, biliäre Elimination in Form von Metaboliten	
Trastazumab	*€€€€€ (150 mg) | Gr4, Kl/La2, KI*
p. o.: **Herceptin**® 150 mg Pulver zur Herstellung einer Infusionslsg.	• **Metastasiertes HER2-Rezeptor-pos. Mamma-Ca, als Monotherapie oder Komb. mit Paclitaxel, Docetaxel oder einem Aromatasehemmer:** 1-wöchentliche Anwendung: *Initialdosis*: 4 mg /kg KG, danach 2 mg/kg KG beginnend eine Woche nach der *Initialdosis* i. v. über 90 min. • **Mamma-Ca im Frühstadium**: 3-wöchentliche Anwendung: *Initialdosis*: 8 mg /kg KG, danach 6 mg/kg KG beginnend 3 Wochen nach der *Initialdosis* i. v. über 90 min. • S. auch Fachinfo
HWZ 28,5 d, steady state nach ca. 24 Wochen	

3.4 Granulozytenstimulierende Faktoren (GSF)

Ind	*alle:* Neutropenie (< 1,0 × 10^9/l) infolge Chemotherapie, Mobilisierung von Blutstammzellen bei Spendern vor Chemotherapie *Filgrastim:* Neutropenie bei fortgeschrittener HIV-Infektion
Wi	Granulozytenstimulationsfaktor → neutr. Granulozyten ↑ → bakt. Infektionsrisiko ↓
KI	de novo AML, CML, MDS, kongenitale Neutropenie
NW	Knochen-/ Muskelschmerzen, Harnsäure ↑, Harnstoff ↑, LDH ↑, AP ↑, γ-GT ↑

Filgrastim G-CSF	*€€€€€ (30–48 Mio. I. E.) | Gr 5, sl/La 1, KI*
parenteral: **Filgrastim** (Generika), **Granulokine**®, **Neupogen**®, **Ratiograstim**® *– alle: 30 | 48 = 30 | 48 Mio. I. E. (300 | 480 µg)/Inj.-Fl.*	**Chemotherapiebedingte Neutropenie, Mobilisierung von Blutstammzellen bei Spendern vor Chemotherapie:** • 1 × 3–5 µg/kg KG/d s. c. oder i. v. (Kurzinfusion über 30 min mit 5 %iger Glukose-Lsg.) • 200–350 µg/70 kg KG/d s. c. so lange bis Leukozytenwerte zwischen 2000–4000/µl liegen ▸ *Max-Dosis:* 20 µg/kg KG/d ▸ *Kinder:* 5 µg/kg KG/d s. c. oder i. v. (über 30 min mit 5 %iger Glukose-Lsg.) **Neutropenie bei HIV-Infektion:** 1 × 1 µg/kg KG/d s. c. bis neutrophile Granulozyten > 2000/µl sind, dann schrittweise Dosissteigerung auf bis zu max. 4 µg/kg KG/d

BV 100%, Wi-Eintritt nach 1h, max. Wi nach 4–10h, Wi-Dauer 24–72h, max. Plasmakonz. nach 2–4,5h, HWZ 3–4h, Elimination nach Metabolisierung	
Pegfilgrastim	*€€€€€ (1 Amp.) | KI/KI*
parenteral: **Neulasta®, Neupopeg®** *– alle: 6 mg/0,6 ml Amp.*	**Chemotherapiebedingte Neutropenie, Verminderung der Häufigkeit neutropenischen Fiebers:** *Erw.:* 1 × 6 mg s. c. 24h nach zytotoxischer Chemotherapie
Wi-Dauer während der Dauer der Neutropenie, max. Plasmakonz. nach 16 bis 120h	
Lenograstim	*€€€€-€€€€€ (13,4–33,6 Mio. I. E.) | Gr 5, KI/La 1, KI*
parenteral: **Granocyte®** 13 | 34 M/Amp. enth. 13,4 Mio I. E./ 33,6 Mio I. E.	**Knochenmarktransplantation, konventionelle zytotoxische Chemotherapie:** • *i.v:* 19,2 Mio I. E. pro m² KO/d über 30 min. als Kurzinf. verdünnt in 0,9% NaCl oder s. c. • *Anwendungsdauer:* bis Leukozytennadir durchschritten ist, max. 28 d **Mobilisierung von Blutstammzellen ins periphere Blut:** • 1,28 Mio. I. E./kg KG/d als s. c. Injektion für 4–6 d • *Nach vorausgegangener Chemotherapie:* 19,2 Mio I. E./m² KO/d
BV 30%, HWZ 3–4h (s. c.), 1–1,5h (i. v.), scheinbare Metabolisierung zu Peptiden	

3.5 Interferone/Immunmodulatoren

Ind *Cetuximab:* in Kombination mit Irinotecan bei EGFR (epidermaler Wachstumsfaktor-Rezeptor)-exprimierendem metastasierendem Kolorektalkarzinom,in Kombination mit einer Strahlentherapie bei lokal fortgeschrittenem Plattenepithelkarzinom im Kopf- und Halsbereich
Erlotinib: fortgeschrittenes oder metastasiertes nicht-kleinzelliges Lungen-Ca
Interferon α_{2a} und α_{2b}: chronisch aktive Hepatitis B oder C, Haarzell-Leukämie, CML, kutane Lymphome, malignes Melanom, Kaposi-Sarkom bei AIDS (α_{2a}), multiples Myelom und Karzinoid (α_{2b})
Peginterferon α_{2a} und α_{2b}: chronisch aktive Hepatitis C in Komb. mit Ribavirin
Interferon beta: schwere unbeherrschbare Viruserenzephalitis, generalisierter Herpes zoster oder Varizellen bei imunsupp. Pat., undifferenziertes Nasopharynx-Ca
Sunitinib: Fortgeschrittenes und/oder metastasiertes Nierenzellkarzinom, nicht resezierbarer und/oder metastasierter maligner gastrointestinaler Stromatumoren (GIST)

Wi immunmodulierende, proliferationshemmende und antivirale Effekte
Cetuximab: monoklonale IgG1-Antikörper gegen den epidermalen Wachstumsfaktor-Rezeptor (EGFR) → Zototoxische Effekte
Erlotinib: Inhibitor der Tyrosinkinase des epidermalen Wachstumsfaktor-Rezeptors/menschlichen epidermalen Wachstumsfaktor-Rezeptors vom Typ 1 → starker Inhibitor der intrazellulären Phosphorilierung an der Oberfläche der Zellen

Sunitinib: hemmt verschiedene Rezeptor-Tyrosin-Kinasen (RTKs), die mit dem Tumorwachstum, der pathologischen Angiogenese und der Entwicklung von Metastasen bei Krebserkrankungen in Verbindung gebracht werden
KI schwere kardiale Erkrankung, schwere Leber- und Nierenschäden, Leberzirrhose, Autoimmunhepatitis, manifeste Depression, Suizidneigung, Epilepsie, immunsupp. Behandlung, Thrombozytopenie, Leukopenie *Sunitinib:* CYP3A4-Induktoren wie Rifampicin
NW grippeartige Symptome, GIT-Symptome, Depressionen, Angstzustände, Krampfanfälle, HRST, RR-Abfall, Ödeme, Transaminasen ↑, BB-Veränderungen *Cetuximab:* Mukositis wie z. B. Stomatitis, Fieber, Leukopenie, Haarausfall, GIT-Symptome *Sunitinib:* Lungenembolie (1%), Thrombozytopenie (1%), Tumor-Hämorrhagie (0,9%), fiebrige Neutropenie (0,4%), Hypertonie (0,4%), Erschöpfung; gastrointest. Beschw. wie Durchfall, Übelkeit, Stomatitis, Oberbauchbeschw. u. Erbrechen; Verfärbung d. Haut; Dysgeusie, Anorexie

Cetuximab	*€€€€€ (100–500 mg)* | *Gr 5, sl/La 1, KI*
s. c.: **Erbitux®** 2 | 5 mg/ml Inf.-Lsg. à 10 | 20 | 50 | 100 ml	**in Kombination mit Irinotecan bei Kolorektalkarzinom und bei Plattenepithelkarzinom mit Strahlentherapie:** *Erw.:* 1. Dosis 400 mg/m² 1 × pro Woche, danach 250 mg/m² 1 × pro Woche
HWZ 70–100 h, Steady-state nach 3 Wo	
Erlotinib	*€€€€ (25–150 mg)* | *Gr 6, sl/La 1, KI*
s. c.: **Tarceva®** 25 | 100 | 150 mg/Tbl.	**je nach onkologischem Protokoll:** 1 × 150 mg/d p. o.
Max. Plasmaspiegel 4 h, BV 59%, HWZ 36 h, hepatischer Metabolismus, Elimination zu >90% per Faeces	
Interferon α_{2a}	*€€€€-€€€€€ (3–18 Mio. I. E.)* | *Gr 4, sl/La 1, sl*
s. c.: **Roferon-A®** 3 | 4,5 | 6 | 9 Mio. I. E. in je 1 ml Fertig-Lsg., **Roferon-A®** 18 Mio. I. E. Trockensubstanz/Inj.-Fl., **Roferon-A®** 18 Mio. I. E. Patrone	**Hepatitis B:** 2,5–5 Mio. I. E./m² jeden *2. d* s. c. für 4–6 Mo. **Hepatitis C:** 3–4,5 Mio. I. E./m² jeden 2. d *s. c.* für 6–12 Mo. in Komb. mit Ribaverin 2 × 500–600 mg/d **Haarzell-Leukämie:** 3 Mio. I. E./d s. c. oder i.m. über 16–24 Wo., dann 3 ×/Wo. 3 Mio. I. E. über 6 Mo. **Kaposi-Sarkom:** *Tag 1–3* 3 Mio. I. E./d s. c.; *Tag 4–6* 9 Mio I. E./d s. c.; *Tag 7–9* 18 Mio. I. E./d s. c.; *Tag 10–84*36 Mio. I. E./d s. c., dann *Erh-Dosis* mit der höchsten vom Pat. vertragenen ED jeden 2. Tag **CML:** *Tag 1–3* 3 Mio. I. E./d s. c.; *Tag 4–6* 6 Mio I. E./d s. c.; *Tag 7–84* 9 Mio. I. E./d s. c., bei Ansprechen Fortführung der Therapie mit 9 Mio I. E./d s. c. ggf. auch 9 Mio I. E. jeden *2. d* s. c. (Minimaldosis) bis zur vollständigen Remission

	(max. 18 Mo.) **kutanes T-Zell-Lymphom:** *Tag 1–3* 3 Mio. I. E./d s. c.; *Tag 4–6* 9 Mio. I. E./d s. c.; *Tag 7–84* 18 Mio. I. E./d s. c., dann *Erh-Dosis* mit der höchsten vom Pat. vertragenen ED jeden *2. Tag* (max. 18 Mio. I. E.) bei Ansprechen über mind. 12 Mo.
BV 80% (s. c./i.m.), HWZ 30 min (i. v.), 4–8h (s. c.)	
Interferon α_{2b}	*€€€€€ (18–60 Mio. I. E.) | Gr 5, sl/La 1, Kl*
s. c.: **IntronA®** 18 | 25 Mio. I. E. Mehrfachinj.-Lsg., **IntronA®** Pen 18 | 30 | 60 Mio. I. E. mit 3,0 | 2,5 ml Inj.-Lsg, **IntronA®** 1 Mio. I. E. Pulver und Lsg.-mittel	**Hepatitis B:** 5–10 Mio. I. E. jeden 2. d für 4–6 Mo s. c. **Hepatitis C:** 3 Mio. I. E. jeden 2. d für 6–12 Mo s. c.; Komb. mit Ribaverin **Haarzell-Leukämie:** 3 × 2 Mio. I. E./m^2 KO pro Wo s. c. **Kaposi-Sarkom:** 50 Mio. I. E./m^2 KO als Kurzinfusion i. v. an 5 d alle 2 Wo. **CML:** 4–5 Mio. I. E./m^2 KO/d s. c. **Multiples Myelom:** 3 × 2 Mio. I. E./m^2 KO/Wo s. c. **Karzinoid:** 3 × 3–9 Mio. I. E./Wo s. c. **Follikuläre Lymphome:** 3 × 5 Mio. I. E./Wo s. c. **Malignes Melanom:** 20 Mio. I. E./m^2 KO/d f. 4 Wo i. v., dann 3 × 10 Mio. I. E. /m^2 KO/Wo s. c.
BV 100%, HWZ 30 min (i. v.) 2–4h (s. c.); HWZ von **PegIntron®** ist im Vgl. zu nicht pegyliertem Interferon verlängert, max. Plasmakonz. nach 15–44h bei s. c.-Gabe	
Peginterferon α_{2a}	*€€€€€ (135–180 µg) | Gr 5, Kl/La 1, Kl*
s. c.: **Pegasys®** 135 | 180 µg in 0,5 ml Fertigspritze	**chronisch aktive Hepatitis C:** • *Monotherapie:* 180 µg 1 ×/ Wo s. c.; *Therapiedauer* 48 Wo. • *Komb. mit Ribavirin (**Rebetol®**):* 180 µg Peginterferon α_{2a} 1 × Wo s. c. + 1000–1200 mg Ribavirin/d in 2 ED, Therapiedauer bei Hepatitis C Virus Typ I 48 Wo. andere Virustypen 24 Wo.
BV 84%, HWZ 50–130h, hepatische Metabolisierung, renale Elimination, nach Behandlung über 48 Wo. ist die Substanz nach 4–8 Wo. vollständig eliminiert (→WW!)	
Peginterferon α_{2b}	*€€€€€ (50–150 µg) | Gr 5 + 8, Kl/Kl*
parenteral: **Pegintron®** 50 | 80 | 120 | 150 µg Injektor	**chronische Hepatitis C:** • *Monotherapie:* 0,5–1,0 µg/kg KG 1 ×/ Wo s. c.; *Therapiedauer* 48 Wo. • *Komb. mit Ribavirin (**Rebetol®**):* 1 × 1,5 µg/kg KG/Wo s. c. plus Ribavirin-Kps.: < 65 kg → 800 mg, 65–85 kg → 1000 mg, > 85 kg → 1200 mg je pro Tag in 2 ED (Therapiedauer je nach Genotyp 12–48 Wo.)

	▸ ggf. Dosisreduktion bei NW, pathologischen Laborwerten, Nierenfunktionsstörung
max. Plasmakonz. 15–44 h nach s. c.-Inj., HWZ 40 h, renale Elimination nur 30 %	
Interferon β	*€€€€€ | Gr 5, Kl/La 1, Kl*
parenteral: **Fiblaferon®** 3 | 5 Mio I. E./Amp. mit Pulver zur Herst. einer Inj.-Lsg.	**Akute Virusinfektion:** • 0,5 Mio I. E./kg KG/d über 3–6 d i. v. • *Max-Dosis:* 25 Mio I. E./d i. v. • *Vorbereitung der Lösung: Erw.:* Substanz in 500 ml lösen (12,5 ml einer 20 %igen Humanalbumin-Lsg. + 0,9 %iger NaCl-Lsg.); Tropfgeschwindigkeit: 7 Trpf./min über 24 h; *Kinder:* Substanz in 30–100 ml lösen (1–2 ml 20 %iger Humanalbumin-Lsg. + 0,9 %ige NaCl-Lsg.); Tropfgeschwindigkeit: 4 (bei 30 ml), 7 (bei 50 ml), 14 (bei 100 ml) Trpf. pro 10 min jeweils über 24 h • **bei starker Verlängerung der partiellen Thromboplastinzeit:** ≤ 0,3 Mio I. E./kg KG/d i. v. **Nasopharynx-Ca:** 0,1 Mio I. E./kg KG/d als Inf. über 30 min, max. 5 Mio. I. E., 3 × wöchentl. mind. 6 Mo. lang; Verdünnung der konzentrierten Lsg. in 30 ml 0,9 %iger NaCl-Lsg.
nach i.m.-Gabe nur sehr geringe Plasmakonz., HWZ 1,5 h	
Sunitinib	*€€€€ (50 mg Kps.) | Gr 6 Kl/La 1 Kl*
p. o.: **Sutent®** 12,5 | 25 | 50 mg/Kps.	**fortgeschrittenes und/oder metastasiertes Nierenzellkarzinom, nicht resezierbare und/oder metastasierte maligne gastrointestinale Stromatumoren (GIST):** • 1 × 50 mg/d für 4 Wochen, *dann 2 Wochen Therapiepause (entspr. 1 Behandlungszyklus von 6 Wochen)* • *Anwendung im Rahmen onkologischer Protokolle*
max. Plasmakonz. nach 6–12 h, PEB 95 %, CYP3A4-abhängige hepatische Metabolisierung, Elimination 61 % Faeces, 16 % renal	

3.6 MS-Therapeutika – Immunmodulatoren

Ind *Interferone und Glatirameracetat (ab 12 J.):* aktiver Verlauf einer MS mit mindestens zwei funktionell relevanten Schüben innerhalb der letzten zwei Jahre oder Auftreten eines schweren Krankheitsschubes mit schlechter Rückbildung, klinisch isoliertes Syndrom (CIS bzw. CDMS) mit hohem Risiko für die Entwicklung einer MS
Natalizumab: siehe unten

Wi *Interferone:* komplexe immunmodulatorische Effekte
Glatirameracetat: Immunmodulation durch Suppression von proinflammatorischen Zytokinen, Bindung an HLA-DR-Moleküle und Verdrängung von Autoantigenen aus der Bindung → Antigenpräsentation ↓, Aktivierung von TH_1-Lymphozyten ↓
Natalizumab: rekombinater humanisierter monoklonaler Anti-α_4-Integrin-Antikörper

KI *Interferone:* Behandlungsbeginn während der Schwangerschaft, schwere Depressionen und/oder Suizidgedanken
Glatirameracetat: Überempfindlichkeit gegen Mannitol, aktueller Kinderwunsch, Alter < 12 J.
Natalizumab: Progressive multifokale Leukoenzephalopathie (PML), Kombination mit Interferon β oder Glatirameracetat, erhöhtes Risiko für opportunistische Infektionen, immunsuppressive Behandlung, Kinder und Jugendliche, Alter < 18 J.

NW *Interferone:* Fieber, Schüttelfrost, Abgeschlagenheit, KS, Appetitlosigkeit, Gliederschmerzen, Muskelschmerzen, Übelkeit, leichte lokale Reaktionen an der Injektionsstelle, Schlaflosigkeit, Schwindel, Angstzustände, Erbrechen, Diarrhoe, Hautauschlag, Alopezie, Hypotonie, Tachykardie
Glatirameracetat: systemische Postinjektionsreaktionen für 30 sek. bis 30 min (Luftnot, Brustenge, Herzrasen, Angstgefühl, „Flush"), Schmerzen, Lymphknotenschwellung
Natalizumab: Infektionen, Urtikaria, anaphylaktische Reaktionen, KS, Schwindel, Übelkeit und Erbrechen, Arthralgie, Fieber, progressive multifokale Leukoenzephalopathie (PML)

Interferon β_{1a}	*€€€€€ (30 µg) | Gr 5, KI/La 1, KI*
i.m.: **Avonex®** Trockensubstanz mit Lösungsmittel | Fertigspritze *– alle: 6 Mio I. E./Spritze* *s. c.:* **Rebif®** 22 | 44 µg = 6 | 12 Mio I. E./0,5 ml Fertigspritze, **Rebif®**-Starterpackung 8,8 µg + 22 µg	**Immunmodulatorische Dauertherapie der Multiplen Sklerose (s. o.):** • *i.m.* ***Avonex®*** *(ab 12. J.):* 30 µg (= 6 Mio. I. E.) 1 ×/Wo i.m. als Dauertherapeutikum, tgl. Wechsel der Injektionsstelle • *s. c.* ***Rebif®*** *(ab 12 J.):* In den ersten 2 Wo. 20 % (3 × 8,8 µg/Wo), in der 3. + 4. Wo. 50 % (3 × 22 µg/Wo) der vollen Dosis von 12 Mio. I. E. s. c., ab der 5. Wo. 12 Mio. I. E. (3 × 44 µg/Wo) ▸ 3 × Wo s. c. als Dauertherapeutikum, tgl. Wechsel der Injektionsstelle
BV 40 % (i.m.) Gabe, 16 % nach s. c., HWZ 30 min (i. v.), HWZ mehrere Stunden (5–12 h) (s. c.) (Angaben für **Avonex®**)	

Interferon β1 b	*€€€€€ (0,25 mg) | Gr 5, Kl/La 1, Kl*
s. c.: **Betaferon®, Extavia®** *– alle: 9,6 Mio. I. E. = 0,3 mg/ 1,2 ml Amp.*	**Immunmodulatorische Dauertherapie der Multiplen Sklerose (s. o.):** *Erw. + Kinder > 12 J.:* 0,25 mg = 1 ml Lsg. (= 8 Mio. I. E.) jeden 2. Tag s. c. (Injektionsstelle bei jeder Injektion wechseln)
BV liegt bei 50 %, max. Plasmakonz. nach 1–8 h, HWZ 5 h	
Glatiramer (Copolymer I)	*€€€€ | Gr 5, Kl/La 1, sl*
Erw. + Kinder > 12 J.: **Copaxone®** 20 mg/ml Inj.-Lsg. s. c. als Fertigspritze o. Trockensubstanz	**Immunmodulatorische Dauertherapie der Multiplen Sklerose (s. o.):** *Erw. + Kinder > 12 J.: initial* einschleichend (z. B. halbe Dosis jeden 2. Tag), dann 1 × 20 mg/d s. c. (tgl. Wechsel der Injektionsstelle)
Natalizumab	*€€€€ (bei 300 mg alle 4 Wochen); €€€€€ (pro 300 mg Inf.) | Kl/Kl*
i. v.: **Tysabri®** 300 mg/Inf.-Konz. à 15 ml Lsg.	**Monotherapie von hochaktiver, schubförmig remittierend verlaufender Multipler Sklerose (MS) bei a) hoher Krankheitsaktivität trotz Behandlung mit einem Interferon und b) rasch fortschreitender schubförmig remittierend verlaufender MS:** *Erw.:* verdünnte 300 mg Lsg. über 1 h unter Beobachtung i. v. – alle 4 Wochen Behandlung wiederholen
s. Fachinfo	

3.7 Immunsuppressiva

Ind *Azathioprin:* Organtransplantation, Leukämie, Multiple Sklerose, M. Crohn, Rheumatoide Arthritis u. a. Autoimmunerkrankungen
Ciclosporin A: Organ- und Knochenmarktransplantation, schwere endogene Uveitis, schwerste therapierefraktäre Psoriasis, steroidresistentes nephrotisches Syndrom
Everolimus: Prophylaxe von Transplantatabstoßung nach Nierentransplantation und Herztransplantation im Komb. mit Ciclosporin und Korticosteroiden
Basilliximab/Daclizumab/Tacrolimus/Sirolimus: Prophylaxe von Transplantatabstoßung nach Nierentransplantation und Lebertransplantation (*Sirolimus*)

Wi *Azathioprin:* Purinantagonist → zelleigenen Nukleotidsynthese ↓, Lymphozytenproliferation ↓ → immunsuppressive Wirkung
Ciclosporin A: Hemmung der Lymphokinsynthese von T-Helferzellen → Hemmung der primären und sekundären zellulären Immunantwort → immunsuppressive Wirkung
Everolimus: Blockade der Wachstumsproliferation menschlicher T-Zellen, B-Zellen und vaskulärer Muskelzellen

KI *Azathioprin:* schwere Nieren- und Leberschäden, schwere Knochenmarkdepression, schwere Infektionen, akute Pankreatitis, Lebendimpfungen
Ciclosporin A: schwere Nieren- und Leberschäden, unkontrollierter Hypertonus, schwere Infektionen, maligne Tumoren
Glatirameracetat: aktueller Kinderwunsch, Alter < 18 J.

NW *Azathioprin:* Knochenmarkdepression, GIT-Symptome, Haarausdünnung, Cholestase, Pankreatitis, allerg. Hautreaktionen, Muskel- und Gelenkschmerzen
Ciclosporin A: Nieren- und Leberfunktionsstörungen, GIT Symptome, Ödeme, Gingivahyperplasie, Hypertonie, KS, Krampfanfälle, Hirsutismus, K^+ ↑, Mg^{2+} ↓, Anämie, Entwicklung von malignen Lymphomen und Tumoren (v. a. Haut)
Everolimus: Infektionen, Sepsis, Pneumonie, Harnwegsinfekte, BB-Veränderungen v. a. Leukopenie, GIT-Symptome, Hepatitis, Akne, Wundheilungsstörungen, Ödeme, Entwicklung von malignen Lymphomen und Tumoren (v. a. Haut)

Azathioprin	*p. o.: €€ (100–150 mg); i. v.: €€€€ (100–150 mg) | Gr 6, sl/La 2, KI*
p. o.: **Aza-Q®**, **Azafalk®**, **Azamedac®**, **Azathiodura®**, **Azathioprin (Generika)**, **Colinsan®**, **Imurek®**, **Zytrim®** *– alle: 25 | 50 mg/Tbl.* *parenteral:* **Imurek®** 50 mg/Amp.	**Immunsuppression:** **Standarddosis:** ▸ *i. v.:* 1–2,5 mg/kg KG/d = 70–175 mg/70 kg KG/d i. v. ▸ *p. o.:* 1–2,5 mg/kg KG/d = 70–175 mg/70 kg KG/d p. o. **Guillain-Barré-Syndrom:** 2–3 mg/kg KG/d p. o. **Multiple Sklerose:** 2,0–2,5 mg/kg KG/d = 140–175 mg/70 kg KG/d p. o. **Vaskulitis:** 50–150 mg/d (beginnen mit 100 mg) p. o. **Rheumatoide Arthritis:** 1–2,5 mg/kg KG/d = 70–175 mg/70 kg KG/d p. o./i. v.
BV 60 %, gute GIT-Resorption zu 88 %, max. Plasmakonz. nach 2 h, PEB 30 %, HWZ 5 h, hepatische Metabolisierung, renale (60 %) Elimination	

Ciclosporin A	*p. o.: €€ (50–100 mg); i. v.: €€€€ (250 mg) | Gr 4, sl/La 4, KI*
p. o.: **Cicloral®**, **Ciclosporin (Generika)** 100 mg/1 ml Lsg., **Immunosporin®**, **Sandimmun®**, **Sandimmun Neoral®** 10 mg/Kps., 100 mg/ml Lsg., **Sandimmun Optoral®** 10 mg/Kps., 100 mg/ml Lsg. *– alle 25 | 50 | 100 mg/Kps.* *parenteral:* **Sandimmun®** 250 mg/5 ml Amp.	**Immunsuppression:** *p. o.:* 5 (3–6) mg/kg KG/d verteilt auf 2 ED (350 mg/70 kg KG) **Organtransplantation:** 10–14 mg/kg KG 4–12 h vor der Transplantation und post-OP tgl. für 1–2 Wo., dann *Erh-Therapie* 2–6 mg/kg KG/d in 2 ED **nephrotisches Syndrom:** Max. 2,5 mg/kg KG, wenn Ausgangsserumkreatinin < 2 mg/100 ml **Knochenmarktransplantation:** 12,5–15 mg/kg KG 1 d präoperativ und für 5 d postoperativ, dann *Erh-Therapie* mit 12,5 mg/kg KG/d in 2 ED für mind. 3–6 Mo., dann schrittweise Dosisred. und gänzliches Ausschleichen (Dauer bis 1 J.)

BV 20–50%, HWZ 14–20h, max. Plasmakonz. nach 1,2h erreicht, volle Wi erst nach mehreren Wo., hepatischer Metabolismus und biliäre Elimination	
Daclizumab	*€€€€€ (25 mg Amp.) | KI/KI*
i. v.: **Zenapax®** 25 mg/Amp. (5 mg/ml), Trockensubstanz	**Prophylaxe akuter Abstoßungsreaktionen nach de-novo-allogener Nierentransplantation:** *Erw. u. Kinder:* 1 mg/kg KG i. v. über 15 min, Verdünnung der entspr. Menge in 50 ml 0,9%iger NaCl-Lsg., erste Dosis < 24h vor der Transplantation, nächste sowie alle weiteren Dosis im Abstand von jeweils 14 d bis insgesamt 5 Dosen erreicht sind
HWZ 480h	
Everolimus	*€€€€ (1,5 mg) | KI/KI*
p. o.: **Certican®** 0,25 | 0,5 | 0,75 mg/Tbl., 0,1 | 0,25 mg/Tbl. zur Herstellung einer Susp. zum Einnehmen	**Prophylaxe akuter Abstoßungsreaktionen nach Nieren- und Herztransplantation:** • *Erw.: initial* 2 × 0,75 mg/d beginnend sobald wie möglich nach der Transplantation, dann Dosisanpassung nach Spiegel, NW und Wirkung ▸ *Dosisreduktion bei Leberinsuffizienz:* Child A u. B: um 50%, Child C: KI ▸ Drugmonitoring: Talspiegel > 3 ng/ml, Obergrenze des therapeutischen Bereiches 8 ng/ml
BV 90%, max. Plasmakonz. nach 1–2h, PEB 74%, Elimination über Fäzes (80%), renal (5%)	
Tacrolimus	*p. o.: €€ (1 mg); lokal: €€€€ (10 g Salbe); i. v.: kA | Gr 6, sl/La 4, Kl, ab*
p. o.: **Advagraf®** *0,5 | 1 | 5 mg/Ret.-Kps.,* **Prograf®** 0,5 | 1 | 5 mg/Kps. *i. v.:* **Prograf®** Infusionslösungskonzentrat 5 mg/ml *lokal:* **Protopic®** 0,03% | 0,1% Salbe = 0,3 | 1 mg/g	**Individuelle Dosis ermitteln = minimal effektive immunsuppressive Dosis!** **Vorbeugung der Lebertransplantatabstoßung:** • Beginn 6h postoperativ; Ersteinstellung u. Umstellung von i. v. auf p. o.: *Anfangsdosis:* 0,10–0,20 mg/kg KG/d p. o. 2 ED bzw. 0,02–0,05 mg/kg KG/d i. v. Dauerinf. mit Umstellung auf p. o. nach 2–4 d ▸ *Kinder (< 12 J.):* 0,30 mg/kg KG/d p. o. (X – 0 – X) bzw. 0,045 mg/kg KG/d i. v. Dauerinf. **Vorbeugung der Nierentransplantatabstoßung:** • innerhalb von 24h postoperativ; *Anfangsdosis:* 0,2–0,3 mg/kg KG/d p. o. (X – 0 – X) bzw. 0,04–0,06 mg/kg KG/d i. v. Dauerinf. mit zügiger Umstellung auf p. o. ▸ *Kinder (< 12 J.):* innerhalb von 5h präoperativ: 0,15 mg/kg KG p. o., oder 0,075–0,1 mg/kg KG/d i. v.; frühzeitige

<table>
<tr><td></td><td>Umstellung auf p. o. bei zunächst beibehaltener Dauerinfusion von 0,1 mg/kg KG/d i. v. und deren langsame Reduktion auf null; sobald Pat. nur noch p. o. behandelt werden: Weiterbehandlung mit 3–4-mal höherer Dosis als i. v.-Dosis
▸ Max-Dosis: 0,6 mg/kg KG/d p. o., 0,1 mg/kg KG/d i. v.
▸ max. Anwendungsdauer bei i. v.: 7 d
mittelschwere u. schwere atopische Ekzeme:
• 2 × 0,1 %/d über 1–2 Wo. dünn auf betroffene Areale auftragen, dann 2 × 0,03 %/d bis zu Abheilung
▸ Kinder (2–16 J.): 2 × 0,03 %/d bis zu 3 Wo., dann 1 × /d</td></tr>
<tr><td colspan="2">orale BV 14–17 %, max. Plasmakonz. nach 1–3 h, HWZ 4–57 h (p. o. + parenteral), 70 h (topisch), PEB > 98,8 %, fast vollständige hepatische Metabolisierung, biliäre Elimination</td></tr>
<tr><th>Sirolimus</th><th>€€€-€€€€ (1–2 mg) | Gr 6, Kl/La 1, Kl</th></tr>
<tr><td>p. o.: Rapamune® 1 | 2 mg/Tbl. bzw. 1 mg/ml Lsg.</td><td>Vorbeugung der Nierentransplantatabstoßung:
• Initial: 6 mg p. o. postoperativ; dann 1 × 2 mg/d p. o. (für 2–3 Mo. nach Tx), Drugmonitoring: Talspiegel 4–12 ng/ml
• Erhaltungstherapie: Ciclosporin über 4–8 Wo. stufenweise absetzen, Sirolimus-Talspiegel von 12–20 ng/ml anstreben
▸ Sirolimus 4 h nach Ciclosporin-Gabe verabreichen</td></tr>
<tr><td colspan="2">BV 14 % (Tbl. 27 % höher), max. Plasmakonz. nach 1 h (Tbl.: um 82 % verlängert), steady-state nach 5–7 d, HWZ 62 h, hepatische Metabolisierung, v. a. biliäre Elimination</td></tr>
</table>

3.8 Selektive Immunsuppressiva

Ind *Adalimumab:* Reservebasistherapeutikum bei aktiver rheumatoider Arthritis des Erwachsenen
Leflunomid: Basistherapeutikum bei aktiver rheumatoider Arthritis des Erwachsenen
Etanercept: Reservebasistherapeutikum bei aktiver rheumatoider Arthritis des Erwachsenen, Psoriasis-Arthropathie, aktive polyartikuläre juvenile chronische Arthritis (bei Kindern ab 4 J.)
Infliximab: Reservetherapie des schwergradigen aktiven Morbus Crohn mit und ohne Fistelbildung des Erwachsenen, rheumatoide Arthritis, ankylosierende Spondylitis
Bevacizumab: in Kombination mit i. v. 5-Fluorouracil/Folinsäure oder intravenösem 5-Fluorouracil/Folinsäure/Irinotecan zur First-Line-Behandlung von Pat. mit metastasiertem Kolon- oder Rektum-Ca
Anakinra: aktive rheumatoide Arthritis in Komb. mit Methotrexat

Wi *Adalimumab:* Antikörper gegenTumornekrosefaktor alpha → biologische Aktivität von TNF ↓ → entzündlichen Aktivität in den Gelenken ↓
Leflunomid: Pyrimidinsynthesehemmer → Proliferation von aktivierten Lymphozyten ↓,

Supprimierung von Entzündungsmediatoren → entzündlichen Aktivität ↓ *Etanercept:* kompetitive Hemmung der Bindung von Tumornekrosefaktor (TNF) → biologische Aktivität von TNF ↓ → entzündlichen Aktivität in den Gelenken ↓ *Infliximab:* monoklonaler Antikörper gegen Tumornekrosefaktor α→ inflammatorischen Aktivität bei Morbus Crohn und aktiver rheumatoider Arthritis ↓ *Bevacizumab:* monoklonaler Antikörper → Bindung an den Gefäßwachstumsfaktor VEGF (vascular endothelial growth factor) → Hemmung der Bindung von VEGF an seine Rezeptoren, Flt-1 (VEGFR-1) und KDR (VEGFR-2) auf der Oberfläche von Endothelzellen *Anakinra:* kompetativer Antagonismus am Interleukin-1-Rezptor → Neutralisierung der proinflammatorischen Interleukin-1-Aktivität → entzündlichen Aktivität ↓
KI *alle:* Sepsis, klinisch manifeste Infektionen *Adalimumab:* Mäßige bis schwere Herzinsuff. (NYHA Klasse III/IV), < 18 J. *Leflunomid:* schweres Immundefizit, schwere Knochenmarkinsuffizienz, Anämie, Leukopenie oder Thrombozytopenie, schwere Infektionen, eingeschränkte Leber-oder Nierenfunktion, Hypoproteinämie, < 18 J. *Etanercept:* gleichz. Gabe von Lebendimpfstoffe, Komb. mit Anakinra, < 4 J. *Infliximab:* aktive Tuberkulose, Herzinsuffizienz NYHA III /IV *Bevacizumab:* Überempfindlichkeit gegen CHO-Zellprodukte oder andere rekombinante humane oder humanisierte Antikörper, bei Pat. Mit unbehandelten ZNS-Metastasen *Anakinra: Neutropenie,* gleichz. Gabe von Lebendimpfstoffe, < 18 J., > 65 J.
NW *alle:* Infektionshäufigkeit ↑ (bis Sepsis), Anämie, Thrombozytopenie, Neutropenie, GIT-Symptome, KS, anaphylaktoide Reaktionen *Adalimumab:* Gutartige Neoplasma der Haut, ANA-Entwicklung *Leflunomid:* Haarausfall, Leberwerte ↑, RR ↑, Tendovaginitis *Etanercept:* Entwicklung von Autoantikörpern (ANA, Anti-DNA-AK, Antikardiolipinantikörper), medikamenteninduzierter syst. Lupus erythematodes *Bevacizumab:* Magen-Darm-Perforationen, Blutungen, arterielle Thromboembolie, Asthenie, Diarrhöe, Übelkeit und nicht näher bezeichnete Schmerzen *Infliximab:* Dyspnoe, LE-Syndrom, Anämie, Lymphadenopathie, RR ↑

Adalimumab	*€€€€€ (40 mg) | Gr 4, Kl/La 1, Kl*
s. c.: **Humira®** 40 mg/Fertigspritze	**Antirheumatische Reservebasistherapie (bei Versagen von MTX):** *s. c.:* 40 mg alle 2 Wo. s. c. bei Komb. mit MTX, Monotherapie mit 40 mg 1 ×/ Wo.
kA	
Leflunomid (LEF)	*€€ (10–20 mg); €€€€ (100 mg) | Gr 7 + 8, Kl/La 4, Kl*
p. o.: **Arava®** 10 | 20 | 100 mg/Tbl.	**Antirheumatische Basistherapie:** *Aufsättigung* mit 100 mg/d p. o. in den ersten 3 Behandlungstagen; *Erh-Dosis* 10–20 mg/d p. o.
Resorption 82–95%, rasche hepatische Metabolisierung mit PEB 99%, Wi-Max. 1–24h, Eliminations-HWZ 2 Wo., Ausscheidung über Urin und Fäzes (enterohepatischer Kreislauf)	

Etanercept	*€€€€€ (25–50 mg) | Gr 4, Kl/La 1, Kl*
s. c.: **Enbrel®** 25 | 50 mg/Durchstechflasche, 25 mg/Fertigspritze	**Antirheumatische Basistherapie:** • *Erw.:* 2 × 25 mg/Wo s. c. ▸ *Kinder > 4 J.:* 2 × 0,4 mg/kg KG/Wo s. c. (max. 25 mg)
max. Plasmakonz. 48 h (s. c.), BV 76 %, HWZ 70 h, Eliminationsweg unklar	
Infliximab	*€€€€€ (100 mg) | Gr 4, Kl/La 1, Kl*
i. v.: **Remicade®** 100 mg Pulver (10 mg/ml Inf.-Lsg.)	• **schwerer aktiver Morbus Crohn:** Einmalige i. v. Infusion von 5 mg/kg KG über 2 h (350 mg/70 kg), Wdh. nach 14 d möglich bei erneutem Auftreten von Krankheitssymptomen • **Morbus Crohn mit Fistelbildung:** 5 mg/kg KG über 2 h i. v. (350 mg/70 kg), Wdh. nach 2 und 6 Wo. nach Erstinfusion erneut je 5 mg/kg KG i. v. • **rheumatoide Arthritis:** 3 mg/kg KG über 2 h i. v., Wdh. nach 2 und 6 Wo., dann alle 8 Wo.
terminale HWZ 9,5 d, Eliminationswege unbekannt	
Bevacizumab	*€€€€€ (100–400 mg Inf.) | Gr 6, Kl/La 1, Kl*
i. v.: **Avastin®** 100 | 400 mg/4 | 16 ml (25 mg/ml Inf.-Lsg.)	**metastasiertes Kolon- oder Rektumkarzinom in Kombination mit 5-Fu/Folinsäure:** 1 × 5 mg/kg KG alle 14 Tage in 90 min. *i. v.* **First-line Therapie des metastasierten Mammakarzinoms mit Paclitaxel**: 1 × *10 mg/kg KG alle 14 Tage oder* 1 × 15 mg/kg KG alle 21 Tage *i. v.* **First-line Therapie des metastasierten, inoperabel fortgeschrittenen oder rezidivierenden nichtkeinzelligen Bronchialkarzinoms in platinhaltiger Kombination**: 1 × 7,5-15 mg/kg KG alle 21 Tage *i. v.*
anfängliche HWZ von 1,4 d, terminale HWZ ca. 20 d	
Anakinra	*€€€€ (100 mg) | Gr 4, Kl/La 1, sl*
s. c.: **Kineret®** 100 mg/Fertigspritze Inj.-Lsg.	**rheumatoide Arthritis in Komb. mit MTX:** • *Erw.:* 1 × 100 mg/d s. c. ▸ Kinder < 18 J.: kE ▸ Pat. mit mäßiger Nierenfunktionsstörung (GFR 30–50 ml/min): vorsichtige/kontrollierte Anwendung, GFR < 30 ml/min nicht anwenden
BV 95 % nach s. c. Gabe, max. Plasmakonz. nach 3–7 h, HWZ 4–6 h	

4 Verdauungstrakt

4.1 Mundhöhle

Natriumfluorid	*€ (1–40 mg) | sl/sl*
p. o.: **Fluoretten®** 0,25 | 0,5 | 1,0 mg/Lutsch-Tbl., **Fluoros®** 20 mg/Ret.-Tbl., **Natriumfluorid 25 Baer®** 11,3 mg/Ret.-Tbl., **Ossin®** ret. 40 mg/Ret.-Drg., **Zymafluor®** 0,25 | 0,5 | 1,0 mg/Tbl.	**allgemein (Kariesprophylaxe):** • 0–3 J. 0,25 mg/d, ab 3 J. 0,25–0,5 mg/d, ab 6 J. 1 mg/d p. o. (Dosisangaben, wenn Trinkwasser < 0,3 mg/l Fluoride enthält) ▸ *Max-Dosis:* < 20 mg/d auf Dauer
gute enterale Resorption, BV 100%	
Amphotericin B	*€€ (400 mg) | Gr 5, sl/La 1, sl*
p. o.: **Ampho-Moronal®** 100 mg/Tbl., Susp. 100 mg/ml, 10 mg/Lutschtbl.	**enoraler Soor (intestinale Schleimhautmykosen):** • 4 × 50–100 (– 400) mg/d nach dem Essen oder 4 × 10 mg Lutschtbl. p. o. • *Prophylaxe:* 2 × 50–100 mg/d p. o. nach der Mahlzeit
BV < 5% (p. o.), PEB 90–95%, initial HWZ 24 h, terminal HWZ 15 d, langsame renale Elimination (5%/d)	
Miconazol	*Creme + Gel € (20 mg) | KI/KI*
äußerlich: **Castellani M Miconazol®**, **Daktar®**, **Fungur®**, **Micotar®** (ZP) Paste, Lsg. 20 mg/ml, **Mykoderm®**, **Mykotin®** *– alle: Mundgel 20 mg/g (124 mg/Messl.), Creme 20 mg/g,* **Loramyc®** 50 mg Buccaltbl.	**Mykosen im Mund-Rachen-Bereich:** • *Erw. und Kinder:* 4 ×/d ½ Messlöffel Gel (2,5 g Gel = 50 mg) auf die Schleimhaut auftragen, einwirken lassen und schlucken für 1–2 Wo., (Säuglinge: 4 ×/d ¼ Messlöffel Gel [1,25 g Gel = 25 mg]) ▸ *Max-Dosis:* 20 mg/kg KG/d • *Erw. und Kinder > 4 J.:* 4 × 60 mg/d für 1–2 Wo, max.: 240 mg/d ▸ *> 6 Mo. < 2 J.:* 4 × 30 mg/d für 1–2 Wo, max.: 120 mg/d
BV 25%, HWZ 20 h, PEB > 90%, hepatischer Metabolismus, fäkale Elimination	
Metronidazol	*p. o.: €€ (500–1000 mg); i. v.: €€€ (500 mg) | 1. Trim. KI, 2. + 3. Trim. sl/sl*
p. o.: **Arilin®**, **Clont®** 400 mg/Tbl., **Flagyl®**, **Metront®**, **Metronidazol (Generika)**, **Vagimid®** *– alle: 250 | 400 oder 500 mg/Tbl.;* **Metronid-Puren®**, **Metronimerk®**, **Metronour®** *– alle: 400 mg/Tbl.*	**Infektionen mit Beteiligung von Anaerobiern im Zahn-Mund-Kiefer-Bereich:** • *Erw. und Kinder: Initialdosis* 1,2–2 g/d p. o., *Erh-Dosis* 2 × 250–500 mg/d p. o. für 5–7 d, max.: 2 g/d ▸ *Kinder:* < 12 J. 2 × 2–3 ml/kg KG/d i. v. = 2 × 10–15 mg/kg KG/d i. v. für 6 d oder 3–12 J. 2 × 125–250 mg/d p. o. für 6 d

i. v.: **Infectoclont®**, **Metronidazol (Generika)** *– alle: 500 mg/Inf.-Fl. à 100 ml*	
80% Resorption (p. o.), max. Plasmakonz. nach 1 h, HWZ 6–8 (–14) h, PEB < 20%, geringe Metabolisierung in der Leber, renale Elimination	
Nystatin	*p. o.: €€ (3–4 Mio I. E.) | Gr 1, sl/La 1, sl*
p. o.: **Adiclair®**, **Biofanal®**, **Candio-Hermal®**, **Moronal®**, **Mykundex®**, **Nystaderm®**, **Nystatin (Generika)** *– alle: 500000 I. E./Tbl., 100000 I. E./ml Susp.* *äußerlich:* **Adiclair®**, **Biofanal®**, **Candio-Hermal®**, **Moronal®**, **Mykundex®**, **Nystatin Lederle®** (Creme, Salbe, Mundgel), **Nystatin (Generika)**	**Candida-Infektionen der Haut und der Schleimhäute:** • *p. o.:* 3–4 × 1000000 I. E./d für 8 d, dann 3–4 × 500000 I. E./d für weitere 8 d • *lokal:* 2–3 ×/d Paste, Creme, Salbe (für 8–14 d) auftragen ▸ *Kinder:* > 12 J. 2,0 Mio. I. E./d; > 7 ½ J. 1,5 Mio. I. E./d; > 3 J. 1,0 Mio. I. E./d; > 1 J. 0,75 Mio. I. E./d; > ½ J. 0,6 Mio. I. E./d; > ¼ J. 0,5 Mio. I. E./d jeweils Tbl./Drg./Susp p. o. in 3–4 ED
kaum Resorption (p. o.) → Anwendung auf Haut und Schleimhäuten, keine Gewebepenetration, nach Anwendung unveränderte Elimination per Fäzes	
Triamcinolon/ Triamcinolonacetonid	*p. o.: €–€€ (4–32 mg); i. v.: €€ (40 mg) | Gr 7, sl/La 4, sl*
p. o. (Triamcinolon): **Delphicort®** 2 | 4 | 8 mg/Tbl., **Triamoral®** 4 mg/Tbl., **Volon®** 4 | 8 | 16 mg/Tbl. *parenteral (Triamcinolonacetonid):* **Delphicort®** 25 | 40 mg/Amp. à 1 ml, **Triamhexal®** 10 | 40 mg/Amp. à 1 ml, **Triam Injekt®** 10 | 20 mg/Amp. à 1 ml, **Volon A®** Kristallsuspension 10 | 40 | 80 mg/Amp. à 1 | 1 | 2 ml, **Volon A® solubile** 10 | 40 | 80 | 200 mg/Amp. à 0,25 | 1 | 2 | 5 ml	**Dosierung variiert je nach Krankheit stark → s. daher auch Fachinfo** • *p. o.:* 4–32 mg/d p. o. • *parenteral:* 10–80 mg/d i.m., i. v. oder 2–20 (40) mg intraartikulär
Wi-Dauer 2,25 d, max. Plasmakonz. nach 4 h (i.m.), Cushing-Schwellendosis 6 mg/d	
Acetylsalicylsäure (ASS)	*€ (500–3000 mg) | KI/KI*
p. o.: **Apovital Apo Ass®**, **Aspirin®** 300 mg/Tbl., **ASS (Generika)**, **Godamed®** 300 mg/Tbl.	**Schmerzen im Mundbereich (Zahnschmerzen):** • 1–2 (–3) × 500–1000 mg/d p. o. ▸ *Max-Dosis:* 6 g/d

– *alle: 100 | 500 mg/Tbl.*; **Acesal®** 250 | 500 mg/Tbl., **Delgesic®** 100 | 500 | 1000 mg/ Pulver-Btl., **Herz-Ass-ratiopharm®** 50 | 100 mg/Tbl., **Togal® ASS** 400 mg/Tbl., **Temagin®** 600 mg/Tbl.	
Resorption > 90 %, BV 40–50 %, max. Plasmakonz. nach 30–40 min, PEB 70–90 %, HWZ 10–20 min, Elimination 80 % hepatisch, 20 % renal, bei alk. Urin bis 80 % renal, renale Elimination der Metabolite	
Dexpanthenol (Pantothensäure)	*€ (200–400 mg) | Am/Am*
lokal: **Bepanthen®** Lsg., Salbe, Emulsion, **Corneregel®**, **Nasicur®**, **Otriven®**, **Pan- Ophtal®** *Salbe, Trpf.*, **Panthenol** (**Jenapharm®** *Salbe, 100 mg/ Tbl.*, **Lichtenstein®** Salbe, **-ratiopharm®** *Wundbalsam*, **Sandoz®** *Creme*)	**Adjuvans bei Haut-/Schleimhautläsionen:** *lokal:* 1–3 ×/ d auf Läsion auftragen **Pantothensäuremangel:** 200–400 mg/d p. o.

4.2 Antazida

Ind	*alle:* dyspeptische Beschwerden, Sodbrennen, Refluxösophagitis, Gastritis, gastrale Hyperazidität *Aluminiumhydroxid:* zur Verminderung der Phosphatresorption bei Pat. mit Niereninsuffizienz und erhöhten Serumphosphatspiegeln
Wi	Bindung von Säure, Pepsin, Gallesalze und Phosphat (*Aluminiumhydroxid*) → gastraler pH ↓, laxierende Wirkung (*Magnesium*)
KI	*alle:* schwere Niereninsuffizienz *Aluminium:* Obstipation, Dickdarmstenosen
NW	*Aluminium:* Obstipation, Ileus, Hypophosphatämie, bei Niereninsuffizienz Enzephalopathie *Magnesium:* Diarrhö, Hypermagnesiämie (v. a. bei Niereninsuffizienz)

Magnesium	*k.A. | sl/Am*
Mg-aspartat: *p. o.:* **Magnesiocard®** 2,5 mmol Mg^{2+}/Tbl., 7,5 mmol Mg^{2+}/Brause-Tbl., 5 mmol Mg^{2+}/Granulat-Beutel	**symptomatische Therapie dyspeptischer Beschwerden (Sodbrennen, Refluxkrankheit, GIT-Ulzera, etc.):** 10–30 mmol/d p. o.

parenteral: **Magnesiocard®** *i. v.:* 3 mmol Mg^{2+}/Amp. à 10 ml, i.m.: 2,5 mmol Mg^{2+}/Amp. à 5 ml ***Mg-carbonat:*** p. o.: **Magnesium 100 Jenapharm®** 4,11 mmol Mg^{2+}/Tbl. ***Mg-citrat:*** **Magnesium-Diasporal®** 100 | 100 Orange = 4 mmol Mg^{2+}/Lutschtbl., 12 mmol Mg^{2+}/Granulat-Beutel ***Mg-hydrogenaspartat:*** **Magium®** 5 mmol Mg^{2+}/Kautbl., 5 | 10 mmol/Mg^{2+} Brause-Tbl., **Magnaspart®** 5 mmol Mg^{2+}/ Brause-Tbl, Pulver 10 | 20 = 10 | 20 mmol Mg^{2+}, **Magnesium Verla®** 5 mmol Mg^{2+}/Kautbl. | Brause-Tbl., **Mg 5-Granulat®** 10 mmol Mg^{2+}/Beutel, **Mg 5-Longoral®** 5 mmol Mg^{2+}/ Kautbl. ***Mg-hydrogenglutamat:*** Nur Komb. *i. v.* **Magnesium Verla®** Inj.-Lsg. ***Mg-oxid:*** **Magium®** 5 | 10 mmol Mg^{2+}/Brause-Tbl., **Magnesium beta®** 5 | 10 mmol Mg^{2+}/Brause-Tbl., **Magnesium-Diasporal®** 6,2 mmol Mg^{2+}/Kps., 12 mmol Mg^{2+}/5 g Granulat ***Mg-sulfat:*** *i. v.:* **Comafusin Hepar®** Inf.-Lsg. 1000 ml, **Cormagnesin®** 200 | 400 = 8,3 | 16,6 mmol Mg^{2+} in 10 ml Inj.-Lsg., **Magnesium-Diasporal®** 2 | 4 mmol Mg^{2+}/Amp. à 2 | 5 ml, **Mg 5-Sulfat®** 10% | 50% = 4,05 | 20,25 mmol Mg^{2+}/ Amp. à 10 ml, **Mg-Verla-Inf.-**	

Lösung® 50% = 20,3 mmol Mg^{2+}/Amp. à 10 ml ***Komb.-Präparate:*** **Gelusil®, Maalox®, Maaloxan®, Progastrit®, Rennie®, Riopan®, Talcid®, Trigastril®**	
Mg^{2+} wird renal eliminiert	
Aluminiumhydroxid	*€€ (4000 mg) | 1.Trim. KI, 2.+3. Trim. sl/La 1, sl*
p.o.: **Acridine Neu®** 500 mg/Kautbl., **Antacidum Opt®** 500 mg/Tbl., **Aludrox®** 320 mg/Tbl. *Komb. mit Mg^{2+}:* **Aludrox®, Maalox®, Progastrit®** *Komb. mit Oxetacin:* **Tepilta®** *– alle Lsg., Susp., Tbl., Kautbl.*	**symptomatische Therapie dyspeptischer Beschwerden (Sodbrennen, Refluxkrankheit, GIT-Ulzera, etc.):** 2–4 Tbl. oder 2–4 × 5 ml Susp. ½–1 h nach der Mahlzeit p. o. oder 4–5 × 400–1000 mg/d p. o.
Wi-Beginn nach 5–10 min, Wi-Dauer 100 min, 5–10% werden resorbiert und renal eliminiert	
Magaldrat	*Tbl.: € (1200–2400 mg) | ub/ub*
p. o.: **Bisco-Magaltrat®, Gastripan®, Glysan®, Hevert Mag®, Magaldrat (Generika** 400 mg/Tbl.), **Magastron®** 400 mg/Tbl., **Magmed®, Marax®, Riopan®** 1600 mg/Gel-Beutel à 10 ml, **Simaphil®** *– alle: 800 mg/Tbl., 800 mg/Susp.-Btl.*	**symptomatische Therapie dyspeptischer Beschwerden (Sodbrennen, Refluxkrankheit, GIT-Ulzera, etc.):** • 3 × 400–800 (–1600) mg/d p. o. zwischen den Mahlzeiten oder zur Nacht über 4 Wo. ▸ *Max-Dosis:* bis zu 6400 mg/d ▸ *Niereninsuffizienz:* (GFR < 30 ml/min) nur unter regelmäßiger Kontrolle der Serumaluminiumkonz. (< 40 ng/ml = 0,04 mg/l) verabreichen
800 mg binden 18–25 mval Salzsäure, infolge rascher Magenleerung nur kurzfristiger Wirkungseffekt (Mehrfachgabe tgl. nötig)	
Almasilat	*Susp.: €€ (4 g); Tbl.: €-€€ (2580–5160 mg) | ub/ub*
p. o.: **Megalac®** 1 g/10 ml Susp., **Simagel®** 430 mg/Tbl.	**symptomatische Therapie dyspeptischer Beschwerden (Sodbrennen, Refluxkrankheit, GIT-Ulzera, etc.):** 4 × 10 ml/d p. o., 1–2 h nach den Mahlzeiten oder bis zu 6 × 1–2 Tbl./d p. o. zwischen den Mahlzeiten und vor dem Schlafengehen
Hydrotalcit	*€ (500–1000 mg) | ub/ub*
p. o.: **Ancid®, Hydrotalcit (Generika), Megalac Hydrotalcit®, Talcid®, Talidat®**	**symptomatische Therapie dyspeptischer Beschwerden (Sodbrennen, Refluxkrankheit, GIT-Ulzera, etc.):** • p. o.: bei Bed. mehrmals 500–1000 mg/d p. o. bzw. 1 Btl. Susp. (1000 mg);

– *alle: 500 und/oder 1000 mg/ Tbl.*; **Talcid**® Susp. 100 mg/ml	▸ *Max-Dosis:* 6000 mg/d p. o.
Al-Na-Carbonatdihydroxid	*Susp.: € (5–10 ml); Tbl.: € (300–600 mg) | Am/Am kurzzeitig*
p. o.: **Kompensan**® 300 mg/ Tbl., 300 mg/5 ml Susp.	**symptomatische Therapie dyspeptischer Beschwerden (Sodbrennen, Refluxkrankheit, GIT-Ulzera, etc.):** • *p. o.:* 1–2 Tbl. bzw. 5–10 ml p. o. wiederholt/d ▸ Tbl. nur lutschen; Einnahme 1–2 h nach den Mahlzeiten und zur Nacht
renale Elimination	
Aluminiumoxid + Calciumcarbonat	*€ (1–2 Tbl.) | Am/Am*
p. o.: **Solugastril**® 100 mg Al-Oxid + 300 mg Calciumcarbonat/Tbl. bzw. 435 mg Al-oxid + 600 mg Calciumcarbonat/ 10 g Gel	**symptomatische Therapie dyspeptischer Beschwerden (Sodbrennen, Refluxkrankheit, GIT-Ulzera, etc.):** • *p. o.:* 3 × 1–2 Tbl./d oder 3 × 1 Btl./d p. o. 1–2 h nach den Mahlzeiten und ggf. abends 1–2 Tbl. oder 1 Btl p. o. ▸ *Max-Dosis:* 14 Tbl./d oder 7 Btl./d p. o.
Mg-hydroxid + Aluminiumhydroxid + Oxetacain	*Tbl.: € (1–2 Tbl.); Susp.: €€ (20–40 ml) | Am/Am*
p. o.: **Tepilta**® 2,5 ml Susp. bzw. 1 Tbl. (83 mg Mg-hydroxid + 124 mg Aluminiumhydroxid + 5 mg Oxetacain)	**symptomatische Therapie dyspeptischer Beschwerden (Sodbrennen, Refluxkrankheit, GIT-Ulzera, etc.):** • *p. o.:* 4 × 5–10 ml oder 1–2 Tbl./d p. o.; bei Bed. zusätzlich 10 ml bzw. 1 Tbl. p. o.

4.3 Ulkustherapeutika

4.3.1 H_2-Rezeptor-Antagonisten

Ind Magen-Darm-Ulzera, Gastritis, Refluxösophagitis, Zollinger-Ellison-Syndrom, Prophylaxe von Überempfindlichkeitsreaktionen (*Cimetidin*)

Wi Hemmung der basalen, der pentagastrin- und nahrungsstimulierten Magensäuresekretion

KI Porphyrie inkl. Anamnese

NW Obstipation, Diarrhö, Übelkeit und Erbrechen, KS, Verwirrtheitszustände, Halluzinationen, Agranulozytose, Haarausfall, HRST, RR-Abfall, Gynäkomastie, Prolaktinspiegelanstieg, Potenzstörungen, Transaminasen ↑

Cimetidin	*p. o.: € (400–800 mg); i. v.: €€ (200 mg) | sl/sl*
p. o.: **Cime** (**Generika**), **Cimetidin** (**Generika**), **Cim Lich**®,	**symptomatische Therapie dyspeptischer Beschwerden (Sodbrennen, Refluxkrankheit, GIT-Ulzera, etc.):** • *akut:* 1 × 800 mg/d i. v. oder 4 × 400 mg/d i. v.

Gastroprotect®, **H_2-Blocker-ratiopharm®**, **Tagamet®** *– alle: 200 | 400 | 800 mg/Tbl.* *i. v.:* **Cimehexal®**, **Cimetidin** (Generika), **H_2-Blocker-ratiopharm®** 1000 mg/Amp. à 10 ml, **Tagamet®** 400 mg/Amp. à 4 ml *– alle: 200 mg/Amp. à 2 ml*	• *p. o.:* 800 mg zur Nacht für 4–8 Wo. **Refluxösophagitis:** 3–4 × 400 mg/d p. o. (bis zu 12 Wo.), **Rezidivprophylaxe:** 400 mg/d p. o. oder 400–800 mg zur Nacht p. o. ▸ *Max-Dosis:* 2000 mg/d ▸ *Dosisreduktion bei Niereninsuffizienz:* S-Krea 1,8–2,6 mg/100 ml → 25 %, S-Krea 2,7–2,6 mg/100 ml → 50 %, S-Krea 2,7–4,3 mg/100 ml → 50 %, S-Krea > 4,3 mg/100 ml → 66 % Reduktion bei einer Tagesdosis von 1200 mg ▸ *Kinder (strenge Indikationsstellung!):* Zur Kurzzeitbehandlung 15–30 mg/kg KG/d p. o. verteilt auf 4 ED, *Max-Dosis:* 1600 mg/d
BV 60–70 %, PEB 20 %, HWZ 1,5–2 h, bei Niereninsuffizienz HWZ verdoppelt, 50–60 % renale Elimination	
Ranitidin	*p. o.: € (150–300 mg); i. v.: €€-€€€ (150–200 mg) | Gr 4, sl/La 2, sl*
p. o.: **Junizac®**, **Rani** (Generika), **Ranic®**, **Ranicux®**, **Ranitic®**, **Ranitidin** (Generika), **Sostril®**, **Zantic®** *– alle: 150 | 300 mg/Tbl., z. T. auch 75 mg/Tbl. bzw. Brause-Tbl.* *i. v.:* **Ranitic®**, **Ranitidin-ratiopharm®**, **Sostril®**, **Zantic®** *– alle: 50 mg/Amp. à 5 ml*	**symptomatische Therapie dyspeptischer Beschwerden (Sodbrennen, Refluxkrankheit, GIT-Ulzera, etc.):** • *akut:* 3–4 × 50 mg/d i. v. = 3–4 × 1 Amp./d i. v. **Refluxösophagitis und Rezidivprophylaxe:** 150–300 mg/d p. o. zur Nacht ▸ *Dosisreduktion bei Niereninsuffizienz:* s. Fachinfo ▸ *Kinder > 10 J.:* 1 mg/kg KG/d i. v. oder 2 × 2 mg/kg KG/d p. o. oder 4 mg/kg KG/d abends p. o.
BV 50 %, max. Plasmakonz. nach 1–3 h, PEB 15 %, HWZ 2–3 h, 50–80 % renale Ausscheidung	
Famotidin	*€ (20–40 mg) | Gr 4, sl/La 2, sl*
p.o: **Fadul®**, **Famo** (Generika), **Famonteron®**, **Famotidin** (Generika, -ratiopharm® 10 mg/Tbl.), **Pepdul®** akut 10 mg/Tbl. *– alle: mite 20 | 40 mg/Tbl.*	**symptomatische Therapie dyspeptischer Beschwerden (Sodbrennen, Refluxkrankheit, GIT-Ulzera, etc.):** • *p. o.:* 1 × 20–40 mg/d abends **Rezidivprophylaxe:** 1 × 20 mg/d abends p. o. **GIT-Ulzera:** 1 × 40 mg/d abends (Therapiedauer 4–8 Wo.) p. o. ▸ *Max-Dosis:* 800 mg/d (z. B. Zollinger-Ellison-Syndrom) ▸ *Dosisreduktion bei Niereninsuffizienz* (GFR < 30 ml/min, S-Krea > 3,0 mg/dl): 20 mg/d
BV 40 %, PEB 20 %, HWZ 3–4 h, Elimination nach hepatischem Metabolismus zu 70 % renal	

4.3.2 Protonenpumpenblocker

Ind symptomatische erosive oder ulzerative Refluxösophagitis, GIT-Ulzera, Gastritis, Eradikation bei HP-Befall in Komb. mit Antibiotika, Zollinger-Ellison-Syndrom, GIT-Blutung (i. v.)

Wi irreversibler Hemmstoff der Protonenpumpe (H^+-/K^+-ATPase-Hemmstoff) der Belegzellen → Säuresekretion ↓ → pH-Anstieg des Magensaftes

KI Überempfindlichkeit gegen den Wirkstoff

NW Schwindel, KS, Durchfall, Obstipation, Transaminasenanstieg, BB-Veränderungen, selten Seh-, Hör- und Geschmacksstörungen (v. a. bei i. v.-Gabe)

Omeprazol	*p. o.: €€ (40–120 mg); i. v.: €€€ (Amp.) | sl/sl*
p. o.: **Antra MUPS®**, **Gastracid®**, **Ome** (**Generika**), **Omep®**, **Omeprazol** (**Generika**) *– alle: 10 | 20 | 40 mg/Tbl. oder Kps.* **Losec®** 20 mg/Kps., **Ulnor®** 20 mg/Kps. *i. v.:* **Antra® Pro Infusione** 40 mg/Inj.-Fl.	**kompliziertes GIT-Ulkus:** 2 × 1 Amp. = 2 × 40 mg/d über 20–30 min i. v., nach 5 d 1 Amp. tgl i. v. (langsam als Kurzinf.) **unkompliziertes Ulkus, Refluxösophagitis:** 1 × 20 mg/d p. o. **Zollinger-Ellison-Syndrom:** *initial* 80 mg/d p. o., nach Abklingen der Beschwerden 20–80 (–120) mg/d p. o. in 2 ED ohne zeitliche Begrenzung, max. 200 mg/d ▸ *Kinder (Refluxösophagitis, Ulzera):* > 12 J. 1–2 × 20 mg/d p. o.; > 7 ½ J. 1 × 20 mg/d p. o. ▸ *Dosisreduktion bei Niereninsuffizienz:* siehe Fachinfo
BV 35 %, max. Plasmakonz. nach 1–3 h, PEB > 90 %, HWZ 40–60 min, nach Metabolisierung Elimination zu 80 % renal	
Esomeprazol	*p. o.: €-€€ (20–40 mg); i. v.: €€€€ (40 mg) | sl/La 1, KI*
p. o.: **Nexium® mups** 20 | 40 mg/Tbl. *i. v.:* **Nexium®** 40 mg Pulver für Inf.-Lsg.	**Therapie und Prophylaxe von Refluxkrankheit, Refluxösophagitis, GIT-Ulzera, Eradikationsbehandlung mit Antibiose:** • *allgemein:* 1 × 20 mg/d p. o. (bei Eradikationsbehandlung 2 × 20 mg/d), bei schweren Fällen 40 mg/d p. o. **erosive Refluxösophagitis:** 1 × 40 mg/d p. o. über 4 Wo. **NSAR-Ulkusprophylaxe:** 1 × 20 mg/d für 4–8 Wo.
BV 50–89 %, max. Plasmakonz. nach 1–2 h, PEB 97 %, Metabolisierung über Cytochrom-P450, 80 % renale Elimination, 20 % mit den Fäzes	
Pantoprazol	*p. o.: € (20–40 mg); i. v.: €€€€ (40 mg Amp.) | Gr 4, sl/La 2, sl*
p. o.: **Pantorc®**, **Pantoprazol** (**Generika**), **Pantozol®**, **Rifun®** *– alle: 20 | 40 mg/Tbl.* *i. v.:* **Pantozol®** 40 mg/Inf.-Fl.	**HP-Eradikation in Komb. mit Antibiotika:** 2 × 40 mg/d; *Therapiedauer:* 7 (–14) d p. o. **Ulkustherapie/akute (erosive) Refluxösophagitis:** • *leichte Symptome und Prävention:* 1 × 20 mg/d p. o. für 2 (–8) Wo.

	• *schwere Symptome:* 1 × 40 mg/d über 2 (–8) Wo. ▸ Kinder ab 12 J. 1 × 40 mg für *mittelschwere und schwere Refluxösophagitis*; 1 × 20 mg für *leichte Refluxösophagitis und Rezidivprophylaxe* **i. v.-Ulkustherapie/Refluxösophagitis:** 1 × 40 mg langsame Inj. bzw. als Kurzinf. i. v., baldmöglichst Umstellung auf orale Therapie **Zollinger-Ellison-Syndrom/path. Hypersekretion Magensäure:** *Anfangsdosis* 80 mg/d, ggf. auch mehr, dann Verteilung auf 2 ED/d **NSAR-Ulkusprophylaxe:** 1 × 20 mg/d ▸ *Max-Dosis:* 80–120 (–240) mg/d p. o. ▸ *Dosisreduktion bei schwerer Leberinsuffizienz:* jeden 2.Tag 40 mg
BV 77%, max. Plasmakonz. nach 1–2,5 h, HWZ 1,3 h, PEB 98%, hepatische Metabolisierung, 80% renale Elimination	
Lansoprazol	*€ (15–30 mg) | Gr 4, sl/La 2, sl*
p. o.: **Agopton®**, **Lanso** (**Generika**), **Lansoprazol** (**Generika**), **Lansox®**, **Lanzor®** *– alle: 15 | 30 mg/Tbl.*	**Therapie und Prophylaxe von Refluxkrankheit, Refluxösophagitis, GIT-Ulzera:** • 1 × 15–30 mg/d p. o. für 2–4 Wo. • *Dauertherapie:* 15–30 mg/d p. o. ▸ *Max-Dosis:* 60 mg/d p. o. **HP-Eradikation in Komb. mit Antibiotika:** 2 × 30 mg/d für 7 d in Komb. mit a.) 2 × 1000 mg/d Amoxicillin und 2 × 250 mg/d Clarithromycin oder b.) 2 × 250 mg/d Clarithromycin und 2 × 400 mg/d Metronidazol ▸ *Dosisreduktion bei Leber- oder Niereninsuffizienz:* max. 15–30 mg/d p. o.
BV 80%, max. Plasmakonz. nach 1,7 h, HWZ 60 min, PEB 97%, Elimination zu 35% renal, zu 65% biliär	
Rabeprazol	*€€ (20–40 mg) | Gr 4, sl/sl*
p. o.: **Pariet®**, **Pariet 7®** *– alle: 10 | 20 mg/Tbl.*	**Therapie und Prophylaxe von Refluxkrankheit, Refluxösophagitis, GIT-Ulzera, Eradikationsbehandlung mit Antibiose:** • 1 × 10–20 mg/d oder 1 × 20 mg/d morgens p. o. ▸ *Max-Dosis:* 40 mg/d **Zollinger-Ellison-Syndrom:** • 1–2 × *60 mg/d* ▸ *Max-Dosis:* 100 (-120) mg/d
Duodenale Resorption, BV 52%, max. Plasmakonz. nach 3,5 h, HWZ 0,7–1 h, PEB 96%, über 90% werden metabolisiert über den Urin eliminiert	

Pantoprazol + Amoxicillin + Clarithromycin	*€€€€€ (1 Kombipackung) | Gr 4, Kl/La 2, KI*
p. o.: **ZacPac®** Tbl. (40 mg Pantoprazol + 1000 mg Amoxicillin + 500 mg Clarithromycin)	**Helicobacter-pylory-Eradikation:** 2 × 1 Tbl./d p. o. über 7 (max. 14) d

4.3.3 Schleimhautprotektiva und andere

Ind Prophylaxe stressbedingter Schleimhautläsionen des Magen-Darm-Traktes, Gastritis, Ulcus ventriculi et duodeni

Wi *Sucralfat:* Verbindung von Aluminiumhydroxid und Saccharosesulfat → bei Kontakt mit Magensäure → gelartige Masse → schleimhautprotektiver Schutzfilm, Schleimproduktion ↑
Misoprostol: Prostaglandinderivat → Schleim- und Bikarbonatsekretion ↑ → Schleimhautprotektion ↑, Magensäuresekretion ↓, Schleimhautdurchblutung ↑
Pirenzepin: Parasympatholytikum → basale und pentagastrinstimulierte Säuresekretion ↓

KI *Sucralfat:* schwere Nierenfunktionsstörung, Kinder < 14 J.
Misoprostol: entzündliche Darmerkrankungen
Pirenzepin: Engwinkelglaukom, Blasenentleerungsstörungen

NW *Sucralfat:* Obstipation, Schwindel, Exanthem, bei hohem Milchkonsum Gefahr des Milch-Alkali-Syndroms mit bedrohlicher Hyperkalzämie, Enzephalopathie
Misoprostol: Bauchschmerzen, Diarrhö, KS, Schwindel
Pirenzepin: KS, Verwirrtheit, Blasenentleerungsstörungen, Mundtrockenheit, Darmatonie, Obstipation, Akkommodationsstörungen

Sucralfat	*Tbl. + Susp. € (4 g) | Gr 4, sl/La 1, sl*
p. o.: **Sucrabest®** 1 g/Beutel Granulat, **Sucralfat-ratiopharm®**, **Ulcogant®** 1 g/ Btl. Granulat, 1 g/5 ml Susp., 1 g/ Kautbl. *– alle: 1 g/Tbl.*	**Gastritis, GIT-Ulzera:** 4 × 1 g oder 2 × 2 g/d p. o. vor den Mahlzeiten, **Prophylaxe stressbedingter Schleimhautläsionen des GIT-Trakts:** 2 g z. Nacht p. o. (3–4 Wo.)
kaum Resorption aus dem GIT (0,5–2,2 %), 1 g Sucralfat (basisches Al-Saccharose-Sulfat) = 190 mg Aluminium	
Misoprostol	*€€€ (400–800 µg) | Gr 5 + 9, Kl/La 1, KI*
p. o.: **Cytotec®** 200 µg/Tbl.	**Prophylaxe medikamenten-bedingter Schleimhautläsionen des GIT-Traktes, Gastritis, GIT-Ulzera:** 2–4 × 200 µg/d p. o.
gute orale Resorption, HWZ 20–40 min, renale Elimination (73 %) des inaktiven Metaboliten, 15 % über den Darm	
Pirenzepin	*p. o.: € (50 mg); i. v.: €€ (10 mg) | Kl/KI*
p. o.: **Gastrozepin®** *50 mg/Tbl.*	**Prophylaxe stressbedingter Schleimhautläsionen des GIT-Traktes, Gastritis, GIT-Ulzera:**

i. v.: **Pirenzepin-ratiopharm®** *10 mg/Amp.*	• *akut:* 2 (-3) × 20 mg/d i. v. oder i.m. für 2–3 d, dann p. o. • *p. o.:* 2–3 × 25–50 mg/d für 4–8 Wo. ▸ *Dosisreduktion bei Niereninsuffizienz:* s. Fachinfo
Resorptionsquote 20–30 %, BV 25 %, max. Plasmakonz. 2–3 h (p. o.), HWZ 11 h, PEB 12 %, Elimination zu gleichen Teilen über Nieren und Darm	

4.4 Spasmolytika, Anticholinergika

Ind Spasmen der glatten Muskulatur (Magen-, Darm-, Gallen- und Harnwegsspasmen, weibliche Genitalorgane), Gallen- und Nierensteinkoliken, Spasmen bei Endoskopien und Röntgen
Atropin: Bradykardie, bradykarde HRST, bronchiale Hypersekretion, Hypersalivation, Vergiftung mit Alkylphosphaten/Parasympathomimetika

Wi Parasympatholytikum → kompetitiver Antagonist vom Acetylcholin → Spasmolyse an glatter Muskulatur, Bronchial-/Schweiß- und Speichelsekretion ↓, Mydriasis, HF ↑ (v. a. *Atropin*, wirkt auch zentral)

KI Engwinkelglaukom, Tachykardie oder Tachyarrhythmie, HOCM, GIT-Stenosen, Megakolon, Hiatushernie mit Refluxösophagitis, mechanische Harnabflussstörung, Myasthenia gravis

NW Tachykardie, tachykarde HRST, RR-Abfall, Mydriasis, Glaukomanfall, Schweiß- und Speichelsekretion ↓, Miktionsstörungen, Obstipation
Atropin: Obstipation, Halluzinationen, Psychosyndrom, Ataxie

Butylscopolamin	*p. o.: €(30–50 mg); Supp.: €(10 mg); i. v.: €(20 mg) | sl/KI*
p. o.: **Buscopan®/-direkt** *– alle: 10 mg/Drg.* *rektal:* **Buscopan®** 10 mg/Supp. *parenteral:* **BS (Generika)**, **Buscopan®** 200 mg/Inj.-Fl. à 10 ml, **Butylscopolamin-Rotexmedica®**, **Spasman® scop.** *– alle: 20 mg/Amp.*	**schmerzhafte spastischer Abdominalbeschwerden:** • *akut:* 1–2 × 20 mg = 1–2 Amp. langsam i. v./i.m./s. c. (Wdh. bis 4 ×/d); *Max-Dosis:* 100 mg/d • *p. o.:* 3 × 10–20 mg/d p. o. • *rektal:* 1–3 × 10–20 mg/d rektal ▸ *Kinder:* 6–12 J. 3–5 × 10–20 mg p. o.; *Supp.:* > 6 J. bis 5 × 10–20 mg/d, 1–6 J. 2–5 × 7,5 mg/d, < 1 J. 2–3 × 7,5 mg/d; *i. v./ i.m./s. c.:* 0,3–0,6 mg/kg KG nach Bedarf; *Max-Dosis:* 1,5 mg/kg KG/d, Sgl. und KK 3 × 5 mg/d in schweren Fällen
kaum enterale Resorption, Wi-Beginn nach 20–120 sek. (i. v.), 3–5 min (i.m.), 2 h (p. o.), HWZ 5 h, PEB 3–11 %, renale Elimination unverändert zu 50 %, der Rest über hepatischen Metabolismus	

Atropin	*Tbl.: €-€€ (0,5–3 mg); i. v.: € (1 Amp.) | 1./2. Trim. sl, 3. Trim. KI/KI*
p. o.: **Dysurgal N®** 0,5 mg/Tbl. *parenteral:* **Atropinsulfat Braun®** Inj.-Lsg. 0,5 mg/1 ml,	**Spasmen (Koliken) im Magen-Darm-Bereich sowie d. Harn- u. Gallenwege; Hemmung d. Sekretion des Magens und der Bauchspeicheldrüse:**

Atropinum sulfuricum® 0,25 | 0,5 | 1 | 2 mg	• *i. v.:* 1–2 Amp. = 0,5–1 mg *initial* i. v., ggf. Wdh. nach 5 min. • *p. o.:* 1–3 × 0,5–1 mg/d p. o. ▸ *Kinder:* akut 0,01 (–0,3) mg/kg KG i. v., s. c. oder i.m. **Hypersalivation:** 3 × 0,25–1 mg/d p. o.
BV 75 %, PEB 50 %, HWZ 2,5 h, Wi-Beginn 5–40 sek i. v./5–40 min i.m./30–120 min p. o., Wi-Dauer 30–120 min, Elimination zu 30–50 % unverändert renal	
Butylscopolamin + Paracetamol	*p. o.: €€€€ (1–6 Tbl.); Supp.: €€ (1 Supp.)* | *sl/KI*
p. o.: **Buscopan®** plus (10 mg Butylscopolaminiumbromid + 500 mg Paracetamol/Tbl.) *rektal:* **Buscopan®** plus (10 mg Butylscopolaminiumbromid + 800 mg Paracetamol/Supp.)	**krampfartige Schmerzen des GIT-Traktes und der ableitenden Harnwege/weibl. Geschlechtsorgane:** • *p. o.:* 1–3 × 1–2 Tbl./d p. o., *Max-Dosis:* 6 Tbl./d p. o.; min. 8 h Abstand bis zur nächsten Anwendung • *rektal:* 3–4 × 1 Supp./d rektal, *Max-Dosis:* 4 Supp./d rektal; min. 6 h Abstand bis zur nächsten Anwendung

4.5 Prokinetika, Antiemetika

Ind *Metoclopramid/Domperidon:* Übelkeit und Erbrechen, funktionelle Oberbauchbeschwerden, diabetische Gastroparese
Ceruletid: postoperative Darmatonie, paralytischer Ileus, Adjuvant zur Röntgendiagnostik der Gallenwege und des Verdauungstraktes
Dexpanthenol: i. v.: postoperative Darmatonie, paralytischer Ileus, Obstipation, Pantothensäuremangel bei Resorptionsstörungen
Droperidol: Vorbeugung und Behandlung von Übelkeit und Erbrechen nach Operationen (2. Wahl bei Kindern und Jugendl.) und durch die von Morphin-Derivaten induzierte Übelkeit im Rahmen der postoperativen Schmerzbehandlung (PCA)

Wi *Metoclopramid/Domperidon:* Blockade von Dopaminrezeptoren → Acetylcholinliberation ↑, Stimulation von 5-Hydroxytryptamin-Rezeptoren → Beschleunigung der Magenentleerung und Tonuserhöhung des unteren Ösophagussphinkters, antiemetischer Effekt
Ceruletid: Cholezystkininartige Wirkung
Dexpanthenol: Anregung der Peristaltik (Mechanismus unklar)
Droperidol: Butyrophenon-Neuroleptikum, Wi hauptsächlich durch eine dopaminhemmende und eine schwache α1-adrenolytische Wi, keine anticholinerge und antihistaminerge Wi, stark antiemetische Wi

KI *Metoclopramid/Domperidon:* Phäochromozytom, EPMS, Epilepsie, prolaktinabhängige Tumoren, Prolaktinom, mechanischer Ileus, GIT-Blutung, -Perforation, Kinder < 1. J., Kinder < 12. J., Niereninsuffizienz
Ceruletid: Schock, schwere kardiovaskuläre Erkrankungen, obstruktive Choledocholitiasis, akute Pankreatitis, mech. Ileus, schwere Niereninsuffizienz
verlängertes QT-Intervall (QTc > 450 ms bei Frauen, > 440 ms bei Männern), Hypokaliämie oder Hypomagnesiämie, Bradykardie (< 55 Herzschläge pro Minute), bek. Begleitmedika-

tion, die zu Bradykardie führen kann, Phäochromozytom, komatöse Zustände, Parkinson-Krankheit, schwere Depression	
NW *Metoclopramid/Domperidon:* extrapyramidal motorische Symptome mit Dyskinesien (besonders bei Kindern), Unruhezustände, Müdigkeit, Schwindel, Diarrhö, Gynäkomastie, Galaktorrhö, malignes neuroleptisches Syndrom *Ceruletid:* Übelkeit und Erbrechen, Bauchschmerzen, Diarrhö, KS, hypotone Reaktion *Droperidol:* Ängstlichkeit/Unruhe, Benommenheit, Dystonie, Oculogyration (Aufwärtsbewegung der Augen), Tachykardie, Schwindel, Hypotonie	

Droperidol	*i. v.: €€€ (2,5 mg) | Kl/Kl*
i. v.: **Xomolix**® 2,5 mg/ml Inj.-Lsg.	**Vorbeugung und Behandlung von Übelkeit und Erbrechen nach Operationen (2. Wahl bei Kindern und Jugendl.) und durch die von Morphin-Derivaten induzierte Übelkeit im Rahmen der postoperativen Schmerzbehandlung (PCA):** • *i. v.:* 1 × 0,625–1,25 mg ½ h vor OP-Ende, • *ältere Pat. und bei Leber- und Niereninsuffizienz:* 0,625 mg ½ h vor OP-Ende **opioidinduzierte Übelkeit:** 15–50 µg pro mg Morphin, max. 5 mg/d
Wirkungsbeginn nach 2–3 Min., beruhigende und sedative Wi 2–4 h, red. Aufmerksamkeit bi 12 h, PEB 85–90%, nach Metabolisierung renale Elimination zu 75%	
Metoclopramid	*p. o.: € (30 mg); i. v.: €€ (1 Amp.) | sl/sl*
p. o.: **Cerucal**® ret. 30 mg/Tbl., **Gastronerton**® 8,9 mg/Tbl., 11,6 mg/Tbl., Lsg. 4,65 mg/ml, **Gastrosil**®, **MCP** (**Generika**, **AL**® ret. 30 mg/Tbl., **-ratiopharm**® ret. 30 mg/Tbl.), **Paspertin**® *– alle: 10 mg/Tbl., Lsg. 4–5 mg/ml (1 ml = 12 Trpf.)* *parenteral:* **Cerucal**®, **Gastrosil**®, **Gastronerton**®, **Paspertin**®, **MCP-ratiopharm**® *– alle: 10 | 50 mg/Amp. à 2 | 10 ml* *rektal:* **Gastrosil**®, **Paspertin**®, **MCP** (**Generika**) *– alle: 10 | 20 mg/Supp.*	**Übelkeit und Erbrechen, Motilitätsstörungen des oberen Magen-Darm-Traktes:** • *akut:* 1–3 × 10 mg i. v./i.m. oder 20–30 mg p. o./rektal • *sonst:* 3 × 10 mg Tbl. *oder* 15–30 Trpf./d p. o. **Übelkeit und Erbrechen bei Zytostatikatherapie:** 20–50 mg p. o. oder 2–3 mg/kg KG als Kurzinf i. v. alle 4–12 h wdh. (1. Gabe kurz vor Beginn der Chemotherapie) **Übelkeit und Erbrechen bei Migräne:** 10–20 mg p. o. oder 20 mg rektal oder 10 mg i. v. jeweils 10–15 min vor der Analgetikagabe ▸ *Max-Dosis:* 0,5 mg/kg KG/d, bei Zytostatikatherapie bis 10 mg/kg KG/d ▸ *Kinder 2–14 J.:* 0,1 mg/kg KG/d p. o., max. 0,5 mg/kg KG/d p. o. ▸ *Dosisreduktion bei Niereninsuffizienz:* s. Fachinfo

BV 60–80%, HWZ 4–5h, max. Plasmakonz. nach 1h, geringfügige PEB, Elimination nach Metabolisierung 40% renal und hepatisch, 20% unverändert renal

Domperidon	*€-€€€ (30–60 mg) | Gr 4, sl/KI*
p. o.: **Domidon®**, **Domperidon (Generika)**, **Motilium®** Tropfen 10 mg/ml = 20 Trpf. *– alle: 10 mg/Tbl.*	**Übelkeit und Erbrechen, Motilitätsstörungen des oberen Magen-Darm-Traktes:** 3 × 10–20 mg/d p. o. jeweils vor dem Essen **Übelkeit und Erbrechen bei Migräne:** 20–30 mg p. o., 15 min später Acetylsalicylsäure oder Paracetamol ▸ *Dosisreduktion bei schwerer Niereninsuffizienz und wiederholter Gabe:* 1–2 × 10 (–20) mg/d p. o., s. Fachinfo

BV 15%, max. Plasmakonz. nach 30 min, PEB 80–90%, renale Elimination der Metabolite (30%)

Ceruletid	*€€€-€€€€ (5–40 µg) | Gr.4, KI 1. Trim., sl 2.+3. Trim./k.A.*
i. v.: **Takus®** Inj.-Lsg. 5 | 40 µg/Amp.	**Pankreasfunktionsdiagnostik:** 1–2 ng/kg KG/min i. v. Inf.; nach Verdünnung in 100 ml NaCl 0,9% über min. 15 min, max. 3h mit max. 0,4–0,8 Trpf./kg KG/min verabreichen **intraoperative Cholangiographie:** 0,05 µg/kg KG i. v.; nach Verdünnung mit 10 ml NaCl 0,9% langsam über 3–5 min verabreichen **diagnostische Anwendung:** 0,3 µg/kg KG i.m. **postoperative Darmatonie und funktioneller Ileus:** 2 ng/kg KG/min i. v. Inf.; nach Verdünnung in 500 ml Inf.-Lsg. Verabreichung über max. 4h mit 0,5 Trpf./kg KG/min

HWZ 3–5 min

4.6 Antiemetika

4.6.1 Serotonin-Antagonisten

Ind *Alle:* antiemetische Therapie bei Chemo-/Strahlentherapie
Topisetron: postoperative Übelkeit, Brechreiz und Erbrechen (auch bei entsprechender Prädisposition präventiv)

Wi hochselektive, kompetitive 5-HT3-Serotonin-Rezeptor-Antagonisten, neben ausgeprägtem antiemetischem Effekt auch anxiolytische Wirkung, kaum sedierende Wirkung

KI Kinder < 4 J.; strenge Ind.: schwere Störung der Magen-Darm-Motilität, HRST, Komb. mit Antiarrhythmika Klasse I und III, β-Blocker
Palonsetron: Alter < 18 Lj.

NW KS, Wärmegefühl, Flush, Schluckauf, Obstipation, Leberwerte ↑, Sedierung, selten HRST

Ondansetron	*p. o.: €€€-€€€€ (4–8 mg); i. v.: €€€-€€€€ 10,70–13,70 € (4–8 mg)* | *Gr 4, sl/La 2, Kl*
p. o.: **Axisetron®**, **Cellondan®**, **Ondansetron** (**Generika**), **Ondantron®**, **Zofran®** Lsg. 4 mg/5 ml Lsg., **Zofran Zydis®** *– alle: 4 | 8 mg/Tbl., lingual 4 | 8 mg/Tbl.* *i. v.:* **Axisetron®**, **Ondansetron** (**Generika**), **Zofran®** *– alle: 4 | 8 mg/Amp. à 2 | 4 ml*	**Übelkeit, Brechreiz u. Erbrechen bei Therapie mit Zytostatika:** • *bei Cisplatin: initial* 8 mg i. v., dann alle 12 h 8 mg i. v. oder p. o. • *bei Cyclophosphamid, Doxorubicin, Carboplatin:* 1–2 h vor Chemotherapie 8 mg i. v., dann alle 12 h i. v. oder p. o. • *bei Strahlentherapie:* alle 12 h 8 mg p. o. ▸ *Kinder > 4 J.:* 5 mg/m² KO 15 min vor der Chemotherapie i. v., anschließend 2 × 4 mg/d p. o. über bis zu 5 d
schnelle orale Resorption, BV 60 %, max. Plasmakonz. nach 1–1,5 h, PEB 70–76 %, HWZ 3–3,5 h, renale Elimination nach hepatischer Metabolisierung	

Dolasetron	*p. o.: €€€€ (200 mg); i. v.: €€€€ (100 mg)* | *Gr 4, sl/La 1, Kl*
p. o.: **Anemet®** 50 mg/Tbl., **Anzemet®** *– alle: 200 mg/Tbl.* *i. v.:* **Anemet®** Inj.-Lsg. 12,5 mg/Amp., **Anzemet®** *– alle: Inj.-Lsg. 12,5 | 100 mg/Amp.*	**Prophylaxe gegen Übelkeit und Erbrechen bei emetogener Chemotherapie:** 30 min bzw. 1 h vor jeder Chemotherapie 100 mg i. v. bzw. 200 mg p. o. **gegen verzögerte Übelkeit und Erbrechen nach Chemotherapiezyklus:** 1 × 200 mg/d p. o.; Gabe bis zu 4 d aufeinander folgend möglich **postoperative Übelkeit und Erbrechen:** sofort nach Auftreten der Übelkeit oder des Erbrechens: *ED* von 12,5 mg i.m. **Prophylaxe bei postoperative Übelkeit oder Erbrechen:** • *ED* von 12,5 mg i. v. bei Narkoseende bzw. 50 mg p. o. vor Narkoseeinleitung • Unverdünnte Gabe als i. v.-Inj. über 30 s oder nach Verdünnung mit 50 ml 0,9 % NaCl bzw. 5%iger Glukoselsg. über bis zu 15 min infundierbar
BV 75 %, HWZ 10 min. (Metabolit 7–9 h), PEB des akt. Metaboliten 69–77 %, vollständige Verstoffwechselung zu aktiven Metaboliten und dessen unverändert renale Elimination (30 %) oder weitere Metabolisierung	

Granisetron	*p. o.: €€€€ (1–2 mg); i. v.: €€€€ (1–3 mg)* | *Gr 4, sl/La 1, Kl*
p. o.: **Granisetron** (**Generika**), **Kevatril®**, **Kytril®** *– alle: 1 | 2 mg/Tbl.* *i. v.:* **Granisetron** (**Generika**), **Kevatril®**, **Kytril®** *– alle: 1 mg/ml Inf.-Lsg.-Konz. Amp. à 1 | 3 ml*	**Übelkeit und Erbrechen bei Strahlentherapie:** 1 Tbl./d p. o.; erste Tbl. innerhalb 1 h vor Beginn der Strahlentherapie oder 3 mg i. v. **mäßig emetogene Therapieverfahren** (z. B. Cyclophosphamid): 1 Tbl./d p. o. 1 Tag vor der Zytostatikatherapie; zusätzlich Einnahme innerhalb 1 h vor Therapiebeginn

	hoch emetogene Chemotherapie (z. B. Cisplatin): 1 Tbl./d p. o., ggf. zusätzlich 8 mg Dexamethason oder 250 mg Methylprednisolon vor und unmittelbar nach Ende der Chemotherapie **Übelkeit und Erbrechen bei Therapie mit Zytostatika:** 1–3 mg i. v. evtl. in Kombination mit Corticosteroiden ▸ *Max-Dosis:* 9 mg/d i. v. ▸ *Kinder > 2 J.:* KG ≤ 25 kg: 40 µg/kg KG i. v.; KG > 25 kg: 1 (–3) mg i. v., ggf. zusätzlich 2 × 20 µg/kg KG innerhalb von 24 h; **postoperative Übelkeit und Erbrechen:** *Prophylaxe + Therapie:* 1 mg i. v.
BV 60 %, HWZ 9 h, PEB 65 %, unverändert renale Elimination (12 %) sowie renale (47 %) und biliäre (41 %) Elimination nach hepatischer Metabolisierung	
Palonosetron	*i. v.: €€€€€ (1 Amp.) | Kl/Kl*
i. v.: **Aloxi®** 250 µg/5 ml Amp.	**Prävention von akuter Übelkeit und Erbrechen bei mäßig bis stark emetogener Chemotherapie:** *Erw.:* 250 µg einmaliger Bolus i. v. über 30 sec. 30 min. vor Chemotherapiebeginn
HWZ 40 (-100) h, PEB 62 %, unverändert renale Elimination (40 %) sowie renale (47 %) und (50 %) Elimination nach hepatischer Metabolisierung	
Tropisetron	*i. v.: €€€€ (2–5 mg Amp.); p. o.: €€€€ (1 Kps.) | Ga 2, Kl/La 2, Kl*
i. v.: **Navoban®** 1 mg/1 ml à 2 | 5 ml Amp. *p. o.:* **Navoban®** 5 mg/Kps.	**Postoperative Übelkeit, Brechreiz und Erbrechen:** • *Erw.:* 2 mg einmaliger intravenöser Bolus über 30 sec. oder verdünnt als Inf., präventiv unmittelbar vor Narkoseeinleitung **Prävention von akuter Übelkeit und Erbrechen bei Chemotherapie:** • *Erw.:* 5 mg/d i. v. über 6 Tage unmittelbar vor Gabe des Chemotherapeutikums, dann weitere 5 Tage p. o. 1 × 5 mg/d ▸ *Kinder > 2 Lj.:* 1 × 0,2 mg/kg KG i. v. (max. 5 mg) über 6 Tage unmittelbar vor Gabe des Chemotherapeutikums, dann weitere 5 Tage p. o. 1 × 0,2 mg/kg KG (0,2 ml Inj.-Lsg./kg KG mit Orangensaft oder Cola trinken lassen)
HWZ 8 h, metabolisierte renale (80 %) und fäkale (20 %) Elimination (40 %)	

4.6.2 Andere

Ind Erbrechen und Übelkeit, u a. infolge Zytostatika- und Strahlentherapie
Dimenhydrinat: Kurzzeitbehandlung von Schlafstörungen

Wi *Alizaprid:* Dopaminantagonist der D_2-Rezeptoren im Brechzentrum der Medulla oblongata (Area postrema) → antiemetische Wirkung; Prolaktinausschüttung
Dimenhydrinat: H_1-Antihistaminika, zentrale Dämpfung des Parasympathikus → Antiemese, stark sedierend
Aprepitant: selektiver hochaffiner Human-Substanz-P-Neurokinin-1(NK1)-Rezeptorantagonist → Dämpfung des neuronal vermittelten Brechreizes

KI *Alizaprid:* Phäochromozytom, prolaktinabhängige Tumoren, Komb. mit Levodopa, Z. n. Neuroleptika induzierten Spätdyskinesien, Kinder < 14 J.
Dimenhydrinat: akute Vergiftungen, Eklampsie, Epilepsie, Engwinkelglaukom, Prostataadenom mit Restharnbildung, Ileus, Pylorusstenose, Porphyrie, Komb. mit Aminoglykosid-Antibiotika, Säuglinge < 6 kg KG
Aprepitant: in Komb. mit Pimozid, Terfenandin, Astemizol oder Cisaprid *relative KI:* Alter < 18 J. (keine Erfahrungen)

NW *Alizaprid:* orthostatische Hypotonie, Müdigkeit, KS, Angst, Unruhe, Parkinsonismus, Mundtrockenheit, Darmtätigkeit, Prolaktinerhöhung
Dimenhydrinat: Sedierung, Tachykardie, Mydriasis, Akkommodationsstörungen, Miktionsstörung, Sehstörung, Mundtrockenheit, bei Kindern paradoxe Erregungszustände
Aprepitant: Schluckauf (4,6%), Müdigkeit/Abgeschlagenheit (2,9%), Transaminasenanstieg (ALT ↑ in 2,8%), Konstipation (2,2%), KS (2,2%), Appetitlosigkeit (2,0%)

Alizaprid	*p. o.: €€ (150–300 mg); i. v.: €€ (Amp.) | Gr 4, sl/La 1, KI*
p. o.: **Vergentan®** 50 mg/Tbl. *parenteral:* **Vergentan®** 50 mg/Amp. à 2 ml	**Erbrechen und Übelkeit, allg. Ursachen:** • *Erw. + Kinder > 14 J.:* 3–6 × 50 mg/d p. o. je nach Wi für 4–7 d • *Erw. + Kinder > 14 J.:* 1–4 Amp./d i. v./i.m. als Kurzinf. (je nach Klinik) **Erbrechen und Übelkeit, u. a. infolge Zytostatika- und Strahlentherapie:** je 4h vor und nach Zytostatikagabe je 2 Amp. als Kurzinf. i. v. ▸ *Dosisreduktion bei Niereninsuffizienz:* GFR < 50 ml/min → um 50%, < 10 ml/min → um 75%
93% Absorption nach Tbl.-Einnahme, max. Plasmakonz i.m./p. o. nach 45–60 min, HWZ 8 min, PEB 75%, Elimination renal; Alizaprid ist dialysabel	

Aprepitant	*€€€ (80 mg) | Gr 4, KI/La 1, KI*
p. o.: **Emend®** 80 | 125 mg/Hartkps.	**zur Prävention akuter u. verzögerter Übelkeit u. Erbrechen bei hoch emetogener, auf Cisplatin basierender Chemotherapie:** • *Tag 1:* 125 mg 1 h vor Beginn der Chemotherapie p. o.

	(+ 12 mg Dexamethason p. o. + 32 mg Ondansetron i. v.) • *Tag 2:* 80 mg p. o. (+ 8 mg Dexamethason p. o.) • *Tag 3:* 80 mg p. o. (+ 8 mg Dexamethason p. o.)
BV 60–67 %, max. Plasmakonz. nach 4h, Einnahme mit Mahlzeit erhöht Plasmakonz. um bis zu 40 %, PEB 97 %, nach hepatischem Metabolismus renale und biliäre Elimination	
Dimenhydrinat	*p. o. + Supp: €-€€ (150–300 mg); i. v.: €€-€€€ (62–124 mg) | sl im 1.+ 2. Trim., Kl im 3. Trim./Am*
p. o.: **Apovital Reisetabletten®**, **Boxbergal®**, **Dimen®**, **Hemovert®**, **Reisetabletten (Generika)**, **Rodavan S®**, **Sinausan®**, **Sotriptabs®**, **Superpep®**, **Vertigo-Vomex SR®** ret. 120 mg/Tbl., **Vomacur A®**, **Vomex A®** 200 mg/Drg., ret. 150 mg/Tbl., 330 mg/ 100 ml Sirup *– alle: 50 mg/Tbl. o. Drg.* *i. v.:* **Vomex A® i. v.** 62 | i.m. 100 mg/Amp. *rektal:* **Vertigo-Vomex S®** 80 mg/Supp., **Vomacur A®** 40 | 70 mg/Supp., **Vomex A®** 40 | 70 mg/Supp.	**Erbrechen und Übelkeit, Reisekrankheit, allg. Ursachen:** • *akut:* 1–2 × 62 mg i. v. • *Erw. + Kinder > 14 J.:* alle 4–6 h 50 mg p. o., *Supp:* 1–2 × 150 mg/d ▸ *Max-Dosis:* 400 mg/d ▸ *Kinder:* > 8 J. 1–2 mg/kg KG/d, 1–8 J. (< 25 kg KG) 40 mg Supp. oder 2,5–5 ml Sirup p. o., (> 25 kg KG), 70 mg Supp. oder 8 ml Sirup p. o. jeweils 3 ×/d **Kurzzeitbehandlung von Schlafstörungen:** 25–50 mg/d abends p. o. für max. 2 Wo.
max. Plasmakonz. nach 2–4 h, PEB 99 %, HWZ 5–10 h, hepatischer Metabolismus und renale Elimination	

4.7 Laxanzien

Ind Obstipation, Erleichterung Defäkation, Operationsvorbereitung
Lactulose: hepatische Enzephalopathie, Coma hepaticum
Methylnaltrexon: Opioid-induzierte Osbitpation, wenn anere Laxantien nicht ansprechen

Wi *Paraffin:* Konsistenz des Darminhaltes ↓, vermindert die Bildung fester Kotballen → durch Gleitmitteleffekt erleichterte Defäkation
Bisacodyl: Stimulation der Kolonperistaltik, Resorptionshemmung von H_2O und Elektrolyten, Sekretionsförderung im Kolon
Plantago-Samen: Quell- und Füllstoff → Wasserbindung und Quellung → Stuhlvolumen ↑ und Erweichung → reflektorische Beschleunigung der Darmpassage
Lactulose: bakterielle Spaltung im Dickdarm in Essig- und Milchsäure → Peristaltik ↑, Ansäuerung und osmotische Aktivität → abführende Wirkung, ferner Hemmung der Bakterienenurease → Ammoniakbildung ↓ und durch sinkenden pH wandelt sich NH_3 in das schwer resorbierbare NH_4^+ um

Macrogol: Osmotisch wirksames Laxans
Methylnaltrexon: selektiver Antagonist der peripheren (nicht zetralen) Opioid-Bindung am μ-Rezeptor

KI Ileus, Subileus, intestinale Perforation, schwere entzündliche Darmerkrankungen, Hypokaliämie, schwere Dehydratation, Kinder

NW *alle:* Übelkeit, Erbrechen, abd. Schmerzen, Blähungen, Gewöhnung, Diarrhö, Wasser- und Elektrolytverluste (außer *Macrogol)*
Methylnaltrexon: Schwindel, Bauchschmerzen, Übelkeit, Diarrhoe, Flatulenz
Paraffin: Hyperaldosteronismus, selten pulmonale Paraffinose, Fremdkörpergranulome
Plantago-Samen: Pseudomelanosis coli

Paraffin	*€€€ (250 ml) | Kl/sl*
p. o.: **Obstinol M®** 9,97 g/30 ml (= 1 Messb.)	**chron. und akute Obstipation:** • *Erw. + Kinder > 12 j.:* ¼–1 Essl. abends p. o. (10–45 ml) ▸ *Kinder:* ¼–1 Teel. abends p. o. (1–2 ml/kg KG/d)
Paraffin wirkt mit einer Latenz von etwa 8–10 h	
Bisacodyl	*p. o.: € (5–10 mg); Supp.: €€ (10 mg) | sl/ub*
p. o.: **Amado Lax®, Axea Lax®, Agaroletten®, Bekunis®, Bisco Zitron®, Drix®, Dulcolax®, Florisan N®, Hemolax®, Kalax®, Laxagetten®, Laxans (Generika), Laxbene N®, Laxoberal®, Laxysat®, Mediolax®, Pyrilax®, Stadalax®, Tempolax forte®, Tirgon®** *– alle: 5 mg/Drg. oder Tbl.* *rektal:* **Dulcolax®, Florisan N®, Laxans-ratiopharm®, Laxbene®, Laxoberal®, Pyrilax®, Tempo Lax®** *– alle: 10 mg/Supp.*	**chron. und akute Obstipation:** abends 5–10 mg p. o. oder 10 mg Supp. rektal; *Max-Dosis:* 0,3 mg/kg KG/d (21 mg/70 kg KG/d)
Wi p. o. nach 8–12 h, Supp. bereits nach 15–30 min (Umgehung des enterohepatischen Kreislaufes), nach hepatischer Transformation Elimination zu 50% über die Fäzes, zu 30% renal	
Plantago-Samen/ Indische Flohsamenschalen	*€ (1 Btl.) | Am/Am*
p. o.: **Agiocur®, Agiolax®, Metamucil®, Mucofalk®** *– alle: 5 g/Teelöffel Granulat*	**chron. und akute Obstipation:** 2–6 × 1 (–2) Teelöffel (je 5–10 g) je nach Schwere der Klinik mit reichlich Flüssigkeit p. o.

bakterielle Metabolisierung im Kolon zu abführend wirkendem Rheinanthron, kaum Resorption, Elimination > 90% über die Fäzes, < 5% über den Urin	
Lactulose	*Sirup: €-€€ (30–60 mg); Granulat: € (10–12 g) | Am/Am*
p. o.: **Bifinorma**® *Sirup*, **Bifiteral**® Pulver, **Lactuflor**® Granulat 10 g/12 g, **Lactulose** (Generika), **Lactulose STADA**® Granulat 10 g/Btl., **Lactuverlan**® Granulat 10 g/Btl., **Tulotract**® *– alle: Sirup 60–70 g/100 ml*	**chron. und akute Obstipation:** • *Erw.:* 3 × 10–20 mg/d p. o. *bis zu* 3–4 × 30–45 ml/d p. o. (einschleichend) ▸ *Kinder:* > 12 J. 20 ml/d; > 7 ½ J. 15 ml/d; > 3 J. 10 ml/d; > 1 J. 7,5 ml/d; > ½ J. 5 ml/d p. o. **Coma hepaticum:** 100 ml per Magensonde + 20%ige Lsg. über Darmeinlauf
Wi-Beginn nach bis zu 110 h	
Macrogol	*€-€€ (1–3 Btl.) | Gr 4, sl/La 1, sl*
p. o.: **Movicol**® 13,8 g/Beutel, **Delcoprep Trink Lsg.**®, **Endofalk**®, **Glandomed**®, **Isomol**®, **Klean-Prep**®, **Laxofalk**®, **Oralav**® *– alle: Beutel bzw. Pulver für Lsg.*	**chronische Obstipation:** 1–3 × 1 Beutel/d in 125 ml Wasser gelöst p. o., je nach Schwere der Obstipation, zur langfristigen Anwendung 1–2 Beutel/d ausreichend **Koprostase:** 8 Beutel in 1 l Wasser aufgelöst und in 6 h trinken
keine Resorption, unveränderte Magen-Darm-Passage	
Methylnaltrexon	*€€€€ (12 mg alle 2 Tage) | Gr 6, sl/La 1, sl*
s. c.: **Relistor**® 12 mg/0,6 ml Inj.-Lsg.	**opiatinduzierte Obstipation, wenn andere Laxantien unzureichend wirken:** • *Erw. (38–61 kg KG):* 1 × 8 mg/ jeden 2. d s. c. • *Erw. (62–114 kg KG):* 1 × 12 mg/jeden 2. d s. c. • *Erw. (andere):* 0,15 mg/kg KG (Dosis (ml) = kg KG × 0,0075)
BV s. c. 82%, Cmax. Nach 0,5 h, überwiegend unveränderte renale und fäkale Elimination	
Natriumpicosulfat	*ca. € (5–10 mg) | sl/sl*
p. o.: **Agiolax**® Pico, **Darmol**® Pico, **Midro**® Pico, **Liquidepur**® *– alle: 5 mg/Tbl.;* **Laxoberal**® 2,5 | 5 mg/Tbl. *Tropfen:* **Dulcolax**®, **Laxans-ratiopharm**®, **Laxoberal**®, **Midro**®, **Regulax**® *– alle: Trpf., 7,5 mg/ml* *Lösung:* **Liquidepur**® Lsg., 0,96 mg/ml	**chron. und akute Obstipation:** • *Erw.:* 1 × 5–10 mg/d p. o. abends ▸ *Kinder* > *4 J.:* 1 × 2,5–5 mg/d p. o. abends

4.8 Karminativa

Ind	Meteorismus, Flatulenz, Aerophagie, Roemheld-Syndrom; vor diagnostischen Untersuchungen im Bauchbereich zur Reduzierung von Gasschatten im Röntgenbild; bei verstärkter Gasbildung nach Operationen; *Spülmittelvergiftung*
Wi	*Physikalische entschäumende Wirkung, pharmakologisch und physiologisch inert*
KI	*Keine bekannt*
NW	*Keine bekannt*

Simeticon	*€ (85 mg Kautbl.); €€ (15 ml Susp.) | sl/sl*
p. o.: **Dimeticon®, Espumisan®, Imogas Forte®, Lefax®, Lefaxin®, Sab simplex®, Simethicon ratiopharm®** – *alle: Kautbl., Suspension oder Trpf.*	**Gasbedingte Magen-Darm-Beschwerden:** • *Erw.:* 1–2 Kautbl. zu oder nach den Mahlzeiten oder 30–45 Trpf. alle 4–6 h ▸ *Säuglinge:* 15 Trpf. in jedes Fläschchen ▸ *Kleinkinder:* 15 Trpf. zu oder nach den Mahlzeiten + vor dem Schlafengehen ▸ *Schulkinder:* 30–45 Trpf. alle 4–6 h **Röntgenvorbereitung**: 15–30 ml am Vorabend **Sonographievorbereitung**: 15 ml am Vorabend + 15 ml 3 h vor Untersuchung **Endoskopien**: 2,5–5 ml vor der Untersuchung **Spülmittelvergiftung**: mindestens 5 ml

4.9 Antidiarrhoika und intestinale Antiinfektiva

4.9.1 Intestinale Antiinfektiva	
Ind	*Vancomycin, p. o.:* pseudomembranöse Enterokolitis, Staphylokokken-Enterokolitis *Nystatin:* gastrointestinale Pilzinfektionen
Wi	*Vancomycin:* Glukopeptidantibiotikum *Nystatin:* Antimykotikum
KI	*Neomycin:* Niereninsuffizienz, ulzerative GI-Erkrankungen, intestinale Obstruktion, Vorschädigung an Gehör oder Vestibularorgan *Vancomycin:* Niereninsuffizienz, akute Anurie
NW	*alle:* Übelkeit und Erbrechen *Vancomycin:* Ototoxizität, Nephrotoxizität, Leukopenie, Eosinophilie, Thrombozytopenie

Vancomycin	*p. o.: €€€€ (250 mg) | sl/sl*
p. o.: **Vancomycin Enterocaps®** 250 mg/Kps.	**Clostridium-difficile-verursachte Enterokolitis und Staphylokokken-Enterokolitis:** • *Erw.:* 4 × 125–500 mg/d über 7–10 d p. o., *Max-Dosis:* 2 g/d ▸ *Kinder:* 40 mg/kg KG verteilt auf 3–4 ED

geringe orale Resorption	
Paromomycin	*p. o.: €€-€€€€ (0,25–1 g) | Gr 7+8, Kl/La 1, Kl*
p. o.: **Humatin**® 250 mg/Kps.; 1000 mg/Fertiglsg.	**Prophylaxe portosystemische Enzephalopathie:** 1–2 g/d p. o. in 3 ED **Praecoma und Coma hepaticum:** • 35–75 mg/kg KG/d in 3 ED ▸ *Max-Dosis:* 3 g/d p. o. (bei intakter Nierenfunktion) ▸ *Therapiedauer:* 2–6 d bzw. bis Besserung der Symptome **Präoperative Reduktion der Darmflora:** • 4 g/d p. o. über die letzten 2 präoperativen Tage • bei orthograder Darmspülung 8–10 g **Nichtinvasiver Amöbenbefall des Darmlumens:** 15–25 (–100) mg/kg KG/d p. o. für mindestens 5 d
kaum Resorption aus GI-Trakt, HWZ 2,6 h, Elimination unverändert über GI-Trakt, geringfügig renal	
Nystatin	*p. o.: €€ (3–4 Mio. I. E.) | Gr 1, sl/La 1, sl*
p. o.: **Adiclair**®, **Biofanal**®, **Candio-Hermal**®, **Lederlind**®, **Moronal**®, **Mykundex**®, **Nystaderm**®, **Nystatin (Generika)** – *alle: 500000 I. E./Tbl., 1000000 I. E./ml Susp.*	**gastrointestinale Pilzinfektionen:** • *p. o.:* 3–4 × 1000000 I. E./d für 8 d, dann 3–4 × 500000 I. E./d für weitere 8 d ▸ *Kinder:* > 12 J. 2,0 Mio. I. E./d; > 7 ½ J. 1,5 Mio. I. E./d; > 3 J. 1,0 Mio. I. E./d; > 1 J. 0,75 Mio. I. E./d; > ½ J. 0,6 Mio. I. E./d; > ¼ J. 0,5 Mio. I. E./d jeweils Tbl./Drg./Susp. p. o. in 3–4 ED
kaum Resorption nach oraler Gabe, keine Gewebepenetration, unveränderte Elimination per Fäzes	

4.9.2 Intestinale Absorbenzien

Carbo medicinalis	*€€€ (10 g) | Am/Am*
p. o.: **Kohle-Compretten**®, **Kohle-Hevert**®, **Kohle-Tabletten**® – *alle: 250 mg/Tbl.;* **Kohle-Pulvis**® Pulver 10 g/Dose; **Ultracarbon**® Granulat 50 g/Fl.	**Intoxikationen:** • *Erw.:* 0,5–1 g/kg KG p. o. evtl. fortsetzen mit 0,2 g/kg KG p. o. alle 4–6 h ▸ *Kinder:* 0,75–1 g/kg KG p. o.; evtl. 30–60 min später Natriumsulfat verabreichen **Durchfallerkrankungen:** • *Erw.:* 3–4 × 0,5–1 g/d p. o. ▸ *Kinder:* 3–4 × 0,25–0,5 g/d p. o.

4.9.3 Motilitätshemmung
Ind akute Diarrhö
Wi Bindung an Opioid-Rezeptoren → Peristaltik ↓ → Stuhlgangfrequenz ↓, Resorption von H_2O und Elektrolyten ↑
KI Ileus, Subileus, Kinder < 2 J.
NW Bauchschmerzen, Übelkeit und Brechreiz, KS, Hautexantheme

Loperamid	*Tbl./Kps.: € (2 mg); Lsg.: €-€€ (2 mg) | sl/sl*
p. o.: **Boxolip**®, **Duralopid**®, **Endialop**®, **Imodium**® lingual Plättchen 2 mg/Plättchen, N-Lsg. 0,2 mg/ml, **Imodium**® **akut**, **Lopalind**®, **Lop-Dia**®, **Lopedium**® 2 mg/ml Lsg. (30 Trpf.), **Loperamid** (**Generika** N-Lsg. 0,2 mg/ml), **Loperhoe**® – *alle: 2 mg/Tbl., Kps. oder Brausetbl.*	**akute Diarrhö:** • *Erw.: initial* 1 × 4 mg/d (= 2 Kps./Tbl./d p. o. oder 4 mg Lsg./Trpf.), dann 1–2 Kps./Tbl. oder 2–4 mg Lsg./Trpf. bei jedem erneuten flüssigen Stuhl ▸ *Max-Dosis:* 12 mg/d ▸ *Kinder:* 2–8 J. 0,04 mg/kg KG/d, > 8 J. 2 mg bei jedem flüssigen Stuhlgang, *Max-Dosis:* 8 mg/d
kaum systemische Wirkung, max. Plasmakonz. nach 3–5 h, HWZ 11–15 h, nahezu vollständige hepatische Metabolisierung, Elimination hauptsächlich über die Fäzes	

4.9.4 Enkephalinase-Hemmstoffe
Ind akute Diarrhö bei Sgl. > 3 Mo. und Kleinkindern additiv zur oraler Rehydratation und üblichen unterstützenden Maßnahmen
Wi Verhinderung der Inaktivierung endogener Enkephaline durch Enkephalinasen → Verlängerung deren physiologischer Wirkung → Aktivierung der Opiatrezeptoren → cAMP ↓ → H_2O- und Elektrolytsekretion ↓
KI Fruktoseunverträgl., Glukose-Galaktose-Malabsorption, Saccharose-Isomaltase-Mangel, eitriger blutiger Durchfall od. zusätzl. Fieber, Durchfall infolge Antibiotikaanw., chron. Durchfall, eingeschränkte Leber- u. Nierenfunkt., Kdr. < 3 Mon., länger anhaltendes od. unkontrolliertes Erbrechen
NW Hypokaliämie, Ileus u. Bronchospasmus

Racecadotril	*€€ (30 mg Granulat), €/Kps. | KI/KI*
p. o.: **Tiorfan**® 100 mg/Kps., 10 | 30 mg Granulat zur Herstellung einer Susp.	**akute Diarrhö des Sgl. und Kleinkindes:** • *3–9 Mo. (< 9 kg KG):* 3 × 10 mg/d • *10–36 Mo. (10–15 kg KG):* 3 × 20 mg/d • *36 Mo.-10 J. (16–29 kg KG):* 3 × 30 mg/d • *> 11 J. (30–50 kg KG):* 3 × 60 mg/d • *Behandlungsdauer:* 7 d

Wi-Beginn 30 min, max. Hemmung 2 h nach Einnahme, PEB 90 %, Wi-Dauer ca. 8 h, HWZ 3 h, rasche Metabolisierung, renale Elimination	
4.9.5 Andere	
Rifaximin	*€€€ (600 mg) | Gr 4, Sl/La 1, Sl*
p. o.: **Xifaxan®** 200 mg/Tbl.	**akute Reisediarrhö durch nichtinvasive enteropathogene Bakterien:** • *Erw.:* 3 × 200 mg/d p. o., ggf. *2 × 400 mg/d* ▸ *Max.-Dosis:* 800 mg/d
BV < 1 %, bleibt nahezu ausschließlich im Darm, lediglich 0,4 % werden renal eliminiert	

4.10 Intestinale Antiphlogistika (lokale Anwendung)

Ind *alle:* Colitis ulcerosa, Morbus Crohn
Sulazosulfapyridin: rheumatoide Arthritis

Wi *Mesalazin:* Prostaglandin-/Leukotriensynthesehemmung, Radikalfänger reaktiver O_2-Verbindungen, Inhibierung der Chemotaxis von Makrophagen und Neutrophilen → lokal entzündungshemmende Wirkung
Sulazosulfapyridin: durch Darmbakterien Spaltung in Sulfapyridin und wirksames Mesalazin (s. o.)
Budesonid/Betamethason/Hydrocortison: Glukokortikoide: antientzündlich, antiallergisch, antiexsudativ, antiödematös (lokale Wirkung)

KI *Mesalazin/Sulazosulfapyridin:* schwere Leber- und Nierenfunktionsstörungen, Salicylatüberempfindlichkeit, Ileus, Ulcus ventriculi oder duodeni, hämorrhagische Diathese, Kinder < 2 J.
Budesonid/Betamethason/Hydrocortison: Abszessbildung, Perforation, Peritonitis, ausgedehnte Fistelbildung, lokale Superinfektion

NW *alle:* Blähungen, Übelkeit, Diarrhö, Bauchschmerzen
Mesalazin: Peri- und Myokarditis, akute Pankreatitis, interstitielle Nephritis, erhöhte Methämoglobinwerte, Myalgien, Arthralgien, Bronchospasmus
Sulazosulfapyridin: Hepatitis, Cholestase, Hypertonie, Neuropathie, Gelbfärbung des Urins/der Haut, Oligospermie, fibrosierende Alveolitis, Agranulozytose, Thrombozytopenie, hämolytische Anämie
Budesonid/Betamethason/Hydrocortison: selten und Dosis- und Behandlungsdauer-abhängig alle sythemischen Kortikoid-NW

Mesalazin = 5-Aminosalicylsäure 5-ASA-Träger	*p. o.: €-€€ (750–1500 mg); Supp.: €€-€€€ € (750–1500 mg) | sl/sl*
p. o.: **Claversal®**, **Mesalazin Eurim®**, **Pentasa®**, **Salofalk®**	**Colitis ulcerosa und Morbus Crohn:** • *akut:* 3 × 500–1500 mg/d p. o. vor dem Essen, je nach Klinik auch höher dosiert oder 1 × 2,4–4,8 g/d ret. p. o.

– alle: 250 | 500 mg/Tbl. o. ret.-Tbl. **Asacol**®, **Asacolitin**® *– alle: 400 mg/Tbl.* *rektal:* **Claversal**®, **Pentasa**®, **Salofalk**® *– alle: 250 | 500 | 1000 mg/Supp., 2000 mg = 30 ml/Klysma, 4000 mg = 60 ml/Klysma*	▶ *Max-Dosis:* 4,5 g/d ● *Supp.:* 3 × 250–500 mg/d rektal ▶ *Kinder (Tagesdosis):* > 12 J. 1000 mg/d; > 7 ½ J. 750 mg/d; > 3 J. 500 mg/d verteilt auf jeweils 3 ED, im Akutstadium auch doppelte Dosis möglich **Rezidivprophylaxe:** ● *Erw.:* 3 × 500 mg/d p. o. oder 2,4 g ret./d p. o. ▶ *Kinder > 6 J.:* 0,75 g/d verteilt auf 3 ED (15–30 mg/kg KG/d)
Freisetzung der Substanz im Gastrointestinaltrakt, Resorption überwiegend enteral (32%), Metabolisierung in Acetyl-5-Aminosalicylsäure überwiegend in der Darmmukosa, geringer in Leber und Fäzes, PEB der acetylierten Form 80%, Eliminations-HWZ im Plasma 1 h, Elimination über die Fäzes und renal	
Salazosulfapyridin = Sulfasalazin	*p. o.: €€ (3–5 g); Supp.: €€ (1 Supp.) | Gr 1, sl/La 2, sl*
p. o.: **Azulfidine**®, **Colo-Pleon**®, **Pleon**® RA, **Salazopyrina**®, **Sulfasalazin (Generika)** *– alle: 500 mg/Drg. oder Tbl.* *rektal:* **Azulfidine**® 500 mg/Supp.	**Colitis ulcerosa und Morbus Crohn:** ● *Erw. akut:* 3–4 g/d (= 6–10 Tbl./d) in 3–6 ED p. o., ggf. in Komb. mit 1 Klysma zusätzlich zur Nacht ● *Erw. Prophylaxe:* 2–3 g/d (= 4–6 Tbl.) in 2–3 ED p. o. ▶ *Kinder > 2 J. akut:* 40–60 mg/kg KG/d in 3–6 ED p. o., ggf. in Komb. mit 1 Klysma zusätzlich zur Nacht ▶ *Kinder auf Dauer:* 30–40 mg/kg KG/d in 2–3 ED p. o. **Proktitis:** 2 × 0,5–1 g/d als Supp. **Aktive chron. Polyarthritis/juvenile Arthritis:** ● *Erw.: initial* 1 × 500 mg/d, wöchtl. Dosissteigerung um 500 mg auf bis zu 4000 mg/d p. o. verteilt auf 2–3 ED ▶ *Kinder > 6 J.:* 50 mg/kg KG/d verteilt auf 2 ED, Max.-Dosis 2000 mg/d
Resorption von 5-ASA < 20%, Sulfasalazin 10%, enterohepatischen Kreislauf überwiegende Elimination über den Fäzes	
Betamethason	*€€ (5 mg) | Gr 3 + 8, Kl/La 2, sl*
rektal: **Betnesol**® Rektal-Instillation 5 mg/Btl. (100 ml)	**Colitis ulcerosa:** 1 × 5 mg/d rektal für 2–4 Wo.
Budesonid	*p. o.: €€ (9 mg), Supp. €€€ (2,3 mg) | sl/Kl*
rektal: **Entocort**® rektal-Klysma 2,3 mg *p. o.:* **Entocort**® *3 mg/Ret.-Kps.*	**Morbus Crohn:** 1 × 9 mg/d oder 3 × 3 mg/d p. o. **Colitis ulcerosa:** 1 × 2,3 mg/d rektal
Hydrocortison	*€€€€ (Dosier-Fl.) | sl/sl*
rektal: **Colifoam**® Rektalschaum 90 mg/g	**Proktosigmoiditis bei Colitis ulcerosa und Morbus Crohn:** 2 × 90 mg/d rektal, nach 2 Wo. 1 × 90 mg/d

4.11 Abmagerungsmittel (ohne Diätetika)

Ind	medikamentöse Behandlung einer ausgeprägten Adipositas (nur in Komb. mit Diät und Bewegung) mit BMI > 30 kg/m^2
Wi	*Sibutramin:* Serotonin- und Noradrenalin-Wiederaufnahmehemmer → Sättigungsgefühl ↑, gesteigerter Energieverbrauch (Thermogenese) *Orlistat:* spezifischer Inhibitor von gastrointestinalen Lipasen → Nahrungstriglyzeride können nicht in resorbierbare freie Fettsäuren hydrolysiert werden und werden so wieder per Fäzes ausgeschieden *Amfepramon:* indirektes Sympathomimetikum (Amphetamin): durch präsynaptische Freisetzung adrenerger Amine → zentrale Appetithemmung
KI	*alle:* organische Ursachen der Adipositas; außer *Orlistat:* HRST, Hypertonie, Phäochromozytom, Hyperthyreose, KHK, dekompensierte Herzinsuffizienz, Engwinkelglaukom *Sibutramin:* Leber- und Niereninsuffizienz, Prostatahyperplasie, pAVK, zerebrovaskuläre Erkrankungen *Orlistat:* chronisches Malabsorptionssyndrom, Cholestase *Amfepramon:* pulmonale Hypertonie, Psychosen
NW	*Sibutramin:* Anorexie, Verstopfung, Übelkeit, Mundtrockenheit, Schlaflosigkeit, Schwindel, Tachykardie, Flush-Phänomen, Parästhesien, Schwitzen, rektale Beschwerden, epileptische Anfälle *Orlistat:* Flatulenz, Stuhldrang, fettiger/öliger Stuhl, Stuhlinkontinenz; Bauchschmerzen, KS, Angstgefühl, Abgeschlagenheit, HWI, Atemwegsinfekte, Pankreatitis *Amfepramon:* Psychosen, Depression, Schlaflosigkeit, Tachykardie, Schwindel, Mundtrockenheit, Abhängigkeit, pulmonalarterielle Hypertonie

Sibutramin	*€€ (10–15 mg) | Gr 4, Kl/La 1, KI*
p. o.: **Reductil®** 10 | 15 mg/Kps.	**medikamentöse Behandlung einer ausgeprägten Adipositas:** • *Erw.:* initial 10 mg/d morgens p. o., ggf. Dosissteigerung auf 15 mg/d • *Therapieabbruch:* Wenn Gewichtsverlust in 3 Mo. < 5% des KG ▸ *Max. Therapiedauer:* 1 J. lang (keine Datenlage)
max. Plasmakonz. nach 1,2h, HWZ 1,1h, HWZ der Metabolite 14–16h, PEB > 90%, v. a. hepatische Metabolisierung, renale Elimination	
Orlistat	*€€ (360 mg) | Kl/KI*
Xenical® 120 mg/Kps.	**medikamentöse Behandlung einer ausgeprägten Adipositas:** • *p. o.:* Je 120 mg Kps. zur Mahlzeit (keine Kps. bei fettfreier Mahlzeit!) • *Max-Dosis:* 3 × 120 mg/d p. o.; *max. Therapiedauer:* 2 J.

keine Resorption des Wirkstoffes, in der Darmwand z. T. metabolisiert und über die Fäzes zu 83% unverändert eliminiert	
Amfepramon	*€€ (75 mg); € (60–75 mg ret.) | KI/KI*
p. o.: **Regenon®** 25 mg/Kps., 60 mg/Ret.-Tbl., **Tenuate®** 75 mg/Ret.-Tbl.	**Adipositas:** • *Erw. u. Kinder > 12 J.:* bis zu 3 × 1 Kps./d p. o. oder 1 × 1 Ret.-Kps. | -Tbl./d p. o. ▸ *Max-Dosis:* 75 mg/d p. o.; max. *Behandlungsdauer:* 12 Wo. ▸ letzte Einnahme nicht später als 4 h vor dem Schlafengehen
intensiver First-pass-Effekt, max. Plasmakonz. nach 50 min (**Regenon®**) bzw. 4–8 h (**Tenuate®**), HWZ 10 h, hauptsächlich renale Elimination nach Transformaton in aktive Metaboliten	

4.12 Digestiva inkl. Enzyme

Ind exokrine Pankreasinsuffizienz

Wi Pankreasextrakt vom Schwein, enthält Lipasen, α-Amylase, Proteasen, Trypsin und Chymotrypsin

KI akute Pankreatitis

NW bei hohen Dosen: Kolitis, Hyperurikämie, Strikturen und Fibrosen der Ileozökalregion, Diarrhö

Pankreatin	*€ (20000 I. E.) | Am/Am*
p. o.: **Kreon®** 40000 I. E./Pellet-Beutel, 20800 I. E./Granulat-Beutel, für Kinder 500 I. E./Mikropellets à 100 mg, **Pangrol®** 20000 | 40000 I. E./Tbl., **Pankreatan®** 36000 I. E./Kps., **Panzytrat®** 40000 I. E./Kps. *– alle: 10000 | 25000 I. E./Kps.;* **Cotazym®** 10000 | 20000 | 30000 | 40000 I. E./Kps., **Pankreon®** 10000 I. E./Tbl., 36000 I. E./Granulat-Beutel, -forte 28000 I. E./Tbl.	**exokrine Pankreasfunktionsstörung mit Maldigestion:** • *p. o.:* 20000–50000 I. E. pro Mahlzeit p. o. (individuelle Dosisanpassung) • *Max-Dosis:* 15000–20000 I. E./kg KG/d
Gabe während der Mahlzeit, ggf. Gabe von Säurehemmern, keine Resorption im Gastrointestinaltrakt, Ausscheidung mit dem Stuhl nach Denaturierung durch Verdauungssäfte oder durch Bakterien	

4.13 Gallentherapeutika

Ind	Cholesterin-Gallenblasensteine (bis 10 mm) bei funktionsfähiger Gallenblase, Gallenrefluxgastritis, symptomatische Behandlung der primär biliären Zirrhose
Wi	Cholesterinkonzentration der Gallenflüssigkeit nimmt ab (Resorptionshemmung von Cholesterin im Darm und Bildung von „Flüssigkristallen" mit Cholesterin), Dauer der Gallensteinauflösung 6–24 Mo.!
KI	akute Cholezystitis und Cholangitis, extrahepatische Cholestase, akute oder chronische Hepatitis, Leberzirrhose, entzündliche Darmerkrankungen
NW	breiförmige Stühle, Verkalkung von Gallensteinen, *Chenodeoxycholsäure:* Diarrhö, Transaminasen ↑

Ursodeoxycholsäure	*€€ (750 mg) | KI im 1. Trim, sI im 2.+3. Trim./KI*
p. o.: **Cholit-Ursan®**, **Cholofalk®**, **UDC (Generika)**, **Urso (Generika)**, **Ursofalk®** 250 mg/5 ml Susp. *– alle: 250 und/oder 400 mg/ Kps. bzw. Tbl.;* **Ursochol®** 150 | 300 mg/Tbl.	**Gallenstein-Auflösung:** 7–10 mg/kg KG/d; bis 60 kg KG 500 mg/d; 60–80 kg KG 750 mg/d; 80–100 kg KG 1000 mg/d; > 100 kg KG 1250 mg/d p. o. in 2 ED (1/3 morgens, 2/3 abends) über 3–24 Mo. **primär biliäre Zirrhose:** 8–15 mg/kg KG/d in 2 ED **Gallenrefluxgastritis:** • 250 mg/d p. o. am Abend über 2–8 Wo. ▸ *Kinder: initial* 13 mg/kg KG verteilt auf 2 ED/d, je nach klin. Verträglichkeit und Wi *Dosissteigerung* auf 3–4 × 10 mg/kg KG/d p. o.
Absorptionsrate 60–80%, HWZ 3,5–5,8 d, First-pass-Clearance der Leber 60%, biliäre Elimination	

Chenodeoxycholsäure	*€€ (750–1500 mg) | KI/La 1, KI*
p. o.: **Chenofalk®** 250 mg/ Hartkps.	**Auflösung von röntgennegativen Cholesterin-Gallenblasensteinen (< 15 mm) bei funktionsfähiger Gallenblase:** • *p. o.: 3–6 Hartkps./d abends p. o. je nach kg KG (15 mg/kg KG/d p. o.)* • *nach kg KG:* bis 60 kg KG 3 Kps./d, bis 75 kg KG 4 Kps./d, bis 90 kg KG 5 Kps./d, > 90 kg KG 6 Kps./d
HWZ 45 h	

5 Kardiovaskuläres System

5.1 Herzglykoside

Ind chronische manifeste Herzinsuffizienz NYHA III–IV, Vorhofflimmern und -flattern bei absoluter Arrhythmie, supraventrikuläre Tachykardie

Wi durch partielle Hemmung der Na^+/K^+-ATPase Erhöhung des intrazellulären Na^+ → Aktivierung des Na^+/Ca^{2+}-„exchangers" → intrazelluläres Ca^{2+} ↑ → Kontraktilität des Herzmuskels ↑ (positiv inotrop), positiv bathmotrop, negativ chromo- und dromotrop

KI *alle:* AV-Block II° + III° ohne Schrittmacher, Myokarditis, Kammertachykardie, Sick-Sinus-Syndrom, WPW-Syndrom, HOCM, KHK ohne Herzinsuffizienz, chron. konstriktive Perikarditis, Aortenaneurysma, subvalvuläre Aortenstenose, Aortenaneurysma, Hypokaliämie, Hyperkalzämie, unmittelbar vor und nach Kardioversion
β-Acetyldigoxin/Digoxin/Metildigoxin: Niereninsuffizienz

NW Übelkeit und Erbrechen, Sehstörungen, KS, Delirien, Halluzinationen, Schlaflosigkeit, HRST (ventrikuläre Extrasystolen, Kammertachykardien, AV-Block)

Acetyldigoxin β	*€ (0,2–0,3 mg) | Am/Am*
p. o.: **β-Acetyldigoxin (Generika), Beta Acetyldig®, Beta Acetyldigoxin®, Digostada®, Digotab®, Digox von ct®, Novodigal®** *– alle: 0,1 | 0,2 mg/Tbl.*	**chron. manifeste Herzinsuffizienz NYHA III–IV, Tachyarrhythmia absoluta bei Vorhofflimmern und -flattern, supraventrikuläre Tachykardie:** • *langsame Aufsättigung:* 0,2–0,3 mg/d p. o. (Vollwirkdosis nach 8–10 d) • *schnelle Aufsättigung:* p. o. über 2 Tage 3 × 0,2 mg/d, dann • *Erh-Dosis:* 1 × 0,2–0,3 mg/d morgens p. o. unter Spiegelkontrolle ▸ *Dosisreduktion bei Niereninsuffizienz:* S. 444
BV 60–80 %, PEB 30 %, Wi-Beginn p. o. nach 60–180 min, Wi-Dauer 4–8 d, HWZ 1,6 d, Abklingquote 20–30 %/d, renale Elimination zu 75 %	
Digitoxin	*p. o.: € (0,07–0,1 mg); i. v.: €€ (0,25 mg) | Amp. Gr 3, KI; p. o. Am/Am*
p. o.: **Digimed®** 0,1 mg/ Tbl., **Digimerck®** 0,05 | 0,1 mg/Tbl., **Digitoxin (Generika)** *– alle: 0,07 mg/Tbl.* *i. v.:* **Digimerck®** 0,1 mg/Amp., **Digitoxin (Generika)** *– alle: 0,25 mg/Amp.*	**chron. manifeste Herzinsuffizienz NYHA III–IV, Vorhofflimmern und -flattern bei Tachyarrhythmia absoluta, supraventrikuläre Tachykardie:** • *langsame Aufsättigung: Beginnen* mit *Erh-Dosis* von 1 × 0,07–0,1 mg/d p. o. → Vollwirkdosis wird in einem Mo. erreicht • *mittelschnelle Aufsättigung:* 1. d 2 × 0,25 mg/d, 2. + 3. d 1 × 0,25 mg/d i. v. oder p. o., dann *Erh-Dosis* mit 1 × 0,07–0,1 mg/d p. o.

	• *schnelle Aufsättigung:* 1. + 2. d 2 × 0,25 mg/d i. v., dann *Erh-Dosis* mit 1 × 0,07–0,1 mg/d p. o. (nach Spiegel und klin. Effekt)
BV 90–100%, PEB 95%, Wi-Beginn nach 25–120 min (i. v.), nach 180–300 min (p. o.), Wi-Dauer 14–21 d, HWZ 6–7 d, Abklingquote 7%/d, Elimination zu 60–80% hepatisch (enterohepatischer Kreislauf), Rest renal	
Digoxin	*p. o.: € (0,2–0,3 mg); i. v.: €€ (0,25 mg) | Am/Am*
p. o.: **Digacin®**, **Digoxin 0,25 R.A.N.®**, **Lanicor®**, **Lenoxin®** 0,125 mg/Tbl., **Lenoxin® Liquidum** für Kinder 0,05 mg/ml *– alle: 0,25 mg/Tbl.* *i. v.:* **Lanicor®** 0,25 mg/Amp.	**chron. manifeste Herzinsuffizienz NYHA III–IV, Tachyarrhythmia absoluta bei Vorhofflimmern und -flattern, supraventrikuläre Tachykardie:** • *langsame Aufsättigung: Beginnen* mit *Erh-Dosis* von 1 × 0,2–0,3 mg/d p. o., Vollwirkdosis wird in 8 d erreicht • *mittelschnelle Aufsättigung: i. v.:* 2 × 0,2 mg/d für 3 d, dann *Erh-Dosis* von 1 × 0,2–0,3 mg/d p. o.; *p. o.:* 1. d 3 × 0,2 mg, 2. + 3. d 2 × 0,2 mg dann *Erh-Dosis* von 1 × 0,2–0,3 mg/d p. o. • *schnelle Aufsättigung: Initial* 0,4 mg i. v., dann 4 × 0,2 mg/d i. v. für 2 d, dann 0,35 mg/d p. o. ▸ *Kinder:* s. Fachinfo ▸ *Dosisreduktion bei Niereninsuffizienz:* S. 445
BV 60–80%, PEB 25–30%, Wi-Beginn nach 3–30 min (i. v.), nach 60–180 min (p. o.), Wi-Dauer 4–8 d, HWZ 1,6 d, Abklingquote 20–30%/d, Elimination zu 75% renal	
Metildigoxin	*€ (0,15–0,20 mg) | sl/Am*
p. o.: **Lanitop® E** 0,15 mg/Tbl., **mite** 0,05 mg/Tbl., 0,1 mg/Tbl., **liquidum** 0,6 mg/ml (= 45 Trpf.)	**chron. manifeste Herzinsuffizienz NYHA III°–IV°, Vorhofflimmern und -flattern bei Tachyarrhythmia absoluta, supraventrikuläre Tachykardie:** • *schnelle Aufsättigung:* 3 × 0,2 mg/d p. o. für 2 (–4) d • *mittelschnelle Aufsättigung:* 1 × 0,3 mg/d p. o. für 3 d • *langsame Aufsättigung*: 1 × 0,15 mg/d p. o. für 10 d • *Erh-Dosis:* 1 × 0,15–0,20 mg/d p. o. [Dosisbereich: 0,05–0,3 mg/d], Serumspiegelkontrolle! ▸ *Kinder Erh-Dosis:* > 30 kg > 0,20 mg/d (15 Trpf.); > 25 kg 0,18 mg/d (15 Trpf.); > 19 kg 0,16 mg/d (12 Trpf.); > 15 kg 0,13 mg/d (10 Trpf.); > 11 kg 0,1 mg/d (8 Trpf.); > 6 kg 0,07 mg/d (5 Trpf.); > 3 kg 0,04 mg/d (3 Trpf.) ▸ *Dosisreduktion bei Niereninsuffizienz:* S-Krea < 1,2 mg/dl → normale Dosis; 1,2–2,0 mg/dl → ½ Dosis; bis 3,0 mg/dl → ⅓ der Dosis; > 3,0 mg/dl → ¼ der Dosis, Serumspiegelkontrolle!

BV 80–90%, teilweise hepatische Demethylisierung zu Digoxin, PEB 20–30%, HWZ 50 -60h, Wi-Beginn nach 10–20 min (p. o.), Wi-Dauer 4–8 d, Abklingquote 20%, überwiegend renale Elimination (> 60%)

5.2 Antiarrhythmika

5.2.1 Klasse Ia

Ind symptomatische und bedrohliche supraventrikuläre und ventrikuläre HRST, WPW-Syndrom

Wi direkte stabilisierende Wi auf die Membran aller Herzzellen (→ neg. chronotrop, neg. dromotrop, neg. inotrop, Verlängerung der Refraktärzeit), anticholinerg, parasympatholytisch und α-sympatholytisch

KI *alle:* AV-Block II°–III° (ohne Herzschrittmacher), Bradykardie, Sick-Sinus, bifaszikulärer Block, verlängertes QT-Intervall, Schenkelblock (bei i. v.-Gabe), schwere Herzinsuffizienz, nach Herzinfarkt (bis 3 Mo.), kardiogener Schock, Hypotonie, Digitalisintoxikation

NW *alle:* proarrhythmogene Wirkung (bis Asystolie), Tachykardie durch verbesserte AV-Überleitung, Agranulozytose, Thrombopenie
Ajmalin: SA- und AV-Blockierungen, Leberschädigung (cholestatische Hepatitis) mit Transaminasenanstieg, epileptische Anfälle, Verwirrtheitszustände, Schwindel
Chinidin: Erbrechen und Diarrhö (in 30%), Ohrensausen, Doppeltsehen, Farbsehstörungen, Lungenfibrose, psychotische Reaktionen

Verapamil + Chinidin	*€€ (3 Tbl.) | sl/sl*
p. o.: **Cordichin®** Filmtbl. (80 mg Verapamil + 160 mg Chinidin)	**Arrhythmia absoluta bei Vorhofflimmern:** • *zur Rezidivprophylaxe nach erfolgreicher Kardioversion: initial* 2 × 1 Tbl./d p. o., ab 2. Tag 3 × 1 Tbl./d p. o.; Max-Dosis: 3 Tbl./d • *zur Rezidivprophylaxe mit sympt. Vorhofflimmern: initial* 1 × 1 Tbl./d p. o., ab 2. Tag 2 × 1 Tbl./d p. o., ab 4. Tag 3 × 1 Tbl./d p. o.; Max-Dosis: 3 Tbl./d
Ajmalin	*€€ (1 Amp.) | KI im 1. Trim., sl 2. + 3. Trim./sl*
i. v.: **Gilurytmal®** 50 mg/Amp. à 10 ml	**tachykarde supraventrikuläre HRST, symptomat. ventrikuläre tachykarde HRST:** • *akut:* 25–50 mg i. v. (wegen RR-Abfall langsam geben, max. 2,5–10 mg/min) • *Perfusor:* 0,5–1 mg/kg KG/h (bei 70 kg 35–70 mg/h = 7–14 ml/h bei 5 mg/ml) i. v. (unter EKG-Kontrolle); „Rezept“: 5 Amp. = 250 mg verdünnen mit NaCl 0,9% auf 50 ml = 5 mg/ml ▸ *Max.-Dosis:* 1200 mg/d

Wi-Beginn nach 1 min, Wi-Dauer 20–30 min, HWZ 5–6 h, PEB 75 %, v. a. hepatische Metabolisierung, 5–10 % werden unverändert renal eliminiert	
Detajmiumbitartrat	*€€-€€€ (100–200 mg) | KI/KI*
p. o.: **Tachmalcor®** 25 mg/Drg.	**tachykarde supraventrikuläre HRST:** *initial:* 3–4 × 1–3 Drg./d p. o. (75–300 mg/d) **ventrikuläre Tachykardie:** • *Initial:* alle 4–6 h 1–2 Drg./d p. o. (100–300 mg/d). • *Erh-Dosis:* 3–4 Drg./d p. o. (75–100 mg/d) ▶ *Kinder:* 1–2 mg/kg KG/d, *Einnahmeintervall* 6–8 h
BV 30 %, max. Plasmakonz. nach 1–3 h, HWZ 8 h, PEB 59 %	
Prajmaliumbitartrat	*€-€€ (20–40 mg) | KI im 1. Trim., sl im 2. + 3. Trim./sl*
p. o.: **Neo-Gilurytmal®** 20 mg/Tbl.	**supraventrikuläre/ventrikuläre tachykarde HRST, WPW-Syndrom:** • *Initial* (2–3 d): 3–4 × 1 Tbl./d gleichmäßig verteilt • *Dauerbehandlung:* 2–4 × ½ Tbl./d p. o. ▶ *Max-Dosis:* amb. 100 mg/d, Klinik 120 mg/d p. o. ▶ *Leberfunktionsstörung:* evtl. Dosisreduzierung ▶ *Dosisreduktion bei Niereninsuffizienz:* um 50–75 %
BV 78 %, max. Plasmakonz. nach 60–90 min, HWZ 4–7 h, PEB 60 %, renale und biliäre Elimination nach z. T. hepatischer Metabolisierung	

5.2.2 Klasse Ib

Ind *alle:* schwere ventrikuläre Extrasystolie/Tachykardie
Lidocain: Kammerarrhythmien bei Infarkt, defibrillationsresistentes Kammerflimmern

Wi Membranstabilisierung durch Verringerung des langsamen Na^+-Einstroms bei systolischer Depolarisation durch die Zellmembran, Verzögerung der Bildung + Fortleitung von Reizen

KI *alle:* Bradykardie, AV-Block II° oder III°, kardiogener Schock, dekompensierte Herzinsuffizienz
Mexiletin: in den ersten 3 Monaten nach Myokardinfarkt, reduzierte linksventrikuläre Funktion (EF < 35 %), Sick-sinus-Syndrom, Überleitungsstörungen, Hypotonie

NW *alle:* Sinusknotensyndrom, AV-Block, RR-Abfall, Bradykardie, Asystolie, Schwindel, epileptische Anfälle, Verwirrtheitszustände (häufig), Bewusstseinsstörungen bis Koma
Mexiletin: Nausea (in > 50 %)

Lidocain	*€-€€ (10 ml 0,5 %, 1 % oder 2 %) | sl/sl*
parenteral: **Licain®**, **Lidocain** (**Generika**), **Lidojet®** 50 | 500 mg/5 | 50 ml, **Heweneural 1 %®**, **Xylocain®** f.d. Kardiologie 20 % = 200 mg/ml, **Xylocitin®**, **Xyloneural®**	**Ventrikuläre tachykarde HRST, Kammerarrhythmie bei Infarkt, defibrillationsresistentes Kammerflimmern:** • *i. v.-Bolus:* 1 mg/kg KG langsam i. v. = 50–100 mg i. v., ggf. *Wdh.* nach 5–10 min • *Perfusor:* Amp. = 1000 mg (= 1 Amp. à 5 ml 20 % **Xylocain®**) verdünnen mit G 5 % auf 50 ml = 20 mg/ml;

– alle: 0,5% | 1% | 2% mit 5 | 10 | 20 mg/ml	0,86–3,42 mg/kg KG/h = 3–12 ml/h (bei 70 kg KG) ▸ *Max-Dosis:* 6 g/d zur Therapie von HRST ▸ *Kinder mit ventrikulären Extrasystolen, Tachykardie: Akut* 1–2 mg/kg KG/min; *Erh-Dosis:* 1–3 mg/kg KG/h ▸ *Dosisreduktion bei schwerer Herz- und Leberinsuffizienz:* um bis zu 50%!
HWZ 1,6 h (i. v.), Wi-Beginn nach 1–2 min, Wi-Dauer 15–20 min; PEB 60%, hepatischer Umbau in z. T. aktive, renale Elimination	
Mexiletin	*p. o.: €€(400–600 mg); i. v.: €€€(1 Amp.) | Gr 8, Kl/La 4, KI*
p. o.: **Mexitil®** mite 100 | 200 mg/Kps. *i. v.:* **Mexitil®** 250 mg/Amp. à 10 ml	**schwere tachykarde ventrikuläre Herzrhythmusstörungen:** • *akut p. o.:* 2 × 200 mg = 400 mg p. o., dann 3 × 200 mg/d p. o. • *akut i. v.:* 125–250 mg/10 min i. v., dann 125–250 mg in 60 min, danach liegt die *Erh-Dosis* bei 125–250 mg/240 min i. v. • *Perfusor:* 500 mg verdünnen mit NaCl 0,9% auf 50 ml = 10 mg/ml → 31–62,5 mg/h = 3,1–6,3 ml/h i. v. (= 125–250 mg/240 min) • *Dauertherapie:* 3 × 200 mg/d p. o. *oder* 2 × 360 mg ret./d p. o. ▸ *Dosisanpassung bei Nieren- und Leberinsuffizienz:* s. Fachinfo
BV 85%, max. Plasmakonz. nach 1–3 h, ret. 8–10 h, PEB 55%, HWZ 10–17 h, hepatischer, Ausscheidung renal	

5.2.3 Klasse Ic

Ind symptomatische höhergradige ventrikuläre Extrasystolien, therapierefraktäre Vorhoftachykardien, symptomatische supraventrikuläre Tachykardien (z. B. WPW-Syndrom)

Wi frequenzabhängige membranstabilisierende und Na^+-kanalblockierende Wi → starke Leitungsverzögerung durch chinidinartige Wi, β-sympatholytische und kalziumantagonistische Wi → neg. inotrop, neg. dromotrop und verlängerte Refraktärzeit → Suppression von supraventrikulären und ventrikulären Heterotopien

KI AV-Block II°–III°, schwere Bradykardie, SA-Block, Sick-Sinus-Syndrom (ohne Herzschrittmacherschutz), manifeste Herzinsuffizienz, erste 3 Mo. nach Myokardinfarkt, schwere Hypotonie, Elektrolytstörungen

NW *alle:* Bradykardie, SA- und AV-Block, RR-Abfall, proarrhythmogener Effekt v. a. bei Z n. Myokardinfarkt, Schwindel, Übelkeit und Erbrechen
Flecainid: Leberenzymanstieg, cholestatische Hepatose

Propafenon	*p. o.: € (600 mg); i. v.: €€ (1 Amp.) | sl/sl*
p. o.: **Cuxafenon®**, **Propafenon (Generika)**, **Propamerck®**, **Rytmonorm®** 10 mg/Drg. (für Kdr.), SR 225 | 325 | 425 mg/ Ret-Kps., **Rhytmo-Puren®** *– alle: 150 | 300 mg/Tbl.* *i. v.:* **Propafenon carino®**, **Rytmonorm®** *– alle: 70 mg/ Amp. à 20 ml*	**symptomatische ventrikuläre Extrasystolien, therapierefraktäre Vorhoftachykardien, symptomatische supraventrikuläre Tachykardien:** • *p. o.:* 3–5 × 150 mg/d oder 2 × 300 mg/d p. o. • *akut:* 0,5–1 mg/kg KG (35–70 mg/70 kg KG) über 5 min i. v., ggf. auch Dosissteigerung auf 2 mg/kg KG (2. Injektion frühestens nach 90–120 min) • *Perfusor:* 12–30 mg/h = 4–10 ml/h i. v. (unter EKG-Monitor) (2 Amp. à 70 mg [= 140 mg] mit G 5% auf 50 ml verdünnen → 2,8 mg/ml) ▸ *Max-Dosis:* 900 mg/d ▸ *Kinder:* > 12 J. 450 mg/d; > 7 ½ J. 300 g/d; > 3. 225 mg/d; > 1 J. 150 mg/d; > ½ J. 75 mg/d; > ¼ J. 75 mg/d p. o. jeweils auf 3–5 ED/d verteilt ▸ Dosisreduktion bei Niereninsuffizienz: S. 447

BV dosisabhängig 10–50%, max. Plasmakonz. nach < 3 h, PEB 95%, HWZ 3,8–5 h, Wi-Eintritt p. o. nach 30–60 min, Steady-state am 3.–4. Tag, nach hepatischem Metabolismus in aktiven Hauptmetaboliten renale (40%) Elimination

Flecainid	*p. o.: €€ (200–300 mg); i. v.: €€ (1 Amp.) | Gr 4, sl/La 2, sl*
p. o.: **Fleca (Generika)**, **Flecainid (Generika)**, **Tambocor®** *– alle: 50 | 100 mg/Tbl.* *i. v.:* **Tambocor®** 50 mg/5 ml Amp.	**tachykarde supraventrikuläre und ventrikuläre HRST:** • *akut:* 1 mg/kg KG in 5 min i. v. (70 mg/70 kg KG), nach 20 min ggf. erneut 0,5 mg/kg KG in 5 min i. v. (35 mg/ 70 kg KG) • *p. o.:* 2 × 100–150 mg/d • *Perfusor:* 8,0–16,6 mg/h i. v. = 1,6–3,32 ml/h bei 5 mg/ ml (EKG-Monitoring!) • *Perfusor-„Rezept":* 5 Amp. = 250 mg mit G 5% verdünnen auf 50 ml = 5 mg/ml ▸ *Max-Dosis:* 300–400 mg/d ▸ *Dosisreduktion bei Nieren- (S-Krea > 1,5 mg/dl) oder manifester Leberinsuffizienz:* Max. 200–300 mg/d bei mehrtägiger Anwendung

BV 100%, PEB 40%, HWZ 14–18 h, zur Hälfte unveränderte renale Elimination (Urin-pH abhängig), z. T. schwächer aktive Metabolite werden auch renal eliminiert

5.2.4 Klasse II → Betarezeptoren-Blocker s. Seite 170

5.2.5 Klasse III

Ind *alle:* symptomatische tachykarde supraventrikuläre HRST, Tachyarrhythmia absoluta, WPW-Syndrom, schwerwiegende symptomatische tachykarde ventrikuläre HRST
Sotalol: arterielle Hypertonie (p. o.)

Wi *Amiodaron:* Repolarisationshemmer, verlängert anterograde Erregungsleitung durch Verlängerung der effektiven Refraktärzeit in Vorhof und Kammer → Verlängerung des Aktionspotenzials, neg. chronotrop auf Sinusknotenautomatie, neg. dromotrop auf gesamtes Erregungsleitungssystem nicht selektiver β-Blocker (niedrige Dosis: 25–50 mg) mit Eigenschaften eines Kaliumkanalblockers (höhere Dosis: etwa 150 mg), ohne ISA, HF, HZV und AV-überleitung nehmen ab, Verlängerung des Aktionspotenzials und QT-Intervalls, bei Hypertonie Senkung des diastolischen und systolischen RR	
KI *alle:* SA-Block, AV-Block II°–III°, SA-Block, Sick-Sinus-Syndrom (ohne Herzschrittmacherschutz), Bradykardie, Hypokaliämie *Amiodaron:* autonome Schilddrüsenfunktionsstörungen, Hyperthyreose, Jodallergie, Kombination mit MAO-A-Hemmer *Sotalol:* akuter Herzinfarkt, Hypotonie, manifeste Herzinsuffizienz, Asthma bronchiale, Cor pulmonale, schwere pAVK, Azidose, schwere Niereninsuffizienz	
NW *alle:* Bradykardie, AV-Block, HRST *Amiodaron:* Hyperthyreose, Pneumonitis, Lungenfibrose, Neuropathie, Sehstörungen, Kornea-Trübung, Photosensibilisierung, Hepatitis *Sotalol:* Verstärkung von Herzinsuffizienz, Hypotonie, Bronchokonstriktion, periphere Durchblutungsstörungen, Hypoglykämieneigung bei insulinbehandeltem Diabetes mellitus	

Amiodaron	*p. o.: € (200 mg); i. v.: €€€ (1 Amp.) | KI/KI*
p. o.: **Amiodarex®**, **Amiodaron (Generika, ratiopharm®** 100 mg/Tbl.), **Amio (Generika)**, **Cordarex®**, **Cornaron®**, **Cordarone®**, **Sedacoron®**, **Tachydaron®** *– alle: 200 mg/Tbl.* *i. v.:* **Amiodaron (Generika)**, **Cordaron®**, **Cordarex®**, **Sedacoron®** *– alle: 150 mg/Amp. à 3 ml*	**tachykarde supraventrikuläre HRST, tachykarde ventrikuläre HRST:** • *i. v.:* 300 mg langsam (> 3 min) i. v. oder 300 mg in 30–120 min einmalig als Kurzinf. in 250 ml G 5% i. v., dann Fortführung als • *Dauerinf. zur schnellen Aufsättigung:* 10–20 mg/kg KG/d (700–1400 mg/70 kg KG/d) in 500 ml G 5% i. v. über ZVK bis zu einer Gesamtdosis von 6 g • *p. o.:* Aufsättigung 2–3 (– 4) × 200 mg/d p. o. für 8–10 d, dann *Erh-Dosis* 200 (– 400) mg/d für 5 Tage einer Wo p. o., *Max.-Dosis:* 400–600 mg/d ▸ *Kinder:* 3–12 J. 100–200 mg/d p. o.; < 1 J. 25–50 mg/d p. o. (jeweils für 10 d, dann mit halber Dosis fortfahren)
BV 20–80%, sehr langsame Resorption (5–10h), PEB 95%, max. therapeutischer Effekt nach Tagen bis Wochen, HWZ 2–4 Wo. bis zu 100 d (Kumulationsgefahr!), zu 80–85% hepatische Elimination	
Sotalol	*p. o.: € (160–320 mg); i. v.: €€€ (1 Amp.) | sl/sl*
p. o.: **Corsotalol®**, **Darob®**, **Favorex®**, **Gilucor®**, **Jutalex®**, **Rentibloc®** 40 mg/Tbl., **Sota**	**tachykarde supraventrikuläre und ventrikuläre HRST:** • *akut:* 20 mg über 5 min i. v., ggf. Wdh. nach 20 min, max. 1,5 mg/kg KG

(**Generika**, **Hexal**® 40 mg/Tbl.), **Sotalex**®, **Sotalol** (**Generika**, **corax**® 40 mg/Tbl., **-ratiopharm**® 40 mg/Tbl.), **Sotalodoc**® – *alle: 80 | 160 mg/Tbl.* *i. v.:* **Sotalex**®, **Sotalol Carino**® – *alle: 40 mg/Amp. à 4 ml*	• *p. o.: initial* 2 × 40–80 mg/d, je nach Klinik ggf. wöchentliche Steigerung um max. 160 mg/d ▸ *max. Gesamtdosis* von 480 mg/d ▸ *Dosisreduktion bei Niereninsuffizienz:* S-Krea 2–5 mg/100 mg um 50 %, > 5 mg/100 mg um 75 %, s. auch S. 447
BV 90–100 %, max. Plasmakonz. nach 2–3 h, Steady-state nach 2–3 d, HWZ 7,5–15 h, keine PEB, Elimination unverändert v. a. renal	
Adenosin	*€-€€€ (3 mg) | Gr 4, sl/La 1, KI*
i. v.: **Adenoscan**® Inf.-Lsg. 30 mg/Amp. à 10 ml, **Adenosin Item**™ **D+T**® Inf.-Lsg. 50 mg/Amp. à 10 ml, **Adrekar**® 6 mg/Amp. à 2 ml	**tachykarde supraventrikuläre HRST (AV-Knoten-Reentry-Tachykardie):** • *1.* Dosis 3 mg i. v. (in 2 sek als Bolus), dann nach jeweils 1–2 min • *2.* Dosis 6 mg i. v., dann • *3.* Dosis 9 mg i. v., dann • *4.* Dosis 12 mg i. v. so lange bis klin. Wi-Erfolg eintritt
Wi-Beginn < 20 sek, kurze Wi-Dauer von 1–2 min, max. Wi nach 10–30 sek, HWZ < 10 sek (nach 5–15 min Plasmakonz. im Normbereich)	

5.2.6 Klasse IV → Ca-Antagonisten mit AA-Wirkung → s. Seite 177

5.2.7 Antibradykarde Antiarrhythmika

Ind *alle:* Bradykardie, Bradyarrhythmie mit SA-Blockierung, AV-Block II°
Orciprenalin: Antidot bei relativer oder absoluter Überdosierung von β-Blockern

Wi *Atropin/Ipratropiumbromid:* Parasympatholytikum, kompetitiver Antagonist vom Acetylcholin am parasympathischen Nervenende → vagale Reflexe ↓, Herzfrequenz ↑
Orciprenalin: Sympathomimetikum mit β_1- + β_2-Rezeptorstimulation → Herzfrequenz ↑

KI *alle:* tachykarde HRST, Tachyarrhythmie, HOCM, manifeste Hyperthyreose
Atropin/Ipratropiumbromid: Glaukom, Prostatahyperplasie, Stenosen im Magen-Darm-Trakt
Orciprenalin: Frischer Herzinfarkt, schwere KHK, Phäochromozytom

NW *alle:* Tachykardie, tachykarde HRST, Extrasystolie, AP, Tremor, Unruhezustände
Atropin/Ipratropiumbromid: Mydriasis, Glaukomanfall, Miktionsstörungen, Obstipation
Orciprenalin: RR-Abfall, hohes Arrhythmiepotenzial

Atropin	*i. v.: €€ (0,5–1,0 mg) | Gr 6, sl/La 2, KI*
i. v.: **Atropinsulfat B. Braun**® 0,5 mg/1 ml Amp; **Atropinsulfat**® 100 mg/10 ml, **Atropinum sulfuricum**® 0,25 | 0,5 | 1,0 | 2,0 mg/1 ml Amp.	**Kurzzeittherapie von akut aufgetretenen bradykarden Herzrhythmusstörungen:** • *i. v.: initial* 1–2 Amp. = 0,5–1,5 mg i. v. alle 4–6 h, ggf. nach 5–10 min. bei vitaler Indikation wiederholen (max. 2 mal)

	• *Kinder:* akut 0,01 (-0,3) mg/kg KG i. v., s. c. oder i.m. **Vergiftung (z. B. E605):** 2–5 mg i. v. alle 10–15 min. bis max. 50 mg, Erh.-Dosis 0,5–1,0 mg alle 1–4 h
rasche und vollständige Resorption nach s. c. u. i.m.-Gabe nach ca. 30 min., nach 10 min. nach i. v.-Gabe rascher Abfall der max.-Konz., PEB 2–40%, HWZ biphasisch 1–3 h und 12–38 h, Elimination zu 50% unverändert	
Ipratropiumbromid	*p. o.: €€ (20–30 mg); i. v.: €€€ (1 Amp.) | Gr 1, sl/La 1, sl*
p. o.: **Itrop®** 10 mg/Tbl. *i. v.:* **Itrop®** 0,5 mg/1 ml Amp.	**vagal-bedingte Sinusbradykardien, Bradyarrhythmien mit SA-Blockierungen, AV-Block II:** • *p. o.: Initial* ½–1½ Tbl., auf Dauer: 2–3 × 1–1½ Tbl./d • *i. v.:* Nur *initial* 0,5 mg = 1 Amp i. v.
Resorption 10–30% nach p. o. Gabe, PEB 20%, HWZ 2–4 h, Wi-Dauer 4–6 h, Elimination zu > 70% renal	
Orciprenalin	*€€ (0,5 mg Amp.) | sl/sl*
i.v.: **Alupent®** 0,5 | 5 mg/Amp. à 1 | 10 ml	**Atropinresistente Bradykardie, absolute Bradyarrhythmie bei VHF, AV-Block II°, Antidot bei Überdosierung von β-Blockern:** • *akut:* 0,5 mg in 10 ml NaCl 0,9%, davon 1–2 ml i. v., ggf. Wdh. möglich • *Perfusor:* 10–30 μg/min = 0,1–0,3 ml/min = 6–18 ml/h i. v.; *„Perfusor-Rezept“:* 1 Amp. à 5 mg verdünnen mit NaCl 0,9% auf 50 ml = 0,1 mg/ml = 100 μg/ml
HWZ 2 h, PEB 10%, konjugierte und unveränderte renale Elimination	

5.3 Sympathomimetika (außer Herzglykoside)

Ind art. Hypotonie, Herz-Kreislauf-Versagen, kardiogener Schock *(Dobutamin/Dopamin)*, anaphylaktisch und septisch Schock *(Noradrenalin/Adrenalin)*, Reanimation *(Adrenalin)*, Status asthmaticus *(Adrenalin)*

Wi *Dobutamin:* Stimulation der β_1- > β_2- und α-Rezeptoren → pos. inotrop, chronotrop, dromotrop → HZV und art. Mitteldruck ↑
Dopamin: dosisabhängige α_1-, direkt β_1- und indirekt β_2- sowie Dopamin-Rezeptorenstimulation → niedrige Dosierung: periphere arterielle Vasodilatation Organdurchblutung ↑, mittlere Dosierung: RR und kardiale Kontraktilität ↑, hohe Dosierung:RR und HZV ↑ ↑ ↑, periphere Vasokonstriktion, renale Durchblutung ↓
Adrenalin: β- > α-Rezeptorenwirkung → pos. inotrop, chronotrop und bathmotrop → $RR_{syst.}$ ↑, $RR_{diast.}$ ↓, Kontraktilität ↑, HZV ↑, HF ↑, Broncholyse
Noradrenalin: α- > β-Rezeptorenwirkung → positiv inotrop, chronotrop und dromotrop → $RR_{syst./diast}$ ↑, HZV ↑, HF ↑, erhöhter peripherer Gefäßwiderstand

KI manifeste Hyperthyreose, nicht beherrschbare Tachyarrhythmie, schwere Hypovolämie, Phäochromozytom, Hypertonie, Engwinkelglaukom, Blasenentleerungsstörung

NW Tachykardie, HRST bis Kammerflimmern, Hypertonie, AP, Hyperglykämie, Miktionsstörungen, Mikrozirkulationsstörungen der Akren (v. a. bei *Noradrenalin*)

Dobutamin	*€€€€ (250–500 mg) | Gr 5, Am/La 1, KI*
i. v.: **Dobutamin (Generika)** – *alle: 250 | 500 mg/Inj.-Fl. à 50 ml oder Trockensubstanz*	**akute oder akut dekompensierte chron. Herzinsuffizienz:** • *Perfusor* mit 2,5–12 µg/kg KG/min = 150–720 µg/kg KG/h = 0,03–0,144 ml/kg KG/h (bei 5 mg/ml); für den Perfusor 250 mg auf 50 ml mit NaCl 0,9% verdünnen (= 5 mg/ml oder 5000 µg/ml) oder 50 ml Fertig-Amp. nutzen • *niedrige Dosierung:* 2,5 µg/kg KG/min = 175 µg/70 kg KG/min = 2,1 ml/ 70 kg KG/h (bei 5 mg/ml) • *mittlere Dosierung:* 5 µg/kg KG/min = 350 µg/70 kg KG/min = 4,2 ml/ 70 kg KG/h (bei 5 mg/ml) • *hohe Dosierung:* 10 µg/kg KG/min = 700 µg/70 kg KG/min = 8,4 ml/70 kg KG/h (bei 5 mg/ml) ▸ *Max-Dosis:* 40 µg/kg KG/min = 2800 µg/70 kg KG/min = 33,6 ml/70 kg KG/h (bei 5 mg/ml)
Wi-Dauer 1–5 min, HWZ 2 min, rascher Metabolismus durch Catechol-O-Methyltransferase (COMT), Elimination über hepatischen Metabolismus	
Dopamin	*€€€ (250 mg Inj.-Fl.) | sl/KI*
i. v.: **Dopamin Cari®** 50 | 250 | 500 mg/Amp., **Dopamin Fresenius®** 50 | 200 mg/Amp., 250 | 500 mg/Inj.-Fl. à 50 ml, **Dopamin-ratiopharm®** 50 | 200 mg/Inf.-Fl. à 5 | 10 ml, **Dopamin Solvay®** 50 | 200 | 500 mg/Amp. à 5 | 10 | 50 ml	**akute oder akut dekompensierte chron. Herzinsuffizienz:** • *Perfusor* mit 0,5–20 µg/kg KG/min = 30–1200 µg/kg KG/h = 0,006–0,24 ml/kg KG/h (bei 5 mg/ml). Für den Perfusor 250 mg auf 50 ml mit NaCl 0,9% verdünnen (= 5 mg/ml oder 5000 µg/ml) oder 50 ml Inj.-Fl. nutzen • *niedrige Dosierung:* 0,5–5 µg/kg KG/min = 35–350 µg/70 kg KG/min = 0,5–4 ml/70 kg KG/h (bei 5 mg/ml) • *mittlere Dosierung:* 6–9 µg/kg KG/min = 400–600 µg/70 kg KG/min = 4,5–7 ml/70 kg KG/h (bei 5 mg/ml) • *hohe Dosierung:* > 10 µg/kg KG/min = > 700 µg/70 kg KG/min = > 8 ml/70 kg KG/h (bei 5 mg/ml)
HWZ 2–8 min, Wi-Dauer 1–2 min, 75% werden zu Homovanillinmandelsäure, 25% zu Noradrenalin und Vanillinmandelsäure metabolisiert, renale Elimination	
Adrenalin (Epinephrin)	*i. v.: €€ (Amp.); €€€€ (pro Autoinjektor) | sl/sl*
parenteral noch zu verdünnen: **Adrenalin 1:1000 Jena Pharm®, Suprarenin®** – *alle: 1 mg/Amp. à 1 ml*	**Herz-Kreislaufstillstand:** • 0,5–1 mg der 1:10 verdünnten Lsg i. v. = 5–10 ml i. v., ggf. dann alle 2–3 min wiederholen; bei ausbleibendem

parenteral Fertigspritzen zur i.m. Notfallbehandlung: **Anapen**® 0,15 | 0,3 mg/Fertigspritze à 0,3 ml, **Fastjekt**® 2,05 mg/ **Fastjekt**®-Autoinjektor à 2,05 ml	Erfolg 1 mg → 3 mg → 5 mg jeweils im Abstand von 3–5 min • *Perfusor:* 0,01–0,4 µg/kg KG/min i. v. (bei 70 kg 0,7–max. 28 µg/min i. v.); *„Rezept“:* 5 Amp. = 5 mg verdünnen mit NaCl 0,9% auf 50 ml = 100 µg/ml → bei 70 kg KG 0,4 – max. 20 ml/h; Dosissteuerung nach Wi • *endobronchial:* 2–3 mg auf 10 ml Aqua dest. endobronchial geben
BV endobronchial 60–100%, HWZ 3–10 min, Wi-Beginn nach 30–60 sek i. v., endobronchial nach 60–120 sek, Wi-Dauer 3–5 min, endobronchial 15–25 min, zu 70–95% renale Elimination als Vanillinmandelsäure	
Noradrenalin = Norepinephrin	*€€ (1 mg Amp.) | sl/Am*
i. v.: **Arterenol**® 1 | 25 mg/1 | 25 ml Amp.	**Art. Hypotonie, schwerer Schock , insb. anaphylaktisch und septisch:** • *akut:* 0,3–0,5 mg = 0,3–0,5 ml verdünnt i. v. je nach Wi (0,014–0,28 µg/kg KG/min.) • *Perfusor:* 0,05–0,3 µg/kg KG/min (3,5–21 µg/70 kg KG/ min.) i. v.; *„Rezept“:* 5 Amp. à 1 mg = 5 mg verdünnen mit NaCl 0,9% auf 50 ml = 100 µg/ml, 210–1260 µg/h = 2–12 (max. 18) ml/h bei 70 kg KG ▶ *Kinder (akuter RR-Abfall):* > 12 J. 0,4 mg; > 7 ½ J. 0,3 mg; > 3 J. 0,25 mg; > 1 J. 0,2 mg; > ½ J. 0,15 mg; > ¼ J. 0,1 mg verdünnt i. v./(s. c./i.m.), sonst 0,1 µg/kg KG/min i. v.
HWZ 1–3 min, Wi-Dauer 1–2 min, PEB 50%, bis zu 15% unveränderte renale Elimination, der Rest wird über hepatische Elimination abgebaut	

5.4 Koronartherapeutische Vasodilatatoren

Ind *alle:* KHK, Angina pectoris, Koronarspasmus
Nitroglycerin/Isosorbiddinitrat/Isosorbidmononitrat: Myokardinfarkt, Lungenödem, akute + chron. Linksherzinsuffizienz, krisenhafte hypertone Zustände, pulmonale Hypertonie

Wi *Nitrate:* NO Freisetzung → venöse Vasodilatation → Vorlast ↓ → Abnahme des rechts- und linksventrikulären Füllungsdrucks → Verbesserung des Wi-grades der Herzarbeit, Senkung des myokardialen O_2-Bedarfs, Vasodilatation der epikardialen Gefäße
Trapidil: Hemmung der Phosphodiesterase → Abbauhemmung von cAMP → Gefäßdilatation → Senkung der Vor- und Nachlast sowie Lsg. von Koronarspasmen, Thrombozytenaggregationshemmung

KI akutes Kreislaufversagen, kardiogener Schock, Hypotonie, Volumenmangel, Kombination mit Phosphodiesterasehemmern Typ 5 (z. B. Sildenafil (**Viagra**®)), HOCM

NW KS, Hypotonie, orthostatischer Kollaps, reflektorische Tachykardie, Tachyphylaxie (nicht bei Molsidomin)

Nitroglycerin = Glyceroltrinitrat	*s. l.: € (1 Kps.); Pflaster: € (1 Pfl.); i. v.: €€ (5 mg)* | *sl/sl*
p. o.: **Corangin Nitro**®, **Nitrolingual**® 0,2 forte 1,2 mg/Zerbeiß-Kps., **Nitrolingual**® **ret.** 2,5 mg/Ret.-Kps., **Nitrangin**® 0,2 mg/Zerbeiß-Kps., **Nitrokor**® *– alle: 0,8 mg/Zerbeiß-Kps.* *i. v.:* **Aquo-Trinitrosan**® 5 | 50 mg/1 | 10 ml Amp., **Nitro Solvay**® Infus N Amp 1 mg/ml, **Nitrolingual**® 5 | 25 | 50 mg/5 | 25 | 50 ml Amp., **Perlinganit**® 10 | 50 ml Amp., **Trinitrosan**® 5 | 50 mg/1 | 10 ml Amp. *Spray:* **Corangin Nitro**®, **Nitrolingual**®, **Nitrangin liquidum**® *– alle: 0,4 mg/Hub* *perkutan:* **Deponit**®, **Nitroderm**® TTS, **Minitrans**® *– alle: Pflaster 5 | 10 mg/24 h = 0,2 | 0,4 mg/h*	**Angina pectoris, Myokardinfarkt, Koronarspasmus, hypertensive Krise, akute + chron. Herzinsuffizienz, kardiales Lungenödem:** • *i. v.:* 50 mg/50 ml mit 1–6 ml/h = 1–6 mg/h (0,3–1,8 µg/kg KG/min) (Nitratpause bei kont. Inf. alle 24 h für 8–10 h) • *s. l.:* 1–2 Nitrozerbeißkapseln = à 0,8 mg • *perkutan:* 1 Pflaster tgl. = 0,2 oder 0,4 mg/h für 24 h • *Spray:* 1–3 Hub = 1–3 × 0,4 mg/d
BV (p. o. < 1 %, s. l. 40 %, transdermal 55–70 %), s. l. Gabe: Wi-Beginn nach 2–3 min, max. Wi nach 5 ± 2 min, 20–30 min lang, HWZ 2,5–4,4 min, nach i. v. Gabe HWZ 2–2,5 min, PEB 60 %, sehr lipophil → transdermale Resorption, nach hepatischer Metabolisierung überwiegend renale Elimination	
Pentaerythrityltetranitrat	*€ (160–240 mg)* | *Kl/Kl*
p. o.: **Nirason N**® 40 mg/Drg., **Pentalong**® 50 | 80 mg/Tbl.	**Langzeitprophylaxe der Angina pectoris:** 2–3 × 50–80 mg/d p. o.
Isosorbiddinitrat (ISDN)	*p. o.: € (20–50 mg); i. v.: €€-€€€€ (1–10 mg/h)* | *sl/sl*
p. o.: **Diconpin**®, **Duranitrat**®, **ISDN** **(Generika)**, **Isoket**®, **Iso** **(Generika)**, **Jenacard**®, **Nitrosorbon**® *– alle: unretardiert 5 | 10 | 20 oder 40 mg/Tbl., retardiert 20 | 40 | 60 | 80 oder 120 mg/Ret.-Kps.*	**Angina pectoris, Myokardinfarkt, Lungenödem, hypertone Krise, pulmonale Hypertonie, akute Linksherzinsuffizienz:** • *p. o.:* 2–4 × 10–12 mg/d (besser Intervalltherapie = 2 × tgl.) oder retard: 2 × 1 Tbl./d • *i. v.: initial* 1–2 mg/h i. v., Max.-Dosis: 8–10 mg/h i. v.

parenteral: **Isoket®** 10 | 50 mg/10 | 50 ml Amp. (0,1% Lsg.), 25 mg/50 ml Amp. (0,5% Lsg.)	
BV p. o. 8–36%, s. l. 60%, s. c. 30%, HWZ 0,7–1,1 h, durch First-pass-Metabolismus Umbau in Isosorbid-2- und -5-Mononitrat (HWZ 4–6 h), ⅙ der Wi von Glyceroltrinitrat, Wi-Beginn nach 10–30 min, Wi-Dauer 8–10 h	

Isosorbidmononitrat (ISMN)	*p. o.: € (40 mg), ret. € (40–80 mg) | sl/sl*
p. o.: **Coleb Duriles®, Conpin®, Corangin®, Elantan®, IS 5 Mono-ratiopharm®, ISMN (Generika), Isomonit®, Mono (Generika), Monoclair®, Olicard®, Orasorbil®, Turimonit®** *– alle: unretardiert 20 | 40 mg/Tbl., retardiert 40 | 50 | 60 | 100 oder 120 mg/Ret.-Kps.*	**Angina pectoris, KHK, Lungenödem, Hypertone Krise, pulmonale Hypertonie:** 1–3 × 20 mg/d oder 1–2 × 40 mg ret./d
BV 95%, HWZ 4–5 h, max. Plasmakonz. nach 1 h, nach Ret.-Tbl. nach 2–4 h, hepatischer Metabolismus, renale Elimination der inaktiven Metabolite	

Molsidomin	*p. o.: € (4 mg); € (8 mg ret.); i. v.: €€ (1 Amp.) | Kl/Kl*
p. o.: **Corvaton®, Duracoron®, Molsi (Generika, -hexal** 1 mg/Tbl.), **Molsidomin (Generika, von ct®** 1 mg/Tbl.) *– alle: 2 | 4 mg/Tbl., 8 mg/Ret.-Tbl.* *i. v.:* **Corvaton®** 2 mg/Amp. à 1 ml	**KHK, Angina pectoris und Linksherzinsuffizienz:** • *p. o.:* 2 × 2 mg/d p. o. (max. 4 × 4 mg) oder 1–2 × 8 mg ret./d p. o. (*Max-Dosis:* 3 × 8 mg ret.) • *akut:* 1 (–2) Amp. = 2 (–4) mg i. v., dann ggf. • *Perfusor:* 1–4 mg/h = 2,5–10 ml/h i. v. (Lichtschutz erforderlich); „Rezept": 10 Amp. à 2 mg = 20 mg verdünnen mit NaCl 0,9% auf 50 ml = 0,4 mg/ml
BV 44%, Wi-Beginn nach 10–15 min nach p. o. Gabe, Wi-Dauer 3–4 h (p. o.), PEB 5%, HWZ 2–5 h, hepatischer Metabolismus, renale Elimination zu > 90%	

5.5 Phosphodiesterasehemmer

Trapidil	*€€ (400–600 mg) | Gr 4, sl/sl*
p. o.: **Rocornal®** 200 mg/Kps.	**ischämische Herzkrankheit, KHK:** *p. o.:* 2–3 × 200 mg/d mit reichlich Flüssigkeit nach den Mahlzeiten
BV > 95%, max. Plasmakonz. nach 1–2 h, HWZ 2–4 h, PEB 80%, Elimination nach hepatischem Umbau überwiegend renal	

Enoximon	€€€€ (1 Amp.) | KI/KI
i.v.: **Perfan IV®** 5 mg/ml Amp. à 20 ml Inj.-Lsg.	**Kurzzeittherapie (48h) der schweren Herzinsuffizienz (Erw. u. Kinder ≥ 12 J.):** • *Initialtherapie:* 0,5 mg/kg KG i. v. langsam i. v.; ggf. 2-malige Wdh. mit je 30 min Abstand • *Erhaltungstherapie:* 4–8 ED/d; Dosis abhängig von Dosis bei *Initial*therapie • *als Inf.: Initialtherapie* 90 µg/kg KG/min über 10–30 min i. v.; *Erhaltungstherapie* (GFR > 40 ml/min) 2,5–10 µg/kg KG/min • *max. Anwendungsdauer:* ≤ 48 h, in Ausnahmefällen bis zu 4 d **Kinder < 12 J. mit akuter, lebensbedrohlicher, therapieresistenter Herzinsuffizienz nach Herzchirurgie:** • 0,5 mg/kg KG über 10 min infundieren oder 0,2–0,5 mg/kg KG i. v. als Bolus • *kreislauflabile Kinder:* 2,5–10 µg/kg KG/min als Inf.; Erh-Dosis: 2,5–10 µg/kg KG/min als Inf. beginnend 10 min nach Bolus • *max.* Anwendungsdauer: 24h ▸ *Dosisreduktion bei Niereninsuffizienz:* s. Fachinfo
HWZ 4–6h, PEB 85%, renale Elimination nach hepatischer und renaler Metabolisierung	

5.6 Antihypertonika

5.6.1 Zentral wirkende antiadrenerge Mittel

Ind *alle:* Art. Hypertonie
Clonidin: hypertensive Krise, Alkoholentzugsdelir, Entwöhnung von Opioiden
Alpha-Methyldopa: Schwangerschaftshypertonie

Wi *Clonidin:* zentrale Stimulation postsynaptischer α_2-Rezeptoren, periphere Stimulation präsynaptischer α_2-Rezeptoren → Sympathikotonus ↓, Noradrenalinfreisetzung ↓, Reninfreisetzung ↓ → peripherer Widerstand ↓, HF ↓, HZV ↓ → RR ↓
Moxonidin: Bindung an zentrale Imidazol-1-Bindungsstellen → Sympathikotonus ↓, periphere Bindung an α-Rezeptoren → Noradrenalinfreisetzung ↓ → HF ↓, RR ↓
Reserpin: hemmt Aufnahme von neusynthetisiertem Dopamin und die Rückresorption von Noradrenalin aus peripheren und zentralen Granula → RR ↓, HF ↓, HZV ↓

KI *Clonidin/Moxonidin:* Bradykardie, SA-, AV-Block II°–III°, Sick-sinus-Syndrom, schwere KHK, instabile Angina pectoris, schwere Leberinsuffizienz, Depressionen
Reserpin: Depression, Epilepsie, Ulcus ventriculi et duodeni, Morbus Parkinson

NW *alle:* Bradykardie, AV-Block, Sedierung, Obstipation
Clonidin/Moxonidin: Austrocknung der Schleimhäute, Tränenfluss ↓
Reserpin: Schwellung der Nasenschleimhaut, Bronchospasmus, Miosis, gastrale Hyperazidität, Parkinsonismus, Depression, Angstträume

Clonidin	*p. o.: € (150–600 mg); i. v.: €€ (1 Amp.) | Kl/Kl*
p. o.: **Catapresan®**, **Clonidin** (**Generika**), **Clonistada®**, **Haemiton®**, **Mirfat®**, **Paracefan®** – *alle: 75 | 100 | 150 | 300 µg/Tbl. oder* 250 µg/ret.- Kps. *parenteral:* **Catapresan®**, **Clonidin-ratiopharm®**, **Haemiton®**, **Paracefan®** 750 µg/ml Amp. – *alle: 150 µg/ml Amp.*	**leichte bis schwere Hypertonie:** • *p. o.:* 2–3 × 75–300 µg/d (einschleichend beginnen) oder 1 × 250 µg Perlongette zur Nacht • *Perfusor:* 0,04–0,16 mg/h (4 × 150 µg mit NaCl 0,9% auf 30 ml = 0,02 mg/ml oder 1 × 750 µg mit NaCl 0,9% auf 50 ml = 0,015 mg/ml), meist 2–8 ml/h ▸ *Kinder:* > 12 J. 76 µg, > 7½ J. 48 µg, > 3 J. 28 µg, > 1 J. 20 µg, > ½ J. 15 µg/d, > ¼ J. 11 µg jeweils p. o. oder i.m. (2 µg/kg KG als ED), je nach Wirkung bis zum Dreifachen gesteigert alle 30 min wiederholen **hypertensive Krise:** 150 µg i. v., i.m. oder s. c. (ggf. nach 30 min 300 µg langsam i. v.)

BV i.m./s. c. 100%, p. o. 75%, max. Plasmakonz. nach 1–2 h, Wi-Dauer 8–10 h, Wi-Eintritt (i. v.) nach 5–8 min, HWZ 8–11 h, PEB 30–40%, renale (60%) Elimination

Moxonidin	*€ (0,2–0,4 mg) | Gr 4, Kl/La 2, Kl*
p. o.: **Cynt®**, **Moxo** (**Generika**), **Moxonidin** (**Generika**), **Normoxin®**, **Physiotens®** – *alle: 0,2 | 0,3 | 0,4 mg/Tbl.*	**Art. Hypertonie:** • *p. o. (> 16 J.):* 1 × 0,2 mg/d morgens, ggf. erst nach 3 Wo. Steigerung auf 0,4 mg/d ▸ Max-Dosis: 0,6 mg/d ▸ *Dosisreduktion bei Niereninsuffizienz:* Kreatinin-Clearance 30–60 ml/min. Einzeldosis max. 0,2 mg, *Max.-Dosis* 0,4 mg/d; < 30 ml/min. keine Therapie

BV 88%, max. Plasmakonz. nach 1 h, HWZ 2–3 h, v. a. renale Elimination

Alpha-Methyldopa	*€ (500–750 mg) | Am/Am*
p. o.: **Dopegyt®**, **Methyldopa STADA®** – *alle 250 mg/Tbl.*; **Presinol®** 125 | 250 | 500 mg/Tbl.	**Art. Hypertonie:** • *Komb. mit anderen blutdrucksenkenden Mitteln: Initial* 125–375 mg/d p. o.; ggf. Dosissteigerung innerhalb einiger d; *durchschnittl. Dosis:* 500–750 mg/d p. o. **Schwangerschaftshypertonie:** 250–2000 mg/d p. o. in mehreren ED (ED ≤ 750 mg), *initial* einschleichend ▸ *Dosisreduktion bei Niereninsuffizienz:* um 50%

BV 25%, max. Plasmakonz. nach 2–3 h, HWZ 1,8 h, PEB 10–15%, renale Elimination in überwiegend unveränderter Form

Clopamid + Pindolol	*€€ (1–3 Tbl.) | Kl/Kl*
p. o.: **Viskaldix**® 5 Clopamid + 10 mg Pindolol/Tbl.	**Art. Hypertonie:** morgens 1 Tbl., ggf. erhöhen auf 2 × 1 Tbl./d. Absetzen nur nach stufenweiser Dosisreduktion
Reserpin + Dihydralazin + Hydrochlorothiazid	*€ (1–2 Tbl.) | Kl/Kl*
p. o.: **Triniton**® 0,1 mg Reserpin + 10 mg Dihydralazin + 10 mg Hydrochlorothiazid/Tbl.	**Art. Hypertonie:** 1 × 1–2 Tbl/d, max. 3 Tbl./d
Reserpin + Mefrusid	*€ (1 Kps.) | Kl/Kl*
p. o.: **Bendigon**® **N** mite/-N 0,075 | 0,15 mg Reserpin + 7,5 | 15 mg Mefrusid/Kps.	**Art. Hypertonie:** 1 × 1 Kps./d, ggf. Steigerung auf 2 Kps./d
Reserpin + Clopamid	*€ (1–2 Drg./Tbl.) | Kl/Kl*
p. o.: **Briserin**® N 0,1 | 0,05 mg Reserpin + 5 | 2,5 mg Clopamid Drg./Tbl.	**Art. Hypertonie:** *Initial* 1 Drg./d, ggf. Steigerung auf 2–3 Drg., max. 3 Tbl./d

5.6.2 Alpha-Rezeptorenblocker

Ind *alle:* Art. Hypertonie
Prazosin: Herzinsuffizienz (in Komb. mit Diuretika und β-Blockern), M. Raynaud
Doxazosin/Terazosin: benigne Prostatahyperplasie (BPH)
Urapidil: hypertensive Krise

Wi *alle:* selektive, kompetitive, periphere und postsynaptische α_1-Blocker = Sympatholytikum; Dilatation der Arteriolen > venöse Kapazitätsgefäße → RR ↓ (diast. > syst.)
Doxazosin/Terazosin: selektive Blockade der α_1-Rezeptoren in der Muskulatur von Prostata und Blasenhals → Verbesserung der Urodynamik
Urapidil: zusätzlich zentrale α_2-Rezeptoraktivierung → Sympathikotonus ↓

KI Herzklappenstenosen (Aorten- und Mitralstenose), Lungenembolie, Hypotonie, orthostatische Hypotonie, Obstruktion im GIT

NW Orthostase, Hypotonie, Herzklopfen, Tachykardie, Müdigkeit, GIT-Symptome

Prazosin	*€ (3–6 mg), € (2–4 mg ret.) | Kl im 1. Trim., sl im 2. + 3. Trim./Kl*
p. o.: **Adversuten**®, **Minipress**®, **Prazosin (Generika)** – *alle: 1 | 2 | 5 mg/Tbl., ret. 1 | 2 | 4 | 6 mg/Tbl.*	**Art. Hypertonie:** *initial* 1 × 0,5 mg abends oder 1 × 1 mg ret., am 2. Tag 2–3 × 0,5 mg oder 1 × 1 mg ret., weitere Dosissteigerung nach 3–7 d auf 3 × 1 mg/d oder 1 × 2 mg ret./d p. o., ▸ *Max.-Dosis:* 20 mg/d **Herzinsuffizienz:** *initial* 2–4 × 0,5 mg/d p. o., alle 2–3 d schrittweise auf eine *Erh-Dosis* von 10–20 mg/d oder 1 × 6–12 mg ret./d steigern

BV 60%, HWZ 2,5–4h, bei Niereninsuffizienz bis 10h, Wi-Dauer 10h, PEB > 90%, Elimination durch hepatischen Um-/Abbau

Doxazosin	*€ (2–4 mg) | Kl/La 1, Kl*
p. o.: **Alfamedin**®, **Cardura**®, **Cardular**® **PP** 4 mg/Kps. (PP = Push and Pull-System, s. PK!), **Uro** 1 | 2 | 4 mg/Tbl., **Diblocin**® PP 4 mg/Kps., Uro 1 | 2 | 4 mg/Tbl., **Doxa (Generika)**, **Doxazosin (Generika)**, **Jutalar**®, **Uriduct**® *– alle: 1 | 2 | 4 oder 8 mg/Tbl.*	**Art. Hypertonie:** • *initial:* 1 × 1 mg/d p. o., ggf. je nach 1 Wo. Steigerung um 1 mg/d, *Erh-Dosis* 2–4 mg/d als ED; bei PP-Systemen Beginn mit 4 mg/d p. o. ggf. je nach 1 Wo. Steigerung um 4 mg/d p. o. als ED ▸ *Max-Dosis:* 16 mg/d

BV 65%, HWZ 10–20h, PEB 98%, max. Plasmakonz. nach 2h, beim PP-System nach 8–9h, hepatische Metabolisierung (PP: Push-Pull-Galenik → Wirkstofffreisetzung über 12h)

Terazosin	*€ (2–5 mg) | Gr 5, Kl/La 1, Kl*
p. o.: **Flotrin**®**-Max** 10 mg/Tbl., **Heitrin**®, **Terabloc**®, **Teranar**®, **Tera TAD**® 10 mg/Tbl., **Terazid**®, **Terazoflo**®, **Terazosin (Generika)**, **Urozosin**® 10 mg/Tbl. *– alle: 1 | 2 | 5 mg/Tbl.*	**Art. Hypertonie:** • *initial* 1 mg/d abends, dann für 1 Wo. 1 × 1 mg morgens p. o., dann Dosissteigerung um 1 mg/d alle 7 d bis zu 5–10 (-20) mg/d ▸ *Max-Dosis*: 20 mg/d

BV 90%, max. Plasmakonz. nach 30–90 min, HWZ 10–18h, Wi-Dauer 24h, PEB 80–90%, Elimination fäkal > renal

Urapidil	*p. o.: €-€€ (60–180 mg); i. v.: €€€€ (50 mg) | Gr 4, Kl/La 1, Kl*
p. o.: **Ebrantil**® 30 | 60 | 90 mg ret./Ret.-Kps. *i. v.:* **Ebrantil**®, **Urapidil Pharmore IV**® 100 mg/20 ml Amp. *– alle: 25 | 50 mg/Amp. à 5 | 10 ml*	**Art. Hypertonie:** • *i. v.: Initial* 10–25–50 mg sehr langsam fraktioniert i. v., evtl. als Dauer-Inf. (i. v. Anwendung möglichst < 7 d) • *Perfusor: initial* 2 mg/min bis gewünschte RR-Senkung erreicht wurde, später im Mittel 9 mg/h als *Erh-Dosis* (1 Amp. à 50 mg mit NaCl 0,9% auf 50 ml verdünnen → = 1 mg/ml); *Max-Dosis:* 15 mg/h, max. 7 d • *p. o.: initial* 2 × 30–60 mg/d, je nach Wi und Verträglichkeit Dosissteigerung auf 3 × 30–60 mg/d, *Erh-Dosis:* 60–180 mg/d

BV 78%, PEB 80%, HWZ 3h, Wi-Beginn nach 2–5 min, PEB 80%, Elimination nach hepatischem Metabolismus (85%) und unverändert renal

Bunazosin	*€ (3–6 mg) | Gr 4, Kl/La 1, KI*
p. o.: **Andante®** 3 | 6 mg/Ret.-Tbl.	**Art. Hypertonie:** • *Erw.:* 1 × 6 mg/d p. o., ggf. *Dosissteigerung* auf 12 mg/d p. o. möglich, bei älteren Pat. mit 3 mg/d beginnen • *Dosisreduktion bei Leber- und Niereninsuffizienz (Krea-Clearance < 60 ml/min.) und bei Alter > 65 J.:* Dosis um 50 % reduzieren
BV 45 %, HWZ 15–20 h, Wi nach 1 Tbl. noch 24 h lang nachweisbar, PEB 97 %, nach hepatischer Metabolisierung Elimination über Fäzes > Urin	

Indoramin	*€ (1 Tbl.) | Kl/Kl*
p. o.: **Wydora®** 25 mg/Tbl.	**Art. Hypertonie:** • *initial:* 2 × 1 Tbl/d p. o., ggf. alle 2 Wo. um 1–2 Tbl./d steigern; Verteilung auf 2–3 ED ▸ *Max-Dosis:* 200 mg/d = 8 Tbl./d ▸ *erhebliche Einschränkung der Leberfunktion: initial* 2 × ½ Tbl./d p. o., nach 2 Wo. 2 × 1 Tbl./d p. o. mögl.; max. 50 mg/d = 2 Tbl./d p. o.
BV 24 %, max. Plasmakonz. nach 2,3 h, PEB 72–85 %, biliäre (50 %) und renale Elimination nach hepatischem Metabolismus zu teilw. aktiven Metaboliten	

Phenoxybenzamin	*€€ (10 mg) | sl/sl*
p. o.: **Dibenzyran®** 1 | 5 | 10 mg/Tbl. bzw. Kps.	**Prä-OP Blutdruckkontrolle bei Phäochromozytom:** Beginn 1–3 Wo. vor OP, *initial* 10 mg/d über den Tag verteilt, ggf. Steigerung bis 100 mg/d p. o. **inoperables Phäochromozytom:** einschleichend bis 2–3 × 20–40 mg/d ▸ *Kinder: initial* 0,2–0,4 mg/kg KG/d p. o. (nach RR)
max. Plasmakonz. nach 1–2 h, HWZ 3–4 h, renale Elimination nach Metabolisierung	

5.6.3 Vasodilatatoren

Ind *alle:* art. Hypertonie, hypertensive Krisen (*Diazoxid, Dihydralazin, Nitroprussid-Natrium*)
Diazoxid: Glykogenspeicherkrankheiten
Minoxidil: androgenetische Alopezie

Wi *alle:* direkte arterielle Vasodilatation → Nachlast ↓ → RR ↓

KI *alle:* Herzklappenstenosen, HOCM, pulmonale Hypertonie
Dihydralazin: Lupus erythematodes
Minoxidil: Phäochromozytom

NW *alle:* Tachykardie, Ödeme (Na^+- und H_2O-Retention),
Dihydralazin: Lupus erythematodes, AP, Flush, Neuritiden, Thrombozytopenie, Hepatitis
Minoxidil: Hypertrichose, Perikarderguss, Perikarditis, Anasarka

Dihydralazin	*p. o.: € (25–50 mg); i. v.: €€€ (1 Amp.)* | *1. Trim KI, 2.+3. Trim. sl/sl*
p. o.: **Depressan®**, **Nepresol®** 50 mg/Tbl. *– alle: 25 mg/Tbl.* *i. v.:* **Nepresol®** Inject 25 mg/Amp. à 2 ml	**Art. Hypertonie:** • *akut:* 1 Amp. (25 mg) verdünnen auf 10 ml mit NaCl 0,9%, dann fraktioniert je 2 ml unter RR-Kontrolle langsam i. v. • *Perfusor:* 3 Amp. (75 mg) mit NaCl 0,9% auf 50 ml aufziehen (= 1,5 mg/ml); 1,5–7,5 mg/h (= 1–5 ml/h) • *Dauertherapie:* 2–3 × 12,5 mg/d p. o., ggf. später 25–50 (–75) mg/d p. o. ▸ *Max-Dosis:* 50 mg/d, mit Ermittlung des Acetylator-Status 100 mg/d ▸ *Kinder:* 3 × 6,25–12,5 mg/d p. o.
BV 30–50%, max. Plasmakonz. 3–4 h (p. o.), HWZ 2,2–2,6 h, PEB 90%, Wi-Dauer 6–8 h (p. o.), 3–4 h (i. v.), hepatische Metabolisierung, renale Elimination zu 80%	
Minoxidil	*p. o.: €€ (10 mg)* | *Gr 4, sl/La 2, KI*
p. o.: **Loniten®**, **Lonoten®**, **Lonolox®** *– alle: 2,5 | 10 mg/Tbl.*	**Art. Hypertonie:** • *Erw. + Kinder > 12 J.: initial* 5 mg/d p. o., Steigerungsrate 5–10 mg/d frühestens jeden 3. d, bei einer Dosis von 50 mg/d tägliche Steigerungsrate von 25 mg; ▸ *Max-Dosis:* 100 mg/d ▸ *Kinder < 12 J.: initial* 0,1 mg/kg KG p. o., Steigerungsrate 0,1–0,2 mg/kg KG jeden 3. d; *Max-Dosis:* 1 mg/kg KG/d
max. Plasmakonz. nach 30–60 min, HWZ 4 h, Wi-Dauer 24–72 h, keine PEB, 90%ige Metabolisierung in der Leber, renale Elimination	

5.6.4 Endothelinrezeptor-Blocker

Ind primäre pulmonalarterielle Hypertonie (PAH), Sklerodermie assozierte pulmonal arterielle Hypertonie

Wi Endothelinrezeptorantagonist (Et_A und Et_B) → Endothelinwirkung ↓ → pulmonal arterieller Druck ↓

KI mittlere bis schwere Leberinsuffizienz, Transaminasenerhöhung, Komb. mit Cyclosporin A

NW Leberschäden, Transaminasenerhöhung, RR ↓, Flush, Ödeme, KS, Anämie

Bosentan	*€€€€€ (250 mg)* | *KI/KI*
p. o.: **Tracleer®** 62,5 | 125 mg/Tbl.	**Primär pulmonalarterielle Hypertonie:** *initial:* 2 × 62,5 mg/d p. o. (1–0–1) über 4 Wo., dann *Erh-Dosis:* 2 × 125 mg/d p. o. (1–0–1) ▸ *Kinder* (> 3 J., 10–40 kg KG): siehe Fachinfo
HWZ 5,4 h	

5.7 Diuretika

5.7.1 Thiaziddiuretika

Ind Kardiale, hepatische und renale Ödeme, chron. Herzinsuffizienz, arterielle Hypertonie, renaler Diabetes insipidus (*Chlortalidon*)

Wi Hemmung der Na^+-Rückresorption am distalen Tubulus → H_2O-, Na^+-, Mg^{2+}-, K^+-Ausscheidung ↑, Ca^{2+}-, PO_4^{3-}-Retention

KI Niereninsuffizienz, Oligurie, Anurie, Hypokaliämie, Hyponatriämie, Hyperkalzämie, Hypovolämie, symptomatische Hyperurikämie, schwere Leberfunktionsstörungen

NW Hyperkalzämie, Hypokaliämie, Hyponatriämie, Hypomagnesiämie, Harnsäureanstieg, Thromboseneigung, Hyperglykämie, Hyperlipidämie, BB-Veränderungen, GIT-Symptome

Hydrochlorothiazid	*€ (25–50 mg) | KI/KI*
p. o.: **Disalunil®**, **Esidrix®**, HCTAD®, **HCT** (**Generika** 12,5 mg/Tbl.) *– alle: 25 mg/Tbl.*	**Art. Hypertonie:** 1 × 12,5–25 mg/d p. o. **kardiale, hepatische und renale Ödeme:** *initial* 1 × 25–50 mg/d p. o., *Erh-Dosis* 1 × 25–50 (–100) mg/d p. o. **chron. Herzinsuffizienz:** 25–37,5 m/d p. o. ▸ *Dosisreduktion bei Niereninsuffizienz* (S-Krea 1,1–1,8 mg/dl; > 1,8 KI!): um 50 %
BV 70 %, PEB 64 %, Wi-Beginn nach 1 h, Wi-Max. nach 4 h, Wi-Dauer 6–12 h, HWZ 2–3 h, überwiegend unveränderte renale Elimination	

Chlortalidon	*€ (25–50 mg) | KI/KI*
p. o.: **Hygroton®** 25 | 50 mg/Tbl.	**Art. Hypertonie:** *initial* 1 × 12,5–50 mg/d p. o., Erh.-Dosis 1 × 25–50 mg alle 2 Tage **Herzinsuffizienz/Ödeme:** *initial* 1 × 50–100 mg/d p. o., Erh.-Dosis 1 × 25–50 mg/d p. o., Max.-Dosis 200 mg/d **Diabetes insipidus:** *initial* 2 × 100 mg/d p. o., je nach Wi *Erh-Dosis* 1 × 50 mg/d p. o.
BV 65 %, HWZ 40–60 h, PEB 75 %, Wi-Beginn nach 2 h, Wi-Max. nach 8 h, Wi-Dauer 50–70 h	

Xipamid	*€ (10–20 mg) | KI/KI*
p. o.: **Aquaphor®**, **Aquex®**, **Xipa** (**Generika**), **Xipamid** (**Generika**) *– alle: 10 | 20 | 40 mg/Tbl.*	**Art. Hypertonie:** *initial:* 1 × 10–20 mg/d, *Erh-Dosis:* ½–1 × 10 mg/d p. o. **Ödemtherapie:** 1 × 10–20 mg/d, ggf. auch 1 × 40 mg/d p. o. ▸ *Max-Dosis:* 80 mg/d (insbes. bei Niereninsuffizeinz)
BV 100 %, HWZ 5–8 h, Wi-Beginn nach 1 h, Wi-Max. nach 3–6 h, Wi-Dauer 12 h, PEB 99 %, max. RR-senkender Effekt nach 2–3 Wo., renale Elimination unverändert zu 30–40 %, der Rest wird als Metabolit eliminiert	

Triamteren + Bemetizid	*€ (1 Tbl.) | Kl/Kl*
p. o.: **Dehydro sanol tri**®, **-mite**, **diucomb**®, **-mild**; Filmtbl./Drg. (10 | 20 | 50 mg T. + 5 | 10 | 25 mg B.)	**Art. Hypertonie:** 1 × 10–50 mg + 5–25 mg/d p. o. morgens **Ödeme:** • *initial:* 1 × 20 mg + 10 mg/d p. o. morgens, ggf. *Dosisverdoppelung* ▶ *Max-Dosis:* 40 mg + 20 mg/d
Indapamid	*€ (1 Kps.) | sl/Kl*
p. o.: **Indapamid** (**Generika**), **INDA-PUREN**®, **Natrilix**® 1,5 mg/S Ret.-Tbl., **Sicco**® – *alle: 2,5 mg/Kps.*	**Art. Hypertonie:** 1 × 1 Tbl. bzw. Ret.-Kps./d p. o.
BV 93 %, max. Plasmakonz. nach 0,5–2 h (ret. 12 h), HWZ 15–18 h, PEB 76–79 %, hepatische Metabolisierung, Elimination der Metaboliten 60–70 % renal, 16–20 % biliär	

5.7.2 Schleifendiuretika

Ind akute und chronische Herzinsuffizienz, akutes Lungenödem, arterielle Hypertonie, Ödeme, chronische Niereninsuffizienz mit Flüssigkeitsretention, Hyperkaliämie und Hyperkalzämie, chron. Leberinsuffizienz mit Aszites und Ödemen, Förderung der renalen Giftelimination

Wi Hemmung der Na^+-Resorption → H_2O-, Na^+-, K^+-, Mg^{2+}-, Ca^{2+}- H^+-Ausscheidung ↑ → Ödemausschwemmung, Änderung des Säure-Base-Haushaltes in Richtung metabolische Alkalose

KI Nierenversagen mit Anurie, Coma hepaticum, Hypovolämie, schwere Hypokaliämie und Hyponatriämie, erhebliche Miktionsstörungen

NW Hypokaliämie, -kalzämie und -natriämie, Hypotonie, metabolische Alkalose, Thromboseneigung, Hyperglykämie, Hyperurikämie, Anstieg der Lipide, rev. Hörverlust

Furosemid	*p. o.: € (20–40 mg); i. v.: €-€€ (20–40 mg Amp.) | sl/Kl*
p. o.: **Diurapid**®, **Furanthril**®, **Furo** (**Generika**, **-beta**® 250 mg/Tbl., **von ct**® 20 mg/Tbl., 30 mg/ret. Tbl.), **Furosal**®, **Furosemid** (**Generika**), **Fusid**® – *alle: 40 mg/Tbl., 500 mg/Tbl.* **Furo von ct**®, **Furorese**® 125 | 250 mg/Tbl., ret. 60 | 120 mg/Ret.-Kps., **Furosemid** (**Generika**), **Lasix**® 20 mg/Tbl., Lsg. 10 mg/ml Lsg. – *alle: 40 mg/Tbl., 500 mg/Tbl., ret. 30 mg/Ret.-Kps.*	**Ödeme:** *Initial* 2 × 20 mg/d p. o., dann ggf. 2–3 × 20–40 mg/d p. o. **akutes Lungenödem:** *Initial* 40 mg langsam i. v., ggf. nach 20 min nochmals 20–40 mg **Art. Hypertonie:** *Initial* 1 × 20–40 mg/d p. o., dann ggf. 2 × 20–40 mg/d p. o. **Überwässerung bei Niereninsuffizienz:** • *Perfusor:* 50–100 mg/h = 5–10 ml/h i. v.; *Perfusor-„Rezept“:* z. B. 2 Amp. à 250 mg = 500 mg verdünnen mit NaCl 0,9 % auf 50 ml = 10 mg/ml ▶ *Max-Dosis:* 2000 mg/d

i. v.: **Furorese®**, **Furosemid-ratiopharm®**, **Fusid®**, **Lasix®** – *alle: 20 | 40 mg/2 | 4 ml Amp., 250 mg/25 ml Amp.;* **Furanthril®**, **Furo (Generika)** 20 mg/Amp.	▸ *Kinder:* > 12 J. 40 mg/d; > 7 ½ J. 25 mg/d; > 3 J. 15 mg/d; > 1 J. 10 mg/d; > ½ J. 8 mg/d; > ¼ J. 5 mg/d jeweils verteilt auf 2–3 ED/d p. o.
BV 70%, PEB 96%, HWZ 60 min, Wi-Beginn nach 15 min, i. v. sofort, Wi-Max. 30–90 min, Wi-Dauer 4–6h, Elimination zu 90% renal	
Torasemid	*p. o.: € (5–20 mg); i. v.: €€ (10 mg) | Gr 4, Kl/La 1, Kl*
p. o.: **Toracard®**, **Toragamma®**, **Torasemid (Generika)**, **Torasid®**, **Torem®**, **Unat®** – *alle: RR 2,5 | Cor 5 | 10 u./o. 200 mg/Tbl.* *i. v.:* **Torem®** *10 | 20 | 200 mg/Amp. à 2 | 4 | 20 ml*	**Art. Hypertonie:** *initial* 1 × 2,5 mg/d p. o., ggf. später auf max. 5 mg/d erhöhen **Ödeme bei Herzinsuffizienz:** 5–20 mg/d p. o. (bis zu 200 mg/d) **akutes Lungenödem:** 20 mg i. v., ggf. Wdh. nach 30 min **Überwässerung bei Niereninsuffizienz:** 50–200 mg/d (max. 2 d) ▸ *Max-Dosis*: 100 mg/d i. v.; max. *i. v. Therapiedauer:* 7 d
BV 85%, HWZ 3,3h, Wi-Beginn nach 1–2h, Wi-Max. 4–8h, Wi-Dauer 12–24h, hepatischer Metabolismus, renale Elimination der z. T. aktiven Metabolite	
Piretanid	*p. o.: € (6–12 mg) | Gr 5, Kl/Kl*
p. o.: **Arelix®**-RR 6 mg/Ret.-Kps., **Piretanid (Generika)** – *alle: 3 | 6 mg/Tbl.*	**Lungenödem, kardiale/renale/hepatogene Ödeme, Hypertonie:** • *p. o.:* 1–2 × 6 mg/d p. o. **chron. Herzinsuffizienz:** 3–6 mg/d p. o. **Art. Hypertonie:** *initial* 2 × 6 mg (ret.)/d; ggf. nach 2–4 Wo 1 × 6 mg (ret.)/d
BV 100%, PEB 96%, HWZ 1,5h, Wi-Beginn nach 15 min, Wi-Max. 30–60 min, Wi-Dauer 4–6h, renale Elimination > 90% unverändert	
Bumetanid	*€ (1–2 mg) | Kl/Kl*
p. o.: **Burinex®** 1 | 2 | 5 mg/Tbl.	**Ödeme kardialer, renaler, hepatischer Genese:** • *initial:* 0,5–2 mg/d p. o. als *Einzelgabe*, ggf. *Dosissteigerung* um 1 mg alle 4–6h • *Erh-Dosis:* 0,5–1 mg/d p. o. ▸ *Max-Dosis:* 5 mg (ED) bzw. 15 mg/d
max. Plasmakonz. nach 1h, HWZ 1–1,5h, unveränderte renale (75%) und biliäre Elimination	

5.7.3 Kalium sparende Diuretika

Ind *Spironolacton, Triamteren*: kardiale, nephrotische, zirrhotische und idiopathische Ödeme, schwere Herzinsuffizienz, arterieller Hypertonus, Aszites bei Leberzirrhose, primärer Hyperaldosteronismus

Eplerenon: symptomatische Herzinsuff. (LVEF < 40 %) nach kürzlich aufgetretenem Herzinfarkt in Ergänzung zur Standardtherapie	
Wi verdrängt Aldosteron kompetitiv vom Rezeptor am distalen Tubulus → Na^+-, H_2O-Ausscheidung ↑, K^+- + H^+-Ausscheidung ↓ → Ödemausschwemmung	
KI Hyperkaliämie, Hyponatriämie, Niereninsuffizienz, Anurie, Folsäuremangel und schwere Leberfunktionsstörungen (*Triamteren, Eplerenon*) *Eplerenon zusätzlich: Komb. mit kaliumsparenden Diuretika und starken CYP3A4-Hemmern* (z. B. Itraconazol, Ketoconazol, Ritonavir, Nelfinavir, Clarithromycin, Telithromycin u. Nefazodon)	
NW Hyperkaliämie (→ HRST), Hyponatriämie, metabolische Azidose, Hypotonie, Gynäkomastie und Amenorrhö (*Spironolacton*), GIT-Symptome, megaloblastäre Anämie (*Triamteren*); Nierenfunktionsstörungen, Übelkeit, Erbrechen (*Eplerenon*)	

Spironolacton	*€ (50–100 mg) | KI/sI*
p. o.: **Aldactone®** 25 mg/Drg.,100 mg/Kps.; **Duraspiron®**, **Jenaspiron®**, **Osyrol®**, **Spiro** (**Generika**), **Spironoisis®**, **Spironolacton** (**Generika**), **Verospiron®** T 25 mg/Tbl. *– alle: 50 | 100 mg/Tbl., Kps. oder Drg.*	**art. Hypertonie:** *Initial* 50–100 mg/d p. o., ggf. alle 2 Wo. auf max. 200 mg/d p. o. steigern **Ödeme bei Herzinsuffizienz:** 100–200 mg/d p. o., nach Einsetzen der Diurese Reduktion auf die *Erh-Dosis* von 25–100 mg/d p. o. **Leberzirrhose mit Aszites:** Bei Na^+/K^+-Verhältnis im Urin > 1:100 mg/d; Na^+/K^+-Verhältnis < 1: 200–400 mg/d p. o. **Nephrotisches Syndrom:** 100–200 mg/d p. o. **idiopathische Ödeme**: 100 mg/d p. o. ▸ *Max-Dosis:* 9 mg/kg KG/d p. o.; *ED* nicht über 100 mg, ggf. Aufteilung in 2–4 Gaben ▸ *Kinder:* > 12 J. 200 mg/d; > 7½ J. 150 mg/d; > 3 J. 100 mg/d; > 1 J. 75 mg/d; > ½ J. 60 mg/d; > ¼ J. 50 mg/d jeweils verteilt auf 2–3 ED p. o. ▸ *Dosisreduktion bei Niereninsuffizienz:* S. 447
BV 70 %, wird hepatisch in aktive Metabolite umgewandelt, HWZ 2–3,7 h (10–20 h mit Metaboliten), Wi-Latenz 48 h, max. Wi nach 3–5 d, Elimination vorwiegend renal	
Eplerenon	*€€ (25–50 mg) | Gr 4, SI/La 1, ab*
p. o.: **Inspra®** *25 | 50 mg/Tbl.*	**Linksventrikuläre Dysfunktion (LVEF < 40 %) und klin. Herzinsuffizienz nach Myokardinfarkt:** • *initial* 1 × 25 mg/d p. o., dann nach ca. 4 Wochen 1 × 50 mg/d p. o. • *K^+ < 5,0 mmol/l:* 25 mg jeden 2. Tag p. o. • *K^+ > 5,5 mmol/l:* 25 mg/d p. o. (> 6,0 mmol Behandlungspause)
BV nicht bekannt, Steady-state in 2 d, HWZ 3–5 h, PEB 50 %, überwiegend renale Elimination nach Metabolisierung	

5.7.4 Diuretika-Kombinationen

Triamteren + Xipamid	*€(1–2 Tbl.) | Kl/Kl*
p. o.: **Neotri®** 30 mg Triamteren + 10 mg Xipamid/Tbl.	**Ödembehandlung:** 1–2 Tbl./d oder jeden 2. Tag p. o.; ggf. kurzfristige Steigerung auf bis zu 3 Tbl./d p. o. **leichte bis mittelschwere Hypertonie:** 1 Tbl./d p. o.
Triamteren + Hydrochlorothiazid	*€(1–2 Tbl.) | Kl/Kl*
p. o.: **Diuretikum Verla®, Diu Venostasin®, Duradiuret®, Dytide® H, Nephral®, Thiazid-comp.-Wolff®, Triamteren comp.** (Generika), **Triamteren/HCT** (Generika), **Triarese®, triacid von ct®, Tri.-Thiazid STADA®, Turfa®** *– alle: 50 mg T. + 25 mg H./Tbl.;* **Triampur® compositum** 25 mg T. + 12,5 mg H./Tbl.	**Art. Hypertonie:** 1–2 × 50 | 25 mg/d p. o. **Ödembehandlung:** • *Initial:* 2 × 50 | 25–100 | 50 mg/d p. o. (morgens u. mittags) • *Erh-Dosis:* 1 × 25 | 12,5 mg/d p. o.
Amilorid + Furosemid	*€(1 Tbl.) | Kl/Kl*
p. o.: **Diaphal®** (5 mg A./Tbl. + 40 mg F.)	**Kardiale, hepatische u. renale Ödeme, art. Hypertonus, Aszites:** • *p. o.:* 1 × 1 Tbl./d p. o. (morgens); ggf. *Dosissteigerung* auf 2 Tbl./d ▸ *Dosisreduktion bei Niereninsuffizienz:* GFR: 30–60 ml/min u./o. S-Krea: 1,8–1,5 mg/100 ml sowie bei Pat. > 65 J.: max. 1 Tbl./d p. o.
Amilorid + Hydrochlorothiazid	*€(1 Tbl.) | Kl/Kl*
p. o.: **Amilocomp® beta, Amiloretik®, Amilorid comp- ratiopharm®, Amilorid/HCT** (Generika), **Amilozid von ct®, Diursan®, Moduretik®, Rhefluin®** *– alle:* 5 mg Amilorid + 50 mg Hydrochlorothiazid	**Hypertonie, Ödeme bei Herzinsuffizienz:** *Initial* 1 × ½–1 Tbl./d, ggf. *Dosissteigerung* auf 2 (–4) Tbl./d ▸ *Max-Dosis:* 2 (–4) Tbl./d
Amilorid + Bendroflumethiazid	*€(1–2 Tbl.) | Kl/Kl*
p. o.: **Tensoflux®** (5 mg A. + 2,5 mg B.)	**kardiale Ödeme, art. Hypertonie, Aszites:** *Initial:* 1–2 Tbl./d, *Dauertherapie:* 1 Tbl./d **Hirnödem akut:** 3–4 × 0,5–0,75 g/kg KG/d i. v. oder

	150–250 ml 20% in 10–30 min, dann 4 × 125–250 ml/d 20% i. v.

5.7.5 Osmotisch wirksame Diuretika

Ind Hirnödem, erhöhter Hirndruck, beginnendes akutes Nierenversagen (*Mannitol, Sorbitol*)

Wi Aufbau eines osmotischen Gradienten zwischen Extra- und Intrazellularraum → Wasserentzug aus Intrazellularraum → Hirndruck ↓, art. Blutdruck ↑ (vorübergehende Hämodilution), osmotische Bindung von H_2O im Nierentubuluslumen → Diurese ↑

KI Hypovolämie, Lungenödem, kardiale Dekompensation, nach Probeinfusion anhaltende Oligurie/Anurie bei Niereninsuffizienz und ANV, Hirnblutung

NW Nierenversagen, Lungenödem, Herzinsuffizienz, Hypotension, Hypovolämie, Hyponatriämie, Hämolyse, Elektrolytverschiebung

Mannitol	*i. v.: €€€-€€€€ (125–150 ml 20%) | sl/Am*
i. v.: **Mannit®**, **Mannitol®** – *alle: 1000 ml 10% | 15% | 20%*, **Osmosteril®** 20%, **Osmofundin®** 15%, **Osmosteril®** 1000 ml 10 | 20% = Komb. aus 100 | *200* g Mannitol und 6,72 | 13,44 Na⁺-Laktat, **Thomaemannit®** *10% | 15% | 20%*	**intrakranielle Blutung + Ödem:** 125 ml 20% in 10 min., ggf. Wdh. alle 3–4 h **Nierenversagen:** 100 ml 10% Lsg. oder 50 ml 20% Lsg. als Probe-Inf. über 3–5 min, bei Diurese von > 40 ml 2. Inf. mit 400 ml 10% oder 200 ml 20% Lsg. über 40 min ▸ *Max-Dosis:* 1,5 g/kg KG = 15 | 10 | 7,5 ml/kg KG (10% | 15% | 20%)
max. Wi bei der Hirndrucktherapie nach 30–60(– 90) min, langsame Metabolisierung, unveränderte renale Elimination	

Glycerol	*i. v.: €€€€ (500 ml 10%) | sl/sl*
i. v.: **Glycerosteril®** 10%, 100 g Glycerol/1 L = 27,5 g Glukose, 4,5 g NaCl *p. o.:* **Glycerin-Saft**	**Akutes Hirnödem:** • *i. v.:* 1,78 ml/kg KG/alle 6 h = 125 ml/70 kg KG/alle 6 h (= 4 × tgl. 125 ml) oder 500 ml in (2–) 4–5 h oder 24 h • *i.v. laut DGN-Leitlinie:* 1000–1500 ml/d kontinuierlich i. v. • *Dosisrichtlinie:* Serum-Osmol. = 320–335 mosmol/l ▸ *Max-Dosis:* 7,14 ml/kg KG/d = 500 ml/70 kg KG/d • *Therapiedauer:* max. 14 d • *p.o.:* 3–4 × 0,75–1,0 g/kg KG/d
nach 500 ml Inf. Anstieg der Osmolarität auf Werte zwischen 290 und 340 mosm/l, nach 2–4 h sind wieder Ausgangswerte erreicht, intravasale HWZ 2 h, insgesamt HWZ 5 h, z. T. metabolisiert und renal eliminiert	

Sorbitol	*€€€ (500 ml) | kA*
parenteral: **Sorbitol-Inf.-Lsg. 40®** 400 mg/ml	**akutes Hirnödem:** • 3–5 × 125 ml/d zentralvenös über 20 min (0,6–0,75 g/kg KG)

5.8 Antihypotonika

Ind	Art. Hypotonie, Kreislaufregulationsstörungen *Dihydroergotamin:* zusätzlich Migräneintervallbehandlung und vaskuläre KS
Wi	α- und β_1 (*Etilefrin*)-Sympathomimetikum → arterielle Vasokonstriktion, Tonuserhöhung der venösen Kapazitätsgefäße → peripherer Widerstand ↑, Rückstrom aus den venösen Kapazitätsgefäßen zum Herzen ↑ *Dihydroergotamin:* Mutterkornalkaloid → Venentonus ↑ → venöses Angebot am rechten Herzen → HZV ↑; vasokonstriktorische Wi durch Stimulation von α-Rezeptoren
KI	*alle:* Hypertonie, KHK, HOCM, Gefäßerkrankungen, relevante Klappenvitien *Etilefrin/Midodrin:* Thyreotoxikose, Phäochromozytom, tachykarde HRST, Blasenentleerungsstörungen, Engwinkelglaukom *Dihydroergotamin:* Leberfunktionsstörung, schwere Niereninsuffizienz, Sepsis, Schock
NW	HRST, Tachykardie, AP, GIT-Symptome, Unruhe, Schwindel *Dihydroergotamin:* Durchblutungsstörungen bis Gangrän, Ergotismus, Pleura- oder Retroperitonealfibrose (bei LZ-Therapie)

Etilefrin	*€ (15–30 mg) | Kl/Kl*
p. o.: **Cardanat®** Lsg. 7,5 mg/ml, **Effortil®** 5 mg/Tbl., Depot 25 mg/Kps., Tropfen 7,5 mg/15 Trpf., Lsg. 7,5 mg/ml, **Etil von ct®** 5 mg/Tbl., 0,75 mg/100 ml Lsg., **Etilefrin** (**AL®** 5 mg/Tbl., **-ratiopharm®**) 7,5 mg/20 Trpf., **Thomasin®** 10 mg/Tbl., 25 mg/Retard-Tbl., Tropfen 10 mg/20 Trpf.	**hypotone Kreislaufstörungen:** • *Erw. + Kinder > 6 J.:* 3 × 5–10 mg/d p. o. oder 1–2 × 25 mg/d Depot oder Retard Tbl. • *akut i. v.:* 5 mg/70 kg KG langsam i. v. (= 0,5 ml) • *Perfusor:* 0,4 mg/70 kg KG/min • *s. c.:* 10 mg s. c. oder i.m., ggf. Wdh. alle 1–3 h 1 Amp. ▸ *Max-Dosis:* 50 mg/d ▸ *Kinder: s. c./i.m.:* > 12 J. 9 mg; > 7 ½ J. 7 mg; > 3 J. 5 mg; > 1 J. 4 mg; > ½ J. 3 mg; > ¼ J. 2 mg jeweils 3 ×/d; *p. o.:* > 12 J. 5–10 mg; > 2 J. 2,5–5 mg; < 2 J. 1–1,25 mg jeweils 3 ×/d
orale BV 8–17 %, Wi-Eintritt nach 15–30 min, HWZ 2,2–3 h, PEB > 20 %, renale Elimination < 30 %	

Midodrin	*€€€ (5–10 mg) | Kl/Kl*
p. o.: **Gutron®** 2,5 mg/Tbl., Tropfen 1 % – 10 mg/ml (= 20 Trpf.)	**hypotone Kreislaufstörungen:** • *p. o.:* 2–3 × 2,5 mg/d p. o., 2 × 7 Trpf./d p. o. ▸ *Max.*-Dosis: 30 mg/d

BV 87 %, max. Plasmakonz. 1–2 h nach p. o. Gabe, HWZ 3–4 h, vorwiegend renale Elimination des Metaboliten	
Oxilofrin	*€ (32–64 mg) | sl/sl*
p. o.: **Carnigen®** 16 | -forte 32 mg/Drg., Trpf. 20 | 40 mg/ml	**Hypotonie, Kreislaufdysregulation:** • *Erw.:* 2–3 × 32 mg/d p. o. (individuelle Dosiseinstellung) • *Kinder 6–14 J.:* 2–3 × 10 Trpf./d p. o. (= 32–48 mg/d); < 6 J.: 3 × 4–12 Trpf./d p. o. (= 9,6–28,8 mg/d)
BV 50 %, max. Plasmakonz. nach 45 min (Trpf.), 60–90 min (Drg.), HWZ 2,3–4 h, renale Elimination	
Fludrocortison	*€€€ (0,1–0,2 mg) | Gr 6, Kl/La 2, Kl*
p. o.: **Astonin H®**, **Fludrocortison®** *– alle: 0,1 mg/Tbl.*	**Kreislaufregulationsstörungen:** • *initial* 0,2–0,3 mg/d p. o., nach Klinik dann später 0,1–0,2 mg/d p. o. • *Max-Dosis:* 0,4–0,5 mg/d • *Kinder > ¼ J.:* 0,05–0,1 mg/d p. o. **Adrenogenitales Syndrom:** 0,15–0,3 mg/m² KO im 1. J., halbe Dosis im 2. J., 1/3 der Dosis im 3. J. **Morbus Addison:** 0,1–0,2 mg/d p. o.
100 %ige Resorption, max. Plasmakonz. nach 1,7 h, HWZ 1 h	
Dihydroergotamin (DHE)	*€ (5 mg) | sl/La 2 + 5, sl*
p. o.: **Agit®**, **Angionorm®**, **DET MS®** 1 mg/Tbl., **DHE** (**Generika**), **Ergotam von ct®** *– alle: ret. 2,5 | 5 mg/Tbl. o. Kps.*, **Dihytamin N®**, **Verladyn®** *– alle: 2 mg/ml Lsg.*	**Kreislaufregulationsstörungen:** • *Erw. + Kinder > 14 J.:* 2–3 × 1–2 mg/d p. o. oder 2 × 5 mg ret./d p. o. • *Max.-Dosis:* 10 mg/d **Migräneintervallbehandlung**: 3 × 0,5–1,3 mg/d p. o. oder 1 × 2,5–5 mg ret./d p. o.
BV 0,1–1,5 %, Wirkdauer 8 h, PEB 93 %, HWZ 21 h, hepatische Metabolisierung zu aktiven Metabolit, vorwiegend biliäre Elimination	

5.9 Betarezeptoren-Blocker

Ind KHK, Angina pectoris (Therapie und Prophylaxe), supraventrikuläre Tachykardie, tachykarde HRST, Hypertonie, Herzinfarkt, chronische Herzinsuffizienz, Migräneprophylaxe, Tremor

Wi kardioselektiv = $\beta_1 > \beta_2$-Wirkung; ISA = intrinsische sympathomimetische Aktivität = partieller Agonismuns und partieller Antagonismus
Verdrängung der Katecholamine am β-Rezeptor → geringere sympathoadrenerge Stimulation des Herzens → β_1-Wirkung: neg. inotrop/bathmotrop/chronotrop/dromotrop → kardialer O_2-Verbrauch ↓, HMV ↓; β_2-Wirkung: Arteriolenerweiterung, Bronchokonstriktion, Uteruskontraktion, Glykogenolyse ↓, Insulinfreisetzung ↓, Reninspiegel ↓

KI AV-Block > I°, $RR_{syst.}$ < 90 mmHg, HF < 50/min, dekompensierte Herzinsuffizienz, Sick-Sinus-Syndrom, höhergradige SA-Blockierungen, Schock, Azidose, Asthma bronchiale, schwere pAVK, Kombination mit MAO-Hemmern, i. v.-Gabe von bradykardisierenden Kalziumantagonisten (z. B. Verapamil oder Diltiazem);
relative KI: instabiler und unter schwerer körperl. Belastung stehender Diabetiker, Phäochromozytom, schwere Leberinsuffizienz, Psoriasis

NW AV-Block, Bradykardie, Hypotonie, periphere Durchblutungsstörungen, Bronchokonstriktion, zentralnervöse Effekte (Müdigkeit, Depressionen), GIT-Symptome (Diarrhö), Maskierung von Hypoglykämiesymptomen, Potenzstörungen

5.9.1 Kardioselektiv mit ISA

Acebutolol	*€ (200–400 mg); i. v.: €€€ (1 Amp.) | Gr 4 + 9, Kl/La 1, Kl*
p. o.: **Acebutolol Heumann®**, **Prent®** *– alle: 200 | 400 mg/Tbl.* *i. v.:* **Prent®** Inj.-Lsg. 25 mg/ Amp.	**Art. Hypertonie:** *initial* 1 × 200 mg/d *p. o.* ggf. nach 1 Wo. stufenweise *Steigerung* um 200 mg bis max. 800 mg/d p. o. verteilt auf 2 ED **KHK:** *initial* 1 × 400 mg/d p. o., ggf. *Steigerung* auf max. 2 × 400 mg/d p. o. **tachykarde Arrhythmie:** 2–3 × 200 mg/d p. o. • *i. v.:* 12,5–25 mg langsam i. v. unter Monitorkontrolle, *Max-Dosis: 70 –100 mg/d* ▸ *Dosisreduktion bei Niereninsuffizienz:* GFR 10–30 ml/ min: um 50 %; GFR < 10 ml/min: um 75 %
BV 20–60 %, max. Plasmakonz. nach 2–4 h, Wi-HWZ 7–13 h, PEB 25 %, relative Wi-Stärke 0,3–0,5 (Propranolol = 1), hepatisch metabolisiert, renale Elimination 35 %	
Celiprolol	*€ (200 mg) | sl/sl*
p. o.: **Celipro** (**Generika**), **Celiprolol** (**Generika**), **Selectol®** *– alle: 200 mg/Tbl.*	**Art. Hypertonie, KHK:** 1 × 200 mg/d p. o. morgens nüchtern; ggf. Steigerung auf 300–400 mg/d p. o. ▸ *Dosisreduktion bei Niereninsuffizienz:* GFR < 10 ml/min: *Erh-Dosis:* ½ Tbl./d p. o.
BV 30–74 %, max. Plasmakonz. nach 3,21 ± 1,25 h, HWZ 5–7 h, biliäre und renale Elimination zu je 50 %	

5.9.2 Kardioselektiv ohne ISA

Atenolol	*p. o.: € (50–100 mg); i. v.: €€ (1 Amp.) | Gr 1 + 9, sl/sl*
p. o.: **Ate** (**Generika**), **Atendol®**, **Atenogamma®**, **Atenolol** (**Generika**), **Cuxanorm®**, **Duratenol®**, **Jenatenol®**, **Juvatenal®**, **Tenormin®**, **Teno Biochemie®** *– alle: 25 | 50 | 100 mg/Tbl.*	**akute HRST:** 2,5 ml i. v. bis max. 0,15 mg/kg KG (10,5 mg/ 70 kg KG) p. o. **Art. Hypertonie:** 1–2 × 50 mg/d p. o. **KHK:** 1–2 × 50 mg/d p. o., akut 50 mg i. v. und Wdhl. in 12 h, dann 10–100 mg/d p. o. **Tremor:** 50–100 mg/d p. o. **funkt. Herzbeschwerden:** 1–2 × 25–50 mg/d p. o.

i. v.: **Tenormin®** 5 mg/Amp. à 10 ml	▸ *Dosisreduktion bei Niereninsuffizienz*: S. 444
BV 50–60%, Wi-Beginn < 5 min i. v./< 1 h p. o., Wi-Max. 20 min (i. v.), 2–3 h (p. o.), HWZ 6–9 h, relative Wirkstärke < 1 (Propranolol = 1), renale (90%) Elimination	
Bisoprolol	*€ (5–10 mg) | Gr 4 + 9, sl/La 1,3, KI*
p. o.: **Biso (Generika)**, **Bisoprolol (Generika)**, **Concor®** 1,25 | 2,5 | 3,75 | 7,5 mg/Tbl., **Fondril®**, **Jutabis®** – *alle: 5 | 10 mg/Tbl.*	**Art. Hypertonie, KHK:** 1 × 5 mg/d, ggf. langsame Steigerung auf max. 10 (-20) mg/d (morgens nüchtern) **stabile chronische Herzinsuffizienz** (zusätzlich zu ACE-Hemmern und Diuretika, und ggf. mit Herzglykosiden): *initial* 1,25 mg/d für 1 Wo., ggf. um 1,25 mg/d für je 1 Wo. erhöhen, ab 5 mg Dosissteigerung nur alle 4 Wo. um 2,5 mg steigern; max. Erhaltungsdosis 10 mg/d
BV 90%, HWZ 10–12 h, keine aktiven Metaboliten, je zur Hälfte hepatisch und renal eliminiert	
Betaxolol	*€ (10–20 mg) | KI/KI*
p. o.: **Kerlone®** 10 | 20 mg/Tbl.	**art. Hypertonie:** 1 × 10 mg/d p. o.; ggf. Dosissteigerung auf 1 × 20 mg/d ▸ *Dosisreduktion bei Niereninsuffizienz* (GFR < 30 ml/min) *und HD:* max. 10 mg/d p. o.
BV 80%, max. Plasmakonz. nach 2–4 h, HWZ 16–22 h, PEB 50%, zu 85–90% hepatische Verstoffwechselung zu aktiven Metaboliten und hauptsächlich renale Elimination der Metaboliten, 10–15% unverändert renale Elimination	
Esmolol	*€€€€ (100 mg); €€€€€ (2,5 g) | Gr 5, sl/La 1, KI*
i. v.: **Brevibloc®**, **Esmocard®** – *alle: 2,5 g/10 ml Inj.-Lsg. zur Verdünnung, 100 mg/10 ml Inj.-Lsg.*	**tachykarde HRST:** • *initial:* 500 µg/kg KG/min über 1 min i. v., dann *Erh-Dosis* von 50 µg/kg KG/min i. v. • wenn nach 4 min kein Erfolg, dann erneut *Einleitungsdosis*, anschließend 100 µg/kg KG/min; wenn nach weiteren 4 min kein Erfolg: wiederholtes Fortsetzen der Titration: *Einleitungsdosis* und entsprechende *Erh-Dosis* jeweils um 50 µg/kg KG/min über 4 min gesteigert ▸ *max. Erh-Dosis:* 200 µg/kg KG/min ▸ *max. Therapiedauer:* 24 h ▸ *Dosisreduktion bei Niereninsuffizienz* (GFR 30–60 ml/min u./o. S-Krea. 1,3–2 mg/100 ml): Anwendung max. 4 h
HWZ 9 min (Metabolit 3,7 h), PEB 55% (Metabolit 10%), rasche Metabolisierung, renale Elimination	
Metoprolol	*p. o.: € (100 mg); i. v.: €€ (1 Amp.) | Gr 4, sl/sl*
p. o.: **Beloc zok®**, **Beloc zok Herz®** 23,75 mg/Ret-Tbl. , **Jeprolol®**, **Jutabloc®**, **Lopre-**	**tachykarde HRST, Angina pectoris:** *akut* 1–2 Amp. = 5–10 mg langsam i. v., ggf. nach 5–10 min unter Monitor- und Kreislaufüberwachung Wdh.

sor®, Meprolol®, Meto (Generika), Metoprogamma®, Metoprolol (Generika), Prelis®, Seloken® – *alle: mite 50 | 100 mg/Tbl., ret. 50 | 200 mg/Tbl.* *i. v.:* **Beloc®, Lopresor®** – *alle: 5 mg/Amp. à 5 ml*	**Art. Hypertonie:** 2 × 50 mg/d p. o. **KHK:** 1–2 × 50 mg/d p. o. **chron. Herzinsuffizienz:** *initial* 1 × 25 mg/d p. o., ggf. langsame *Dosissteigerung*, *Zieldosis* 2 × 100 mg/d
BV 50%, HWZ 3–4 h, Elimination nach hepatischem Umbau zu 95% renal, relative Wi-Stärke < 1 (Propranolol = 1)	
Nebivolol	*€ (5 mg) | Gr 5, Kl/La 1, Kl*
p. o.: **Lobivon®, Nebilet®, Nebivolol (Generika)** – *alle: 5 mg/Tbl.*	**Art. Hypertonie:** *initial* 2,5 mg/d p. o., ggf. später 1 × 5 mg/d zu einer Mahlzeit **Chron. Herzinsuffizienz** (zu Standardtherapien für stabile leichte bis mittelschwere Formen bei > 70-jährigen Patienten): *initial* 1,25 mg/d p. o., ggf. langsame Steigerung (in Wochenintervallen und 1,25–2,5 mg-Schritten je nach Patientenverträglichkeit) auf bis zu max. 10 mg/d
BV 12% bei sog. Schnellmetabolisierern (Mehrzahl der Pat.), 100% bei Langsammetabolisierern (individuelle Dosisanpassung notwendig), nahezu vollständige Metabolisierung, Ausscheidung über Niere und Fäzes, HWZ 10 h (Schnellmetabolisierer), 30–50 h bei Langsammetabolisierern	
Talinolol	*p. o.: € (50–100 mg) | sl/sl*
p. o.: **Cordanum®** 50 | 100 mg/Tbl.	**Art. Hypertonie, tachykarde HRST, KHK, chronisch stabile Angina pectoris:** 100 mg/d p. o., verteilt auf 1–2 ED; ggf. Steigerung bis auf 200 mg/d **hyperkinetisches Herzsyndrom:** 1–2 × 50 mg/d p. o., max. 300 mg/d p. o. ▸ *Dosisreduktion bei Niereninsuffizienz:* GFR < 30 ml/min um 33%, bei < 10 ml/min um 50% ▸ *Absetzen (p.o):* über 1–2 Wo. ausschleichend
BV 50–70%, max. Plasmakonz. 3,2 h, HWZ 10,6 h, PEB 60,9%, 60% renale, 40% biliäre Elimination	
5.9.3 Nicht kardioselektiv mit ISA	
Carteolol	*€ (5–10 mg) | sl/sl*
p. o.: **Endak®** 5 | 10 mg/Tbl.	**Art. Hypertonie, KHK, Hyperkinetisches Herzsyndrom:** 1 × 5 mg/d p. o., ggf. schrittweise Dosissteigerung auf 2 × 10 mg/d
BV 90 5, max. Plasmakonz. nach 1–2 h, HWZ 5–7 h, PEB 15%, 65% unverändert renale Elimination	

Mepindolol	*€ (5 mg) | Kl/Kl*
p. o.: **Corindolan**® 5 mg/Tbl.	**Art. Hypertonie:** *initial:* 1 × 5 mg/d, ggf. nach 2 Wo. auf 10 mg/d p. o. **Angina pectoris:** 1 × 5 (–10) mg/d p. o. **Hyperkinetisches Herzsyndrom:** 1 × 2,5 mg/d p. o., evtl. nach 1 Wo. 5 mg/d p. o. ▸ *Absetzen:* langsam ausschleichen
vollständige Resorption, max. Plasmakonz. nach 2 h, HWZ 4 h, PEB 40–60 %, nahezu vollständige Metabolisierung und renale Elimination	
Oxprenolol	*€ (40 mg); € (160 mg ret.) | sl/sl*
p. o.: **Trasicor**® 40 | 80 mg/Tbl., -retard 160 mg/Ret.-Tbl.	**Funktionelle, sympathikotone Herz-Kreislauf-Störungen:** 1–2 × 40 mg/d p. o. **Herzrhythmusstörungen, Tachykardien:** 2–3 × 20–80 mg/d p. o. **KHK (Angina pectoris):** 80–160 (–320) mg/d p. o. verteilt auf 2–3 ED bzw. 1–2 Ret.-Tbl./d p. o. morgens **Art. Hypertonie:** 80–160 (–320) mg/d p. o. verteilt auf 1–2 ED bzw. 1–2 Ret.-Tbl./d p. o. morgens
BV 20–70 %, max. Plasmakonz. nach 1 h, HWZ 1–2 h, PEB 80 %, renale Elimination nach hepatischer Metabolisierung	
Penbutolol	*€ (40 mg) | sl/Kl*
p. o.: **Betapressin**® 40 mg/Tbl.	**Art. Hypertonie:** 1 × 1 Tbl./d p. o.; ggf. nach 4–6 Wo. 2 Tbl./d p. o. **KHK, Hyperkinetisches Herzsyndrom, tachykarde HRST:** 1 × 1 Tbl./d p. o., max. 2 Tbl./d p. o.
vollständige Resorption, max. Plasmakonz. nach 1–2 h, HWZ 13–28 h, PEB 99 %, renale Elimination	
Pindolol	*p. o.: € (15 mg); i. v.: €€ (1 Amp.) | Gr 1 + 9, sl/sl*
p. o.: **Durapindol**® 5 | 15 mg/Tbl., **Visken**® 2,5 | 5 | 15 mg/Tbl., ret. 20 mg/ret.-Tbl., Trpf. 5 mg/ml (= 20 Trpf.) *i. v.:* **Visken**® 0,4 mg/Amp. à 2 ml	**KHK:** 3 × 5 mg/d p. o. oder 1 × 20 mg ret./d **hyperkinetisches Herzsyndrom:** 2–3 × 2,5 mg/d p. o. oder 1 × 20 mg ret./d **Art. Hypertonus:** 3 × 5–10 mg/d p. o. oder 1 × 20 mg ret./d **tachykarde HRST:** 3 × 5–10 mg/d p. o. **i. v.-Notfallbehandlung:** *initial* 0,2–0,4 mg = 1–2 ml langsam i. v., ggf. Wdh. nach 20 min. 0,2 mg, *max. Tagesgesamtdosis* 2 mg ▸ *Dosisreduktion bei Niereninsuffizienz:* S. 446
BV 100 %, PEB 40 %, HWZ 4 h, bei älteren Pat. HWZ 7 h, hepatische Metabolisierung (60 %), 90 % renale Elimination	

5.9.4 Nicht kardioselektiv ohne ISA

<table>
<tr><th>Bupranolol</th><th>€ (50–100 mg) | Kl/Kl</th></tr>
<tr><td>p. o.: Betadrenol® 50 | 100 mg/Tbl.</td><td>Art. Hypertonie: initial 50–100 mg/d p. o. morgens; ggf. wöchentl. Steigerung bis max. 400 mg/d p.o
KHK, Prophylaxe des Angina-pectoris-Anfalles: Tag 1 + 2: 2–3 × 50 mg/d p. o., ggf. vorübergehend Dosissteigerung bis 400 mg/d p. o.
▸ Leberfunktionsstörungen: vorsichtige Dosierung, Kontrolle der Leberwerte unter Dauertherapie</td></tr>
<tr><td colspan="2">HWZ 2 h</td></tr>
<tr><th>Carvedilol</th><th>€ (12,5–25 mg) | Gr 4 + 5, Kl/La 2, Kl</th></tr>
<tr><td>p. o.: CarLich®, Carvecard®, Carvedigamma®, Carvedilol (Generika), Carve Q®, Carve TAD®, Dilatrend®, Dimetil®, Querto®, Sigadilol®
– alle: 3,125 | 6,25 | 12,5 | 25 mg/Tbl.</td><td>Hypertonie, Angina pectoris: 1 × 12,5 mg/d p. o. für die ersten 2 d, dann Steigerung auf 1–2 × 25 mg/d
Herzinsuffizienz: Einsatz erst nach erfolgreicher Rekompensation, langsam einschleichen mit 2 × 3,125 mg/d p. o., nach 2 Wo. Steigerung (alle 2 Wo. Verdopplung der ED) auf max. 2 × 25 mg/d p. o.; Max-Dosis: 50 mg/d p. o.</td></tr>
<tr><td colspan="2">BV 20–25 %, max. Plasmakonz. nach 1–2 h, HWZ 6 h (2–8 h), Elimination der Metabolite zu >60 % mit dem Stuhl</td></tr>
<tr><th>Propranolol</th><th>p. o.: € (80–160 mg); i. v.: €€ (1 mg) | Am/Am</th></tr>
<tr><td>p. o.: Beta-Tablinen®, Dociton® 10 mg/Tbl., ret. 80 | 160 mg/Ret.-Kps., Elbrol®, Obsidan® 25 | 100 mg/Tbl., Prophylux®, Propranolol (Generika, GRY® 10 mg/Tbl.), Propra (Generika, ratiopharm® 10 mg/Tbl., ret. 80 | 160 mg/Ret.-Kps.), Propranur® 20 mg/Tbl.
– alle: 40 | 80 mg/Tbl.
i. v.: Dociton® 1 mg/Amp. à 1 ml</td><td>Hypertensive Krise, schwere HRST: akut: 1 Amp. = 1 mg langsam i. v. über 1 min; Wdh. nach 2 min möglich
Art. Hypertonie: 2 × 80 mg/d (später 160–320 mg/d) p. o.
HRST: 3 × 40 mg/d (ggf. 3 × 80 mg) p. o.
KHK, Angina pectoris: 3 × 40 mg/d (ggf. 3 × 80 mg) p. o.
Hyperthyreose: 3 × 10–40 mg/d je nach Schwere der Tachykardie
▸ Max-Dosis p. o.: 640 mg/d
▸ Kinder: > 12 J. 80 mg/d; > 7 ½ J. 60 mg/d; > 3 J. 40 mg/d; > 1 J. 30 mg/d; > ½ J. 25 mg/d; > ¼ J. 20 mg/d p. o. jeweils auf 2 ED/d verteilt</td></tr>
<tr><td colspan="2">BV 30–50 %, HWZ 3–4 h, PEB 93 %, Elimination nach hepatischem Metabolismus</td></tr>
<tr><th>Sotalol</th><th>p. o.: € (80–160 mg); i. v.: €€€€ (1 Amp.) | sl/sl</th></tr>
<tr><td>p. o.: Corsotalol®, Darob®, Favorex®, Gilucor®, Jutalex®, Rentibloc®, Sota (Generika),</td><td>tachykarde supraventrikuläre HRST, Prophylaxe von chron. Vorhofflimmern:
• akut: initial 20 mg über 5 min i. v., ggf. Wdh. nach 20 min, max. 1,5 mg/kg KG</td></tr>
</table>

Sotalex®, **Sotalol (Generika)**, **Sota (Generika)** – *alle: 40 | 80 | 160 u./o. 240 mg/ Tbl.* *i. v.:* **Sotalex®**, **Sotalol-Carino®** – *alle: 40 mg/Amp. à 4 ml*	• *p. o.: initial* 2 × 40–80 mg/d, ggf. wöchentliche Steigerung um max. 160 mg/d bis *max. Gesamtdosis* von 480 mg/d ▸ *Dosisreduktion bei Niereninsuffizienz:* S-Krea 2–5 mg/ 100 mg um 50%, > 5 mg/100 mg um 75%, S. 447
BV 90–100%, max. Plasmakonz. nach 2–3 h, HWZ 7,5–15 h, keine PEB, Elimination unverändert v. a. renal	
5.9.5 Kombinationen	
Bendroflumethiazid + Propranolol/+ Propranolol + Hydralazin/+ Nadolol/ + Spironolacton/+ Amilorid	*€/Tbl.* | *KI/KI*
p. o.: **Dociretic®** Kps., **Pertenso® N** Kps., **Tensoflux®** Tbl.	**Art. Hypertonie:** • **Dociretic®:** 2 × 1 Tbl./d (> 55 Schläge/min) • **Pertenso® N:** initial 1 Kps. morgens, ggf. stufenweise Erhöhung auf 2–3 × 1 Kps./d • **Tensoflux®:** 1–2 Tbl./d
Atenolol + Chlortalidon	*€ (1 Tbl.)* | *KI/KI*
p. o.: **Atehexal® comp**, **Atel®**, **Teneretic®** – *alle: 50 | 100 mg A./Tbl + 12,5 | 25 mg C./Tbl.*	**Art. Hypertonie:** 1 × 1 Tbl./d p. o. (1 × 50 | 100–12,5 | 25 mg/d p. o.) ▸ *eingeschränkte Nierenfkt.:* niedrigere Dosisform bevorzugen, GFR < 30 ml/min.: KI ▸ *Absetzen:* langsame Dosisreduktion (Rebound)
Bisoprolol + Hydrochlorothiazid	*€ (1 Tbl.)* | *KI/KI*
p. o.: **Biso comp.® AbZ**, **BisoHEXAL® Plus**, **BisoLich® comp.**, **Bisomerck® plus**, **Bisoplus (Generika)**, **Bisoprolol (Generika)**, **Concor® plus**, **Fondril®** – *alle: 5 | 10 mg/Tbl B. + 12,5 | 25 mg H./Tbl.*	**Art. Hypertonie:** 1 × 1 Tbl./d p. o. (1 × 5 | 10–12,5 | 25 mg/d p. o.) ▸ *eingeschränkte Nieren- u. Leberfkt.:* niedrigere Dosisform bevorzugen ▸ *Absetzen:* langsame Dosisreduktion (Rebound)
Penbutolol + Furosemid	*€€ (1 Tbl.)* | *KI/KI*
p. o.: **Betasemid®** 20 | 40 mg Penbutolol + 20 | 10 mg Furosemid	**Art. Hypertonie:** *Initial:* 1 × 20/10 mg/d p. o.; ggf. nach 4 Wo. 40/20 mg/d; max. 2 × 40/20 mg/d p. o.

5.10 Kalziumkanal-Blocker

5.10.1 Nicht bradykardisierend mit vorwiegender Gefäßwirkung

Ind art. Hypertonie, stabile KHK, Morbus Raynaud

Wi periphere arterielle Vasodilatation → Nachlast ↓, myokardialer O_2-Bedarf ↓

KI *Alle:* Herz-Kreislauf-Schock, instabile AP, akuter Myokardinfarkt, höhergradige Aortenstenose, Herzinsuffizienz NYHA III°–IV°,
Manidipin: mäßige u. schwere Leberfunktionsstörung, Komb. CYP3A4-Inhibitoren wie z. B. Antiproteasen, Cimetidin, Ketoconazol, Itraconazol, Erythromycin und Clarithromycin sowie CYP3A4-Induktoren wie z. B. Phenytoin, Carbamazepin, Phenobarbital und Rifampicin

NW Hypotonie, KS, Flush, Übelkeit, Schwindel, Angina-pectoris-Anfall, Reflextachykardie, Gingivahyperplasie, Knöchelödeme

Amlodipin	*€(5–10 mg) | sl/Kl*
p. o.: **Amlo (Generika)**, **Amlo-Q®**, **Amparo®**, **Amlodipin (Generika)**, **Sigamlo®** – *alle: 5 | 10 mg/Tbl.*, **Norvasc®** 5 mg/Tbl.	**Art. Hypertonie, stabile KHK, Angina pectoris, Morbus Raynaud:** • 1 × 5 mg/d p. o., ggf. *Dosissteigerung* auf 1 × 10 mg/d p. o. ▸ *Max-Dosis:* 10 mg/d
BV 60–80 %, max. Wi nach 6–12 h, lange Wi-Dauer, HWZ 35–50 h, Elimination nach hepatischem Abbau	

Felodipin	*€(5 mg) | Kl/Kl*
p. o.: **Felo (Generika)**, **Felocor®**, **Felodipin (Generika)**, **Modip®**, **Munobal®**, **Plendil®** – *alle: ret. 2,5 | 5 u./o. 10 mg/Tbl.*	**Art. Hypertonie:** *initial* 1 × 5 mg ret./d p. o., bei älteren Pat. mit 1 × 2,5 mg ret./d; ggf. auf max. 1 × 10 mg ret./d erhöhen
BV 15–30 %, max. Plasmakonz. nach 3–5 h, Wi-Beginn nach 2–8 h, lange Wi-Dauer, HWZ 20–25 h, PEB > 99 %, nach hepatischer Metabolisierung überwiegend renale Elimination (> 70 %)	

Isradipin	*€(5 mg) | Kl/Kl*
p. o.: **Lomir®**, **Vascal®** – *alle: 2,5 mg/Tbl.;* **Lomir SRO®**, **Vascal uno®** – *alle: ret. mite 2,5 | 5 mg/Ret.-Kps.*	**Art. Hypertonie:** *initial* 2 × 2,5 mg/d p. o., ggf. *Dosissteigerung* nach 3–4 Wo. auf 2 × 5 mg/d oder 1 × 5 mg ret./d p. o.
Resorption > 90 %, BV 20 %, max. Plasmakonz. nach 120 min., Wi-Beginn nach 2–3 h, lange Wi-Dauer, PEB 95 %, HWZ 9 h, renale (60 %), fäkale (30 %) Elimination	

Lacidipin	*€(2–4 mg) | Gr 4, sl/sl*
p. o.: **Motens®** 2 | 4 mg/Tbl.	**Art. Hypertonie:**

	• *initial* 2 mg morgens p. o., ggf. nach 4 Wo. Steigerung auf 1 × 4 mg/d p. o. ▶ *Max-Dosis:* 4–6 mg/d p. o.
BV 10%, langsamer Wi-Beginn, Wi-Dauer 24h, max. Plasmakonz. 30–150 min, PEB > 95%, mittlere HWZ 13–19h, hepatischer Metabolismus in inaktive Metabolite, zu 70% über die Fäzes ausgeschieden	
Lercanidipin	*€ (10–20 mg) | Kl/Kl*
p. o.: **Carmen®**, **Corifeo®** *– alle: 10 | 20 mg/Tbl.*	**Art. Hypertonie:** 1 × 10 mg/d p. o. min. 15 min vor einer Mahlzeit, ggf. schrittweise *Dosissteigerung* auf max. 20 mg/d p. o. möglich ▶ *Leichte bis mittelschwere Nieren- o. Leberfunktionsstörungen*: vorsichtiger Behandlungsbeginn; Erhöhung der Dosis auf 20 mg/d p. o. nur unter erhöhter Vorsicht
BV 10%, max. Plasmakonz. nach 1,5–3h, HWZ 8–10h, PEB 98%, Metabolismus durch CYP 3A4, 50% renale Elimination	
Manidipin	*€ (10–20 mg) | Gr 6, SI/La 1, ab*
p. o.: **Manyper®** *10 | 20 mg/Tbl.*	**Leichte bis mittelschwere essentielle Hypertonie:** • *initial* 1 × 10 mg/d p. o., ggf. nach 2–4 Wochen 1 × 20 mg/d p. o. ▶ bei leichter Leber- und Niereninsuffizienz: 1 × 10 mg/d
Max. Plasmakonz. 2–3,5h, PEB 99%, überwiegend renale Elimination nach hepatischer Metabolisierung	
Nicardipin	*€ (60–90 mg) | Kl/sl*
p. o.: **Antagonil®** 20 | 30 mg/ Kps.	**Chron. stabile Angina pectoris, art. Hypertonie:** 3 × 20 mg/d p. o.; ggf. Steigerung auf max. 3 × 30 mg/d p. o. ▶ *schwere Herzinsuffizienz, eingeschränkte Leber-/Nierenfunktion* (GFR 15–60 ml/min): *initial:* 2 × 20 mg/d; ggf. Steigerung auf max. 60 mg/d
BV 25–35%, max. Plasmakonz. nach 30–60 min, HWZ 2–4h, PEB 98%, 60% renale und 35% biliäre Elimination	
Nifedipin	*p. o.: € (20–60 mg); i. v.: €€€€ (1 Amp.) | sl/sl*
p. o.: **Adalat®**, **Aprical®**, **Corinfar®**, **Duranifin®**, **Jedipin®**, **Jutadilat®**, **Nife (Generika)**, **Nifedipin (Generika)**, **Nifical®**, **Pidilat®** *– alle: 5 | 10 oder 20 mg/Kps., ret. 10 | 20 | 30 | 40 oder 60 mg/Ret.-*	**Art. Hypertonie, stabile KHK, Morbus Raynaud:** 3 × 5–25 mg/d *oder* 2 × 20 mg ret./d oder 1 × 30–60 mg/d p. o. **Hypertone Krise:** 1–2 × 10 mg sublingual als Kps p. o. ▶ *Perfusor:* 1–3 mg/h i. v. = 10–30 ml/h (unter Lichtschutz); *„Rezept“:* 1 Amp. à 5 mg in 50 ml = 0,1 mg/ml ▶ *Kinder (hypertensive Krise):* > 7 ½ J. 5–10 mg; > 1 J. 5 mg Kps s. l., je nach Wi nach 20 min wiederholen oder > 12 J.

Tbl., Tropfen 20 mg/20 Trpf. = 1 ml *i. v.:* **Adalat®** Inf.-Lsg. 5 mg/ 50 ml	15 mg; > 7 ½ J. 9 mg; > 3 J. 5 mg; > 1 J. 4 mg langsam je nach Wi i. v.
gute perorale Resorption, BV 60–70%, max. Plasmakonz. nach 30–120 min, PEB 80%, HWZ 3–4 h, nach 2–3 min setzt Wi ein, bei Ret. Wirkdauer bis 12 h, hepatischer Metabolismus und > 90% renale Elimination der inaktiven Metabolite	
Nilvadipin	*€ (8–16 mg) | KI/KI*
p. o.: **Escor®**, **Nivadil®** *– alle: 8 | forte 16 mg/Ret.-Kps.*	**Art. Hypertonie:** *initial* 1 × 8 mg/d p. o. morgens; ggf. nach 2–4 Wo. Steigerung auf 1 × 16 mg/d p. o. ▸ *Dosisreduktion bei Leberzirrhose:* 1 × 8 mg/d p. o.
BV 14–19%, max. Plasmakonz. nach 40 min, HWZ 15–20 h, PEB 99%, 70–80% renale, 20–30% biliäre Elimination	
Nimodipin	*p. o.: €€ (120–240 mg); i. v.: €€€€ (1 Amp.) | KI/La 2, KI*
p. o.: **Nimodipin (Generika)**, **Nimotop®** *– alle: 30 mg/Tbl.* *i. v.:* **Nimodipin Carino®**, **Nimotop®S** *– alle: 10 mg/50 ml Lsg. in Inf.-Fl.*	**Hirnorganisch bedingte Leistungsstörungen im Alter:** 3–4 × 30 mg/d p. o. **Subarachnoidalblutung (SAB):** • *i. v.* (wenn p. o.-Gabe nicht möglich): ersten 6 h 1 mg/h (= 5 ml Lsg. → 15 µg/kg KG/h) i. v., dann 2 mg/h für 2–3 Wo i. v. (= 10 ml Lsg. → 30 µg/kg KG/h – ggf. auf 3 mg/h steigern • *p. o. (wacher Pat.):* 4 × 60 mg/d p. o.
rasche Resorption, BV 10%, HWZ 1–1,5 h, PEB 97–99%, sehr hohe Lipophilie → überwindet gut die Blut-Hirn-Schranke, nahezu vollständige hepatische Metabolisierung und Elimination	
Nisoldipin	*€ (10–20 mg), RR €-€€ (20–40 mg) | KI/KI*
p. o.: **Baymycard®** 5 | 10 mg/ Tbl., **Baymycard® RR** 10 | 20 | 30 mg/Mantel-Tbl.	**Chron. stabile Angina pectoris, essenzielle Hypertonie:** • **Baymycard®**: 2 × 5 mg/d p. o., ggf. stufenweise auf *max.* 2 × 20 mg/d steigern • **Baymycard RR®**: 1 × 10 mg/d p. o. bis *max.* 1 × 40 mg/d p. o.
vollständige Resorption, BV 4–8%, lange Wi-Dauer, HWZ 6–16 h, max. Plasmakonz. nach ¼ – 2 h, PEB > 99%, renale (70–80%) Elimination der Metabolite	
Nitrendipin	*Phiole: €€€ (1 Phiole); Tbl.: € (20 mg) | 1. Trim. KI, 2.+3. Trim. sl/sl*
p. o.: **Bayotensin® akut Phiolen** 5 mg/1 ml, **Jutapress®**, **Nitre (Generika)**, **Nitregamma®**, **Nitren (Generika)**, **Nitrendi (Generika)**, **Nitrendepat®**, **Nitrendipin**	**Art. Hypertonie:** • *Akuttherapie:* 1 Phiole (= 5 mg) sublingual, ggf. nach 30 min *Wdh.* möglich • *Langzeittherapie:* 1 × 20 mg/d Tbl p. o. oder 2 × 10 mg/d Tbl p. o.

(Generika), **Nitrend KSK®**, **Nitrepress®**, **Nitre-Puren®** – *alle: 10 | 20 mg/Tbl.*	
Resorption 88%, BV 20–30%, max. Plasmakonz. nach 1–3h, bei Phiolen setzt nach 2–3 min die Wi ein, sonst nach 20–30 min, HWZ 8–12h, PEB 96–98%, nach hepatischem Metabolismus renale Elimination (77%) von inaktiven Metaboliten, der Rest per Fäzes	

5.10.2 Andere

Ranolazin	*€€ (1000 mg) | KI/KI*
p. o.: **Ranexa®** 375 | *500* | *750* mg/Ret.-Tbl.	**Ergänzung zur sympt. Behandlung bei stabiler Angina pectoris:** *Erw.:* 2 × 375 mg/d p. o., nach 2–4 Wo 2 × 500 mg/d p. o., ggf. auf *max.* 2 × 750 mg/d steigern
BV 35–50%, PEB 62%, HWZ 2–3h, metabolisierte Elimination zu 75% renal und 25% per Faeces	

5.10.3 Bradykardisierend mit vorwiegender Herzwirkung

Ind supraventrikuläre Tachykardie, Extrasystolie, Tachyarrhythmia absoluta bei Vorhofflimmern und -flattern, Vorhoftachykardie mit wechselnder Überleitung (*Verapamil*), Art. Hypertonie, KHK

Wi Antiarrhythmikum der Klasse IV, Hemmung des Ca^{2+}-Einstroms → negativ inotrop, negativ chronotrop → myokardialer O_2-Bedarf ↓ , periphere Gefäßweitung → RR ↓, Reizschwelle der Muskelzelle ↑ → geringere Erregbarkeit, verlängerte AV-Überleitung, geringere Automatie

KI manifeste Herzinsuffizienz, kardiogener Schock, Hypotonie, komplizierter akuter Myokardinfarkt, Bradykardie, Sick-sinus-Syndrom, SA- oder AV-Block II°–III°, WPW-Syndrom, Kombination mit β-Blockern

NW HRST (AV-, Schenkel-Block, Bradykardie, ventrikuläre Extrasystolie, Asystolie), RR ↓, GIT-Symptome, KS, Flush, Schwindel, Beinödeme, Gingivahyperplasie, Transaminasen ↑

Verapamil	*p. o.: € (120–360 mg), ret. € (120–240 mg); i. v.: € (1 mg) | sl/sl*
p. o.: **Aventurin®**, **Cardioprotect®**, **Durasoptin®**, **Falicard®**, **Isoptin® RR®**, **Vera** (Generika), **Veramex®**, **Verapamil** (Generika), **Verasal®**, **Veroptinstada®** – *alle: 40 | 80 | 120 mg/Drg./Tbl./Kps., ret. 120 | 180 u./o. 240 mg/Kps./Tbl.*	**Art. Hypertonie, KHK, paroxysmale supraventrikuläre Tachykardien, Vorhofflimmern/-flattern, Instabile Angina pectoris:** • *i. v.: akut:* 2,5–5 (– 10) mg (0,1 mg/kg KG) langsam i. v., ggf. Wdh. nach 5–10 min *Perfusor:* 0,05–0,1 mg/kg KG/h (3,5–7 mg/70 kg KG/h 1,75–3,5 ml/70 kg KG/h); (2 Amp. à 50 mg [= 100 mg] mit NaCl 0,9% auf 50 ml verdünnen [= 2 mg/ml]) *Max-Dosis:* 10 mg/h, 100 mg/d i. v. • *p. o.:* 3 × 40–120 mg/d oder 1–2 × 120–240 mg ret./d; *Max-Dosis:* 480 mg/d p. o.

i. v.: **Falicard®**, **Isoptin®**, **Verahexal®**, **Veramex®**, **Verapamil-ratiopharm®** – *alle: 5 mg/Amp. à 2 ml*	▶ *Kinder:* 6–14 J. 80–360 mg/d; 4–6 J. 80–120 mg/d, verteilt auf 2–3 ED/d p. o. ▶ *Dosisreduktion bei schwerer Leber- oder Niereninsuffizienz:* um 50%
BV 20–35%, Wi-Beginn nach 2–5 min. (i. v.), nach 20–30 min (p. o.), max. Plasmakonz. nach 20–30 min, PEB 90%, Wi-Dauer 30–60 min i. v., 3–8 h p. o., initiale HWZ 4–5 h, später 9 h, Elimination v. a. renal nach hepatischem Metabolismus	
Gallopamil	*ret.: € (100 mg); unret.: € (50 mg)* | *Kl/Kl*
p. o.: **Gallobeta®**, **Procorum®** 100 mg/Ret-Tbl. – *alle: 50/25 mg/Tbl.*	**KHK und HRST:** (75-) 100–150 mg (–200)/d p. o. in 3–4 ED bzw. 2 × 1 Ret.-Tbl. 100 mg/d p. o. morgens und abends **Art. Hypertonie:** (50-) 100–150 mg (–200)/d p. o. in 2 ED bzw. 1 × 1 Ret.-Tbl. (100 mg)/d p. o. morgens; ggf. Dosissteigerung auf 2 × 1 Ret.-Tbl. 100 mg/d p. o. ▶ *Dosisreduktion bei Leberinsuffizienz:* um 75% ▶ *Absetzen:* langsam ausschleichen
BV 15–25%, max. Plasmakonz. nach 1–2 h, HWZ 3,5–8 h, PEB 92%, 50% renale und 50% biliäre Elimination nach Transformation in teilw. aktive Metaboliten	
Diltiazem	*p. o.: € (180–360 mg); i. v.: €€€€ (25 mg)* | *Gr 6, Kl/La 2, sl*
p. o.: **Corazet®**, **Dilsal®**, **Dil Sanorania®**, **Dilta (Generika)**, **Dilti (Generika)**, **Diltiazem (Generika)**, **Diltiuc®**, **Dilzanton®**, **Dilzem®** 240 mg/ret.-Tbl. – *alle: 60 mg/Tbl., ret. 90 | 120 | 180 mg/Tbl.* *i. v.:* **Dilzem®** 25 | 100 mg/Amp.	**Art. Hypertonie, Angina pectoris, KHK:** • *i. v.: akut:* 0,3 mg/kg KG über 5 min i. v. (= 20 mg/70 kg) • *i. v.: Perfusor:* zunächst Bolus von 0,3 mg/kg KG in 5 min i. v. (= 20 mg/70 kg KG), dann weiter mit 0,168–0,84 mg/kg KG/h (= 12–60 mg/70 kg KG/h). Den Perfusor mit 100 mg auf 50 ml NaCl 0,9% aufziehen → 2 mg/ml (= 6–30 ml/70 kg KG/h) • *p. o.:* 3 × 60–120 mg/d oder 2 × 90–180 mg ret./d ▶ *Max-Dosis:* 360 mg/d ▶ *Dosisreduktion* bei schwerer Leberinsuffizienz erforderlich (nach Wi)
BV 40%, PEB 80–90%, HWZ 4–5 h, hepatische Metabolisierung in aktive und inaktive Metabolite, 40% renale, 60% Elimination über die Fäzes	

5.10.4 Kombinationen

Nifedipin + Mefrusid	*€ (1 Tbl.)* | *Kl/Kl*
p. o.: **Duranifin®** **sali**, **Sali-Adalat®** – *alle: 20 mg N. + 12,5 mg M./Tbl.*	**Art. Hypertonie:** 1 × 1 Tbl./d p. o. morgens; ggf. Steigerung nach 3 Wo. auf 2 × 1 Tbl./d p. o.; *Max-Dosis:* 3 Tbl./d p. o.
Nifedipin + Metoprolol	*€ (1 Kps.)* | *Kl/Kl*
p. o.: **Belnif®** Ret.-Kps. (50 mg M. + 15 mg N./Ret.-Kps.)	**Art. Hypertonie:** 1 × 1 Ret.-Kps./d p. o. morgens; ggf. Steigerung auf 2 × 1 Ret.-Kps./d

	Chronisch stabile Angina pectoris: 2 × 1 Ret.-Kps./d p. o. (1–0–1) ▸ *Absetzen:* nach längerer Therapie ausschleichen
Verapamil + Hydrochlorothiazid	*€ (1 Kps.) | KI/KI*
p. o.: **Isoptin® RR plus**, Ret.-Kps. (240 mg V. + 12,5 mg H.)	**Art. Hypertonie:** 1 × 1 Ret.-Kps./d p. o. ▸ *Absetzen*: nach längerer Behandlung ausschleichend
Verapamil + Hydrochlorothiazid + Triamteren	*€ (1 Tbl.) | KI/KI*
p. o.: **Veratide®** (160 mg V. + 25 mg H. + 50 mg T./Tbl.)	**Art. Hypertonie**: 1 × 1 Tbl./d p. o., ggf. *Dosiserhöhung* auf 2 Tbl./d mögl.; in Einzelfällen reicht ½ Tbl./d aus
Nitrendipin + Enalapril	*€ (1 Tbl.) | KI/KI*
p. o.: **Eneas®** (10 mg E. + 20 mg N./Tbl.)	**Art. Hypertonie:** 1 × 1 Tbl./d p. o.

5.11 ACE-Hemmer

Ind essenzielle Hypertonie, chronische Herzinsuffizienz, Z. n. Myokardinfarkt mit eingeschränkter LVF, diabetische Nephropathie

Wi kompetitive Hemmung des Angiotensin-Converting-Enzyms → AT_2-Konz. ↓ → peripheren Gefäßwiderstand ↓, Aldosteronkonz. ↓ → RR ↓, Vor- und Nachlast ↓, HZV ↓, myokardiale Hypertrophie ↓, protektive Wirkung bei diabetischer Nephropathie

KI angioneurotisches Ödem, primärer Hyperaldosteronismus, ein- (Einzelniere) oder beidseitige Nierenarterienstenose, Niereninsuffizienz (S-Krea > 1,8 mg/dl), dekompensierte Herzinsuffizienz, hochgradige Aortenstenose, Leberfunktionsstörungen, schwerer Volumenmangel

NW Husten, Hypotonie, Elektrolytstörungen (K^+ ↑, Na^+ ↓), allerg. Hautreaktionen (Vaskulitis, ANA-Titer-Erhöhungen), angioneurotisches Ödem (Quincke-Ödem), Muskel-Gelenkschmerzen, zentralnervöse Störungen, KS, Niereninsuffizienz, akutes Nierenversagen, GIT-Symptome, Bronchitis, BB-Veränderungen, Leberfunktionsstörungen

Benazepril	*€ (10–20 mg) | KI/KI*
p. o.: **Benazepril (Generika)**, **Cibacen® Cibacen Cor®** 5 mg/Tbl. – *alle: 5 | 10 | 20 mg/Tbl.*	**Art. Hypertonie:** *initial* 1 × 10 mg/d p. o., nach 2–3 Wo. steigern auf 1 × 20 mg/d p. o. morgens; *Max-Dosis* 40 mg/d p. o. **Herzinsuffizienz** (als Ergänzung zu Diuretika, ggf. zu Digitalis): *initial* 2,5 mg/d p. o. (½ × 5 mg-Tbl.), nach 2–4 Wochen schrittweise *Dosissteigerung* nach Wi. und Verträglichkeit auf 1 × 5 | 10 | 20 mg/d p. o. (ggf. 2 ED); *Max-Dosis* 20 mg/d p. o.

BV 28%, Wi-Beginn nach 1–1,5h, max. Wi nach 2–4h, Wi-Dauer 1 d, HWZ 10h, PEB 95%	
Captopril	*€ (75–150 mg) | KI/KI*
p. o.: **ACE-Hemmer** (**Generika**), **Adocor**®, **Capto** (**Generika, Hexal**® 75 mg/Tbl.), **Captopril** (**Generika**), **Coronorm**®, **Jucapt**®, **Lopirin**®, **Sigacap**®, **Tensiomin**®, **Tensobon**®, **Tensostad**® – *alle: 6,25 | 12,5 | 25 | 50 | 100 mg/Tbl.*	**Art. Hypertonie:** *initial* 3 × 12,5 mg/d, ggf. alle 3 Wo. um 25 mg/d erhöhen bis max. 3 × 50 mg/d p. o. (unter stat. Bedingungen auch schneller *Dosissteigerung* möglich) **Herzinsuffizienz, post Myokardinfarkt:** 3 × 6,25 mg/d p. o., ggf. Kombination mit Diuretikum oder β-Blocker ▸ *Max-Dosis:* 75 (–150) mg/d in 3 ED ▸ *Kinder:* bis 20 kg KG 2–3 mg/kg KG/d verteilt auf 3 ED oder 0,5–2 mg/kg KG als ED; ab 20 kg KG 25–50 mg/m² KO/d verteilt auf 3 ED oder 10–15 mg/m² KO als ED
Resorptionsquote 70%, BV 60–70%, PEB 25–30%, max. Plasmakonz. nach 0,5–1,5h, Wi-Beginn nach 15–30 min, Wi-Dauer 8–12h, HWZ 0,7–1,9h, hepatischer Metabolismus, renale Elimination	
Cilazapril	*€ (2,5 mg) | KI/KI*
p. o.: **Dynorm**® 0,5 | 1 | 2,5 | 5 mg/Tbl.	**Art. Hypertonie:** *initial:* 1,25 mg/d p. o., ggf. *Dosissteigerung* auf 2,5 mg/d p. o. nach min. 3 Wo. mögl.; *Erh-Dosis:* 2,5 mg/d p. o.; *Max-Dosis:* 5 mg/d p. o. ▸ *Dosisreduktion bei Niereninsuffizienz* (GFR 40–60 ml/min bzw. S-Krea. 1,2–1,8 mg/dl), Pat. > 65 J.: *initial* 0,5 mg/d p. o. morgens; *Erh-Dosis:* 1 mg/d p. o.; *Max-Dosis:* 2,5 mg/d p. o.
BV 60–70%, max. Plasmakonz. nach 1h (Hauptmetabolit: 2h), HWZ (Hauptmetabolit) 9h, PEB 25–30%, rasche hepatische Metaboilisierung zu aktivem Hauptmetaboliten Cilazaprilat, renale Elimination	
Enalapril	*p. o.: € (10–20 mg), i. v.: €€€ (1 Amp) | KI/KI*
p. o.: **Benalapril**®, **Corvo**®, **Ena** (**Generika**), **Enalapril** (**Generika**), **Enalich**®, **Enalind**®, **Jutaxan**®, **Renitec**®, **Xanef**® – *alle: 2,5 | 5 | 10 u./o. 20 mg/Tbl.* *i. v.:* **Enahexal**® i. v. 1,25 mg/Amp.	**Art. Hypertonie, bei Herzinsuffizienz halbe Dosis i. v.:** *initial* 1 Amp. langsam i. v., ggf. nach 1 h erneute Dosis von 1–2 Amp., *Erh-Dosis* 1–2 Amp. alle 6h; max. ED 4 Amp.; *Max-Dosis*: 16 Amp./d **Art. Hypertonie:** *Initial* 1 × 5 mg/d p. o., ggf. nach > 3 Wo. Steigerung auf 1 × 10–20 mg/d; *Max-Dosis:* 40 mg/d **Herzinsuffizienz, post Myokardinfarkt:** *initial* 1 × 2,5 mg/d p. o., ggf. nach > 3 Wo. 1 × 10 mg/d p. o.; *Max-Dosis* 20 mg/d ▸ *Dosisreduktion bei Niereninsuffizienz (GFR <30 ml/min oder Dialyse): Initial* 1 × 2,5 mg/d p. o., je nach klin. Wi und Verträglichkeit nach > 3 Wo. Steigerung auf 1 × 5 mg/d p. o.; *Max-Dosis* 10 mg/d

Resorption 60 %, BV 40 %, max. Plasmakonz. nach 3–4 h, PEB < 50 %, HWZ 30–35 h, Wi-Beginn nach 1 h, Wi-Max. nach 4–5 h, Wi-Dauer 12–24 h, hepatischer Metabolismus, dialysierbar	
Fosinopril	*€ (10–20 mg) | KI/KI*
p. o.: **Dynacil®** 5 mg, **Fosinopril (Generika)**, **Fosinorm®**, **Fosino Teva®** *– alle: 10 | 20 mg/Tbl.*	**Art. Hypertonie:** *initial* 1 × 5 mg/d p. o., ggf. langsame Steigerung auf 1 × 10–20 mg/d p. o.; *Max-Dosis:* 40 mg/d p. o. **Herzinsuffizienz:** *initial* 1 × 2,5 mg/d p. o., langsame Steigerung auf 1 × 10–20 mg/d p. o.; *Max-Dosis:* 20 (-40) mg/d p. o.
BV 29 %, max. Plasmakonz. nach 3 h, Wi-Beginn nach 1 h, Wi-Max. nach 3–4 h, Wi-Dauer 24 h, HWZ < 12 h, PEB 95 %, hepatischer Metabolismus, Elimination über Leber und Niere, gering dialysierbar	
Imidapril	*€ (5–20 mg Tbl.) | KI/KI*
p. o.: **Tanatril®** 5 | 10 | 20 mg/ Tbl.	**Art. Hypertonie:** • *Erw. < 65 Lj.: initial* 1 × 5 mg/d p. o., ggf. frühestens nach 3 Wo Steigerung auf 1 × 10 (–20) mg/d p. o.; *Max-Dosis:* 20 mg/d p. o. • *Erw. > 65 Lj.: initial* 1 × 2,5 mg/d p. o., ggf. frühestens nach 3 Wo Steigerung auf 1 × 5 (–10) mg/d p. o.; *Max-Dosis:* 10 mg/d p. o. ▸ *Dosisreduktion bei Niereninsuffizienz: Krea-Clearence 30–80 ml/min: initial* 2,5 mg/d, max. 10 mg/d; *Krea-Clearence 10–29 ml/min:* KI
BV 42 %, max. Plasmakonz. nach 2 h, Hydrolyse in aktiven Metaboliten Imidarilat, HWZ biphasisch 7–9/24 h, Steady state nach 5 d, PEB 85 % Metabolit 53 %, Elimination über Stuhl 50 % und Niere 40 %	
Lisinopril	*€ (10–20 mg) | KI/KI*
p. o.: **Acerbon®**, **Coric®**, **Lisi (Generika)**, **Lisinopril (Generika)**, **Lisodura®**, **Zestril®** *– alle: 2,5 | 5 | 10 | 20 mg/Tbl.*	**Art. Hypertonie:** *initial* 1 × 5 mg/d p. o., ggf. nach 3 Wo. Dosissteigerung auf 1 × 10–20 mg/d p. o.; *Max-Dosis:* 40 mg/d p. o. **Herzinsuffizienz, post Myokardinfarkt:** *initial* 1 × 2,5 mg/d p. o., nach 2–4 Wo. Dosissteigerung auf 1 × 5–10 mg/d p. o.; *Max-Dosis:* 20–35 mg/d p. o. ▸ *Dosisreduktion bei Niereninsuffizienz:* S. 446
BV 16–25 %, PEB 3–10 %, max. Plasmakonz. nach 6–8 h, Wi-Beginn nach 15–30 min, Wi-Dauer 8–12 h, HWZ 12,6 h, renale Elimination, gut dialysierbar	
Moexipril	*€ (15–30 mg) | KI/KI*
p. o.: **Fempress®** 7,5 | 15 mg/ Tbl.	**Art. Hypertonie:** *initial:* 7,5 mg/d p. o. morgens, ggf. Steigerung nach 3 Wo. auf 15–30 mg/d; *Max-Dosis:* 30 mg/d p. o.

Perindopril	€(4 mg) | KI/KI
p. o.: **Coversum®** 4 mg/Tbl.	**Art. Hypertonie:** *initial* 4 mg/d p. o. morgens; ggf. Steigerung auf 8 mg/d p. o. nach 3 Wo.; *Erh-Dosis:* 4 mg/d p. o.; *Max-Dosis:* 8 mg/d p. o. **Herzinsuffizienz:** *initial:* 2 mg/d p. o. morgens; langsame Steigerung auf *Erh-Dosis:* 4 mg/d p. o.; *Max-Dosis:* 4 mg/d p. o. ▸ *Dosisreduktion bei Niereninsuffizienz* (GFR 30–60 ml/min), älteren Pat. (> 65 J.): *initial:* 2 mg/d p. o. morgens; Erh-Dosis: 2 mg/d; Max-Dosis: 4 mg/d
BV 65–70 %, max. Plasmakonz. akt. Metabolit 3–4 h, HWZ 25 h, PEB < 30 %, renale Elimination	
Quinapril	*€(10–20 mg) | KI/KI*
p. o.: **Accupro®**, **QuinaLich®**, **Quinapril** (**Generika**) *– alle: 5 | 10 | 20 mg/Tbl.*	**Art. Hypertonie:** *initial* 10 mg/d p. o.; ggf. nach 3 Wochen auf 20 mg/d steigern; *Max-Dosis:* 2 × 20 mg/d p. o. **Herzinsuffizienz:** *initial:* 2 × 2,5 mg/d p. o.; langsame Steigerung bis *Erh-Dosis:* 10–20 mg/d; *Max-Dosis:* 2 × 20 mg/d ▸ *Dosisreduktion bei Niereninsuffizienz:* GFR 30–60 ml/min u. Pat. > 65 J.: *initial* 5 mg/d; *Erh-Dosis:* 5–10 mg/d; *Max-Dosis:* 20 mg/d p. o.; GFR 10–30 ml/min: *initial* 2,5 mg/d; *Erh-Dosis:* 2,5 mg/d; *Max-Dosis:* 5 mg/d; Mindestabstand zw. 2 Einnahmen: > 24 h
BV 60 %, max. Plasmakonz. Hauptmetabolit 2–3 h, HWZ 3 h, PEB 97 %, Metabolisierung in aktiven Hauptmetaboliten, 60 % renale und 40 % biliäre Elimination	
Ramipril	*€(2,5–5 mg) | KI/KI*
p. o.: **Delix®**, **Ramicard®**, **Rami** (**Generika**), **Ramipril** (**Generika**), **Vesdil®**, **Triatec®** *– alle: 2,5 | 5 | 7,5 oder 10 mg/Tbl.*	**Art. Hypertonie:** *initial* 1 × 2,5 mg/d, ggf. nach 14 d 2,5 bis 5 mg/d **Herzinsuffizienz, linksventrikuläre Dysfunktion nach Myokardinfarkt:** *initial* 2 × 1,25–2,5 mg/d p. o., langsam steigern bis 2 × 5 mg/d ▸ *Max-Dosis:* 10 mg/d ▸ *Dosisreduktion bei Niereninsuffizienz:* GFR 30–60 ml/min bzw. S-Krea > 1,2 und < 1,8 mg/dl 1 × 1,25 mg/d anfangs, nach 14 d 2,5 mg/d als *Erh-Dosis*; *max. Tagedosis* 5 mg/d
BV 60 %, PEB 50–65 %, max. Plasmakonz. nach 3 h, Wi-Beginn nach 15–30 min, Wi-Dauer 8–12 h, HWZ 13–17 h, Elimination nach hepatischem Metabolismus zu 100 % renal, gering dialysierbar	
Spirapril	*€(6 mg) | KI/KI*
p. o.: **Quadropril®** 6 mg/Tbl.	**Art. Hypertonie:** *initial* 1 × 3 mg/d p. o. morgens; ggf. Steigerung nach 3 Wo. auf 6 mg/d; *Erh-Dosis:* 6 mg/d p. o.

	▸ *Dosisreduktion bei Niereninsuffizienz* (GFR 10–30 ml/min): 3 mg/d p. o., bei Krea-Clearance < 10 ml/min nicht verwenden
BV 50%, max. Plasmakonz. nach 45–90 min (Hauptmetabolit: 2–3 h), HWZ 20–30 min (Hauptmetabolit: 30–40 h), PEB 90%, Metabolisierung zu aktiven Hauptmetaboliten, Elimination renal und biliär	
Trandolapril	*€ (1–2 mg) | KI/KI*
p. o.: **Udrik**® 0,5 | 1 | 2 mg/Kps.	**Art. Hypertonie:** *initial* 1 × 1 mg/d p. o.; ggf. Dosissteigerung auf 1 × 2 mg/d nach 3 Wo.; *Erh-Dosis:* 1 × 1–2 mg/d p. o.; *Max-Dosis:* 1 × 4 mg/d p. o. **Linksventrikuläre Dysfunktion nach Myokardinfarkt:** *initial* 3 d nach HI, Tag 1: 1 × 0,5 mg/d p. o., dann 1 × 1 mg/d; ggf. Steigerung bis max. 1 × 4 mg/d p. o. ▸ *Mäßige Leberfunktionsstörung:* Anfangsdosis: 0,5 mg/d p. o. morgens; Max-Dosis: 2 mg/d p. o.
max. Plasmakonz. nach 30 min (Hauptmetabolit: 4–6 h), HWZ < 1 h (Hauptmetabolit: 16–24 h), PEB > 80%, Metabolisierung in aktiven Hauptmetabolit, dessen renale Elimination (10–15%)	
5.11.1 Kombinationen (ACE-Hemmer + Diuretikum)	
Benazepril + Hydrochlorothiazid	*€ (1 Tbl.) | KI/KI*
p. o.: **Cibadrex**® 5 | 10 | 20 mg B. + 6,25 | 12,5 | 25 mg H./Tbl.	**Art. Hypertonie:** 1 (–2) × 1 Tbl. (10 | 12,5 mg)/d p. o., *Max-Dosis:* 2 × 2 Tbl. (10 | 12,5 mg)/d p. o.
Captopril + Hydrochlorothiazid	*€ (1 Tbl.) | KI/KI*
p. o.: **ACE Hemmer ratioph. comp**®, **Capozide**®, **Captohexal**® **comp.**, **Tensobon**® **comp.** *– alle: 25 mg C. + 12,5 mg H.; 25 mg C. + 25 mg H.; 50 mg C. + 25 mg H./Tbl.*	**Art. Hypertonie:** 1 × 1 Tbl. (50 mg C. + 25 mg H.)/d p. o.
Cilazapril + Hydrochlorothiazid	*€ (1 Tbl.) | KI/KI*
p. o.: **Dynorm**® **Plus** (5 mg C. + 12,5 mg H./Tbl.)	**Art. Hypertonie:** 1 × 1 Tbl./d p. o., *Max-Dosis:* 1 Tbl./d
Moexipril + Hydrochlorothiazid	*€ (1 Tbl.) | KI/KI*
p. o.: **Fempress**® **plus** (15 mg M. + 25 mg H./Tbl.)	**Art. Hypertonie:** 1 × 1 Tbl./d p. o.

	▶ *Dosisreduktion bei Niereninsuffizienz* (GFR 40–60 ml/min.) *und älteren Pat.:* ½ Tbl./d
Perindopril + Indapamid	*€ (1 Tbl.) | Kl/Kl*
p. o.: **Coversum® Combi, Bipreterax®** *– alle: 4 mg P. + 1,25 mg I./Tbl.* **Preterax®** 2 mg P. + 0,625 mg I./Tbl.	**Art. Hypertonie:** 1 × 1 Tbl./d morgens, ggf. Steigerung auf max. 2 Tbl./d ▶ *Dosisreduktion bei Niereninsuffizienz:* GFR 30–60 ml/min: max. 1 Tbl./d; GFR < 30 ml/min: Kl
Quinapril + Hydrochlorothiazid	*€ (1 Tbl.) | Kl/Kl*
p. o.: **Accuzide®, QuinaLich® comp., Quinaplus® (Generika), Quinapril® comp. (Generika)** *– alle: 10 | 20 mg Q. + 12,5 mg H., oder 20 mg Q. + 25 mg H.*	**Art. Hypertonie:** 1 × 10–20 mg Q. + 12,5–25 mg H./d ▶ *Dosisreduktion bei Niereninsuffizienz*: GFR 30–60 ml/min: Monotherapie mit Quinapril; GFR < 30 ml/min: Kl
Ramipril + Piretanid	*€ (1 Tbl.) | Kl/Kl*
p. o.: **Arelix® ACE, Aretensin®, Prilace®** *– alle: 5 mg R. + 6 mg P.*	**Art. Hypertonie:** 1 × 1 Tbl./d; *Max-Dosis*: 2 Tbl./d ▶ *Dosisreduktion bei Niereninsuffizienz* GFR 30–60 ml/min u. älteren Pat.: 1 × ½ (–1) Tbl./d

5.12 Angiotensin-II-Antagonisten

Ind essenzielle art. Hypertonie, chronische Herzinsuffizienz, diabetische Nephropathie

Wi kompetitive Bindung an AT_1-Angiotensin-II-Rezeptor → Vasokonstriktion ↓, Aldosteron-/Vasopressin-/Katecholaminfreisetzung ↓, Natriurese, renale Durchblutung ↑ → RR ↓

Kl Nierenarterienstenose, Z. n. Nierentransplantation, schwere Niereninsuffizienz, primärer Hyperaldosteronismus, Aorten- und Mitralklappenstenose, HOCM, Leberinsuffizienz

NW Schwindel, Orthostasereaktionen, GIT-Symptome, KS, Hyperkaliämie, Kreatinin-Anstieg

Candesartan	*€ (8–16 mg) | Gr 6 + 8, Kl/La 1, Kl*
p. o.: **Atacand®, Blopress®, Ratacand®** -protect *– alle: 4 | 8 | 16 | 32 mg*	**Art. Hypertonie**: *initial* 1 × 8 mg/d, ggf. Dosissteigerung auf *Max-Dosis:* 32 mg/d ▶ *Dosisreduktion bei Niereninsuffizienz*: initial 1 × 4 mg/d ▶ *Dosisreduktion bei Leberinsuffizeinz:* initial 1 × 2 mg/d **Herzinsuffizienz**: *initial* 1 × 4 mg/d, ggf. doppelte Dosis alle 2 Wo. bis zu 32 mg/d
BV 40 %, max. Plasmakonz. nach 3–4 h, HWZ 9 h, PEB 99,5 %, Verhältnis Dosis-Plasmakonz. linear, Elimination über Fäzes 70 %, renal 30 %	

Eprosartan	*€ (600 mg) | Gr 6+8, Kl/La 1, KI*
p. o.: **Emestar Mono**®, **Eprosartan** (Generika), **Teveten Mono**® *– alle: 600 mg*	**Art. Hypertonie, Erw.**: 1 × 600 mg/d p. o., *Max-Dosis:* 600 mg/d
BV 13%, max. Plasmakonz. nach 1–2h, HWZ 5–9h, PEB 98%, Elimination über Fäzes 90%, renal 7%	
Irbesartan	*€ (150–300 mg) | Kl/KI*
p. o.: **Aprovel**®, **Karvea**® *– alle: 75 | 150 | 300 mg/Tbl.*	**Art. Hypertonie, Diabet. Typ II Nierenerkrankung mit Proteinurie und Hypertonie:** *initial* 1 × 75–150 mg/d, ggf. *Dosissteigerung* nach 14 d auf 150–300 mg/d p. o. ▸ *Dosisanpassung bei Pat. > 75 J und Hämodialyse:* Initialdosis 75 mg/d
BV 60–80%, PEB 90%, max. Plasmakonz. nach 1,5–2h, max. RR-Abfall nach 3–6h, Wi-Dauer über 24h, HWZ 11–15h, max. Wi nach 4–6 Wo., nach hepatischem Metabolismus Elimination über Fäzes 80% und renal 20%	
Losartan	*€-€€ (50–100 mg) | Gr 6+8, Kl/La 1, KI*
p. o.: **Lorzaar**® **Protect** 50 | 100 mg/Tbl., **Lorzaar 12,5 mg Start**® 12,5 mg/Tbl., **Lorzaar**® 2,5 mg/ml Susp. (500 mg in 200 ml/Beutel)	**Art. Hypertonie:** *initial* 1 × 50 mg/d p. o., ggf. Dosissteigerung auf 2 × 50 mg/d **Herzinsuffizienz:** 1 × 12,5 mg/d p. o., *Dosissteigerung* nach 1 Wo. auf 25 mg/d p. o., dann nach einer weiteren Wo. auf 50 mg/d **Diabet. Typ II Nierenerkrankung mit Proteinurie und Hypertonie:** *initial* 1 × 50 mg/d p. o., ggf. später 1 × 100 mg/d ▸ *Max-Dosis:* 100 mg/d p. o.
BV 33%, max. Plasmakonz. nach 1h, HWZ 2,2h, aktiver Metabolit 6,7h, Wirkdauer 24h, max. Wi-Effekt nach 3–6 Wo., PEB 100%, nach hepatischem Metabolismus 40% renale und 60% biliäre Elimination	
Olmesartan	*€ (20 mg) | Kl/KI*
p. o.: **Olmetec**®, **Votum**® *– alle: 10 | 20 | 40 mg/Tbl.*	**Art. Hypertonie:** *initial* 1 × 10 mg/d, ggf. schrittweise *Dosissteigerung* auf 20 mg/d, *Max-Dosis:* 40 mg/d ▸ *Dosisreduktion bei Niereninsuffizienz* GFR 20–60 ml/min u. älteren Pat.: max. 20 mg/d; GFR < 20 ml/min: KI
BV 25%; max. Plasmakonz. 2h; PEB 100%; 40% renale, 60% hepatobiliäre Elimination	
Telmisartan	*€ (40–80 mg) | Kl/KI*
p. o.: **Kinzalmono**®, **Micardis**® *– alle: 20/40/80 mg/Tbl.*	**Art Hypertonie:** 1 × 20–40 mg/d p. o., ggf. *Dosissteigerung* bis max. 80 mg/d

	▶ *Dosisreduktion bei leicht bis mäßig eingeschränkter Leberfunktion:* max. 40 mg/d
BV 50%, maximale Plasmakonz. 3h, PEB 99,5%; hepatobiliäre Elimination 99%, renale Elimination 1%, HWZ > 20h	
Valsartan	*€ (80–160 mg) | KI/KI*
p. o.: **Cordinate®**, **Diovan®**, **Provas®** *– alle: 40 | 80 | 160 | 320 mg/Tbl.*	**Art. Hypertonie:** *initial* 80 mg/d, später ggf. auf 160 mg/d p. o. erhöhen **Nach akutem Myokardinfarkt:** *initial* 2 × 20 mg/d, in den kommenden Wochen 2 × *40 | 80 | 160 mg/d* **Herzinsuffizienz:** *initial* 2 × 40 mg/d, in den kommenden Wochen 2 × *80 | 160 mg/d* ▶ *Max-Dosis:* 320 mg/d
BV 23%, Nahrungsabhängigkeit, max. Plasmakonz. nach 2h, HWZ 6–9h, PEB 85–99%, max. Wi nach 4 Wo., Elimination über Fäzes 85% und renal 15%	
5.12.1 Kombinationen (Angiotensin-II-Hemmer + Diuretikum/Amlodipin)	
Eprosartan + Hydrochlorothiazid	*€ (1 Tbl.) | KI/KI*
p. o.: **Emestar® plus**; **Teveten® plus** *– alle: 600 mg Eprosartan + 12,5 mg Hydrochlorothiazid/Tbl.*	**Art. Hypertonie:** 1 × 1 Tbl./d p. o.
Telmisartan + Hydrochlorothiazid	*€ (1 Tbl.) | KI/KI*
p. o.: **Kinzalkomb®** 40 | 80, **Micardis Plus®** 40 | 80 *– alle: 40 | 80 mg Telmisartan + 12,5 mg Hydrochlorothiazid/Tbl.*	**Art. Hypertonie:** 1 × 1 Tbl./d p. o., ggf. *Dosissteigerung* auf max. 80 mg Telmisartan/d ▶ *Dosisanpassung bei leicht bis mäßig eingeschränkter Leberfunktion:* max. 40 mg Telmisartan/d
Candesartan + Hydrochlorothiazid	*€ (1 Tbl.) | KI/KI*
p. o.: **Atacand® Plus** 8 | 16, **Blopress® Plus** 8 | 16 *– alle: 8 | 16 mg Candesartan + 12,5 mg Hydrochlorothiazid/Tbl.*	**Art. Hypertonie:** 1 × 1 Tbl. (8 mg Candesartan)/d p. o., ggf. Dosissteigerung auf max. 16 mg Candesartan/d, ▶ *bei Niereninsuffizienz: initial* 1 × 4 mg Candesartan/d ▶ *bei Leberinsuffizienz: initial* 1 × 2 mg Candesartan/d
Irbesartan + Hydrochlorothiazid	*€€€ (1 Tbl.) | KI/KI*
p. o.: **CoAprovel®** 150 | 300, **Karvezide®** 150 | 300	**Art. Hypertonie:** *Erw. > 18 J.:* 1 × 1 Tbl. (150 mg Irbesartan)/d

– *alle: 150 | 300 mg Irbesartan + 12,5 mg Hydrochlorothiazid / Tbl.*	p. o., ggf. Dosissteigerung auf max. 300 mg Irbesartan/d
Losartan (L) + Hydrochlorothiazid (H)	*€€€ (1 Tbl.) | KI/KI*
p. o.: **Cozaar® plus, Lorzaar® plus** – *alle: 50 mg L. + 12,5 mg H.* **Fortzaar®** 100 mg L. + 25 mg H.	**Art. Hypertonie:** 1 × 1 Tbl. (50 mg L.)/d p. o., *Max-Dosis:* 1 Tbl. (100 mg L.)/d
Valsartan (V) + Hydrochlorothiazid (H)	*€€€ (1 Tbl.) | KI/KI*
p. o.: **CoDiovan®**, **Provas®**, **Cordinate® plus** – *alle: 80 | 160 mg V. + 12,5 | 25 mg H./Tbl.*	**Art. Hypertonie:** 1 × 1 Tbl. (80 mg Valsartan)/d p. o., ggf. Dosissteigerung auf max. 160 mg Valsartan/d ▸ *Dosisanpassung bei bis mittelschwerer Leberinsuffizienz:* max. 80 mg Valsartan/d
Valsartan (V) + Amlodipin (A)	*€€ (1 Tbl.) | KI/KI*
p. o.: **Exforge®** *80 | 160 mg V. + 5 | 10 mg A./Tbl.*	**Art. Hypertonie:** 1 × 1 Tbl. (80 mg Valsartan)/d p. o., ggf. Dosissteigerung auf max. 1 × 160 mg V./d ▸ *Dosisanpassung bei bis mittelschwerer Leberinsuffizienz:* max. 80 mg Valsartan/d

5.13 Renin-Inhibitoren

Ind essenzielle art. Hypertonie

Wi selektiver direkter Inhibitor des humanen Renins → Umwandlung von Angiotensinogen in Angiotensin I blockiert, Angiotensin-I- und Angiotensin-II Spiegel ↓ → RR ↓

KI zweites und drittes Schwangerschaftstrimester, Nierenarterienstenose od. Stenose b. einer Einzelniere., Kdr. u. Jugendl. < 18 J.

NW Diarrhö, Husten, Hautausschlag

Aliskiren	*€€ (150–300 mg) | Gr 5, KI im 2.+3. Trim./La 1, KI*
p. o.: **Rasilez®** 150 | 300 mg/ Tbl.	**Art. Hypertonie:** 1 × 150 mg/d p. o., ggf. Dosissteigerung auf 1 × 300 mg/d p. o.
BV 2–3 %, max. Plasmakonz. nach 1–3 h, HWZ 40 h, Steady-state Plasmakonz. nach 3–6 Wo., PEB ca. 50 %, 78 % fäkale Elimination	

5.13.1 Kombinationen (Renin-Inhibitoren + Diuretikum/Amlodipin)	
Aliskiren A. + Hydrochlorothiazid	*€-€€ (150–300 mg) | Gr 5, KI im 2.+3. Trim./La 1, KI*
p. o.: **Rasilez HCT®** 150 | 300 mg A./Tbl. + 12, 5 | 25 mg Hydrochlorothiazid	**Art. Hypertonie:** 1 × 150 mg A./d p. o., ggf. *Dosissteigerung* auf 1 × 300 mg A./d p. o.

6 Blut und blutbildende Organe

6.1 Antikoagulanzien

6.1.1 Cumarin-Derivate

Ind orale Dauerantikoagulation bei erhöhtem Embolierisiko, nach Venenthrombosen und Lungenembolie, mechanische Herzklappenträger

Wi Vitamin K-Antgonist → Gerinnungsfaktoren II, VII, IX, X ↓ → Quick ↓/INR ↑

KI Blutungsgefahr (GIT-Ulzera, Apoplexie, Traumen oder chirurgische Eingriffe am ZNS o. Auge, Retinopathien, schwere Arteriosklerose, Hirnarterien-, Aortenaneurysma), Sepsis, schwere Thrombozytopenie, Endo-, Perikarditis, kavernöse Tbc, schwere Leberfunktionsstörungen, behandlungsrefraktäre Hypertonie, manifeste Niereninsuffizienz; *relative KI:* Anfallsleiden, chronischer Alkoholismus, Nephrolithiasis, mangelnde Compliance des Pat.

NW Cumarin-Nekrose, Blutungsgefahr aller Organe (Nieren-/Harnwege > Nasen-/Rachenraum > GIT > Auge > ZNS), reversible Alopecia, Osteopenie, GIT-Symptome

Warfarin-Na	*€ (5 mg) | KI/La 2, sl*
p. o.: **Coumadin®** 5 mg/Tbl.	**orale Dauerantikoagulation bei erhöhtem Embolierisiko:** • *langsame Aufdosierung:* ½–2 Tbl./d, dann je nach Quick/ INR-Wert • *rasche Aufdosierung: 1. Tag* 4 Tbl.; *2. Tag* 2 Tbl.; ab *3. Tag* nach Quick/ INR-Wert (¼–2 Tbl./d)
hohe PEB (> 90%), Wi-Beginn nach 24h, Wi-Maximum nach 71–96h, Wi-Dauer 2–5 d, hepatische Metabolisierung, renale Elimination der Metabolite	
Phenprocoumon	*€ (3 mg) | KI/Am*
p. o.: **Falithrom® mite** 1,5 mg/Tbl., **Marcoumar®**, **Marcumar®**, **Marcuphen von ct®**, **Phenpro-ratiopharm®**, **Phenprogamma®** *– alle: 3 mg/Tbl.*	**orale Dauerantikoagulation bei erhöhtem Embolierisiko:** • *bei Ausgangsquick von 100% oder INR von 1,0: 1. Tag:* 4 Tbl. (Alter > 60 J. oder Niereninsuffizienz: 2 Tbl.) p. o., *2. Tag:* 2 Tbl., *3. Tag:* nach Quick/INR ▸ *Kinder:* > 12 J. 3 mg/d; > 7 ½ J. 2 mg/d; > 3 J. 1,5 mg/d; > 1 J. 1 mg/d; > ½ J. 0,9 mg/d; > ¼ J. 0,7 mg/d in jeweils 1 Dosis/d
HWZ 6,2–6,6 d, PEB > 99%, Wi-Beginn nach 48–72h, Wi-Max. nach 3–5 d, Wi-Dauer 4–7 d, hepatische Metabolisierung, renale Elimination der Metabolite	

6.1.2 Unfraktionierte Heparine

Ind systemische Antikoagulation und Thromboseprophylaxe, (topisch) oberflächliche Weichteilhämatome

Wi Aktivierung von Antithrombin (AT-III) → Blockierung der Proteaseaktivität vom aktivierten Xa und IIa (Thrombin) → Fibrinolyse ↑, Thrombozytenaggregation ↓

KI HIT II, erhöhte Blutungsbereitschaft, schwere Leber-, Nieren- und Pankreaserkrankungen, schwere Thrombozytopenie, floride GIT-Ulzera, Hypertonie, subakute bakterielle Endokarditis, Hirnblutung, Hirnarterienaneurysma, Traumata oder chirurgische Eingriffe am ZNS, Augen-OP, Retinopathien, Glaskörperblutungen, *relative KI:* V. a. Malignom mit Blutungsneigung, Nieren- und Harnleitersteine, chronischer Alkoholismus
NW Blutungsneigung ↑, HIT I und II, Transaminasen ↑, lokale Hautverhärtung, Alopezie, Osteoporose, Vasospasmus, Priapismus, Hyperkaliämie, metabolische Azidose

Heparin	*€€ (15000 I. E.) | Am/Am*
parenteral: **Calciparin®** 5000 | 7500 | 12 500 I. E.I. E./0,2 | 0,3 | 0,5 ml Inj.-Lsg., **Heparin-Calcium-ratiopharm®** 5000 | 7500 | 12 500 | 20 000 I. E./0,2 | 0,3 | 0,5 | 0,8 ml Inj.-Lsg., **Heparin-Natrium** (**Braun®** 5000 | 7500 | 10 000 | 25 000 I. E./0,5 | 0,3 | 1 | 5 ml Inj.-Lsg., **-ratiopharm®** 5000 | 7500 | 12 500 | 20 000 | 250 000 I. E./0,2 | 0,3 | 1 | 5 | 10 ml Inj.-Lsg.), **Liquemin®** 5000 | 7500 | 10 000 | 20 000 |25 000 I. E./0,5 |0,5 |1 | 1 | 5 ml Amp., **Thrombophob®** 100 000 | 250 000 I. E./4 | 10 ml Inj.-Fl.	**parenterale Thromboseprophylaxe und Antikoagulation:** • *Low dose:* 3 × 5000 I. E. s. c. oder 2 × 7500 I. E. s. c. • *„Vollheparinisierung“:* 5000 I. E. im Bolus und 15–18–20 I. E./kg KG/h i. v. (1000–1300– 1500 I. E./h bei 70 kg KG), nach 3, 6, 12, 24 h PTT-Kontrolle, Kontrolle nach Dosisveränderung nach 3 h, sonst alle 24 h • *Ziel:* 2–2 ½ faches des PTT-Wertes vor Beginn der Behandlung ▸ *Kinder:* > 1 J. 100 I. E./kg KG/d im Bolus i. v., dann 20–30 I. E./kg KG/h i. v., < 1 J. 50 I. E./kg KG/d im Bolus i. v., dann 20–30 I. E./kg KG/h i. v.
BV 100 %, nach (s. c.) Wi in 20–30 min, HWZ 90–120 min, hepatischer Abbau	

6.1.3 Heparin-Antagonist

Ind Blutung unter Heparin, Inaktivierung des Heparins nach extrakorporalem Kreislauf
Wi Bindung mit Heparin zu einer schwer löslichen inaktiven Verbindung, einige Stunden später kann es jedoch erneut zu einer erhöhten Blutungsneigung kommen durch Abbau von Protamin, erneutes Zerfallen der Verbindung (Heparin-Rebound-Phänomen) (nicht bei Protamin-Hydrochlorid)
KI bekannte Überempfindlichkeit
NW GIT Symptome; Heparin-Rebound-Phänomen, selten schwere pulmonale Vasokonstriktion mit Lungenödem, bei rascher Injektion: starker RR ↓, HF ↓, Dyspnoe

Protamin-HCl	*€€€€ (5000 I. E.) | Am/kA*
i. v.: Protamin-HCl: **Protamin® Vale** 1000 | 5000 I. E./Amp. à 1 |5 ml (1000 I. E. neutralisieren	**Heparin-Antagonisierung:** *i. v.* (Cave: Sehr langsame [2–5 min] i. v. Injektion): 1 ml = 10 mg antagonisiert

1000 I. E. Heparin)	1000 I. E. Heparin, die Antagonisierungsdosis richtet sich demnach nach der letzten Heparindosis, es sollten jedoch bei heparininduzierter Blutung zunächst nur 50% der letzten Heparindosis antagonisiert werden • 100% (gleiche Gabe der I. E. Protamin wie zuvor Heparin) bei dem Ziel einer sofortigen Antagonisierung • 50% (½ Gabe der I. E. Protamin wie zuvor Heparin) bei dem Ziel, die Heparin-Wi in 60 min zu antagonisieren • 25% (¼ Gabe der I. E. Protamin wie zuvor Heparin) bei dem Ziel, die Heparin-Wi in 120 min zu antagonisieren
Heparin-HWZ beachten: HWZ von Heparin i. v. beträgt 90 min (bei 200 I. E./kg KG); HWZ des Protamin-Heparin-Komplexes 24 min, v. a. renale aber auch biliäre Elimination	

6.1.4 Niedermolekulare Heparine

Ind *alle:* Primärprophylaxe tiefer Venenthrombosen (TVT) bei Risikopatienten, Antikoagulation bei Hämodialyse/Hämofiltration (außer *Reviparin,Certoparin*)
Enoxaparin: Primärprophylaxe der TVT, Thromboseprophylaxe bei Hämodialyse
Certoparin: Peri- und Postoperative Primärprophylaxe; Primärprophylaxe venöser Thrombosen bei akutem Schlaganfall
Nadroparin: Peri- und Postoperative Primärprophylaxe, Therapie TVT, Antikoagulation bei extrakorporaler Zirkulation
Tinzaparin: Therapie TVT und thrombembolischer Erkrankungen einschl. Lungenembolie, Antikoagulation bei extrakorporaler Zirkulation

Wi AT-III-abhängige Hemmung der Aktivität von Faktor Xa, nur geringe Thrombinhemmung und fibrinolytische Aktivität, direkte Wirkung am Gefäßendothel

KI siehe *unfraktioniertes Heparin* S. 192

NW siehe *unfraktioniertes Heparin* S. 193

Dalteparin anti-Faktor Xa	*€€€ (5000 I. E.) | Gr 4, sl/La 2, Am*
s. c.: **Fragmin P®** 2500 I. E. AXa (= 5 mg)/0,2 ml Fertigspritze, **Fragmin P forte®** 5000 I. E. AXa (= 30 mg)/0,2 ml Fertigspritze *i. v.:* **Fragmin-D®** 10000 I. E. AXa/1 und 4 ml Inj.-Lsg., **Fragmin Multidose®** 10 000 | 25000 I. E. AXa/4 und 10 ml Inj.-Lsg.	**peri- und postoperative Primärprophylaxe tiefer Venenthrombosen mit:** • *niedrigem Thrombembolierisiko:* 2 h präop 2500 I. E. AXa s. c., ab 1. postop. Tag morgens 2500 I. E. AXa s. c. • *hohem Thrombembolierisiko:* 5000 I. E. AXa s. c. am Abend vor OP, ab 1. postop. Tag 5000 I. E. AXa jeden Abend bis zur vollen Mobilisation • **Fragmin-D®** ist zur i. v. Antikoagulation unter Dialyse geeignet, Dosierung siehe Fachinfo
BV 100%, HWZ 2,1 h, Metabolisierung im RES, renale Elimination	

Enoxaparin	*€€-€€€€ (20–80 mg) | Am/Am*
s. c.: **Clexane®** 20 | 40 | 60 | 80 | 100 mg/0,2 | 0,4 | 0,6 | 0,8 | 1,0 ml Fertigspritze (2000 | 4000 | 6000 | 8000 | 10000 I. E.), **Clexane multidose®** 100 mg/ml 10000 I. E./ml Inj.-Lsg., **Lovenox®** 20 | 40 | 60 | 80 mg/0,2 | 0,4 | 0,6 | 0,8 ml Fertigspritze	**Thromboseprophylaxe:** • chirurgischer Pat. mit niedrigem/mittlerem Thromboserisiko: 20 mg 2 h vor OP, dann ab Folgetag 1 × 20 mg/d s. c. bis zur vollständigen Mobilisierung • chirurgischer Pat. mit hohem Thromboserisiko: 40 mg 12 h vor OP, dann ab Folgetag 1 × 40 mg/d s. c. bis zur vollständigen Mobilisierung • nicht chirurgischer Pat. mit mittlerem/hohem Thromboserisiko: 1 × 40 mg/d **Tiefe Beinvenenthrombose:** 2 × 1 mg/kg KG/d (2 × 70 mg/70 kg KG/d) s. c. ▸ *Kinder:* 2 × 1 mg/kg KG/d s. c. **AP/Non-Q-Wave-Myokardinfarkt:** alle 12 h 1 mg/kg KG über 2–8 d + ASS **Hämodialyse:** 0,01 ml/kg KG in den arteriellen Schenkel (individuelle Einstellung)
BV (s. c.) 92 %, max. mittlere anti-Xa-Aktivität nach 3–5 h, Eliminations-HWZ 4,4 h, hepatischer Metabolismus, geringe Anteile unverändert renal ausgeschieden	

Certoparin-Natrium	*€€ (3000 I. E.) | Am/Am*
parenteral: **Mono-Embolex NM®** 3000 I. E. anti-Xa/0,5 ml Inj.-Lsg., **Mono-Embolex NM Fertigspritze NM®** 3000 I. E. anti-Xa/0,3 ml Inj.-Lsg., **Mono-Embolex PEN NM®** 3000 I. E. anti-Xa/0,3 ml Inj.-Lsg. (10 Injektionen), **Mono-Embolex multi NM®** 3000 I. E. anti-Xa/0,5 ml Inj.-Lsg. (30 Injektionen), **Sandoparin®** 3000 I. E. anti-Xa/0,5 ml *– alle: entspr. 18 mg des internat. Standards für LMWH pro Injektion* **Mono-Embolex®** Therapie-Fertigspritze 8000 I. E. anti-Xa/0,8 ml Inj.-Lsg.	**Thromboseprophylaxe:** 3000 I. E. AXa/d s. c. (0,5 ml **Mono- Embolex NM®** bzw. **Mono-Embolex multi®**; 1 Fertigspritze oder 1 PEN-Injektion/d), gewichtsunabhängig **Therapie tiefer Venenthrombosen:** 8000 I. E. aXa/d s. c.
max. Plasmakonz. nach 2–4 h, HWZ 4,3 h	

Nadroparin-Calcium Axa	€€-€€€ (0,3–0,8 ml) | Gr 4, sl/La 1, Am
s. c.: **Fraxiparin®** Fertigspritze 1900 | 2850 | 3800 | 5700 | 7600 | 9500 I. E./0,2 | 0,3 | 0,4 | 0,6 | 0,8 | 1,0 ml, **Fraxiparin®** Multi Inj.-Lsg. 9500 I. E./1,0 ml, **Fraxiparina®** Fertigspritze 2850 | 3800 | 5700 | 7600 | 9500 I. E./ 0,3 | 0,4 | 0,6 | 0,8 | 1,0 ml, **Fraxodi®** 11400 | 15200 | 19000 I. E./ml	**Thromboseprophylaxe:** • *allgemein:* 1 × 0,3 ml/d s. c. • *perioperativ:* 2 h vor OP 0,3 ml s. c., ab 1. Post-OP-Tag 1 × 0,3 ml/d s. c. **tiefe Beinvenenthrombose, kardiale Antikoagulationsindikation:** 2 ×/d s. c. Gabe je einer dem KG des Pat. angepassten Dosis: < 50 kg KG → 0,4 ml, je + 10 kg KG Dosis um 0,1 ml erhöhen (d h. 70–79 kg KG = 0,7 ml; *Max-Dosis* 2 × 0,9 ml)
BV 100%, max. Anti-Xa-Aktivität nach 3 h nach s. c., HWZ 3,5 h	
Reviparin	€€ (1750 I. E.) | Am/Am
s. c.: **Clivarin®** 1750 | multi | Pen Inj.-Lsg. zur s. c. Injektion (0,25 ml R.)	**Postoperative Thromboseprophylaxe:** 1750 I. E. 2 h prae-OP, dann 1 × 1750 I. E./d s. c. (1750 I. E. = 1 Fertigspritze)
BV 95%, max. Plasmakonz. 4–6 h, HWZ 3 h	
Tinzaparin	€€ (3500 I. E.) | sl/sl
s. c.: **Innohep®** 20000 Anti-Xa I. E./ml Durchstechfl.; -Fertigspritzen Inj.-Lsg.; **Innohep®** 3500 Anti-Xa I. E./10000 Anti-Xa I. E.-multi	**Perioperative Thromboseprophylaxe**: 3500 I. E. s. c. 2 h prae OP, dann 1 × 3500 I. E./d **tiefe Venenthrombosen:** 1 × 175 I. E./kg KG/d s. c. für 6 d bei Einleitung einer überlappenden oralen Antikoagulation
BV 90%, max. Plasmakonz. 4 h, HWZ 80–90 min., renale Elimination	

6.1.5 Heparinoide, Hirudin, direkte Thrombinhemmer

Ind *Alle außer Bivalirudin u. Melagatran:* Thromboseprophylaxe bei HIT II (heparininduzierter Thrombozytopenie)
Danaparoid/Lepirudin: Therapie thrombembolischer Erkrankungen bei HIT II
Bivalirudin: Antikoagulans nach perkutaner Koronarintervention
Fondaparinux: Thromboembolieprophylaxe nach orthopäd./abdomineller OP und schweren internistischen Erkrankungen
Dabigatran, Rivaroxaban: Thromboembolieprophylaxe nach Hüft- und Kniegelenksersatz

Wi *Danaparoid/Fondaparinux:* Heparinoid → selektive Hemmung von Faktor Xa (AT-III-vermittelt), Thrombininaktivierung
Desirudin/Lepirudin: rekombiniertes Hirudin → direkter, AT-III-unabhängiger Thrombin-Inhibitor
Bivalirudin: direkter und spezifischer Thrombininhibitor
Dabigatran: direkter, kompetitiver, reversibler Thrombinhemmer → Hemmung der Thrombusentstehung

Rivaroxaban: hoch selektive direkte Hemmung von Faktor Xa → Unterbrechung der in- und extrinsischen Thrombinaktivierung und Hemmung der Bildung von Thrombin und Blutgerinseln
KI siehe *unfraktioniertes Heparin* außer HIT *Bivalirudin:* schwere Niereninsuffizienz (GFR < 30 ml/min), < 18. J. *Transaminasenerhöhung* *Fondaparinux:* Aktive Blutungen, akute bakterielle Enokarditis, Nierenfunktionsstörungen (Clearance < 20 ml/min) *Dabigatran, Rivaroxaban:*klin. relev. Blutungen, Lebererkrankungen mit Koagulopathie
NW *alle:sieheunfraktioniertes Heparin* *Danaparoid:* allergische Reaktionen (Sulfid) *Desirudin:* Übelkeit, Erbrechen, Obstipation, Fieber, RR ↓, K^+ ↓, Harnretention *Lepirudin:* allerg. Reaktionen, Antikörperbildung gegen Hirudine (40%), Fieber *Fondaparinux:* Ödeme, Anämie, veränderte Leberfunktionstests *Bivalirudin:* allerg. Reaktionen, RR ↓, Thrombose, HRST, Thrombozytopenie, Anämie *Rivaroxaban:* Transaminasenanstieg, Anämie, Übelkeit, Blutungen

Bivalirudin	*€€€€€ (250 mg Amp.) | KI/sl*
i. v.: **Angiox**® 250 mg für Inj./Inf.-Lsg.	**Antikoagulation bei PTCA:** • *initialer Bolus:* 0,75 mg/kg KG i. v. • *Dauerinfusion:* 1,75 mg/kg KG/h, Beginn unmittelbar nach Bolusgabe für die Dauer der PTCA ggf. bis 4h danach • *Dosisreduktion bei Niereninsuffizienz:* GFR 30–59 ml/min: Bolusgabe unverändert, Dauerinfusionsrate 1,4 mg/kg KG/h, Kontrolle der aktivierten Gerinnungszeit (ACT) 5 min nach Bolusgabe: < 225 sec → zweiter Bolus mit 0,3 mg/kg KG i. v.; GFR < 30 ml/min. KI
keine PEB (ausgenommen Thrombin), terminale HWZ 25 min, 20% unveränderte renale Elimination	

Dabigatran	*€€€ (220 mg) | Gr 6, sl/abstillen*
p. o.: **Pradaxa**® 75 | 110 mg/Tbl.	**Thromboembolieprophylaxe nach Hüft- und Kniegelenksersatz:** • *Erw. < 75 J.:* 1 × 220 mg/d p. o. mit Beginn 1–4h nach der OP für 10 d nach Knie- und 28–35 d nach Hüft-OP • *Erw. > 75 J.:* 1 × 150 mg/d p. o. ▸ *Niereninsuffizienz:* GFR 30–50 ml/min1 × 150 mg/d; < 15 ml/min → nicht anwenden
Rasche Resorption und Umwandlung in aktive Form, BV 6,5%, max. Plasmakonz. nach 2h, PEB 34%, renale Elimination	

Danaparoid	*€€€€ (1500 I. E.) | Am/Am*
s. c.: **Orgaran®** 750 Anti-Faktor-Xa-Einheiten/0,6 ml Amp. (1 ml = 1250 Anti-Faktor-Xa-Einheiten)	**Thromboseprophylaxe:** 2 × 750 I. E./d s. c. für max. 14 d **akute HIT Typ II ohne Thrombembolie:** • < 90 kg: 2–3 × 750 I. E./d s. c. für 7–10 d • > 90 kg: 2–3 × 1250 I. E./d s. c. für 7–10 d • *Ziel nach Anti-Faktor-Xa-Spiegel:* 1. d 0,2 I. E./ml und 0,2–0,4 I. E./ml am 5. d **akute HIT Typ II mit Thrombembolie innerhalb der letzten 5 d:** • < 55 kg KG 1250 I. E.; 55–90 kg KG 2500 I. E.; > 90 kg KG 3750 I. E. als Bolus i. v., dann 400 I. E. in 4 h, dann 300 I. E. in 4 h, dann 150–200 I. E./h als Erh-Dosis für 5–7 d, dann ggf. 2–3 × 750 I. E./d s. c. • *Ziel nach Anti-Faktor-Xa-Spiegel:* 0,5–0,7 I. E./ml nach Bolus und später 0,5–0,8 I. E./ml **akute HIT Typ II mit Thrombembolie nach > 5 d:** 1250 I. E. als Bolus i. v., dann 2–3 × 750 I. E./d s. c.
BV (s. c.) 100 %, max. Plasmakonz. nach 4–5 h, Steady-state nach 4–5 d, Anti-Xa-HWZ 24 h, HWZ der Thrombininhibition 8 h, zu 50 % renale Elimination	
Desirudin	*€€€€ (30 mg) | Gr 6, Kl/La 1, Kl*
s. c.: **Revasc®** 15 mg Pulver für Inj.-Lsg.	**Perioperative Thromboseprophylaxe**: 2 × 15 mg/d s. c. (erste Injektion 5–15 min vor OP), postop. 2 × 15 mg/d s. c. über 9– max. 12 d ▸ *Nierenfunktionsstörung (GFR 31–60ml/min):* Engmaschige Überwachung der Thromboplastinzeit (PTT) nötig
Resorption 4,5–5,4 h, BV 100 %, HWZ 2,5–3,5 h, renale Metabolisierung und zu 40–50 % unveränderte renale Elimination	
Fondaparinux	*€€€-€€€€ (2,5–7,5 mg) | sl/La 1, sl*
s. c.: **Arixtra®** 2,5 | 5 | 7,5 | 10 mg/0,5 | 0,4 | 0,6 | 0,8 ml Inj.-Lsg.	**Prophylaxe venöser thromboembolischer Ereignisse:** • *Erw.:* 1 × 2,5 mg/d s. c. für 5–9 d • *post-OP: Anfangsdosis* 6 h nach Beendigung des chir. Eingriffes ▸ *Dosisreduktion bei Niereninsuffizienz:* GFR 20–30 ml/min: 1,5 mg/d, < 20 ml/min: KI ▸ *Therapie tiefer Beinvenenthrombosen und Lungenembolie* • *Erw. 50–100 kg KG:* 1 × 7,5 mg/d s. c. bis zur suffizienten oralen Antikoagulation (INR 2–3) • *Erw. < 50 kg KG:* 1 × 5 mg/d s. c. • *Erw. > 100 kg KG:* 1 × 10 mg/d s.c ▸ *Dosisreduktion bei Niereninsuffizienz bei Erw. > 100 kg KG:* GFR 30–500 ml/min: 7,5 mg/d, < 30 ml/min: KI

BV 100%, max. Plasmakonz. 2h, keine PEB, HWZ 17h, renale Elimination 64–77%	
Lepirudin	*€€€€ (20–50 mg) | Gr 5, Kl/La 1, Kl*
i. v.: **Refludan®** 20 | 50 mg für Inj.-/Inf.-Lsg.	**Akute HIT Typ II:** • 0,4 mg/kg KG (28 mg/70 kg KG) als Bolus langsam i. v., dann 0,15 mg/kg KG/h (10,5 mg/70 kg KG/h) als Dauerinfusion über 2–10 d oder länger • *Steuerung:* Nach 4h PTT-Bestimmung (Ziel: 1,5–3fach über Norm); PTT zu hoch → 2h Pause, dann mit 50% weiter und nach 4h PTT-Kontrolle; PTT zu niedrig → Dosis + 20% und nach 4h PTT-Kontrolle, Kontrollen: tgl. PTT-Bestimmung erforderlich **Standard-Thromboembolieprophylaxe bei HIT Typ II in der Anamnese:** 0,1–0,15 mg/kg KG/h (7–10,5 mg/70 kg KG/h) langsam i. v. als Dauerinfusion, anschließend s o. ▸ *Dosisreduktion bei Niereninsuffizienz:* GFR 45–60 ml/ min → 50%; 30–44 ml/min → 30%; 15–29 ml/min → 15% der Standarddosis
BV s. c. 85–100%, initiale HWZ 10 min, terminal 1,3h, vollständige renale Ausscheidung und Metabolisierung	
Rivaroxaban	*€€€ (10 mg) | Gr 6, Kl/La 1, Kl*
p. o.: **Xarelto®** 10 mg/Tbl.	**Thromboembolieprophylaxe nach Hüft- und Kniegelenksersatz:** • *Erw.:* 1 × 10 mg p. o. mit Beginn 6–10h nach der OP für ca. 2 Wo nach Knie- und 5 Wo nach Hüft-OP ▸ *Niereninsuffizienz:* GFR 15–29 ml/min vorsichtig anwenden; < 15 ml/min → nicht anwenden
BV 80–100%, max. Plasmakonz. nach 2–4h, PEB 92–95%, ca. 2/3 Metabolisierung und renale Ausscheidung	

6.2 Thrombozytenaggregationshemmer

6.2.1 Cyclooxygenasehemmer

Ind KHK, instabile AP, Myokardinfarkt, pAVK, TIA, Hirninfarkt, nach gefäßchir. Eingriffen
Dipyridamol + ASS: Sekundärprophylaxe von TIA und ischämischen Hirninfarkten

Wi *ASS:* irreversible Thrombozytenaggregationshemmung durch Hemmung der Cyclooxygenase (COX-1 + 2)
Dipyridamol: Hemmung der Phosphodiesterase→ cAMP Konz. im Trombozyten ↑ → Aggregationshemmung

KI GIT-Ulzera, Gerinnungsstörung bzw. Blutungsneigung, allerg. Reaktionen auf Salicylate, schwere Leber- oder Niereninsuffizienz, im 7.–9. SSM;

relative KI: Asthma bronchiale, Kinder, Hypakusis, *Dipyridamol:* schwere KHK, instabile AP, Myokardinfarkt, dekomp. Herzinsuffizienz
NW GIT-Symptome, -Ulzera, -Blutung, verlängerte Blutungszeit, Asthmaanfall, Tinnitus, Hypakusis, Harnsäure ↑, Reye-Syndrom (bes. bei Kindern) *Dipyridamol:* KS (> 30%), Benommenheit, Schwindel, RR ↓, HF ↑, Verschlechterung der KHK

Acetylsalicylsäure ASS	*p. o.: € (50–500 mg); i. v.: €€€ (500 mg) | KI/KI*
p. o.: **Apovital Apo Ass®**, **Aspirin®** 300 mg/Tbl., **ASS** (**Generika**), **Godamed®** 300 mg/Tbl. – *alle: 100 | 500 mg/Tbl.* **Acesal®** 250 | 500 mg/Tbl., **Delgesic®** 100 | 500 | 1000 mg/ Pulver-Btl., **Herz-Ass-ratiopharm®** 50 | 100 mg/Tbl., **Togal® ASS** 400 mg/Tbl.; **Temagin®** 600 mg/Tbl. *parenteral:* **Aspirin i. v.®** Inj.-Fl. 500 mg Trockensubstanz (DL-Lysinmonoacetylsalicylat]) + 5 ml H_2O	**Arteriosklerose, Insultprophylaxe:** 1 × 100–300 mg/d p. o. (Angaben z T. bis 1000 mg/d) **Koronarsklerose:** 1 × 100 mg/d p. o. **Instabile Angina pectoris, akuter Myokardinfarkt, nach gefäßchirurgischen Eingriffen:** 1 × 75–300 mg/d p. o. ▸ *Dosisreduktion bei Niereninsuffizienz:* s. S. 444
BV 40–50%, max. Plasmakonz. nach 30–40 min, PEB 70–90%, HWZ 10–20 min, HWZ der Metabolite (Salicylsäure) dosisabhängig 3–5 h (bei 1 g 5 h), Elimination 80% hepatisch, 20% renal, bei alk. Urin bis 80% renal, Elimination der Metabolite überwiegend renal	
Dipyridamol + ASS	*€€ (2 Tbl.) | KI/KI*
p. o.: **Aggrenox®** (200 mg Dipyridamol + 25 mg ASS/Ret.-Kps.)	**Sekundärprävention von ischäm. Schlaganfällen und TIAs:** 2 × 1 Ret.-Kps./d p. o. während der Mahlzeit (morgens und abends) bei KS (NW von **Aggrenox®**) ggf. f. 1 Wo 1 × 1 Ret.-Kps./d, dann 2 × 1 Ret.-Kps./d

6.2.2 ADP-Rezeptorantagonisten

Ind Sekundärprophylaxe von Herzinfarkt und ischämischem Hirninfarkt, akutes Koronarsyndrom ohne ST-Strecken-Hebung (mit ASS), akuter Myokardinfarkt mit ST-Strecken-Hebung (mit ASS), Stentfrühverschlussprophylaxe nach PTCA; symptomatische Arteriosklerose, pAVK
Wi selektive, irreversible Hemmung der Bindung von ADP an Thrombozytenrezeptor → Hemmung der Thrombozytenaggregation
KI akute GI-Blutungen, ZNS-Blutungen, schwere Leberfunktionsstörungen, BB-Veränderungen, hämorrhagische Diathesen
NW Blutungen, schwere Neutro- und Thrombopenien (*Ticlopidin* > *Clopidogrel*), GIT-Symptome, thrombotisch-thrombozytopenische Purpura, ZNS-Symptome

Clopidogrel	€€ (75 mg) | Gr 4, Kl/La 1, KI
p. o.: **Clopidogrel** (Generika), **Iscover®**, **Plavix®** – *alle: 75 mg/Tbl.*	**Sekundärprävention von KHK, ischäm. Schlaganfällen und TIAs:** 1 × 75 mg/d p. o. unabhängig von den Mahlzeiten **Akutes Koronarsyndrom mit/ohne ST-Hebung:** *initial* 300 mg, dann *Erh.-Dosis* 75 mg/d in Kombination mit 75–325 mg ASS/d **Stentverschlussprophylaxe (PTCA):** 300 (–600) mg am Tag vor Stentanlage, danach 75 mg/d p. o. in Kombination mit ASS
Wi-Beginn ab 1 d, max. Wi 3–6 d, HWZ 8 d, PEB > 90 %, nach hepatischer Metabolisierung Elimination über Fäzes und Urin	

Ticlopidin	€ (500 mg) | Gr 4, Kl/La 2, KI
p. o.: **Desitic® Lopidin**, **Ticlopidin** (Generika), **Tiklid®**, **Tiklyd®** – *alle: 250 mg/Tbl.*	**Sekundärprävention von KHK, ischäm. Schlaganfällen und TIAs:** *initial* 1 × 250 mg p. o. morgens für 2–3 d, dann 2 × 250 mg/d unter BB-Kontrollen **Stentverschlussprophylaxe (PTCA):** 2 × 250 mg/d für 14 d
orale Resorption 80–90 %, Wi-Latenz 3–5 d, nach 7 d volle Wi , PEB 98 %, HWZ 30–50 h, Wi bis 10 d nach Absetzen, renale Elimination der Metabolite	

6.2.3 Glykoprotein-IIb/IIIa-Rezeptorantagonisten

Ind akutes Koronarsyndrom, therapieresistente instabile Angina pectoris, Non-Q-wave-Myokardinfarkt, vor geplanter Akut-PTCA oder direkt nach PTCA

Wi GPIIb/IIIa-Rezeptorantagonist → Verhinderung der Bindung von Fibrinogen an den Thrombozyten → Thrombozytenaggregation ↓, Thrombusbildung ↓

KI vorangegangene GP-IIb/IIIa-Rezeptorantagonist-induzierte Thrombozytopenie, Apoplexie, hämorrhagischer Apoplex, intrakranielle Erkrankungen, Trauma oder größerer operativer Eingriff in den letzten 6 Wo., schwere Lebersynthesestörung, Thrombopenie, Gerinnungsstörung, maligne Hypertonie

NW Blutungen, Übelkeit und Erbrechen, Fieber, KS, Thrombozytopenie

Abciximab	€€€€€ (10 mg) | sI/La 1, KI
i. v.: **ReoPro®** Inf.-Lsg. 10 mg/5 ml (2 mg/ml)	**akutes Koronarsyndrom, instabile Angina pectoris, NSTEMI, geplante Koronarintervention:** • *Loading-dose:* 0,25 mg/kg KG als i. v.-Bolusinjektion über 10 min → 20 mg = 10 ml für 80 kg KG • *Erh-Dosis:* 0,125 µg/kg KG/min (10 µg/min für 80 kg KG) als kontinuierliche i. v.-Inf. über ≤ 24 h vor geplanter PTCA und 12 h nach durchgeführter PTCA
HWZ in der initialen Phase 10 min, in der sekundären Phase 30 min, die Thrombozytenfunktion normalisiert sich innerhalb von 48 h	

Eptifibatid	*Inj.: €€€€ (20 mg); Inf.: €€€€ (75 mg)* | *sl/La 1, sl*
i. v.: **Integrilin®** 2 mg/ml Inj.-Lsg., 0,75 mg/ml Inf.-Lsg.	**Integrilin Inf.-Lsg. u. Integrilin Inj.-Lsg. müssen zusammen verwendet werden!** **instabile Angina pectoris oder Non-Q-wave-Myokardinfarkt:** • *Erw. > 18 J.:* 180 µg/kg KG als i. v. *Bolus*, dann i. v.-*Dauerinf.* von 2 µg/kg KG/min bis zu 72 h oder bis zur Durchführung einer Intervention • bei Durchführung einer PTCA während der Eptifibatid-Therapie ist die Inf. über weitere 20–24 h. fortzuführen, *Gesamttherapiedauer* max. 96 h
HWZ 2,5 h, PEB 25 %, renale Elimination 50 %	

Tirofiban	*€€€€€ (12,5 mg)* | *Gr 5, sl/La 1, sl*
i. v.: **Aggrastat®** Inf.-Lsg. 250 ml = 12,5 mg (1 ml = 0,05 mg), Inf.-Lsg.-Konzentrat 50 ml = 12,5 mg (1 ml = 0,25 mg)	**akutes Koronarsyndrom, instabile Angina pectoris, NSTEMI, geplante Koronarintervention:** • *Gabe über Infusomat:* 1 Amp. (= 50 ml) + 200 ml NaCl 0,9 % = 250 ml Lsg. (= 0,05 mg [50 µg]/ml Lsg.) • *Loadingdose:* 0,4 µg/kg KG/min über 30 min (Dosis pro h bei 70 kg KG: 1680 µg/h → Geschwindigkeit: 33,6 ml/70 kg KG/h) i. v. • *Erh-Dosis:* 0,1 µg/kg KG/min (Dosis pro h bei 70 kg KG: 420 µg/h → Geschwindigkeit: 8,4 ml/70 kg KG/h) i. v. ▸ *Dosisreduktion bei schwerer Niereninsuffizienz(GFR < 30ml/min):* 50 % der Loading- und Erh-Dosis
Wi-Beginn nach 30 min, 8 h nach Absetzen erreicht die Thrombozytenfunktion ihren Ausgangswert, HWZ 2 h, PEB 65 %, Ausscheidung: 66 % Urin, 23 % Fäzes	

6.2.4 Medikamente bei essenzieller Thrombozythämie/Thrombozytose

Anagrelid	*€€€€ (1 mg)* | *Gr 6, sl/La 1*
p. o.: **Xagrid®** *0,5 mg/Kps.*	**Essenzielle Thrombozythämie bei Risikopatienten (> 60 J. oder Thrombos > 1000 × 10^9/l):** • *initial* 2 × 0,5 mg/d p. o. für 1 Wo., dann je nach Thrombozytenzahl (Ziel: 150–400 × 10^9/l) ▸ Max-Dosis: 2,5 mg/d
Resorption > 70 %, max. Plasmakonz. nach ca. 1 h, HWZ 1,3 h, Metabolisierung durch CYP1A2 und renale Elimination	

6.2.5 Andere Thrombozytenaggregationshemmer

Ind *Cilostazol:* peripheren arteriellen Verschlusskrankheit im Stadium II

Wi *Cilostazol:* PDE-III-Hemmer mit thrombozytenaggregationshemmender Aktivität und vasodilatierenden Eigenschaften

KI *Cilostazol:* Schwere Nieren- und Leberfunktionsstörungen, kongestive Herzinsuffizienz, GIT-Ulzera, erhöhte Blutungsgefahr, bek. ventrikuläre Tachykardie, Kammerflimmern, verlängertes QT-Intervall	
NW *Cilostazol:* KS (>30%), Diarrhoe	

Cilostazol	*p. o.: €€ (200 mg) | KI/KI*
p. o.: **Pletal**® 100 mg/Tbl.	**pAVk im Stadium II:** 2 × 100 mg/d p. o. (Einnahme mind. 30 min nach dem Essen)
Steady state 4 d, PEB >98%, HWZ 10,5 h, renale Elimination nach Metabolismus per Cytochrom-P450	

6.3 Fibrinolytika

Ind akuter Herzinfarkt (*Streptokinase, rt-PA, Tenecteplase*), Lungenembolie (*Streptokinase, rt-PA, Urokinase*), akute periphere arterielle und venöse Thrombosen bzw. Embolien (*Streptokinase, Urokinase*), akuter Zentralgefäßverschluss am Auge (*Streptokinase*), Shuntthrombosen (*Urokinase*)	
Wi Gewebeplasminogenaktivator → Bindung an Fibrin → Plasminogen wird zu Plasmin aktiviert → Fibrinolyse wir eingeleitet und beschleunigt	
KI Gerinnungsstörungen (Marcumartherapie), schwerwiegende Blutung (akut oder in den letzten 6 Mo.), kurz zurückliegende OP (Allgemeinchirurgie 10 d, Neurochirurgie 12 d post OP), kurz zurückliegende Punktion nicht komprimierbarer Gefäße , traumatische Herzmassage, Trauma (v. a. SHT), Streptokokkeninfektion (*Streptokinase*), erhöhtes GIT-Blutungsrisiko (z. B. Ulzera, Colitis ulcerosa, viszerale Tumoren), akute Pankreatitis, Peri- und Endokarditis, Aneurysmata, hochgradige Herz-, Leber- und Niereninsuffizienz, therapierefraktärer Hypertonus, Nierensteine, Apoplex in den letzten 2 Mo., Schädigung des ZNS (z. B. Neoplasie, Aneurysma, OP), Neoplasie mit erhöhtem Blutungsrisiko, Sepsis, aktive Hepatitis, hämorrhagische Retinopathie, erste 4 Wo. post partum, i.m. Injektion (relative KI)	
NW Blutungen (v. a. Punktionsstellen, Gastrointestinal- und Urogenitaltrakt), RR ↓, Fieber, Übelkeit und Erbrechen, KS, Embolien durch losgelöste Thrombenanteile, Induktion einer Antikörperbildung (v. a. *Streptokinase, Urokinase*), Anaphylaxie, Reperfusions-HRST	

Streptokinase	*€€€€-€€€€€ (0,25–1,5 Mio I. E.) | sl/Am*
parenteral: **Streptase**® 250000 I. E. | 750000 I. E. | 1500000 I. E.	**Thrombolyse:** *akuter HI:* Systemisch 1,5 Mio I. E. über 60 min i. v.; *intrakoronar* Bolus 20000 I. E. Streptokinase, dann 2000–4000 I. E./min i. v. über 30–90 min **Lungenembolie:** 1,5 Mio I. E. über 30 min i. v.; dann 1,5 Mio I. E. über 2 h **peripherarterielle Verschlüsse:** • *systemisch:* 250000 I. E. über 30 min., dann 100000 I. E./h i. v. bei venösen Verschlüssen über max. 3 d, bei Zentral-

	arterienverschlüssen über max. 24 h und bei arteriellen Verschlüssen über max. 5 d • *lokal (Katheterlyse):* Im Intervall von 3–5 min 1000–2000 I. E. über max. 3 h oder Gesamtdosis von 120000 I. E. ▸ *Kinder:* > 12 J. 150000 I. E.; > 7½ J. 100000 I. E.; > 3 J.: 55000 I. E.; > 1 J. 40000 I. E.; > ½ J. 30000 I. E. jeweils über 15–20 min i. v., dann 1000 I. E./kg KG/h i. v., Dauer von der Schwere des Befundes abhängig
max. Wi nach 1–2 h, HWZ 25–35 min, Inaktivierung durch proteolytische Spaltung	
rt-PA = Alteplase = Plasminogen-Aktivator	*€€€€€ (10–50 mg)* | *Gr 5, sl/sl*
parenteral: **Actilyse®** 10 | 20 | 50 mg Trockensubstanz/Durchstechfl. à 10 | 20 | 50 ml	**Thrombolyse:** • **HI < 6 h:** > 65 kg KG 15 mg als Bolus, dann 50 mg in 30 min, gefolgt von 35 mg in 60 min (max. 100 mg); < 65 kg KG 15 mg als Bolus, dann 0,75 mg/kg KG in 30 min (max. 50 mg), gefolgt von 0,5 mg/kg KG in 60 min (max. 35 mg); + begleitend i. v. – Heparinisierung mit 5000 I. E. Bolus, dann 1000 I. E./h (Ziel-PTT: 1,5–2,5 faches des Ausgangswertes) + ASS 160–360 mg/d • **HI 6–12 h:** > 65 kg KG 10 mg als Bolus, dann 50 mg in 60 min, gefolgt von 40 mg in 120 min (max. 100 mg in 3 h); < 65 kg KG max. Gesamtdosis 1,5 mg/kg KG + i. v. – Heparinisierung + ASS (s. o.) • **Lungenembolie:** > 65 kg KG 10 mg als Bolus, dann 90 mg über 120 min (= 100 mg in 120 min); < 65 kg KG: max. Gesamtdosis 1,5 mg/kg KG + i. v. – Heparinisierung nach rt-PA Gabe, wenn PTT unterhalb des zweifachen Normwertes liegt (Ziel-PTT: 1,5–2,5faches des Ausgangswertes) • **Apoplex < 3 (-4,5) h:** 0,9 mg/kg KG, 10% als Bolus, Rest in 60 min i. v. (*max.* 90 mg); nach (2–) 12–24 h Heparinisierung (10 000–15 000 I. E.)
BV 100%, nach 30 min wird 90% des Steady-state-Wertes erreicht, HWZ 4 min, Elimination nach hepatischem Metabolismus	
Urokinase	*€€€€-€€€€€ (10000–1000000 I. E.)* | *Am bei vl/Sm*
parenteral: **Corase®**, **Rheotromb®**, **Urokinase®** 10000 | 50000 | 100000 | 250000 | 1000000 I. E./ Trockensubstanz	**Thrombolyse:** • **Lungenembolie:** *initial* 2000–4000 I. E./kg KG über 10–20 min i. v., dann 2000 I. E./kg KG/h i. v. über 12–24 h, simultaner Heparinperfusor (Dosierung nach Thrombinzeit, Ziel: 3–6fache der Norm, meist 500 I. E./h)

– *alle:* 500000 I. E./Trockensubstanz	• **akute periphere venöse oder arterielle Verschlüsse:** *initial* 250000 I. E. über 20 min i. v., dann 2000000 I. E./24h, simultaner Heparinperfusor (Dosierung nach Thrombinzeit, Ziel: 3–6fache der Norm oder PTT 1,5–3fache der Norm, meist 500 I. E./h) • **alte periphere venöse oder arterielle Verschlüsse:** *initial* 150000 I. E. über 20 min i. v., dann 1000000 I. E./24h über 1–2 (max. 4) Wo., simultaner Heparinperfusor (Dosierung nach Thrombinzeit, Ziel: 3–6fache der Norm oder PTT 1,5–3fache der Norm, meist 500 I. E./h) • **lokal (Shunt):** Instillierung von 5000–35000 I. E. gelöst in 5–20 ml H_2O für Injektionszwecke verteilt in beide Schenkel des arterio-venösen Shunts, ggf. Wdh. nach 30 min (max. Behandlungsdauer 2h) ▸ *vorweg* ggf. Gabe von 100 mg Prednisolon i. v., um die Antikörperbildung und evtl. allerg. Reaktionen zu verringern
nach i. v.-Gabe rasche Aufnahme in Leber und Niere, rasche Metabolisierung, HWZ 10–15 min, Inaktivierung durch proteolytische Spaltung	
Tenecteplase	*€€€€€ (40–50 mg) | Gr 5, Kl/Kl*
i. v.: **Metalyse**® 40 mg (8000 U)/8 ml Lsg., 50 mg (10000 U)/10 ml Lsg.	**Lysetherapie bei akutem Herzinfarkt:** • *KG < 60kg:* 6000 U = 30 mg = 6 ml Lsg.; • *KG : 60 – 70kg:* 7000 U = 35 mg = 7 ml Lsg.; • *KG : 70 – 80kg:* 8000 U = 40 mg = 8 ml Lsg i. v.; • *KG : 80 – 90kg:* 9000 U = 45 mg = 9 ml Lsg i. v.; • *KG > 90kg:* 10000 U = 50 mg = 10 ml Lsg i. v. ▸ *Max-Dosis:* bezogen auf KG max. 10000 U (50 mg) als *Einzelbolus* über 10 sek i. v.
hepatische Metabolisierung, HWZ 20 min, terminale HWZ ↑ (2h), Plasma-Clearance 2h	
Anistreplase (APSAC)	*€€€€€ (30 E) | Kl außer bei vl/Kl*
i. v.: **Eminase**® 30 mg/Inj.-Fl. (= 30 E), Trockensubstanz u. Lsg.-Mittel	**Lysebehandlung bei akutem Herzinfarkt:** 30 E. in 5 min i. v. injizieren
Plasma-HWZ der fibrinolytischen Wirkung 90–112 min	

6.4 Sonstige Antithrombotika (Sepsistherapeutika)

Ind schwere Sepsis mit multiplem Organversagen zusätzlich zur Standardtherapie
Wi rekombinantes aktiviertes Protein C → Inaktivierung der Faktoren Va und VIIIa → Thrombinbildung ↓ → neg. Rückkopplung → exzessive Aktivierung der Blutgerinnung mit mikrovaskulären Thrombenbildung ↓, antithrombotisch, profibrinolytische Wi
KI aktive innere Blutung, intrakranielle pathologische Veränderungen, Neoplasma, zerebrale Herniation, gleichzeitige Heparintherapie > 15 I. E./kg KG/h, Sepsis unabhängige Blutungsneigung, erhöhtes Blutungsrisiko, schwere chron. Lebererkrankung, Thrombozyten < 30000/µl, Alter < 18 J.
NW Blutungskomplikationen (v. a. Haut und GI-Trakt, aber auch intrakraniell), KS

Drotrecogin alfa aktiviert	*€€€€€ (5–20 mg) | sl/La 1, ab*
i. v.: **Xigris®** 5 | 20 mg/Durchstechfl. zur Auflösung mit 2,5 ml H_2O zu Injektionszwecken	**schwere Sepsis mit multiplem Organversagen:** 24 µg/kg KG/h i. v. als Dauerinfusion über 4 Tage (96h), nur mit 0,9% NaCl verdünnen
biphasische HWZ (*initial* 13 min [80% der AUC] dann 1,6h), Plasmaclearance bei Sepsis-Pat. 42 l/h, Inaktivierung durch endogene Protease-Inhibitoren	

6.5 Antifibrinolytika

Ind *Tranexamsäure:* generalisierte oder lokale Hyperfibrinolyse
Wi *Tranexamsäure:* Plasminogenaktivatorhemmung→ verzögerte Fibrinolysehemmung
KI *Tranexamsäure:* Hämaturie, Thromboseneigung; strenge Ind.: Schwangerschaft
NW *Tranexamsäure:* Schwindel, Sehstörungen, Thrombosen, RR ↓ bei zu schneller Inj.

Tranexamsäure	*p. o.: €-€€ (1000–1500 mg); i. v.: €€-€€€ (500–1000 mg) | KI 1. Trim., sl 2.+3. Trim./kA*
p. o.: **Cyklokapron®** Filmtbl. 500 mg/Tbl. *i. v.:* **Cyklokapron®** Inj.-Lsg. 500 mg/5 ml	**Standarddosierung bei lokaler Fibrinolyse:** 0,5–1 g langsam i. v. Inj. oder 2–3 × 2–3 Tbl p. o. **Generalisierte Fibrinolyse:** 1 g langsam i. v. alle 6–8h (15 mg/kg KG.) **Prostatektomie und Blasenoperationen:** 1 g langsam i. v. alle 8h (erste Injektion während der OP) danach 3–4 × 1 g/d p. o., bis makroskopisch keine Hämaturie mehr nachweisbar ist **Verlängerte oder verstärkte Regelblutung:** 3–4 × 1–1,5 g/d p. o. über 3–4 d **Epistaxis:** Tamponade der Nasenhöhle mittels eines mit **Cyklokapron**-Lsg. getränkten Gazestreifens. Bei drohender Nachblutung 3 × 1 g/d p. o.

	Konisation der Zervix: 3 × 1,5 g/d p. o. über 12–14 Tage **Zahnextraktion bei Patienten mit Gerinnungsstörungen:** prae-OP 10 mg/kg KG i. v., post-OP 3–4 × 25 mg/kg KG p. o. für 6–8 Tage **Akute GIT-Blutung:** 6 × 1 g/d i. v. über 3 d, dann 4 × 1,5 g/d p. o. für 3–4 d ▸ *Dosisreduktion bei Niereninsuffizienz:* S-Krea 1,35–2,82 mg/100 ml → 2 × 10 mg/kg KG/d i. v. oder 15 mg/kg KG p. o.; S-Krea 2,82–5,65 mg/100 ml → alle 24 h 10 mg/kg KG i. v. oder 15 mg/kg KG p. o.; S-Krea > 5,65 mg/100 ml → alle 48 h 10 mg/kg KG i. v. oder 15 mg/kg KG p. o. oder alle 24 h 5 mg/kg KG i. v. oder 7,5 mg/kg KG p. o.
HWZ 2–3 h, max. Plasmakonz. 2–3 h, v. a. renale Elimination	

6.6 Antianämika

6.6.1 Eisenhaltige Zubereitungen

Ind Eisenmangel mit/ohne Anämie, Eisenresorptionsstörungen

Wi nur Fe^{2+} kann enteral resorbiert werden, in der Mukosa Umwandlung in Fe^{3+} → Bindung an Transferrin → Aufnahme in eisenverwertende Zellen, physiologische Eisenverluste beim Mann 1 mg/d, bei der Frau 2 mg/d

KI Eisenkumulation (Hämochromatose, chronische Hämolyse); Eisenverwertungsstörungen (Bleianämie, sideroachrestische Anämie, Thalassämie)

NW *p. o. (Fe^{2+}):* Obstipation, Übelkeit und Erbrechen, schwarzer Stuhl
parenteral (Fe^{3+}): Überdosierungsgefahr, KS, Hitzegefühl, Metallgeschmack, Herzschmerzen, RR ↓, Kollaps, anaphylaktischer Schock, Thrombophlebitis

Eisen-II-Glukonat	*p. o.: € (100–200 mg); i. v.: €€€ (40–62,5 mg) | Am (ab Hb < 10 g/dl)/Am*
p. o. (Fe^{2+}): **Eisen-Sandoz**® 215,8 mg/Brausetbl. (25 mg Fe^{2+}), **Ferrum Verla**® 300 mg/Tbl. (= 34,7 mg Fe^{2+}), 695 mg/Brausetbl. (= 80,5 mg Fe^{2+}), **Lösferron**® 695 mg/Brausetbl. (= 80,5 mg Fe^{2+}), **Rulofer**® G Saft 40 mg (= 4,7–5 mg Fe^{2+})/ml, **Vitaferro**® 80 mg Fe^{2+}/Brausetbl.	**Eisenmangelzustände:** • *p. o.:* 100–200 mg Fe^{2+} in 2–3 ED/d nüchtern je nach berechnetem Defizit s. Eisen-II-Sulfat (s. u.) • *Schwangerschaft (ab 2. Hälfte):* 1 × 50 mg Fe^{2+}/d nüchtern p. o. • *i. v.:* 1 × 40–62,5 mg/d langsam i. v., am besten als Kurzinfusion in 100–250 ml NaCl 0,9% ▸ *Kinder:* > 1 ½ J. 5 mg Fe^{2+}/kg KG/d nüchtern p. o. (½ – 1 Brausetbl./d oder 2–4 Tbl./d)

parenteral (Fe^{3+}): **Ferrlecit®** 40 | 62,5 mg Fe^{3+}/Amp. à 3,2 | 5 ml	
s. Eisen-II-Sulfat (s. u.)	
Eisen-II-Succinat	*€ (95–190 mg) | Am/Am*
p. o.: **Ferrlecit 2®** 95 mg Fe^{2+}/Drg.	**Eisenmangelzustände:** • *p. o.:* 1–2 × 95 mg/d nüchtern p. o. je nach berechnetem Defizit s. Eisen-II-Sulfat (siehe unten) • *Schwangerschaft (ab 2. Hälfte):* 1 × 50 mg Fe^{2+}/d nüchtern p. o.
s. Eisen-II-Sulfat (siehe unten)	
Eisen-II-Sulfat	*€ (100–300 mg) | Am/Am*
p. o.: **Aktiferrin N®** 50 mg Fe^{2+}/Drg., **Dreisafer®** 100 mg Fe^{2+}/Tbl., **Eisendragees-ratiopharm®** 50 mg Fe^{2+}/Drg., **Eryfer®** 100 mg Fe^{2+}/Tbl., **Eisensulfat Stada®** 150 mg Fe^{2+}/Retardkps., **Ferro-gamma®** 60 mg Fe^{2+}/Kps., **Hämatopan®** 50 | 100 mg Fe^{2+}/Drg., **Haemoprotect®** 50 | 100 mg Fe^{2+}/Kps., **Plastufer®** 50 | 100 mg Fe^{2+}/Tbl., **Tardyferon®** 80 mg/Ret.-Tbl., **Vitaferro®** 100 mg Fe^{2+}/Kps.	**Eisenmangelzustände:** • *p. o.:* 1–3 × 100 mg Fe^{2+}/d nüchtern p. o. je nach berechnetem Defizit, s. u. • *Schwangerschaft (ab 2. Hälfte):* 1 × 50 mg Fe^{2+}/d nüchtern p. o. ▸ *Kinder (Therapie):* 5–6 mg/kg KG/d verteilt auf 3–4 ED/d als Trpf p. o. (50–60 mg/ 10 kg KG/d = 30–40 Trpf./d), bei der Prophylaxe halbe Dosis ▸ *Berechnung des Defizits:* 1 g Hb/100 ml enthält 3 mg Fe^{3+} → bei einem Defizit von 1 g Hb/100 ml Blut fehlen 3 mg Fe^{3+}/100 ml Blut → 150 mg Fe^{3+}/5000 ml Blut; dazu kommen 800 mg Fe^{3+}, die im Depot des Körpers fehlen → Gesamtfehlbestand 950 mg Fe^{3+} ▸ *benötigte Gesamteisenmenge:* mg Fe^{2+} = $(Hb_{normal\ (g/dl)} - Hb_{aktuell\ (g/dl)}) \times 250$, Behandlungsdauer: Tage = $(Hb_{normal\ (g/dl)} - Hb_{aktuell\ (g/dl)}) \times 10 + 30$
schlechte orale BV (Resorption nur 20 %) → lange Therapiedauer erforderlich	
Eisen-III-Hydroxid-Dextran-Komplex	*€€€ (100 mg) | KI im 1. Trim., sI im 2.+3. Trim./sI*
i. v.: **CosmoFer®** 100 mg/2 ml Inj.-Lsg. und Inf.-Lsg.	**Eisenmangelzustände bei nachgewiesener Intoleranz gegenüber oralen Darreichungsformen:** • 100–200 mg Eisen entspr. 2–4 ml, falls rasche Auffüllung der Eisenspeicher erforderlich → 20 mg Eisen/kg KG als Gesamt-Dosis-Inf. • vor Erstgabe Testdosis von 25 mg Eisen od. ½ ml Lsg., falls nach 60 min keine NW, Restdosis
max. Ferritin-Spiegel nach 7–9 Tagen (i. v.) Anwendung, Rückgang innerhalb drei Wochen. HWZ für zirkulierendes Eisen 5 h, für Gesamteisen 20 h.	

6.6.2 Vitamin B_{12} und Analoga → S. 245

→ S. 245

6.6.3 Erythropoetin und Analoga

Ind renale Anämie mit/ohne dialysepflichtiger Niereninsuffizienz, Anämie bei Tumorerkrankungen mit Chemotherapie, Eigenblutgewinnung vor Operationen

Wi Stimulation am Erythropoetinrezeptor → Blutbildung im Knochenmark ↑ → Retikulozyten ↑, Erythrozyten ↑, Hb ↑, Eiseneinbau ↑, Mobilisation von Eisendepots

KI unkontrollierte art. Hypertonie, instabile AP, venöse Thrombosen, Kinder < 2 J., bei Ind. Eigenblutgewinnung: HI oder Apoplex

NW RR ↑, KS, Knochenschmerzen, grippeähnliche Symptome, Eisenmangel, Thrombozyten ↑, geringfügige Zunahme thromboembolischer Ereignisse

Erythropoetin = Epoetin α+β+δ EPO	*€€€€€ (10000 I. E.) | Gr 5, sl/La 1, sl*
Parenteral: *Epoetin α (Alpha):* **Abseamed®**, **Binocrit®**, **Epoetin Alfa® Hexal**, **Eprex®**, **Erypo®** *– alle: Inj.-Lsg., Fertigspritze, Patrone für Pen 500 | 1000 | 2000 | 4000 | 5000 | 6000 | 10000 | 20000 | 40000 I. E.* *Epoetin β (Beta):* **NeoRecormon®** Inj.-Lsg., Fertigspritze, 500 | 1000 | 2000 | 4000 | 5000 | 6000 | 10000 | 20000 | 40000 I. E., **NeoRecormon®** Multidose 10000 | 20000 | 50000 | 60000 | 100000 I. E./ Pulver f. Inj.-Lsg. *Epoetin δ (Delta):* **Dynepo®** 1000 | 2000 | 3000 | 4000 | 10000 Fertigspritze	**Anämie bei chronischem Nierenversagen unter Hämodialyse, bei renaler Anämie, bei Tumorerkrankungen:** • *i. v./s. c.: initial* 3 × 20–40 I. E./kg KG/Wo. (= 3 × 1400–2800 I. E./70 kg KG/Wo.), bei unzureichender Wi monatliche Steigerung um 3 × 20 I. E./kg KG/Wo., nach Anstieg des Hb auf > 10 g/dl oder des Hkt auf 30–35 % *Dosisreduktion* um 50 %, anschließend individuelle *Erh-Dosiseinstellung* in 1- bis 2-wöchentlichen Abständen (i. v. langsam über 2 min. applizieren) ▸ *max. Wochendosis:* 720 I. E./kg KG s. c. oder i. v. **Eigenblutgewinnung:** 2 × 600 I. E./kg KG/Wo s. c. (= 2 × 42000 I. E./ 70 kg KG/Wo.) über 3 Wo. und Einnahme von 200 mg Fe^{2+}/d p. o.
BV 48 %, max. Plasmakonz. nach 23 h, nach s. c.-Gabe 1/20 der BV nach i. v.-Gabe, HWZ 4–5 h (i. v.), HWZ 12–18 h (s. c.)	

Darbepoetin alpha	*€€€€€ (150 µg) | Gr 5, sl/La 1, KI*
i. v., s. c.: **Aranesp®**, **Nespo®** *– alle: 10/15/20/30/40/50/60/80/100/150/300/500 µg Inj.-Lsg. in einer Fertigspritze oder als vorgefüllter Injektor*	**Anämie bei chronischer Niereninsuffizienz:** • *initial:* 2,25 µg/kg KG 1 ×/Wo oder 6,75 µg/kg KG 1 ×/3 Wo i. v./s. c. (Ziel: Hb > 11 g/dl (6,8 mmol/l) • *Korrekturphase: initial* 0,45 µg/kg KG i. v./s. c., ggf. Dosissteigerung um 25 % bei ausbleibendem Erfolg (Dosisanpassung siehe auch Fachinfo)

	symptomatische Anämie bei Tumorpatienten: • *initial:* 500 µg oder 6,75 µg/kg KG 1 ×/3 Wo i. v./s. c. • *Erhaltungsphase:* für jeden Pat. individuelle Festlegung alle 1 ×/Wo. oder alle 2 Wo.
HWZ 21–49 h	

6.7 Rheologika (Durchblutungsförderung)

Ind *Alprostadil:* chronische arterielle Verschlusskrankheit im Stadium III u. IV (*pAVK*), erektile Dysfunktion
Iloprost: Thombangitis obliterans
Buflomedil: pAVK II
Naftidrofuryl: periphere funktionelle und organ. Durchblutungsstörungen (Gehirn, Innenohr, Auge, Claudicatio intermittens)
Pentoxifyllin: pAVK III – IV°, zerebrale Durchblutungsstörungen

Wi *Alprostadil/Iloprost:* Prostaglandin → Mikrozirkulation ↑, Vasodilatation, Thrombozytenaggregationshemmung
Naftidrofuryl: peripherer Vasodilatator, Erythrozytenverformbarkeit ↑, Thrombozytenaggregationshemmung
Pentoxifyllin: Vasodilatator, Erythrozytenflexibilität ↑, Plasmafibrinogen ↓, Erythrozytenaggregation ↓, Thrombozytenaggregation ↓ → Blutviskosität ↓

KI *alle:* schwere KHK, instabile AP, Myokardinfakt, schwere Herzinsuffizienz, art. Blutungen, Hypotonie
Alprostadil/Iloprost: Myokardinfakt (6 Mo.), Lungenödem, höhergradige HRST, erhöhte Blutungsneigung (z B. GIT-Ulzera), Asthma bronchiale (*Alprostadil*)
Naftidrofuryl: Hyperoxalurie, kalziumhaltige Nierensteine

NW *alle:* Übelkeit, Erbrechen, RR-Abfall, Schwindel, KS
Alprostadil: HF ↑, Verwirrtheit, epileptische Anfälle (auch *Buflomedil*), Fieber
Iloprost: Kieferschmerzen, Myalgie, HF ↓, Parästhesien

Alprostadil	*€€€€ (10–20 µg) | Gr 4, Kl/La 1, KI*
parenteral: **Prostavasin®** 20 µg/Amp.	**chronische arterielle Verschlusskrankheit im Stadium III u. IV (pAVK):** • 10–20 µg verdünnt auf 50 ml über 60–120 min 1 × tgl. intraarteriell, ggf. bei schweren Fällen Wdh., • *optional über intraarterielle Verweilkanüle mittels Perfusor:* 0,1–0,6 ng/kg KG/min (7–42 ng/70 kg KG/min) über 12 h i. a. je nach Schwere einer pAVK (individuelle Einzelfallentscheidung) ▸ *max.* Behandlungsdauer 4 Wo.

HWZ 5–10 min, > 90% PEB, 80–90% werden in der Lunge metabolisiert und zu 90% renal eliminiert	
Iloprost	*i. v.: €€€€ (20 µg); inhalativ: €€€€ (10 µg) | Gr 6, Kl/La 1, Kl*
i. v.: **Ilomedin®** 20 µg/1 ml Konz. zur Herstellung einer Inf.-Lsg. *inhalativ:* **Ventavis®** 10 µg/ml Lsg. für einen Vernebler	**Thrombangiitis obliterans mit schweren Durchblutungsstörungen:** 0,5–2,0 ng/kg KG/min u. wird über 6 h/d i. v. **Primär pulmonale Hypertonie:** *inhalativ:* 2,5 od. 5 µg inhaliertes **Iloprost** (am Mundstück des Verneblers freigesetzte Dosis) pro Einzelinhalation, 6–9 Einzelinhalationsdosen/d ▸ *Dosisreduktion bei Niereninsuffizienz und Leberzirrhose:* bei Dialysepflichtigkeit und Leberzirrhose erforderlich, siehe Fachinfo
HWZ 0,5 h, PEB 60%, renale Elimination	
Buflomedil	*€ (450–600 mg); € (600 mg ret.); i. v.: €€-€€€ (100–200 mg) | Gr 5, Kl/La 1, Kl*
p. o.: **Bufedil®**, **Buflo** (Generika), **Buflomedil** (Generika), **Complamin®**, **Defluina® peri** *– alle: 150 | 300 mg/Tbl., 600 mg/Ret.-Tbl.* *i. v.:* **Bufedil®**, **Buflo** (Generika), **buflomedil 50 von ct®**, **Complamin®** **Buflomedil**, **Defluina® peri** *– alle: 50 mg/Amp. à 5 ml*	**peripher arterielle Durchblutungsstörungen im Stadium II:** • *Tbl.:* 50–600 mg/d verteilt auf 2–3 ED • *Ret.-Tbl.:* 1 × 600 mg Ret.-Tbl./d • *Inj.-Lsg.:* 100–200 mg/d i. v. verteilt auf 2 ED
HWZ 2–4 h, max. Plasmakonz. 1,5–4 h, PEB 60–80%, renale Elimination	
Naftidrofurylhydrogenoxalat = Naftidrofuryl	*€-€€€ (300–600 mg) | sl/sl*
p. o.: **Dusodril®** 100 mg/Kps., **Nafti** (Generika), **Naftilong®** *– alle: ret. 100 | 200 mg/Ret.-Kps.*	**peripher arterielle Durchblutungsstörungen im Stadium II:** • *allgemein:* 3 × 100 mg/d p. o. • *Stoßtherapie:* 3 × 200 mg/d p. o. für 5–10 d ▸ *Max-Dosis:* 600 mg/d p. o.
BV 33% (p. o.), max. Plasmakonz. nach 45 min, HWZ 1 h, PEB 65%, Elimination über die Galle, enterohepatischer Kreislauf	
Pentoxifyllin	*p. o.: €€ (1200–1600 mg); € (1200–1800 mg ret.); i. v.: €€-€€€ (300–600 mg) | Gr 4, sl/La 2, sl*
p. o.: **Agapurin®** 100 mg/Drg., **Claudicat®**, **Durapental®**,	**peripher arterielle Durchblutungsstörungen im Stadium II:**

Pento (Generika), **Pentox®**, **Pentoxifyllin** (Generika), **Ralofect®** *200 mg/Tbl.*, **Rentylin®**, **Trental®** *– alle: ret. 400 | 600 mg/Tbl.* *i. v.:* **Pentohexal®**, **Pento-Puren®**, **Pentox®**, **Pentoxifyllin** (Generika), **Ralofect®**, **Rentylin®**, **Trental®** *– alle: 100 | 300 mg/Amp. à 5 | 15 ml*	• *p. o.:* 2 (–3) × ret. 600 mg/d oder 3 (–4) × 400 mg/d • *i. v.:* 1 (–2) × 300 mg = 1 (–2) × 1 Amp. in 500 ml NaCl 0,9 %/d ▶ *Dosisreduktion bei Niereninsuffizienz:* s. Seite 446
BV 19 %, HWZ 1–2 h, hepatischen Metabolismus, renale Elimination	

6.8 Gerinnungsfaktoren

Ind Blutungen infolge Mangel der Faktoren II, VII, IX und X, Hämophilie B, **„Marcumar®"**-Blutung, hepatische Gerinnungsstörungen

Wi enthält: Faktor II, VII, IX und X, Antithrombin III, Heparin, Protein C und Protein S

KI Verbrauchskoagulopathie, HIT II; *relative KI:* Thrombosegefahr, Angina pectoris, Herzinfarkt

NW venöse thrombembolische Komplikationen, Übelkeit, Brechreiz, RR-Abfall, Exanthem, allerg. Reaktionen

PPSB-Konzentrat	*€€€€€ (200–600 I. E.), €€€€€ (300–600 I. E.) | sl/sl*
i. v.: **PPSB-Konzentrat®** S-TIM 4–200 | 600 I. E./Trockensubstanz, **PPSB Human® SD/Nano** 300 | 600 I. E.	**kongenitale und erworbene Gerinnungsstörungen (Mangel an Faktoren II, VII, IX und X):** • *allgemein:* Dosis in I. E. = erwünschter Quick-Anstieg × kg KG × 1,2 i. v., (z. B. Dosis in I. E. = 40 % × 70 kg KG × 1,2 = 3360 I. E.) • *Blutungsprophylaxe (u. a. bei „Marcumar"-Überdosierung):* 1200–2400 I. E. langsam (< 1 ml/min.) i. v. • *akute Blutung:* 2400–4800 I. E., ggf. weitere 1200–2400 I. E. nach 6–12 h i. v. • *OP:* 2400 I. E. i. v. (Ziel: Quick > 50 %)
HWZ der Gerinnungsfaktoren: Faktor II = 58 h, VII = 5 h, IX = 19 h, X = 35 h, AT III = 50–70 h, entsprechend der biologischen HWZ Substitution der Faktoren in regelmäßigen Intervallen. Bei Lebererkrankungen, Verbrauchskoagulopathie sowie schwerer Blutung ist mit einer verkürzten HWZ zu rechnen	

6.9 Blutersatzmittel und Perfusionslösungen

6.9.1 Blutverwandte Produkte

Ind Ausgleich onkotischer Defizite, isoonkotische Volumensubstitution

Wi körpereigenes Plasmaersatzmittel, 5% = isoonkotische Lsg, 20% = hyperonkotisch

KI Hyperhydratationszustände, Hypervolämie, dekompensierte Herzinsuffizienz, Hypertonie, Lungenödem, Ösophagusvarizen, Gerinnungsstörungen, schwere Anämie, renale oder postrenale Anurie

NW allerg. Reaktionen, Hypotonie und Schock, Infektionsübertragung

Humanalbumin	*€€€€ (250 ml 5%), €€€€€ (100 ml 20%) | Am/Am*
parenteral: **Albumin-Lösung®** 4%, **Alburex®** 20%, **Human Albumin 5%** (**Generika**), **Human Albumin 20%** (**Generika**) *– alle: 5 | 20% = 1000 ml = 50 | 200 g Plasmaproteine (96% Albumin)*	**Volumensubstitution, Hypalbuminämie (nach Defizitberechnung):** • 100 ml 20%ig mit 1–2 ml/min i. v. (= 20 g Plasmaproteine) • 250 ml 5%ig mit 5 ml/min i. v. (= 12,5 g Plasmaproteine) • bei HKT < 30% und Volumenmangel sollten ggf. Blutkonserven gegeben werden ▸ **Defizitberechnung:** Albumindosis (g) = (Soll-Gesamteiweiß [g/l] – Ist-Gesamteiweiß [g/l]) × Liter Plasmavolumen × 2; (Plasmavolumen = 40 ml/kg KG → bei 70 kg Pat.: 40 × 70 = 2800 ml) ▸ *Kinder:* 10–20 ml/kg KG Humanalbumin 5% zur Schocktherapie, bei Hypalbuminämie Humanalbumin 20% je nach Defizitberechnung **Vasospasmus bei SAB:** 3–5 × 250 ml 5%/24h + 500–1500 ml G_5%- und Elektolyt-Lsg. im Wechsel
Wi-Dauer 16h, HWZ 19 d, Wi und HWZ bei hohen Eiweißverlusten z. T. erheblich verkürzt	

6.9.2 Plasmaersatzmittel

Stärkederivate

Ind Plasmaexpander, Blutverlust, Volumenmangelschock, Hämodilution

Wi Plasmaexpander → Plasmavolumen ↑, Wasserbindungskapazität 10–14 ml/g

KI schwere Herzinsuffizienz, Niereninsuffizienz (S-Krea > 2 mg/dl), Hirnblutung, Hyperhydratation, schwere Blutgerinnungsstörungen; *relative KI:* Lungenödem, schwere Leberinsuffizienz, Hyperchlor- und Hypernatriämie

NW allerg. Reaktionen bis zu anaphylaktischen Reaktionen, Pruritus (v. a. nach längerer Gabe), Hypervolämie, Verlängerung der Blutungszeit

Hydroxyethylstärke	*k.A. | Gr 4 + 5, im 1. Trim. KI/sl*
i. v.: **HAES-Steril®** 3% = 30/ 1000 ml Inf.-Lsg., **Haemofu-**	**die ersten 20 ml wg. der Gefahr der Anaphylaxie langsam und unter Kontrolle infundieren!**

sin®, Hemohes®, Infukoll® **HES**, **Serag-HAES®** *– alle: 6% | 10% = 60 | 100 g/ 1000 ml Inf.-Lsg. (mittl. MG M_W 200000)* **Expafusine®** *15 | 30 g/250 | 500 ml Inf.-Lsg.* (mittl. MG M_W 70 000), **Plasmasteril®** 60 g/ 1000 ml Inf.-Lsg. (mittl. MG M_W 450 000), **Rheohes®** 60 g/ 1000 ml Inf.-Lsg. (mittl. MG M_W 70 000)	**Therapie und Prophylaxe von Hypovolämie u. Schock:** 66 ml/kg KG/d HAES 3% = 5000 ml/d bei 75 kg KG (Reduktion um 50% bei HAES 6%); *max. Inf.-Menge/h:* 20 ml/kg KG/h HAES 3% oder 6% = 1500 ml/h bei 75 kg KG **Hämodilutionstherapie:** 1 × 250–500 ml/d oder 2 × 500 ml/d (Hochdosistherapie) i. v., *Inf.-Raten:* 250 ml/d über 0,5–2 h, 500 ml/d über 4–6 h, 2 × 500 ml/d über 8–24 h ▸ *Kinder:* nicht mehr als 15 ml/kg KG/h
mittel-/niedermolekulare Präparate HWZ 4–6 h, diese werden überwiegend renal eliminiert, hochmolekulare Präparate HWZ 8–12 h, diese werden von α-Amylase im Plasma langsam metabolisiert und zu 20% renal eliminiert	

Gelatinederivate

Ind Volumenmangelschock, Blut- und Plasmaverlust

Wi kolloidales Volumenersatzmittel (kein Plasmaexpander)

KI dekompensierte Herzinsuffizienz, hämorrhagische Diathese und renale/postrenale Anurie, Hypervolämie, Hyperhydratation, *relative KI*: Hypertonie, Lungenödem

NW allerg. Reaktionen, Verschlechterung einer Herzinsuffizienz, Hypervolämie

Gelatinepolysuccinat	*€€€€ (500–1000 ml) | kA/kA*
i. v.: **Gelafundin®** 4% (20 g/ 500 ml)	**Prophylaxe u. Therapie von Volumenmangel und Schock, präoperative Hämodilution:** • *akut:* 500–1000 (– 2000) ml i. v., ggf. im Notfall auch 500 ml unter Druck i. v. ▸ *Max-Dosis:* wird durch den Verdünnungseffekt bestimmt
Volumenwirksamkeit 3–4 h, HWZ 4–8 h, überwiegend renale Elimination (in 24 h 60% im Urin)	

Gelatine= Polygelin	*€€€€ (500–1500 ml) | Am/Am*
i. v.: **Haemaccel 35®** 17,5 g Polypeptide/500 ml Inf.-Lsg.	**Volumenmangelschock, Blut- und Plasmaverlust:** • *akut:* bis zu 1500 mg = 500 ml/h oder in 15–30 min i. v. je nach Schwere der klin. Symptomatik • *Schockprophylaxe:* 500–1500 ml/d mit 500 ml/h i. v. • *Volumenmangelschock:* 500–1500 ml unter Druck i. v. ▸ *Max-Dosis:* 2000 ml/d
Volumenwirksamkeit 3–4 h, HWZ 4–8 h, Elimination abhängig vom Molekulargewicht (MG), überwiegend renal bei MG < 60000	

6.10 Parenterale Ernährung

6.10.1 Peripher venöse Ernährung

kurzfristige Nahrungskarenz (<2 d): Substitution von Flüssigkeit (2000–3000 ml/d), Elektrolyten und geringen Kalorienmengen mit Fertig-Inf.-Lsg., welche Elektrolyte und Glukose 5% enthalten (z. B. **Normofundin®** G-5, **Tutofusin®** OPG, Sterofundin BG-5), je nach Elektrolyt-spiegeln evtl. im Wechsel mit Glukose 5% oder NaCl 0,9%

guter Allgemein-/Ernährungszustand, mittelfristige (2–4 d) Nahrungskarenz: *möglichst per Magensonde ernähren*, ggf. zusätzlich Aminosäurenlösungen (maximal 10%ig, bei Leber- und Niereninsuffizienz adaptierte Lösungen z. B. **Aminosteril®** hepa bzw. -nephro), evtl. auch Fettemulsionen. Beispiel: 2000 ml G5%-haltige Lsg. (= 400 kcal) + 500 ml Aminosäure-Lsg. 10%ig (= 200 kcal) + 250 ml Fettemulsion 20% (= 500 kcal) = 1100 kcal

6.10.2 Zentralvenöse Ernährung

zentralvenöse Ernährung bei längerfristiger parenteraler Ernährung (>4 d), wenn enterale Ernährung per Magensonde/PEG nicht möglich ist: Stufenweiser Aufbau meist unter Verwendung von Glukose-Aminosäuren-Mischlsg. (z. B. **Aminomix®** 1000 kcal/l, **Nutriflex®** combi 800 kcal/l), Fettemulsionen (z. B. **Intralipid®, Lipovenös®** 10% ca. 1000-kcal/l, 20% ca. 2000 kcal/l), Vitaminen und Spurenelementen. Beispiele für Tagesdosierungen (tägliche Steigerung um 1 Stufe, Endstufe abhängig vom geschätzen Kalorienbedarf, spezielle Diäten s o.):

- **Stufe 1 (1000 kcal):** 1000 ml **Aminomix®** 1, 2000 ml Elektrolyt-Lsg.
- **Stufe 2 (1500 kcal):** 1500 ml **Aminomix®** 1, 1500 ml Elektrolyt-Lsg.
- **Stufe 3 (2000 kcal):** 1500 ml **Aminomix®** 1 + 1 Amp. **Multibionta®**, 250 ml Fettemulsion 20%, 1250 ml Elektrolyt-Lsg.
- **Stufe 4 (2500 kcal):** 2000 ml **Aminomix®** 1 + 1 Amp. **Multibionta®**, 250 ml Fettemulsion 20%, 750 ml Elektrolyt-Lsg. + 1 Amp. **Addel®**
- **Stufe 5 (3000 kcal):** 2000 ml **Aminomix®** 1 + 1 Amp. **Multibionta®**, 500 ml Fettemulsion 20%, 500 ml Elektrolyt-Lsg. + 1 Amp. **Addel®**.

6.10.3 Vollelektrolytlösungen

ohne Glukose

Indikationen: plasmaisotone Flüssigkeitssubstitution bei isotoner und hypotoner Dehydratation

mit Glukose

Indikationen: plasmaisotone Flüssigkeitssubstitution bei isotoner und hypotoner Dehydratation. Partielle Deckung des Energiebedarfes durch Kohlenhydratzusatz.

6.10.4 Zweidrittelelektrolytlösungen

Indikationen: Flüssigkeitssubstitution bei hypertoner und isotoner Dehydratation, z. T. partielle Deckung des Energiebedarfes durch Kohlenhydratzusatz

	Ca^{2+} (mmol/l)	K^{+} (mmol/l)	Mg^{2+} (mmol/l)	Na^{+} (mmol/l)	Cl^{-} (mmol/l)	kJ/l (kcal/l)	Glc (g/l)	Xylitol (g/l)
Elektrolyt- Inf.-Lsg 139		36		103	139			
Jonosteril® Na 100 kohlenhydratfrei	2,5	20	2,5	100	100			
Jonosteril® Na 100 mit Glucose	2,5	20	2,5	100	100	840 (200)	50	
Normofundin® G-5	2	18	3	100	90	835 (200)	50	
Parenteral EK G 5	2	18	3	100	90	900 (210)	50	
Parenteral OP	2	18	3	100	90			
Thomaejonin® OP	2	18	3	100	90			
Thomaejonin® OPG	2	18	3	100	93	820 (195)	50	
Tutofusin® OP	2	18	3	100	90			
Tutofusin® OP G	2	18	3	100	90	850 (200)	50	
Tutofusin® OP X	2	18	3	100	90	850 (200)		50

6.10.5 Halbelektrolytlösungen

Indikationen: Flüssigkeitssubstitution bei hypertoner und Dehydratation, z. T. partielle Deckung des Energiebedarfes durch Kohlenhydratzusatz.

	Ca^{2+} (mmol/l)	K^{+} (mmol/l)	Mg^{2+} (mmol/l)	Na^{+} (mmol/l)	Cl^{-} (mmol/l)	kJ/l (kcal/l)	Glc (g/l)
Elektrolyt-Inf.-Lsg. 70 mit Glucose 5				70	55	840 (200)	50
Kochsalz 0,45 mit Glucose 5%				77	77	835 (200)	50
Normofundin® OP	1,97	18	3	79,9	75,8		
Parenteral® HG 5	1	3	0,75	70	76,5	>850 (200)	50
Sterofundin® HEG-5	1,25	2	0,5	70	65,5	835 (200)	50
Thomaejonin® HG5	1,25	2	0,5	70	55	800 (190)	50
Tutofusin® H G5	1,25	2,5	0,75	70	76,5	850 (200)	50

6.10.6 Kaliumfreie Elektrolytlösungen

Indikationen: Kaliumfreier Flüssigkeitsersatz bei Niereninfunktionsstörung oder Hyperkaliämie

	Ca^{2+} (mmol/l)	Mg^{2+} (mmol/l)	Na^{+} (mmol/l)	Cl^{-} (mmol/l)	kJ/l (kcal/l)	Glc (g/l)
Isotone Kochsalz-Lsg. 0,9% Braun			154	154		
Isotone Kochsalzlsg. pfrimmer			154	154		
Isotonische Kochsalzlsg. 0,9% Bernburg			154	154		
Isotonische Kochsalzlsg. Fresenius			154	154		
Isotonische Natriumchlorid- Lsg. DeltaSelect			154	154		

	Ca^{2+} (mmol/l)	Mg^{2+} (mmol/l)	Na^{+} (mmol/l)	Cl^{-} (mmol/l)	kJ/l (kcal/l)	Glc (g/l)
Isotonische Natriumchlorid- Lsg. Grifols			154	154		
Jonosteril Na 100 kaliumfrei mit Glucose	2,5	2,5	100	80	840 (200)	50
NaCl Isotonische Natriumchlorid-Lsg.			154	154		
Natriumchlorid-Inf.-Lsg. 154			154	154		
Natriumchlorid-Inf.-Lsg. 154 Berlin-Chemie			154	154		
Parenteral EK G 5 kaliumfrei	2	3	100,1	2,1	900 (210)	50

6.10.7 Glukoselösungen

Indikationen: *Glucose 5–10%:* Substitution des freien H_2O bei hypertoner Dehydratation, nur partielle Deckung des Kohlenhydratbedarfs; *Glucose 20–70%:* partielle bis komplette Deckung des Kohlenhydratbedarfs

Fertigarzneimittel	Gluc. g/l	Osmolarität in mOsmol/l	kJ/l (kcal/l)
Glucose 5%	50	277	840 (200)
Glucose 10%	100	555	1680 (400)
Glucose 20%	200	1110	6360 (800)
Glucose 40%	400	2200	4720 (1600)
Glucose 50%	500	2775	8400 (2000)
Glucose 70%	700	3885	12054 (2870)

6.10.8 Aminosäurelösungen

mit Kohlenhydraten und Elektrolyten

Indikationen: Substitution essenzieller und nicht essenzieller Aminosäuren in Kombination mit Kohlenhydraten und Elektrolyten bei parenteraler Ernährung

	AS (g/l)	Ca^{2+} (mmol/l)	K^{+} (mmol/l)	Mg^{2+} (mmol/l)	Na^{+} (mmol/l)	Cl^{-} (mmol/l)	kJ/l (kcal/l)	Xylitol (g/l)
Aminofusin® forte N	100		30	5	40	27,5	3400 (800)	100
Aminomel® 10 X-E	100	5	45	5	69	90	3410 (803)	100
Parentamin® 10% X10-E	100	3	30	3	59,4	60	3450 (810)	100

mit Kohlenhydraten, ohne Elektrolyte

Indikationen: Substitution essenzieller und nicht essenzieller Aminosäuren in Kombination mit Kohlenhydraten ohne Elektrolyte bei parenteraler Ernährung

	AS (g/l)	Osmolarität in mOsmol/l	kJ/l (kcal/l)	Glc (g/l)	Fette (g/l)
Aminomix® 3	30	1149	2856 (680)	120	
NuTRIflex® Lipid plus ohne Elektrolyte	38,4	1055	4240 (1012)	120	40
NuTRIflex® Lipid special ohne Elektrolyte	57,44	1330	4940 (1180)	144	40

ohne Kohlenhydrate, mit Elektrolyten

Indikationen: Substitution essenzieller und nicht essenzieller Aminosäuren in Kombination ohne Kohlenhydrate und mit Elektrolyten bei parenteraler Ernährung

	AS (g/l)	Ca^{2+} (mmol/l)	K^{+} (mmol/l)	Mg^{2+} (mmol/l)	Na^{+} (mmol/l)	Cl^{-} (mmol/l)	Osmolarität (mOsmol/l)	kJ/l (kcal/l)
Alvesin® 10 E	100	5	45	5	69	90	1145	1700 (400)
Aminoplasmal® 5% E kohlenhydratfrei	50		25	2,6	43	29	590	835 (200)
Aminoplasmal® 10% E kohlenhydratfrei	100		25	2,6	43	57	1030	1675 (400)

	AS (g/l)	Ca^{2+} (mmol/l)	K^{+} (mmol/l)	Mg^{2+} (mmol/l)	Na^{+} (mmol/l)	Cl^{-} (mmol/l)	Osmolarität (mOsmol/l)	kJ/l (kcal/l)
Aminoplasmal® 15% E kohlenhydratfrei	150		30	2,6	50	36	1480	2510 (600)
Aminoplasmal® PO-10%	100		25	2,6	37	14	990	1675 (400)
Aminosteril® plus	100	5	30	5	60	20	1137	1675 (400)
Infesol® 6% E	60		25	2,5	35	53	642	1005 (240)
Intrafusin® 7,5% E	75	3	40	5	80	76	880	1275 (300)
Intrafusin® 10% E	100	3	40	5	80	76	1095	1700 (400)
Intrafusin® 15% E	150	3	40	5	80	76	1530	2550 (600)
Parentamin® 10% E	100	5	35,3	5	58,3	20	1139	1900 (440)
Synthamin V 10 E®	100		60	5	70	70	1300	1674 (400)
Thomaeamin® n 10% mit Elektrolyten	100	2	25	2,5	44	45	960	1760 (425)
Thomaeamin® n 15% mit Elektrolyten	150	2	25	2,5	44	45	1340	2620 (625)

ohne Kohlenhydrate, ohne Elektrolyte (Kationen)				
Indikationen: Substitution essenzieller und nicht essenzieller Aminosäuren bei parenteraler Ernährung (ab 10% über ZVK)				
Fertigarzneimittel	AS (g/l)	Cl^- (mmol/l)	Osmolarität (mOsmol/l)	kJ/l (kcal/l)
Aminoplasmal®-10% elektrolyt- u. kohlenhydratfrei	100	57	885	1675 (400)
Aminoplasmal®-15% elektrolyt- u. kohlenhydratfrei	150		1290	2510 (600)
Aminoven® 10%	100		990	1680 (400)
Aminoven® 15%	150		1505	2520 (600)
Dipeptamin®	200		921	3630 (870)
Glamin®	134 (AS/Dipept.)		1040	2300 (540)
Intrafusin® 10%	100		870	1700 (400)
Intrafusin® 15%	150		1300	2550 (600)
Parentamin® 10%	100		876	1750 (410)
Parentamin® 15%	150	4,3	1307	2550 (600)
Synthamin V 10	100	40	1040	1674 (400)
Thomaeamin® n 10%	100		870	1725 (410)
Thomaeamin® n 15%	150		1290	2590 (620)

bei Nierenerkrankungen		
Indikationen: Substitution v. a. essenzieller Aminosäure, angestauter körpereigner Harnstoff wird zur Synthese der nicht essenziellen Aminosäuren verwendet		
	AS (g/l)	Brennwert kJ/l (kcal/l)
aminomel® nephro	60	930 (222)
Nephrotect®	100	1600 (400

bei Lebererkrankungen							
Indikationen: Substitution v. a. verzweigtkettiger Aminosäuren zur positiven Beeinflussung einer hepatischen Enzephalopathie							
	AS (g/l)	K^+ (mmol/l)	Mg^{2+} (mmol/l)	Na^+ (mmol/l)	Cl^- (mmol/l)	Osmolarität (mOsmol/l)	kJ/l (kcal/l)
Aminofusin® 5% Hepar	50	18	5	30	28	515	850 (200)
Aminoplasmal® Hepa-10%	100				10	875	1675 (400)
Aminosteril® N-Hepa 8%	80					770	1340 (320)
Hepar® 10% pfrimmer	100					925	1700 (400)
PARENTAMIN® Hepa 10%	100					876	1700 (400)
salviamin® hepar	60	25	2,5	35	63	695	1020 (240)
Thomaeamin® hepar	80					800	1325 (317)

6.10.9 Fettlösungen

Indikation: Zufuhr von Energie und Fettsäuren bei parenteraler Ernährung

ClinOleic® 20% Emulsion zur Infusion

Deltalipid® LCT 10%/-20% Inf.-Lsg.

Intralipid® 10/-20 Emulsion zur i. v. Infusion

Intralipid® 30 Emulsion zur i. v. Infusion

Lipofundin® MCT 10%/-20% Emulsion zur i. v. Infusion

Lipofundin® N 10%/-20% Emulsion zur i. v. Infusion

Lipovenös® 10% PLR/-20% Emulsion zur i. v. Infusion

Lipovenös® 30% Emulsion zur i. v. Infusion

Lipovenös® MCT 10%/-20% Emulsion zur i. v. Infusion

Omegaven-Fresenius® Emulsion zur Infusion

salvilipid® 10/-20 Inf.-Lsg.

Soyacal® 10%/-20% Emulsion zur i. v. Infusion

Deltalipid 10%	*k.a.* | *k.a.*
i. v.: **Deltalipid®** LCT 10 | 20% Inf.-Lsg.	**Zufuhr von Energie u. Fettsäuren im Rahmen der parenteralen Ernährung:**

	• *Max. Inf.-Geschwindigkeit > 14 J.:* 1,5 | 0,75 ml/kg KG/h, 48 0,15 g Fett/kg KG/h • *Max-Dosis:* bis 20 | 10 ml/kg KG/d, 48 2 g Fett/kg KG/d • *Max. Tagesmenge bei Kindern: Neugeborene, Kleinkinder < 2 J.:* 2–3 g Fett pro kg KG entsprechend 20–30 ml pro kg KG, *Kleinkinder 3–5 J.:* 1–2 g Fett pro kg KG entsprechend 10–20 ml pro kg KG, Schulkinder 6–14 J.: 1–2 g Fett pro kg KG entsprechend 10–20 ml pro kg KG
Lipofundin 20%	*k.a. | k.a.*
i. v.: **Lipofundin® N** 10%/-20% Emulsion zur i. v. Inf.	**Zufuhr von Energie u. Fettsäuren im Rahmen der parenteralen Ernährung:** • 1–2 g Fett/kg KG/d = 10%: 10–20 ml/kg KG/d • *Infusionsgeschwindigkeit:* einschleichende Dos. (erste 15 min) mit 0,075 g Fett/kg KG/h; max. 0,15 g Fett/kg KG/h = 1,5 ml/kg KG/h,
Lipovenös MCT 20	*k.a. | k.a.*
i. v.: **Lipovenös® MCT** 20%	**Zufuhr von Energie u. Fettsäuren im Rahmen der parenteralen Ernährung:** • 1 bis max. 2 g Fett = 5–10 ml/kg KG /d • *Infusionsgeschwindigkeit:* Einschleichende Dosierung mit max. 0,05 g Fett/kg KG/h; max. 0,125 g Fett/kg KG/h = 0,625 ml/kg KG/h • *bei Neugeborenen:* Emulsion vor Lichteinwirkung schützen

6.11 Mineralstoffe

6.11.1 Calcium

Calciumcarbonat	*€-€€€€ (500–1000 mg) | Am/Am*
p. o.: **Calci (Generika, GRY®** 1250 mg Kautabl.), **Calcitridin®**, **Calcium (Generika, Dura®** 600 mg Tbl., **Verla®** 600 mg Tbl., **von ct®** 500 mg Kautbl.), **Calciumcarbonat®**, **Dreisacarb®**, **Löscalcon®**, **Ospur® Ca**, **Vivural®** *– alle: 500 | 1000 mg Brausetablette*	**Prophylaxe eines Calciummangels, Osteoporose:** 1 × 500–1000 (– 1500) mg/d p. o.
bei 500 mg werden 30–40% resorbiert, max. Plasmakonz. nach 2–3 h, renale Elimination, bei Gesunden werden 98% tubulär rückresorbiert	

Calciumglukonat + Calciumsaccharat	*p. o.: € (1 Trinkamp.); i. v.: € (1 Amp.)* | *Am/Am*
i. v.: **Calcium Braun®** 10% Inj.-Lsg. (940 mg Calciumgluconat, 50 mg Calciumsaccharat (1 ml entspr. 0,23 mmol Ca^{2+}) in Wasser f. Inj.-Zwecke *p. o.:* **Frubiase® calcium Forte** 500 mg/Trinkampulle	**Hypokalzämie:** • *parenteral: Erw.:* 10% | 20% Amp.: 1 Amp. langsam i. v. oder tief i.m.; *Kinder:* ½ Amp. langsam i. v. • *p. o.:* 3 × 1 Trinkampulle/d unverdünnt u. vor den Mahlzeiten

6.11.2 Kalium

Kaliumchlorid	*p. o.: € (3–4 Btl.); i. v.: €€ (10–20 mmol)* | *Am/Am*
p. o.: **Kalinor®** ret. P 600 mg/Kps. (= 8 mmol K^+/Kps.), **KCL-retard Zyma®** 600 mg/Drg. (= 8 mmol K^+/Drg.), **Rekawan®** 1000 mg/Tbl. (= 13,4 mmol K^+/Tbl.), 600 mg/Kps. (= 8,05 mmol K^+/Kps.), Granulat 1000 mg/Briefchen (= 13,4 mmol K^+/Briefchen) *parenteral:* **Kaliumchlorid 7,45% | 14,90% Braun®** 7,45 | 14,9 g/100 ml bzw. 1 | 2 mmol/ml (K^+ und Cl^-), **Kaliumchlorid-Köhler 7,45%®** 1,49 g/20 ml bzw. 1 mmol/ml (K^+ und Cl^-), **Kaliumchlorid-Lsg. (Bernburg®, DeltaSelect®, Fresenius®, pfrimmer®)** 74,6 g/1000 ml bzw. 1 mmol/ml (K^+ und Cl^-) jeweils als Zusatz zu Inf.-Lsg.	**Therapie und Prophylaxe von Hypokaliämie:** • *i. v. Erw.:Intensivstation* 10 – max. 20 mmol/h über ZVK unter EKG-Überwachung; *Normalstation* bei Serum-K^+ < 3,5 mmol → 50 mmol/l, Serum-K^+ < 3,0 mmol → 100 mmol/l, Serum-K^+ < 2,5 mmol → 150 mmol/l je mit einer Tropfgeschwindigkeit von 20 ml/h i. v. unter Serum-K^+-Kontrolle und ggf. EKG-Überwachung • *i. v. Kinder:* 0,2 mmol/kg KG/h; *Max-Dosis:* 1 mmol/kg KG/h • *p. o.:* 3–4 × 1 *Granulat*-Beutel/d (= 40–50 mmol K^+/d) in heißem Wasser (z. B. als Bouillon) gelöst zu den Mahlzeiten *oder* 3–4 × 2–3 Kps. oder Drg./d (= 40–80 mmol K^+/d) mit reichlich Flüssigkeit zu den Mahlzeiten ▶ *Max-Dosis:* 150 mmol K^+ oder 3 mmol K^+/kg KG/d
schnelle und vollständige perorale Resorption, tgl. Bedarf an Kalium: 1–1,5 mmol/kg KG, weitestgehend renale Elimination	

Kaliumhydrogencarbonat KHCO	*€ (50–100 mmol)* | *Am/Am*
p. o.: **Blemaren® N Brausetbl.** 9,7 mmol K+/Brause-Tbl. (967 mg KHCO3, 9,8 mmol Na, 1,2 g Zitronensäure), **Kalinor®**-Brausetbl. 40 mmol K^+/Brause-	**Therapie und Prophylaxe von Hypokaliämie:** *p. o.:* 1–3 Brause-Tbl. (50–100 mmol/d) in viel Flüssigkeit auflösen und über den Tag verteilt einnehmen **Nierensteinmetaphylaxe:** 1–2 Brause-Tbl./d, *Ziel:* Zitratausscheidung > 320 mg/d und Urin-pH 6,2–6,8

Tbl. (1 Brause-Tbl. = 2,17 g K^+-citrat, 2 g $KHCO_3$, 2 g Zitronensäure), **Kalitrans**® 25 mmol K^+/Brause-Tbl.	• *max. Tagesdosis:* 150 mmol K^+ oder 3 mmol K^+/kg KG
rasche Resorption, Kaliumzitrat führt nach Metabolisierung zu CO_2 zu einer Alkalisierung des Harns; in 8 h sind 90 % renal ausgeschieden	
6.11.3 Magnesium	*k.A. | sl/Am*
Mg-aspartat: *p. o.:* **Magnesiocard**® 2,5 mmol Mg^{2+}/Tbl., 7,5 mmol Mg^{2+}/Brause-Tbl., 5 mmol Mg^{2+}/Granulat-Beutel • *parenteral:* **Magnesiocard**® i. v.: 3 mmol Mg^{2+}/ Amp. à 10 ml, i.m.: 2,5 mmol Mg^{2+}/ Amp. à 5 ml • ***Mg-carbonat: p. o.:*** Magnesium 100 **Jenapharm**® 4,11 mmol Mg^{2+}/Tbl. ***Mg-citrat:*** **Magnesium-Diasporal**® 100 | 100 Orange = 4 mmol Mg^{2+}/ Lutschtbl., 12 mmol Mg^{2+}/Granulat-Beutel ***Mg-hydrogenaspartat:*** **Magium**® 5 mmol Mg^{2+}/Kautbl., 5 | 10 mmol/ Mg^{2+} Brause-Tbl., **Magnaspart**® 5 mmol Mg^{2+}/ Brause-Tbl, Pulver 10 | 20 = 10 | 20 mmol Mg^{2+}, **Magnesium Verla**® 5 mmol Mg^{2+}/Kautbl. | Brause-Tbl., **Mg 5-Granulat**® 10 mmol Mg^{2+}/Beutel, **Mg 5-Longoral**® 5 mmol Mg^{2+}/ Kautbl. ***Mg-hydrogenglutamat:*** Nur Komb. i. v. **Magnesium Verla**® Inj.-Lsg. ***Mg-oxid:*** **Magium**® 5 | 10 mmol Mg^{2+}/Brause-Tbl., **Magnesium beta**® 5 | 10 mmol	***1 g Mg-hydrogenaspartat*** = 3,08 mmol = 6,16 mval Magnesium ***1 g Mg-aspartat*** = 4,07 mmol = 8,13 mval Magnesium ***1 g Mg-sulfat*** = 4,05 mmol = 8,11 mval Magnesium **Magnesiummangel (< 0,67 mmol/l):** • p. o.: *initial* 0,37 mmol/kg KG/d p. o., *Erh-Dosis:* 0,185 mmol/kg KG/d • i. v./i. *m.:* alle 1–2 d 2,5–4 mmol i. v./i.m. **HRST (v. a. Torsade de pointes, herzglykosidbedingt):** *initial* Bolus mit 2 g = 8 mmol Mg-sulfat i. v., dann Perfusor mit 0,7 g/h (= 3 mmol/h) über 10 h **Tokolyse:** *initial* Bolus mit 2–4 g = 8–16 mmol Mg-sulfat i. v. über 15–30 min, dann Perfusor mit 1–2 g/h (= 4–8 mmol/h) ▸ *Dosisreduktion bei Niereninsuffizienz* **cave:** Überdosierungsgefahr, engmaschige Mg^{2+}-Spiegelkontrolle! (*Ziel:* 0,67–0,91 mmol/l)

Mg^{2+}/Brause-Tbl., **Magnesium-Diasporal®** 6,2 mmol Mg^{2+}/ Kps., 12 mmol Mg^{2+}/5 g Granulat ***Mg-sulfat: i. v.:*** **Comafusin Hepar®** Inf.-Lsg. 1000 ml, **Cormagnesin®** 200 | 400 = 8,3 | 16,6 mmol Mg^{2+} in 10 ml Inj.-Lsg., **Magnesium-Diasporal®** 2 | 4 mmol Mg^{2+}/Amp. à 2 | 5 ml, **Mg 5-Sulfat®** 10% | 50% = 4,05 | 20,25 mmol Mg^{2+}/ Amp. à 10 ml, **Mg-Verla-Inf.-Lösung®** 50% = 20,3 mmol Mg^{2+}/Amp. à 10 ml ***Komb.-Präparate:*** **Gelusil®, Maalox®, Maaloxan®, Progastrit®, Rennie®, Riopan®, Talcid®, Trigastril®**	
Mg^{2+}-Bestand des Körpers = 24 g (50% im Knochen, 45% intrazellulär, 5% im Plasma [0,7–1,1 mmol, 2/3 ionisiert, 1/3 an Plasmaproteine gebunden]), Mg^{2+} wird renal eliminiert	

6.12 Phosphatbinder

Ind	Hyperphosphatämie und sek. Hyperparathyreoidismus bei Niereninsuffizienz
Wi	Hemmung der enteralen Phosphatresorption
KI	Ileus, Hypophosphatämie, manifeste Aluminium-Intoxikation (*Algeldrat/Aluminiumchlorid)*
NW	*alle:* Übelkeit, Erbrechen, Obstipation, Diarrhö *Algeldrat/Aluminiumchlorid:* Al-Einlagerung in Nerven und Knochen *Sevelamer:* Hypotonie, Kollaps, Schwindel

Algeldrat	*€€ (3600 mg) | Gr 6, KI/La 2, sl*
p. o.: **Aludrox®** 320 mg/Tbl., **anti-phosphat®** 600 mg/Tbl.	**symptomatische Therapie b. Sodbrennen u. säurebedingten Magenbeschwerden:** 2 Tbl p. o. 1–2 h nach den Hauptmahlzeiten u. zur Nacht **als Phosphatbinder bei Hyperphosphatämie:** • Dosis abhängig v. Höhe der Serumphosphatspiegel; bei phosphatarmer Diät 4- bis 5-mal tgl. als ED bis zu 7 Tbl. 10–20 min vor Mahlzeit

	• **anti-phosphat® Filmtbl.:** bei phosphatarmer Diät 3–4 mal/d. 1–5 Filmtbl p. o. (≈ 0,6–3 g Aluminiumhydroxid) vor Mahlzeiten
anti-phosphat® Filmtbl.: renale Elimination	
Aluminiumchlorid-hydroxid-Komplex	*€-€€ (300–1800 mg) | Am/Am*
p. o.: **Phosphonorm®** 300 mg/Kps.	**erhöhtes Serumphosphat bei Nierenversagen:** nach Höhe des Serumphosphatspiegels 300–1800 mg/d p. o.
teils fäkale, teils renale Elimination	
Sevelamer	*€€-€€€ (2400–4800 mg) | Kl/Kl*
p. o.: **Renagel®** 800 mg/Filmtbl.	**Hyperphosphatämie bei Niereninsuffizienz:** In Abhängigkeit vom Serumphosphatspiegel: Serumphosphat 1,94–2,42 mmol/l → 3 × 800 mg/d p. o.; Serumphosphat 2,42–2,91 mmol/l → 3 × 1600 mg/d; Serumphosphat > 2,91 mmol/l → 3 × 1600 mg/d zu den Mahlzeiten ganz schlucken ▸ Serumphosphatspiegel regelmäßig kontrollieren, *Ziel:* < 1,94 mmol/l

7 Stoffwechsel

7.1 Antidiabetika

7.1.1 Insuline und Analoga

Ind Diabetes mellitus, intensivierte Insulintherapie

Wi Bindung an den Zellrezeptor (v. a. Muskel- und Fettzellen) → anaboler Stoffwechsel ↑ (Gykogen-, Lipid-, Proteinsynthese ↑), kataboler Stoffwechsel ↓ (Gykogenolyse, Lipolyse, Proteolyse)

KI Hypoglykämie
Insulin lispro, -aspartat: Kinder, Jugendliche

NW Hypoglykämien, lokal lipodystrophe Reaktionen

Insulin schnell wirkende Analoginsuline	*k.A. | Am/Am*
Insulin lispro: **Humalog®, Liprolog®** *– alle: U100 (= 100 I. E./ml) Inj.-Lsg. in Durchstechfl./Patrone/Pen und 10 ml Amp. 100 I. E./ml* *Insulin aspart:* **Novorapid®** U100 (= 100 I. E./ml) Inj.-Lsg. in Durchstechfl./Flexpen (Injektor)/Penfill (Zylinderamp.) *Insulinglulisin:* **Apidra®** (= 100 I. E./ml) Inj.-Lsg., Fertigspritzen, PEN und Zylinderampullen	**insulinpflichtiger Diabetes mellitus:** • je nach Dosisfindungsplan, ca. die Hälfte des Gesamtinsulinbedarfs (ca. 40 I. E.) von 24 h auf die Mahlzeiten verteilen • *Insulinbedarf pro BE:* 2 I. E. pro 1 BE morgens, 1 I. E. pro 1 BE mittags und 1,5 I. E. pro 1 BE abends bei normoglykämischer Stoffwechsellage (oder: morgens ca. 50% der Hälfte, mittags 20% der Hälfte, abends 30% der Hälfte des Gesamtinsulinbedarfs) • **Apidra®**: unmittelbar vor der Mahlzeit anwenden, Dosis individuell anpassen
Wi-Beginn sofort 10 (–20) min. nach s. c. Inj. (kann u U. sogar nach dem Essen gespritzt werden), Wi-Max. nach 1 h, Wi-Dauer bis zu 3 (–5) h	
Insulin normal = Altinsulin	*k.A. | Am/Am*
s. c.-Einmalspritzen oder PEN: **Actrapid®, Berlinsulin® H Normal, Huminsulin Normal, Insulin B.Braun®, Insuman® Infusat, Insuman® Rapid** *– alle Inj.-Lsg. in unterschiedlichen Applikationsformen, Konzentrationen und Mengen!*	**insulinpflichtiger Diabetes mellitus:** • je nach *Dosisfindungsplan* bzw. nach den tgl. BZ-Werten (1 I. E. senkt den BZ um ca. 30 mg/dl [bei BZ-Werten zwischen 80 und 150 mg/dl], bei höheren BZ-Werten z. T. erheblich mehr I. E. Insulin nötig, um gleiche Effekte zu erzielen) • *Coma diabeticum:* 1–6 (–10) I. E./h in Perfusor je nach Höhe des BZ (Cave: rasche BZ-Senkung → Hirnödems), → der BZ sollte max. um 75–100 mg/dl/h sinken (auf K^+-Gabe (Hypokaliämie) und auf Volumen- und ggf. Azidoseausgleich achten)

Wi-Eintritt: nach ca. 30 min s. c., sofort i. v., Wi-Max.: 2h, Wi-Dauer: 4–6h (je nach Bolusgröße; Cave: Summationseffekte)	
Insulin (Intermediärinsuline/ NPH-Insuline)	*k.A.* | *Am/Am*
s. c.-Einmalspritzen: **Actraphane**® HM (30/70–50/50), **Berlinsulin**® **H** [30/70], **Huminsulin Basal**®, **Huminsulin Profil**® I-IV [10/90–40/60], **Insulin B. Braun**®, **Protaphan** ®, **Insuman Basal**®, **Insuman Comb**®, **Mixtard**® Human *s. c.-PEN:* **Actraphane**® HM [10/ 90–50/50], **Berlinsulin H**® [30/ 70], **Depot-H-Insulin**® [15/85, 25/75], **Huminsulin Basal**®, **Huminsulin Profil**® I–IV *– alle verschiedene Inj.-Lsg. unterschiedlicher Konz. und Menge*	**insulinpflichtiger Diabetes mellitus:** je nach Dosisfindungsplan bzw. nach den tgl. BZ-Werten s. c. – Richtwert 0,3–1 I. E./kg KG/d
Wi-Beginn nach 30–90 min, Wi-Dauer 10–24h → 1–3 ×/d injizieren	
Insulin Detemir	*€€€€ (3 ml Flexpen o. Penfil)* | *sl/sl*
Levemir® 100 I. E./ml (3 ml Flexpen o. Penfil)	**insulinpflichtiger Diabetes mellitus, Erw. und Kinder ab 6. J:** 1–2 ×/d s. c. in Kombination mit einem kurz bzw. schnell wirkenden Insulin vorzugsweise am Abend nach individueller Dosisfindung
BV 60%, Max. Serumkonz. nach 6–8h, HWZ 5–7h, Metabolisierung in inaktive Metabolite	

7.1.2 Biguanide

Ind Diabetes mellitus Typ II, besonders bei Übergewicht

Wi zellulären Glukoseverbrauch ↑, Insulin-Rezeptor-Anzahl ↑, intestinale Glukoseresorption ↓, hepatische Glukoneogenese ↓, periphere Glukoseverwertung ↑ → BZ ↓, $HbA1_c$ ↓, Triglyzerid-/LDL-/VLDL-Spiegel ↓, Gewicht ↓

KI Leber- und Niereninsuffizienz (S-Krea > 1,24 mg/dl), schwere Herzinsuffizienz, akuter Myokardinfarkt, resp. Insuffizienz, hypoxische oder katabole Zustände, Azidose, Präkoma oder Coma diabeticum, schwere Infektionen, schwere pAVK, diabet. Retinopathie, Alkoholismus, reduzierter AZ

NW GIT-Störungen (Übelkeit, Erbrechen, Diahrroe, Bauchschmerzen), BB-Veränderungen, KS, Schwindel, Müdigkeit, megaloblastärer Anämie, lebensbedrohliche Laktatazidose

Metformin	€(850–2550 mg) | KI/KI
p. o.: **Biocos**®, **Diabesin**®, **Diabetase**®, **Glucobon biomo**®, **Glucophage**®, **Juformin**®, **Mediabet**®, **Mescorit**®, **Met**®, **Metfo (Generika)**, **Metformin (Generika)**, **Siofor**®, *– alle: 500 | 850 z. T. 1000 mg/Tbl.*	**Diabetes mellitus Typ II, Erw. und Kinder ab 10 J.:** • *initial* 500 mg/d nach dem Frühstück, dann je nach BZ-Tagesprofil nach 10–15 d auf 1–3 × 850 mg/d p. o. postprandial erhöhen • *Max-Dosis:* 3000 mg/d p. o.
gute Resorption (p. o.), BV 50–60%, HWZ 1,7 ± 1 h, keine PEB, unveränderte renale Elimination	

7.1.3 Sulfonylharnstoffe

Ind Diabetes mellitus Typ II beim Erw.

Wi Insulinfreisetzung aus β-Zellen im Pankreas ↑ (Wirkvoraussetzung: körpereigene Insulinproduktionfähigkeit)

KI DM Typ I, Z. n. Pankreasresektion, diabetisches Präkoma und Koma, Ketoazidose, Nierenfunktionsstörung (GFR < 30 ml/min), schwere Leberfunktionsstörung

NW Hypoglykämien, GIT-Symptome, Gewicht ↑, Alkoholunverträglichkeit, Transaminasen ↑, BB-Veränderungen

Glibenclamid	€(1,75–10,5 mg) | KI/KI
p. o.: **Euglucon**® 5 mg/Tbl., **Glib (Generika)**, **Gliben (Generika)**, **Glibenclamid (Generika)**, **Maninil**® 1 | 5 mg/Tbl. *– alle: 1,75 | 3,5 mg/Tbl.*	**Diabetes mellitus Typ II beim Erw.:** • *allg.:* 1,75–10,5 mg/d in der Regel • *niedrig:* ½ – 0–0 oder 1–0–0 /d (je 3,5 mg Tbl.) • *mittel:* 1–0 –1 /d (je 3,5 mg Tbl.) • *hoch:* 2–0 – ½ oder 2–0–1 /d (je 3,5 mg Tbl.); • *Max-Dosis:* 10,5 mg/d ▸ *Dosisreduktion bei Niereninsuffizienz:* S. 445
BV 50–90% (je nach galenischer Formulierung), max. Plasmakonz. nach 1–2 h, HWZ 8–16 h, Wi-Dauer ca. 15 h, PEB > 99%, hepatischer Metabolismus, biliäre und renale Elimination	

Glimepirid	€(1–6 mg) | KI/KI
p. o.: **Amaryl**®, **Glime (Generika)**, **Glimepirid (Generika)**, **Magna**® *– alle: 1 | 2 | 3 | 4 und/oder 6 mg/Tbl.*	**Diabetes mellitus Typ II:** • *initial* 1 × 1 mg/d morgens, ggf. alle 1–2 Wo. + 1 mg/d; *Erh-Dosis:* 1–6 mg/d p. o. ▸ *Max-Dosis:* 6 mg/d
BV 100%, max. Plasmakonz. nach 2–3 h, HWZ 5–8 h, nach hepatischem Metabolismus Elimination zu 35% fäkal und 58% renal	

Gliclazid	€€€ (30–120 mg) | Kl/Kl
p. o.: **Diamicron Uno®** 30 mg/Tbl., 30 mg/Ret.-Tbl.	**Diabetes mellitus Typ II bei Erw.:** • *initial* 1 Tbl./d morgens p. o. • *Durchschnittliche Dosis:* 1–4 Tbl./d = 30–120 mg/d p. o. morgens • *Max-Dosis:* 4 Tbl./d (120 mg)
HWZ 12h	

Gliquidon	€€€ (15–120 mg) | Kl/Kl
p. o.: **Glurenorm®** 30 mg/Tbl.	**Diabetes mellitus Typ II bei Erw.:** • *initial* ½ Tbl./d p. o. vor dem Frühstück, steigern um je ½ Tbl. alle 3–4 d • *Durchschnittliche Tagesdosis:* ½–4 Tbl.; *Aufteilung* morgens : abends = 2 : 1; morgens max. 2 Tbl. • *Max.-Dosis:* 120 mg/d
max. Plasmaskonz. nach 2–3h, HWZ 1,5h, biliäre Elimination nach vollständiger Metabolisierung	

7.1.4 Glinide

Ind Diabetes mellitus Typ II in Kombination mit *Metformin*, *Repaglinid:* auch zur Monotherapie

Wi Carbamoyl-Methylbenzoesäure-Derivat, Insulinsekretion der β-Zellen des Pankreas ↑

Kl DM Typ I, Ketoazidose, schwerste Leber-/Niereninsuffizienz, Kinder < 12 J.

NW GIT-Symptome, allerg. Reaktionen, in Einzelfällen erhöhte Transaminasen möglich, Hypoglykämien bei Auslassen der Mahlzeit möglich (in bis zu 24%)

Nateglinid	€€ (180–360 mg) | Gr 6, Kl/La 1, Kl
p. o.: **Starlix®** 60 | 120 mg/Tbl.	**Diabetes mellitus Typ II:** • *initial:* 3 × 60 mg/d, ggf. 3 × 120 mg/d p. o. 1–30 min vor den Hauptmahlzeiten • *Max-Dosis:* 3 × 180 mg/d p. o.
BV 72%, max. Plasmakonz. nach < 1h, HWZ 1,5h, PEB 99%, renale (83%) und biliäre Elimination nach Verstoffwechselung zu Metaboliten	

Repaglinid	€€€ (1,5–16 mg) | Gr 5, Kl/La 1, Kl
p. o.: **NovoNorm®** 0,5 | 1 | 2 mg/Tbl.,	**Diabetes mellitus Typ II:** • *initial* 0,5 mg/Hauptmahlzeit, *Erh-Dosis* 2 mg/Hauptmahlzeit p. o. • „eine Hauptmahlzeit = eine Tablette, keine Hauptmahlzeit = keine Tablette“, präprandiale Einnahme • *Max-Dosis:* 3–4 × 4 mg/Hauptmahlzeit = 16 mg/d

BV 60 %, max. Plasmaskonz. nach 45 min, HWZ 1 h, PEB 98 %, Metabolisierung, zu über 90 % biliäre Elimination

7.1.5 Glitazone

Ind Diabetes mellitus Typ II in Komb. *Sulfonylharnstoffen* oder *Metformin*

Wi Insulinsensitizer → Insulinresistenz in Muskel-, Leber- und v. a. Fettzellen ↓ → Glukoseutilisation ↑, Lipogenese ↑ → Blutzucker ↓ und Fettstoffwechselstörung ↓

KI Komb. mit Insulin, Herzinsuffizienz (NYHA I° – IV°), schwere Leber- oder Niereninsuffizienz

NW *alle:* Hypoglykämie, Ödeme, Hyperlipidämie, Gesamtcholesterin ↑, KS, Schwindel
bei Komb. mit Metformin: Anämie, Laktatazidose, Gesamtcholesterin ↑, Diarrhö, Blähungen, Abdominalschmerzen, Dyspesie, Übelkeit und Erbrechen
bei Komb. mit Sulfonylharnstoffen: Gewicht ↑, Benommenheit, Flatulenz, Müdigkeit, Schwitzen, Anämie, Thrombozytämie

Rosiglitazon	*€€ (4–8 mg) | KI/KI*
p. o.: **Avandia®** 4 | 8 mg/Tbl.	**Diabetes mellitus Typ II, Erw.:** *initial* 1 × 4 mg/d in Komb. mit *Sulfonylharnstoffen* oder *Metformin*, ggf. nach 8 Wo. Steigerung auf 8 mg/d
BV 99 %, max. Plasmakonz. nach 1 h, PEB 99,8 %, HWZ 3–4 h, komplette Metabolisierung, Elimination renal (66 %), Fäzes (25 %)	
Pioglitazon	*€€ (15–45 mg) | KI/KI*
p. o.: **Actos®** 15 | 30 | 45 mg/Tbl.	**Diabetes mellitus Typ II, Erw.:** 1 × 15–30–45 mg/d p. o. als Monotherapie oder in Komb. mit *Sulfonylharnstoffen* oder *Metformin*
BV > 80 %, max. Plasmakonz. nach 2 h, PEB > 99 %, inkomplette hepatische Metabolisierung, Elimination über Fäzes 55 % und Harn 45 %, HWZ von Pioglitazon 5–6 h, aktive Metabolite 16–23 h	
Rosiglitazon (R.) + Metformin (M.)	*€€ (4–8 mg R.) | KI/KI*
p. o.: **Avandamet®** 2 | 4 mg R. + 500 | 1000 mg M./Tbl.	**Diabetes mellitus Typ II:** • *initial* 2 × 2 mg R./d + 1000 mg M./d, ggf. *Dosissteigerung* auf 2 × 4 mg R./d + 1000 mg M./d p. o. • *Max.-Dosis:* 8 mg R. und 2000 mg M./d
s o.	
Rosiglitazon (R.) + Glimepirid G.	*€€ (4–8 mg R.) | KI/KI*
p. o.: **Avaglim®** 4 | 8 mg R. + 4 mg G./Tbl.	**Diabetes mellitus Typ II:** • *initial* 1 × 4 mg R./d + 4 mg G./d, ggf. *Dosissteigerung* auf 1 × 8 mg R./d + 4 mg G./d p. o. ▸ *Max.-Dosis:* 8 mg R. und 4 mg G./d

s o.
7.1.6 DPP4-Inhibitoren
Ind bei Typ-2-Diabetes mellitus in Kombination mit Metformin und/oder Sulfonylharnstoffderivat, wenn eine Diät und Bewegung plus Metformin den Blutzucker nicht ausreichend senken
Wi orale Antidiabetika, sog. Dipeptidyl-Peptidase-4 (DPP4)-Inhibitoren → durch Blockade des Enzyms DPP4 kommt es zum Anheben der Spiegel der aktiven Inkretinhormone (GLP-1 und GIP)
KI Typ-1-Diabetiker, Behandlung der diabet. Ketoazidose, aufgrund fehlender Daten: Pat. mit mäßiger bis schwerer Niereninsuffizienz, Pat. mit schwerer Leberinsuffizienz, Pat. < 18 J. Vildagliptin: Bei Anstieg von AST oder ALT auf das 3fache der Obergrenze des Normbereichs, Hepatitis, Herzinsuffizienz NYHA III–IV
NW Hypoglykämie, GIT-Störungen (Blähungen, Obstipation, Übelkeit, Erbrechen), periphere Ödeme Vildagliptin: Tremor, KS, Schwindel, Transaminasenanstieg

Exenatide	*€€€€€ (für 10 μg Fertigpen) | Gr 5, sl/La 1, sl*
p. o.: **Byetta**® 5 | 10 μg/Fertigpen	**Typ-2-Diabetes mellitus, Erw.:** • *initial* 2 × 5 μg/d s. c. über mind. 1 Mo., Erh.-Dosis: 2 × 10 μg/d s. c. ▸ *Max.-Dosis:* 20 μg/d s. c.
max. Plasmaspiegel 2 h, HWZ 2,4 h, überwiegend renale Elimination	
Sitagliptin	*€€ (100 mg) | Gr 5, sl/La 1, sl*
p. o.: **Januvia**®, **Xelevia**® *– alle: 100 mg/Tbl.*	**Typ-2-Diabetes mellitus:** 1 × 100 mg/d p. o. (unabhängig von der Nahrung) in Kombination mit Metformin oder PPAR-Agonisten (ein Thiazolidin z. B. Glitazone)
BV 87 %, max. Plasmaspiegel 1–4 h, 79 % werden unverändert renal eliminiert	
Vildagliptin	*€€ (100 mg) | Gr KI/La KI*
p. o.: **Galvus**® 50 mg/Tbl.	**Typ-2-Diabetes mellitus:** • **In Kombination mit Metformin oder einem Thiazolidindion (z. B. Glitazone):** 2 × 50 mg/d p. o. (unabhängig von der Nahrung) • **In Kombination mit Sulfonylharnstoff:** • 1 × 50 mg/d p. o. morgens (unabhängig von der Nahrung) • *Max.-Dos.:* 100 mg/d • *Niereninsuffizienz:* KI bei Crea-Clearance < 50 ml/min
max. Plasmaspiegel 1,7 h, PEB 9,3 %, 69 % Metabolisierung in inaktiven Metaboliten, HWZ 3 h, 85 % renale Elimination, 23 % unverändert fäkal	

Sitagliptin (S.) + Metformin (M.)	*€–€€ | Gr KI/La 1, KI*
p. o.: **Janumet®**, **Velmetia®** *– alle: 50 mg S. + 850 | 1000 mg M./Tbl.*	**Typ-2-Diabetes mellitus Erw.:** **Initial:** 2 × 50 mg S. + bisherige M. Dosis/d p. o. ▶ *Bei Niereninsuffizienz GFR < 60 ml/min: KI*
BV 87 %, max. Plasmaspiegel 1–4 h, 79 % werden unverändert renal eliminiert	

7.1.7 Alpha-Glukosidase-Hemmer

Ind Diabetes mellitus Typ II, v. a. bei postprandialen BZ-Spitzen

Wi Verzögerung der enteralen Glukoseresorption

KI chronische Darmerkrankung, schwere Niereninsuffizienz (GFR < 25 ml/min), Alter < 18 J.

NW Blähungen, Durchfall, krampfartige Bauchschmerzen

Acarbose	*€-€€ (150–600 mg) | Gr 4, KI/La 1, KI*
p. o.: **Glucobay®** 50 | 100 mg/Tbl.	**Zusatztherapie bei Diabetes mellitus:** • *initial* 3 × 50 mg/d p. o. direkt vor der Mahlzeit, später ggf. 3 × 100–200 mg/d p. o. ▶ *Max-Dosis:* 3 × 200 mg/d p. o.
BV 1–2 %, Verteilungs-HWZ 3,7, Eliminations-HWZ um 10 h, Elimination überwiegend über Fäzes (> 50 %)	

7.1.8 Antihypoglykämika

Ind *alle:* Hypoglykämie
Diazoxid: Inselzelltumoren, Glykogenspeicherkrankheiten
Glukagon: Hypoglykämie bei insulinpflichtigen Diabetikern (Insulinüberdosierung)

Wi *Diazoxid:* Insulinsekretion ↓ an den β-Zellen des Pankreas → Serumglukosespiegel ↑
Glukagon: hepatische Glykogenolyse ↑ → Gluconeogenese ↑ → BZ ↑

KI *Diazoxid:* funktionelle Hypoglykämien, Herzklappenstenosen, HOCM, pulmonale Hypertonie, Herzinsuffizienz
Glukagon: Inselzelltumoren, Phäochromozytom

NW *alle:* Tachykardie, RR ↓, Übelkeit, Erbrechen, Bauchschmerzen
Diazoxid: Ödeme, BB-Veränderungen, Hypertrichose (bes. Kinder)

Diazoxid	*€-€€ € (25–100 mg Tbl.) | Gr 6, sI/KI*
p. o.: **Proglicem®** 25 | 100 mg/Kps.	**Hypoglykämie:** • *Erw.: initial* 5 mg/kg KG/d (= 350 mg/70 kg KG/d) p. o., verteilt auf 2–3 ED, dann *Erh-Dosis* von 3–8 mg/kg KG/d (= 210–560 mg/70 kg/d) je nach BZ-Profil verteilt auf 2–3 ED/d p. o.

	• *Kinder:* > 12 J. 190 mg/d, > 7½ J. 120 mg/d, > 3 J. 70 mg/d, > 1 J. 50 mg/d, > ½ J. 37,5 mg/d, > ¼ J. 25 mg/d jeweils verteilt auf 3 ED/d p. o.
gute enterale Resorption, PEB > 90%, HWZ 20–45 h, HWZ (Kinder) 9–24 h, Wi-Dauer auf Gefäße 4–12 h, Wi-Dauer auf Glukosespiegel bis zu 8 h	
Glucagon	*€€€€ (1 mg) | Am/Am*
parenteral: **GlucaGen®**, **GlucaGen®** Hypokit Fertigspritze *– alle: 1 mg = 1 I. E./Durchstechfl. mit Pulver und Lsg. zur Herst. einer Inj.-Lsg.*	**schwere Hypoglykämie:** • *Erw. u. Kinder > 25 kg KG bzw. > 6–8 J.:* 1,0 mg s. c., i.m.i.v. • *Kinder < 25 kg KG bzw. < 6–8 J.:* 0,5 mg s. c., i.m.i.v. **diagnostische Anwendung:** • *Motilitätshemmung:* Wi-Eintritt bei 0,2–0,5 mg i. v. nach 1 min, Wi-Dauer 5–20 min.; bei 1–2 mg i.m. nach 5–15 min, Dauer ca. 10–40 min. • *Relaxation Magen, Duodenum und Dünndarm:* 0,2–0,5 mg langsam i. v. oder 1 mg i.m. • *Relaxation Colon:* 0,5–0,75 mg langsam i. v. oder 1–2 mg i.m. • *CT, MRT, DSA:* bis zu 1 mg i. v.
HWZ 3–6 min, renale und hepatische Elimination nach Metabolisierung	
Glucose 40%	*€€€€ | Am/Am*
parenteral: **Glucose®** 40% (**Generika**) *– alle: 0,4 mg/ml Inf.-Lsg.*	**Dosis entsprechend individuellem Glukosebedarf:** • *Max-Dosis:* bis zu 15 ml/kg KG/d = 6,0 g Glc./kg KG/d; bei path. veränderten Stoffwechselbedingungen (z. B. Postaggressionsstoffwechsel, hypoxische Zustände, Organinsuffizienz) max. 2–4 g Glc./kg KG/d • *Max. Infusionsgeschwindigkeit:* 0,62 ml/kg KG/h = 0,25 g Glc./kg KG/h; *max. Tropfgeschwindigkeit:* ca. 0,2 Trpf./kg KG/min • *Kinder (≥ 6 J.): Max-Dosis*: 6–10 J. → bis 10 g/kg KG/d = 25 ml/kg KG/d; 11–14 J. → bis 8 g/kg KG/d = 20 ml/kg KG/d; max. Gesamtflüssigkeitszufuhr beachten: 6–10 J. → 60–80 ml/kg KG/d, 11–14 J. → 50–70 ml/kg KG/d

7.2 Lipidsenker

7.2.1 CSE-Hemmer

Ind Hypercholesterinämie, Hypertriglyzeridämie

Wi Hemmung der hepatischen HMG-CoA-Reduktase → Cholesterinsynthese ↓, LDL-Rezeptor-Expression ↑ → LDL-Elimination ↑ → Gesamtcholesterin ↓, LDL ↓, HDL ↑, Triglyceride ↓

KI aktive Lebererkrankungen, Transaminasenerhöhung, Cholestase, Myopathie, Alter < 18 J., **cave:** Komb. mit Fibraten

NW Bauchschmerzen, Übelkeit, Erbrechen, KS, Transaminasen ↑, hepatozelluläre Toxizität, CK ↑, Muskelkrämpfe, Myopathie, Rhabdomyolyse, Pankreatitis

Atorvastatin	*€€ (10–80 mg) | sl/sl*
p. o.: **Sortis**® 10 | 20 | 40 | 80 mg/Tbl.	**Hypercholesterinämie, Hypertriglyzeridämie:** • *initial* 1 × 10 mg/d abends p. o., ggf. *Dosissteigerung* alle 4 Wo. auf max. 60–80 mg/d • *Max.-Dosis:* 80 mg/d • *Kinder 4–17 J.: initial* 1 × 10 mg/d abends p. o., ggf. Dosissteigerung alle 4 Wo.
BV 30%, max. Plasmakonz. nach 1–2h, HWZ 14h, hepatischer Abbau in aktive Metabolite über Cytochrom P4503A4 (WW!), Elimination über die Galle	
Fluvastatin	*€ (20–80 mg) | KI/KI*
p. o.: **Cranoc**®, **Fluvastatin** (**Generika**), **Locol**® 80 mg/ret.-Kps. *– alle: 20 | 40 mg/Kps. und / oder* 80 mg/ret.-Kps.	**Hypercholesterinämie, Hypertriglyzeridämie:** • *initial* 1 × 20–40 mg/d abends, ggf. 2 × 40 mg/d ▸ *Max-Dosis:* 80 mg/d
rasche Resorption, BV 24%, HWZ 2,3h bei ret.-Form, 50–60 min bei Kps., PEB 98%, nach Metabolismus Elimination über die Fäzes zu > 90%	
Lovastatin	*€ (20–40 mg) | KI/KI*
p. o.: **Lova** (**Generika**), **Lovastatin** (**Generika**), **Mevinacor**® *– alle: 10 | 20 | 40 mg/Tbl.*	**Hypercholesterinämie, kombinierter Hypercholesterinämie und Hypertriglyceridämie, wenn die Hypercholesterinämie im Vordergrund steht:** • *initial* 1 × 20 oder 40 mg/d zum Abendessen • *Max-Dosis:* 80 mg/d p. o.
orale Resorption 30%, Hauptwirkort in der Leber, dort Umbau in den aktiven Metaboliten, HWZ 70–100 min	
Pravastatin	*€ (10–40 mg) | KI/KI*
p. o.: **Mevalotin protect**®, **Prava** (**Generika**), **Pravasin protect**®, **Pravastatin** (**Generika**) *– alle: 10 | 20 | 40 mg/Tbl.*	**Hypercholesterinämie, gemischte Dyslipidämie:** • *initial* 10–20 mg/d p. o. abends, später *Erh-Dosis* 1 × 10–40 mg/d abends; • *Max-Dosis:* 40 mg/d
rasche Resorption, max. Plasmakonz. nach 1–1,5h, BV 17%, HWZ 1,6–2h, hoher First-pass-Effekt der Leber, Elimination zu 70% über die Fäzes	

Simvastatin	€(5–80 mg) | KI/KI
p. o.: **BeL® Simvastatin, Sigalip®, Simvaaps®, Simva (Generika), Simvacard®, Simvastatin (Generika), Zocor®** – *alle: 5 | 10 | 20 | 40 oder 80 mg/Tbl.*	**Hypercholesterinämie, kombinierte Hyperlipidämie:** • *Erw. initial* 5–10 mg/d abends p. o.; *Erh-Dosis:* 1 × 5–40 mg/d • *Max-Dosis:* 40–80 mg/d (als ED) • *Kinder:* > 12 J. 5 mg/d; > 7½ J. 5 mg/d; > 3 J. 2,5 mg/d; > 1 J. 2,5 mg/d jeweils abends p. o.

BV < 5%, 60–80% Resorption, nach Metabolisierung in der Leber aktiv, max. Plasmakonz. nach 1–2 h, HWZ 1,9 h, 60% werden über die Fäzes ausgeschieden

7.2.2 Fibrate

Ind kombinierte Hyperlipidämien

Wi Clofibrinsäurederivat → Lipoproteinlipase-Aktivität ↑ → VLDL-Freisetzung ↓, Cholesterinbildung ↓

KI Lebererkrankungen (Ausnahme Fettleber), Nierenerkrankungen (S-Kreatinin > 1,5 mg/dl)

NW GIT-Störungen, CK-Anstieg, Myositis, Myalgien, Thrombose

Bezafibrat	€(400 mg ret., 600 mg unret.) | Gr 4, sI/La 1, KI
p. o.: **Befibrat®, Beza (Generika), Bezafibrat (Generika), Cedur®, Lipox®** – *alle: 200 mg/Tbl. oder Drg., ret. 400 mg/Tbl.*	**schwere Hypertriglyzeridämie, gemischte Hyperlipidämie, wenn ein Statin kontraindiziert ist:** • 3 × 200 mg/d *oder* 1 × 400 mg ret./d morgens oder abends (jeweils nach/ mit Mahlzeit) • *Dosisreduktion bei Niereninsuffizienz:* S-Krea 1,6–2,5 mg/dl: 2 × 200 mg/d; 2,6–6 mg/dl: 1 × 200 mg/d

vollständige Resorption, BV 70%, max. Plasmakonz. nach 1–2 h, ret. 3–4 h, HWZ 2 h, PEB 94–96%, renale Elimination

Etofibrat	€(500 mg) | KI/KI
p. o.: **Lipo-Merz® ret.** 500 mg/Tbl.	**schwere Hypertriglyzeridämie, gemischte Hyperlipidämie, wenn ein Statin kontraindiziert ist:** • 1 × 500 mg/d abends p. o. • *Max-Dosis:* 1000 mg/d • *Dosisreduktion bei Niereninsuffizienz:* Serum-Kreatinin 1,6–2,5 mg/dl: max. 500 mg/d, 2,6–6 mg/dl: 500 mg alle 2 d

BV nahezu vollständig, max. Plasmakonz. nach 6 h, PEB 73%, HWZ < 2 h, renale Elimination

Etofyllinclofibrat	€(500 mg) | KI/KI
p. o.: **Duolip®** 500 mg/Tbl.	**primäre u. sekundäre Hyperlipidämien:** • 1 × 500 mg/d p. o. abends ▸ *Dosisreduktion bei Niereninsuffizienz:* S-Krea 1,6–5 mg/dl: 250 mg/d

Fenofibrat	€ (300 mg unret., 250 mg ret.) | KI/KI
p. o.: **Fenobeta®**, **Fenofibrat (Generika)**, **Lipidil®** *– alle: 100 mg/Kps., ret. 250 mg/ Ret.-Kps.;* **Cil®** 160 mg/Kps., **Fenofibrat (Generika)**, **Lipidil®**, **Lipidil-Ter®** 160 mg/Tbl. *– alle: 200 mg/Kps.*	**primäre und sek. Hyperlipoproteinämien, Hypertriglyceridämie:** 2-3 × 100 mg/d p. o. oder 1 × 250 mg ret./d p. o. zur Nacht
rasche und nahezu vollständige Resorption, HWZ 1 d, PEB 99 %, renale (60 %) Elimination des Glucuronids	

Gemfibrozil	€ (900–1200 mg) | KI/KI
p. o.: **Gemfi®** 450 | 600 mg/Tbl., **Gevilon®** 600 | 900 mg/Tbl.,	**Hypertriglyceridämie und/oder durch niedriges HDL-Cholesterin charakterisierte gemischte Dyslipidämie; primäre Hypercholesterinämie, wenn ein Statin kontraindiziert ist:** 900–1200 mg/d abends
orale Resorption 100 %, max. Plasmakonz. nach 1–2 h, HWZ 1,5 h, v. a. renale Elimination	

7.2.3 Anionenaustauscher

Ind Hypercholesterinämie, Intoxikation mit Wirkstoffen, die dem enterohepatischen Kreislauf unterliegen

Wi Bindung von Gallensäuren im Darm (Unterbrechung des enterohepatischen Kreislaufs), Gallensäurenverlust ↑ → Cholesterinspiegel ↓, LDL ↓, HDL ↑

KI Gallengangsverschluss, Darmverschluss

NW Obstipation, Übelkeit, Meteorismus, Sodbrennen, AP ↑, Transaminasen ↑, **cave:** WW mit Arzneimitteln, die dem enterohepatischen Kreislauf unterliegen

Colesevelam	€€-€€€€ (4 – 6 Tbl/d) | sl Gr 5/sl La 1
p. o.: **Cholestagel®** 625 mg/ Tbl.	**Hypercholesterinämie in Kombination mit einem Statin, wenn dieses alleine nicht ausreichend ist; oder in der Monotherapie in Komination mit Diät, wenn ein Statin kontraindiziert ist:** • *3 – 6 Tbl. mit einer Mahlzeit und Flüssigkeit* ▸ *Max-Dosis: 7 Tbl./d* • Mindestabstand 4 h zu Einnahme anderer Arzeimittel wg. möglichen WW
keine Resorption aus GIT	

Colestyramin	€€€ (4–28 mg) | sl/ub
p. o.: **Colestyr-CT®**, **Colestyramin** (**Generika**), **Lipocol-Merz®** Kautbl. 2 g/Tbl., **Quantalan®**, **Vasosan®** P/S Granulat – *alle: 4 g/Beutel*	**Hypercholesterinämie in Kombination mit einem Statin, wenn dieses alleine nicht ausreichend ist oder in der Monotherapie, wenn ein Statin kontraindiziert ist:** • *initial* 1. d 4 g, am 2. d 8 g, am 3. d 12 g, dann 8–24 g/d als Richtdosis • *Max-Dosis: 24 g/d* • *Kinder:* > 7 ½ J. 6–18 g/d, > ½ J. 4–8 g/d, jeweils auf 3 ED pro Mahlzeit verteilen **Chologene Diarrhöen:** 3 × 4 g/d **Pruritus oder Ikterus bei partiellem Gallengangsverschluss:** 4 – 8 g/d **Intoxikation:** 3 × 4 g/d p. o. für 3–5 d
keine Resorption aus GIT, Wi-Beginn nach 4–7 d, Wi-Max. nach 4 Wo.	

7.2.4 Nikotinsäurederivate, sonstige Lipidsenker

Ind *Ezetimib:* Hypercholesterinämie, ggf. im Komb. mit CSE-Hemmer
Inositolnicotinat/Xantinolnicotinat: kombinierte Hyperlipidämien

Wi *Ezetimib:* selektive Hemmung der intestinalen Cholesterinresorption *Inositolnicotinat/Xantinolnicotinat:* Block der Triglyceridlipase, Lipoproteinlipaseaktivität ↑ → Cholesterinspiegel ↓, Triglyceridspiegel ↓

KI *Inositolnicotinat/Xantinolnicotinat:* akute Herz-Kreislaufinsuffizienz, akute Blutungen, GIT-Ulcera, schwere Leberfunktionsstörung

NW *alle:* Übelkeit, Erbrechen, Diarrhö, Bauchschmerzen, KS
Ezetimib: Transaminasen ↑, Myopathie (bes. in Komb. mit CSE-Hemmer)
Inositolnicotinat/Xantinolnicotinat: HRST, GIT-Ulzera, Leberfunktionsstörungen

Ezetimib	€€ (10 mg) | sl/sl, mit Statin KI
p. o.: **Ezetrol®** 10 mg/Tbl.	**Primäre Hypercholesterinämie mit/ohne Statin:** • *Erw. u. Kinder > 10 J.:* 10 mg/d p. o. • *zusammen mit Statin:* übliche Anfangsdosis des Statins oder bereits angewandte höhere Statindosis fortführen • *zusammen mit Anionenaustauscher:* Einnahme min. 2 h vor oder 4 h nach dessen Einnahme
max. Plasmakonz. nach 4–12 h (Hauptmetabolit 1–2 h), HWZ 22 h, PEB 99,7 % (Hauptmetabolit: 88–92 %), v. a. biliäre Elimination nach Transformation in aktiven Hauptmetabolit	
Ezetimib (E.) + Simvastatin (S.)	**€€ | KI/KI**
p. o.: **Inegy®** 10 mg E. + 10 | 20 | 40 oder 80 mg S./Tbl.	**Hypercholesterinämie und gemischte Hyperlipidämie, wenn ein Statin alleine nicht ausreichend ist: Homozygote familiäre Hypercholesterinämie (HoFH):**

	• *Initial:* 1 × 10 mg E. + 10 mg S. am Abend, Dosisanpassung nach frühestens 4 Wochen **Homozygote familiäre Hypercholesterinämie (HoFH):** • 1 × 10 mg E. + 40 | 80 mg S. am Abend
Xantinolnicotinat	*€€ (2–3 g) | Gr 4, sl/La 1, sl*
p. o.: **Complamin® spezial** 1 g/Ret.-Tbl.	**familiäre Hypercholesterolämie, familiäre Hypertriglyceridämie, familiäre kombinierte Hyperlipidämie, schwere sekundäre Hypertriglyceridämie:** • *initial* 3 × 1 Tbl./d p. o.; nach Normalisierung der Laborwerte: 2 × 1 Tbl./d p. o. ▸ *Max-Dosis:* 4 Tbl./d p. o.
max. Plasmakonz. nach 30–60 min, renale Elimination	

7.3 Gichttherapeutika

7.3.1 Xanthinoxidase-Hemmer

Ind primäre und sekundäre Hyperurikämie, Harnsäuresteine

Wi Hemmung der Xanthinoxidase → Harnsäuresynthese ↓ → Ausscheidung von wasserlöslichem Hypoxanthin und Xanthin ↑, Purinsynthese ↓ → Harnsäure ↓

KI Überempfindlichkeit

NW Hautreaktionen, Pruritus, Muskel-/Gelenkschmerzen, GIT-Beschwerden, BB-Veränderungen (v. a. Leukopenie), Transaminasen ↑, Xanthinsteine

Allopurinol	*€ (100–300 mg) | sl/sl*
p. o.: **Allo** (**Generika**), **Allopurinol** (**Generika**), **Bleminol®** 200 mg/Tbl., **Cellidrin®**, **Epidropal®**, **Foligan®**, **Remid®**, **Uribenz®**, **Zyloric®** *– alle: 100 und/oder 300 mg/Tbl.*	**primäre und sekundäre Hyperurikämie:** • *Erw.:* 1 × 100–300 mg/d nach dem Essen; *Erh-Dosis:* 1 × 200–400 mg/d p. o.; *Max-Dosis:* 800 mg/d • *Kinder:* 10 mg/kg KG p. o. verteilt auf 3 ED ▸ *Dosisanpassung bei Niereninsuffizienz:* S. 444
Resorption 80 %, Wi-Beginn nach 48 h, Wi-Max. nach 1 Wo., max. Plasmakonz. nach 1 h, HWZ 2–3 h, PEB < 1 %, 20–30 % werden renal eliminiert, der Rest durch hepatische Umwandlung in aktive Metabolite (HWZ bis 28 h), dialysierbar	

7.3.2 Urikosurika

Ind *alle:* Hyperurikämie
Probenecid: zur Verminderung der Nierentoxizität bei Cidofovir-Gabe

Wi tubuläre Reabsorptionshemmung vieler organischer Säuren (u. a. Harnsäure, Penicillin) → Urikosurie → Serumharnsäurewerte ↓

KI akuter Gichtanfall, Niereninsuffizienz, Nierensteindiathese, Kinder < 2 J.; *relative KI:* GIT Ulzera (auch anamnestisch), BB-Störungen

NW GIT-Symptome, Exantheme, KS, Benommenheit, Kristalurie, Tubulopathie

Probenecid	*€€€ (500–1000 mg) | Gr 5, sl/La 1, sl*
p. o.: **Probenecid®** 500 mg/Tbl.	**primäre und sekundäre Hyperurikämie**, **Harnsäuresteine:** • *initial* 2 × 250 mg/d für 1 Wo., dann 2 × 500 mg/d p. o. • *Kinder > 2 J.: initial* 25 mg/kg KG/d, ggf. 40 mg/kg KG/d **HIV-Therapie:** 3 h vor Cidofovir-Gabe 2000 mg p. o. und 2 h und 8 h nach Infusion je 500 mg
rasche Resorption, hohe PEB, HWZ 6–12 h	
Benzbromaron	*€ (100 mg) | Gr 6, Kl/La 1, Kl*
p. o.: **Benzbromaron AL®** 100 mg/Tbl.	**Hyperurikämie, wenn eine Behandlung mit Allopurinol nicht möglich:** *Erw. und Kinder > 14 J.: initial* 25 mg/d p. o., *Dauerbehandlung* 50–100 mg/d p. o. nach einer Mahlzeit
HWZ 2–3 h (Hauptmetabolite 12–14 h), PEB 100 %, v. a. biliäre Elimination in aktive Hauptmetaboliten	
Allopurinol (A.) + Benzbromaron (B.)	*€ (1 Tbl.) | sl/sl*
p. o.: **Allo comp.-ratiopharm®** 100 mg A. + 20 mg B:/Tbl.	**Hyperurikämie, manifeste Gicht:** • *initial* 1 × 1 Tbl./d p. o., ggf. 2–3 Tbl./d ▸ *Max-Dosis:* 2–3 × 1 Tbl./d p. o. ▸ *Kinder > 14Lj.:* 10 mg/kg KG/d, Max.-Dosis 400 mg/d ▸ *Dosisanpassung bei eingeschränkter Nierenfunktion* (S-Krea > 1,5 mg/dl bzw. GFR < 40 ml/min) sowie bei Tendenz zu Nierensteinen: Allopurinol-Monopräparat verabreichen

7.3.3 Mitosehemmstoffe

Ind akuter Gichtanfall, chronische Myokarditis

Wi hochwirksames Mitosegift → Funktionstüchtigkeit zellulärer Proteine ↓ → Leukozyten-/Phagozytenbeweglichkeit ↓ → Phagozytose von Harnsäurekristallen ↓ → entzündlichen Reaktion ↓, Gewebe-pH ↑

KI Niereninsuffizienz, Anämie, GIT-Erkrankungen, Lebererkrankungen, Glucose-6-Phosphat-Dehydrogenase-Mangel, Alter < 18. Lj.

NW Diarrhö, Übelkeit und Erbrechen, Bauchschmerzen, Myelotoxizität, Agranulozytose, Myopathie, Haarausfall

Colchizin	*€ (0,5 mg Drg.); €€€€ (100 ml Lsg.) | Kl/Kl*
p. o.: **Colchicum dispert®** 0,5 mg/Drg., **Colchysat® Bürger** 1 mg/50 Trpf. = 1 ml	**akuter Gichtanfall:** • für 4 h jede h 1 mg, dann alle 2 h 0,5–1 mg p. o., am 2. d 3 × 1,5 mg/d, ab 3. d 3 × 0,5 mg/d p. o. ▸ Max.-Dosis: 8 mg/d, pro Anfall 12 mg

	chronische Myokarditis (offlabel use): 1 mg/d p. o. *Max-Dosis:* 8 mg/d
max. Plasmakonz. nach 2h, Wi-Beginn nach 12h, Wi-Max. nach 48h, HWZ 1h, hepatische Metabolisierung, renale Elimination	

7.4 Vitamine

Ind *Vit. B_1= Thiamin:* Mangelzustände (z. B. Beri-Beri, Neuropathien, Wernicke-Enzephalopathie, Strachans-Syndrom, Vit.-B_1-abhängige Kardiomyopathie) *Vit. B_6 = Pyridoxin:* Mangel mit/ohne Störungen des ZNS und peripheren NS, Hyperhomocysteinämie, Antidot bei Isoniazid-(INH)-Intoxikationen *Vit. B_{12} = Cobalamin:* Mangel mit/ohne zentralen oder peripheren Störungen (Enzephalopathie, Myelopathie, sensomotorische PNP) *Vit. D_3 = Calcitriol = Colecalciferol:* Hypoparathyreoidismus, renale Osteopathie, Osteomalazie, Osteoporose, Rachitis *Vit. E = Tocopherol:* Vitamin-E-Mangel *Vit. K_1 = Phytomenadion:* Mangelzuständen und -blutungen, Vitamin-K_1-Prophylaxe von Neugeborenen *Folsäure:* Megaloblastenanämie, Folsäuresubstitution während der Schwangerschaft und Stillzeit, bei gesteigertem Folsäurebedarf (u. a. infolge Medikation, z. B. MTX)
Wi *Vit.B_1-Mangel-Symptome:* Muskelschwäche, Parästhesien, Paresen und paralytische Erscheinungen, Bradykardie und psychische Veränderungen *Vit. B_6-Mangel-Symptome:* Nervosität, Epilepsie, Parästhesien, mikrozytäre hypochrome Anämie, Dermatitis, Hyperkeratose, Mundwinkelrhagaden, Glossitis *Vit. B_{12}-Mangel-Symptome:* makrozytäre, hyperchrome Anämie, Café-au-lait-Haut, Typ-A-Gastritis,Thrombopenie, Leukopenie, Hunter Glossitis und neurologische Symptome *Vit. D_3:* Ca^{2+}- und Phosphatresorption im Darm ↑, renale Elimination von Ca^{2+} ↓, ossäre Mobilisation von Ca^{2+} und Phosphat ↑ → Serum-Ca^{2+} ↑ → Knochenaufbau ↑ *Vit. E-Mangel-Symptome:* spinozerebellärer Degeneration, „Dying-back"- PNP, Retinitis pigmentosa, Abetalipoproteinämie = Bassen-Kornzweig-Syndrom *Vit. K_1:* Vit.-K-abhängige Gerinnungsfaktoren: II, VII, IX, X, Protein C, S und Z
KI *Vit. D_3:* Hyperkalzämie, Hyperkalzurie, Vitamin-D-Hypervitaminose *Vit. K_1:* parenteral: cholestatischem Ikterus *Folsäure:* Megaloblastenanämie unklarer Genese, isolierter Vit.-B_{12}-Mangel
NW *Vit. B_1:* bei i. v.-Gabe anaphylaktoide Reaktionen möglich *Vit. B_{12}:* bei i. v.-Gabe anaphylaktoide Reaktionen möglich *Vit. D_3:* psych. Symptome, KS, HRST, Durstgefühl, Übelkeit und Erbrechen, Kalkeinlagerung in Geweben, Flush, Nierenversagen *Vit. K_1:* nach i.m. Gabe sklerodermiforme Infiltrationen und Pigmentierungen lokal *Folsäure:* bei hohen Dosen GIT-Symptome, Schlafstörungen, Erregung, Depression

7.4.1 Vitamin A und D (inkl. Kombinationen)

Calcitriol (Vitamin D 3)	*p. o.: €(0,25–0,5 µg); i. v.: €€€-€€€€(1–2 µg Amp.)* | *sl/Am*
p. o.: **Calcitriol Nefro®**, **Decostriol®**, **Osteotriol®**, **Rocaltrol®** *– alle: 0,25 | 0,5 µg/Kps.* *i. v.:* **Decostriol®** *1 | 2 µg/ml Amp.*	**p. o.: Hypoparathyreoidismus, renale Osteopathie, Osteomalazie, Osteoporose, Rachitis:** *initial* 0,25 µg/d p. o., ggf. Dosissteigerung auf 2 × 0,25 µg/d ***i. v.:* Renale Osteodystrophie bei chron. Niereninsuffizienz unter Dialyse:** *initial:* 25 µg 3 mal wöchentlich nach der Dialyse, individuelle Dosisfindung nach Calcium- und Phosphatspiegel
schnelle orale Resorption, max. Plasmakonz. nach 3–6 h, Wi-Dauer für 3–5 d, HWZ 8 min	

Colecalciferol = Vit. D 3	*p. o.: €(400–20000 I. E.); i.m.: €€(100000 I. E.)* | *sl/kH auf NW*
p. o.: **Dedrei®** 1000 I. E./Drg., **Dekristol®** 400 I. E./Tbl. (= 0,01 mg), 20000 I. E./ Kps. (= 0,5 mg), 5400 I. E./1 ml Lösung (= 0,135 mg), **Ospur® D_3** 1000 I. E./Tbl., **Vigantoletten®** 500 | 1000 I. E./Tbl. (= 0,0125 | 0,025 mg), **Vigantol®** Öl-Tropfen 20000 I. E./ml = 30 Trpf., **Vitamin D_3-Hevert®** 1000 I. E./ Tbl. *parenteral (i.m.):* **D 3-Vicotrat®** 100000 I. E./1 ml Amp. (= 2,5 mg)	**Rachitisprophylaxe:** 400–500 I. E./d (= 0,01 mg) p. o. bis 1. (– 2.) Lj., bei Frühgeborenen 800–1000 I. E./d (= 0,02 mg) p. o. **Rachitisbehandlung:** 5000–10000 I. E./d über 1 Wo., dann 5000 I. E./d p. o. über 6 Wo., dann 200–5000 I. E./d über mehrere Mo. in Komb. mit Kalziumgabe **Osteomalaziebehandlung:** *initial* 10000 I. E./d (= 0,25 mg) p. o., nach 3–4 Wo. reduzieren auf 1000 I. E./d (= 0,025 mg) p. o. **Hypoparathyreoidismus:** 10000 – max. 200 000 I. E./d (= 0,25–5 mg), Dosierung nach Kalziumspiegel (Ziel: Ca^{2+}-Serumspiegel 2,3–2,5 mmol/l) **unter Kortisontherapie:** 1000 I. E./d (= 0,025 mg) p. o.
HWZ 9–25 h, Metabolit 19 d, hepatischer Abbau, Elimination v. a. über die Fäzes	

Colecalciferol + Fluorid	*€(1000-Tbl.)* | *kA/kA*
p. o.: **Fluor-Vigantoletten®** 500/-1000 Tabletten	**Kombinierte Rachitis- u. Kariesprophylaxe bei Säugl. u. Kindern:** • **Fluor-Vigantoletten®**: Sgl. u. Kleinkdr. bis 2 J. z. Prophylaxe 1 Tbl./d, Kdr. mit Malabsorption ab dem 3. J. 2 Tbl./d, Tbl. 1000: Frühgeborene 1 Tbl./d

Paricalcitol	*€€€€ (5 µg)* | *Kl/kE*
p. o.: **Zemplar®** *1 | 2 µg/ Weichkps.* *i. v.:* **Zemplar®** *5 µg/ml Inj.-Lsg.*	**Prävention und Therapie des sek. Hyperparathyreoidismus bei chron. Niereninsuffizienz:** • *initial nach PTH-Spiegel: Dosis in µg = PTH (pg/ml): 80 als Bolus i. v. während der Dialyse, max. jeden 2. Tag* • *Dosistitration im Verlauf: siehe Fachinfo* • *Max-Dosis: 40 µg*
BV 100 %, HWZ 15 h, PEB 99 %, hepatobiliäre Elimination	

7.4.2 Vitamin B (inkl. Kombinationen)

Thiamin = Vitamin B1	*p. o., i.m., i. v.: € (100 mg)* | *Am/Am*
p. o.: **Betabion**® 10 | 100 mg/ Tbl., **Vitamin-B$_1$ (Generika, Kattwiga**® 100 mg/Drg., **ratiopharm**® 200 mg/Tbl.) *parenteral:* **Betabion**®, **Vitamin-B$_1$ (Generika)** *– alle: 100 mg/Amp. à 2 ml* **Novirell-B$_1$** 50 mg/Amp. *à 2 ml*	**Vit. B$_1$-Mangelzustände:** • *i. v.: initial* 100 mg i. v. als Kurz-Inf., dann 3 × 5–10 mg/d p. o., i. v. oder i.m. • *p. o.:* 3 × 10–20 mg/d **Vitamin-B$_1$-Mangel-PNP:** *initial* 2 × 50 mg p. o. für 3 Mo., später 40 mg/d **Wernicke-Enzephalopathie:** 50 mg *initial* i. v. + 50 mg i.m., dann 50 mg/d p. o. **Status epilepticus (insbes. bei Alkoholikern):** 100 mg mit 50 ml G 5% als Kurz-Inf., dann Beginn mit Antikonvulsiva
Tagesbedarf 1–2 mg oder 0,5 mg/1000 kcal, Resorption (p. o.) < 1 mg 100%, bei 5 mg 33%, HWZ 10–20 h, zur Vermeidung eines Defizits zw. 1–1,6 mg/d, > 8–15 mg werden p. o. nicht resorbiert, renale Elimination	
Pyridoxin = Vitamin B6	*p. o.: € (100–300 mg); i. v.: € (100 mg)* | *Am/La 2, Am*
p. o.: **B$_6$-Asmedic**® 40 mg/Tbl., **B$_6$-Vicotrat**® 40 mg/Tbl, **Bonasanit**® 100 mg/ Tbl., **Vitamin-B$_6$ (Hevert**® 100 mg/Tbl., **-JENAPHARM**® 20 mg/Tbl., **-ratiopharm**® 40 mg/Tbl.) *i. v.:* **Novirell B$_6$**® 25 mg/2 ml, **Vitamin-B$_6$ (Hevert**® 25 mg/ 2 ml, **Injektopas**® 25 mg/2 ml, **-ratiopharm**® 40 | 50 mg/1 ml)	**leichte Mangelsymptome**, **erhöhter Bedarf:** 1 × 20–40 mg/d p. o. **Vit.-B$_6$-Mangel-PNP:** 100–300 mg/d p. o. **schwere Resorptionsstörung**, **Schwangerschaftserbrechen**, **zerebrale Konvulsionen:** *initial* 50–200 mg/d i. v. **Antidot bei INH-Intoxikation:** Pro g INH 1 g Pyridoxin über 30 min i. v.
Reservekapazität an Pyridoxin 2–6 Wo., rasche passive Resorption im oberen Dünndarm, hepatische Metabolisierung, v. a. renale Elimination	
Thiamin + Pyridoxin (B1 + B6)	*€* | *Am/Am*
p. o.: **Bevit**® **forte**, **Medivitan**® **N Neuro**, **neuro-B forte biomo**®, **Neuro (-Lichtenstein**® **N**, **-ratiopharm**® **N**, **STADA)**,® **Pleomix-B**®, **Vitamin B duo**® **Jenapharm** *– alle: 100 mg Thiaminchlorid + 100 mg Pyridoxin/Tbl.* **Neuro-Effekton**® **B** 250 mg Thiaminchlorid + 100 mg Pyri-	**Vitamin B$_1$-Mangelzustände:** 1–3 × 100 mg/d p. o. oder 1 × 100 mg/d i.m. oder i. v. **Vitamin B$_6$-Mangelzustände:** 1 × 25–50 mg/d p. o., ggf. auch 50–300 mg/d p. o. oder 100–250 mg/d i.m. oder i. v.

doxin/Tbl.; **Neuro-Vibolex**® 100 mg Thiaminchlorid + 200 mg Pyridoxin/Tbl. *i. v.:* **Neuro-Lichtenstein**® **injekt M**, **Neuro-Vibolex**® Inj.-Lsg. *– alle: 100 mg Thiaminchlorid + 100 mg Pyridoxin/ml, Amp. à 1 ml* **Hewedolor neuro**® Inj.-Lsg., 50 mg Thiaminchlorid + 25 mg Pyridoxin/ml, Amp. à 2 ml; **Vitamin B komplex Sanum**® N Inj.-Lsg., 5 mg Thiaminchlorid + 2,5 mg Pyridoxin/ml, Amp. à 2 ml	
Cobalamin = Cyanocobalamin = Vitamin B12	*p. o.: €; i. v./i.m.: €/Amp.* | *sl/sl*
p. o.: **B_{12} „Ankermann“**® 1000 µg/Drg., 50 µg/20 Trpf. (= 1 ml), **B_{12} ASmedic**® Lsg. 500 µg/ml = 25 Trpf., **Cytobion**® 300 µg/Drg., **Vitamin B_{12}-Kindertropfen**® 50 µg/ml, **Vitamin B_{12}-ratiopharm**® 10 µg/Tbl. *parenteral:* **Ambe**® 2500 µg/Amp., **B_{12} (Generika, -Ankermann**® 100 µg/Amp.), **Cytobion**®, **Lophakomp B_{12}**® 1500 *µg/1 ml*, **Novirell B_{12}**®, **Vitamin B_{12} (Generika, Hevert**® **forte** 3000 µg/Amp., **-ratiopharm**® 100 µg/Amp.) *– alle: 1000 µg/1 ml Amp.*	**Vitamin B_{12}-Mangelzustände:** • *akut:* 100 (–1000) µg/d i.m./langsam i. v. für 1–2 Wo., ggf. + 1–5 mg Folsäure/d i. v./i.m., dann • *Langzeittherapie:* 200–500 µg/Wo i.m. bis zur Normalisierung der Anämie, dann • *Dauertherapie:* 1 × 500 µg jeden 3. Mo. oder 1 × 100 µg/Mo. i.m., langsam i. v. oder s. c.
Resorption im Dünndarm nach Bindung an Intrinsic-Factor, Speicherung zu 90 % in der Leber, biologische HWZ 1 J., 50–90 % der i.m./i. v. verabreichten Menge werden innerhalb 48 h renal eliminiert	

Folsäure	*p. o.: € (5–15 mg); i. v./i.m.: € (5 mg) | Am/Am*
p. o.: **Dreisafol®**, **Folarell®**, **Folcur®**, **Folgamma® Mono**, **Folsäure** (**Generika**), **Folsan®**, **Folverlan®** 0,4 mg/Tbl., **GRAVI-Fol®** – *alle: 5 mg/ Tbl.*, **Lafol®** 0,4 mg/ Kps. *parenteral:* **Folarell®** 5 mg/1 ml Amp., **Folgamma®** 15 mg/ Amp., **Folinjekt-Lichtenstein®** 5 mg/Amp., **Folsäure-Injektopas®** 5 mg/Amp., **Folsäure mite-Hevert®** 5 mg/2 ml Amp. forte 20 mg/2 ml Amp.	**Folsäure-Mangelzustände:** • *i. v.:* 1–5 mg/d • *p. o.:* 1–3 × 5 mg/d p. o. über 3–4 Wo. **Folsäuremangel-Prophylaxe:** 1 (–3) × 0,4 mg/d • *Max-Dosis:* 15 mg/d • *Kinder:* > 12 J. 13 mg/d; > 7 ½ J. 10 mg/d; > 3 J. 7 mg/d; > 1 J. 5 mg/d; > ½ J. 4 mg/d; > ¼ J. 3 mg/d jeweils p. o. oder i.m.
BV 100 %, duodenale Resorption, bis zum 50fachen des Tagesbedarfs können noch resorbiert werden (d h. 5 mg), hepatischer Metabolismus zu 80 %, enterohepatischer Kreislauf, PEB 50–60 %, max. Plasmakonz. nach 12 h	
Folsäure + Fe^{2+}	*€ (1–3 Drg.) | Am/Am*
p. o.: **ferro sanol® gyn** Kps. **Folicombin®** Drg., **Folsäure-Eisen-Saft Dr. Hotz**, **Hämatopan®**, **Kendural® Fol** 500, **Plastulen® N**, **Tardyferon®-Fol** Drg.	**Eisenmangelanämie mit Folsäuremangel:** • *Therapie:* 3 × 1–2 Drg./d, Schulkdr.: 1–3 × 1 Drg./d • *Prophylaxe:* 1 Drg./d • *Saft:* Erw. u. Jgdl. 3 × 1–2 Teel./d, Kdr. > 6 J. 3 × 1/d, < 6 J. 3 × ½ Teelöffel/d
Thiamin + Pyridoxin + Cyanocobalamin (B1 + B6 + B12)	*€€ (1 Amp.) | sl/sl*
parenteral: **milgamma® N** Inj.-Lsg, **Neurobion®** inj.-Lsg. – *alle: 100 mg Thiamin + 100 mg Pyridoxin + 1 mg Cyanocobalamin/Amp., Amp. à 2 bzw. 3 ml*	**Neuritiden, Neuralgien, PNP:** • *schwere u. akut schmerzhafte Fälle:* 1 × 1 Amp./d i.m. • *leichtere Erkrankungen:* 2–3 × wtl. 1 Amp i.m.
Pyridoxin + Cyanocobalamin + Folsäure	*€ (3 Tbl.) | Am/Am*
p. o.: **Medyn®** Tbl. 8 mg Pyridoxin + 0,2 mg Folsäure + 0,01 mg Cyanocobalamin/ Tbl.	**Proph. erhöhter Homocysteinspiegel durch Vit.-Mangel:** 3 × 1 Tbl./d p. o.

7.4.3 Vitamin C

Ascorbinsäure	*p. o.: € (500 mg); i. v.: € (1 Amp.) | sl/sl*
p. o.: **Ascorvit®**, **Cetebe Vit.C®** ret.-Kps., **Cebion®**, **Forum C®**, **Vitamin C (Generika)** **Synum® C** 500 mg/Tbl., **Vitamin C von OTW®** – *alle: 50 | 100 | 200 | 500 oder 1000 mg/Tbl., Lutsch,- Brause-Tbl. oder Drg.* *parenteral:* **Ascorell®** Inj.-Lsg. 100 mg/ml, Amp. à 5 ml; **Cebion® C** N forte Inj.-Lsg. 100 mg/ml, Amp. à 5 ml; **Pascorbin®** 750 mg/5 ml, **Synum® C** p. i. Inj.-Lsg. 100 mg/ml, Amp. à 5 ml; **Vitamin C von Wörwag®** Inj.-Lsg. 100 | 200 mg/ml, Amp. à 5 ml; **Vitamin C-Injektotop®** Inj.-Lsg. 150 mg/ml, Amp. à 2 | 5 | 50 ml; **vitamin C-loges®** Inj.-Lsg. 100 mg/ml, Amp. à 5 | 25 ml; **Vitamin C-Rotexmadica®** Inj.-Lsg. 100 mg/ml, Amp. à 5 ml	**Prophylaxe und Therapie v. Vit.-C-Mangelzuständen:** • *Prophylaxe:* 50–100 mg/d p. o. • *parenterale Ernährung*: Erw.: 100–500 mg/d i. v.; Kinder: 5–7 mg/kg KG/d i. v. **Cystin-Harnsteinleiden:** 3000–5000 mg/d p. o.; *Kinder u. Jugendl.:* 2000–3000 mg/d p. o. **Skorbut**, **Moeller-Barlow-Krankheit**, **Präskorbut**: 500 mg/d i.m. oder i. v. **Grippe**, **Pneumonie**, **Tuberkulose**, **Diphtherie**, **Scharlach**, **Keuchhusten**, **Angina-Plaut-Vincent etc.:** 500–1000 mg/d i.m. oder i. v. **Intoxikationen (toxische Methämoglobinämie):** 500–1000 mg i. v. **schwere Traumen und Verbrennungen:** 2–4 × 500–1000 mg/d i. v. oder i.m. **verzögerte Wundheilung:** 500–100 mg/d i. v. oder i.m.

BV 60–75 % (nach 1 g p. o.), 40 % (nach 3 g p. o.), 16 % (nach 12 g p. o.), HWZ 2,9 h, 80 % renale Elimination

7.4.4 Vitamin E und K

Tocopherol = Vitamin E	*p. o.: € (100–500 mg) | Gr 5, Am/La 2,Am*
p. o.: **Antioxidans E Hervert®** 200 I. E./Kps., I. E.**Detulin®** 400 I. E./Kps., **Eusovit®** 300 | 600 I. E./Kps., **Evion®** 100 I. E./Drg., I. E.**E VitaminE®** 400 I. E./Kps., **E Vitamin ratiopharm®** 400 | 600 I. E./Kps., **E-Vicotrat®** 30 | 100 I. E./Kps. – *alle: 1 I. E. = 1 mg*	**Vit.-E-Mangelzustände:** • *subakut:* 2 g/d p. o. für 14 d, dann 800 mg/d, nach 1 J. 100 mg/d p. o. • *kontinuierlich:* 100–500 mg/d p. o. • *Schwangerschaft/Stillzeit:* 15–30 mg/d p. o. ▸ *Max-Dosis:* 2000 mg/d p. o.

Resorption abhängig vom Fettgehalt der Nahrung und Anwesenheit von Pankreas- und Gallenenzymen, bei einer Tocopherol-Dosis von 50 bis 500 mg ca. 70 %, Elimination überwiegend unverändert über die Fäzes

Phytomenadion (Vitamin K1)	*p. o.: € (10 mg); i. v.: €€ (10 mg)* | *Am/Am*
p. o.: **Ka-Vit®** Trpf. 20 mg/ml Emulsion (= 20 Trpf.), **Konakion®** MM 2 mg Amp.-Lösung à 0,2 ml *parenteral:* **Konakion®** MM, 10 mg/ Amp. à 1 ml	**Vitamin-K-Mangelblutungen:** • *lebensbedrohlich:* 1–10 mg langsam i. v., ggf. in Kombination mit Prothrombinkomplexpräparaten (30 I. E./kg KG) (siehe PPSB S. 212) • *mittelschwer:* 5–10 mg (5–10 Trpf.) p. o. • *leicht:* 1–5 mg (1–5 Trpf.) p. o. **Vitamin-K-Mangelprophylaxe (Schwangere/Neugeborene):** • *alle gesunden Neugeborenen:* je 1 × 2 mg Lsg p. o. am 1. Lebenstag (U1), zw. 3. – 10. Tag (U2) und zw. 4–6. Wo. (U3) • *Vit.-K-Mangel (medikamentös bedingt):* 10–20 mg (10–20 Trpf.) p. o. kurz (48 h bis einige h) vor der Entbindung
für perorale Resorption infolge der Fettlöslichkeit sind Gallensäuren und Pankreaslipasen erforderlich, individuell sehr variable Resorption, Elimination über Galle und Fäzes, unter einer Behandlung mit Kumarinderivaten sollte der Quick-Wert innerhalb von 30–60 min auf Werte über 30 % ansteigen	

Cinacalcet	*€€-€€€€ (30–90 mg)* | *Gr 5, Kl/La1, ab*
p. o.: **Mimpara®** *30 | 60 | 90 mg/ Tbl.*	**Sek. Hyperparathyreoidismus bei dialysepflichtigen Patienten mit term. Niereninsuffizienz:** • *i. v.: initial* 1 × 30 mg/d p. o., Dosissteigerung je nach PTH-Spiegel (Ziel: PTH 150–300 pg/ml) ▸ *Max-Dosis:* 180 mg/d
BV 20–25 %, max. Plasmakonz. 2–6 h, HWZ initial 6 h, später 30–40 h, Metabolisierung durch CYP3A4 und CYP1A2, überwiegend renale Elimination	

8 Hormone

8.1 Schilddrüsentherapeutika

8.1.1 Schilddrüsenhormone

Ind *Thyroxin:* Hypothyreose, Hypothyreose nach Thyreoiditis, Jodmangel-Struma, Z n. Schilddrüsen-OP, Z n. Radiojodtherapie
Jodid: diffuse euthyreote Jodmangelstruma, Prophylaxe einer Jodmangelstruma bei erhöhtem Bedarf (Schwangerschaft, Jugendliche), nach Resektion von Jodmangelstrumen

Wi *Thyroxin:* nach Aufnahme in Zelle/Zellkern Bindung an Rezeptoren → Kohlenhydrat-/Fett-/Eiweißstoffwechsel ↑; wichtige Rolle bei Knochen- und ZNS-Entwicklung, Einfluss auf neuromuskuläre Überleitung
Jodid: die endemische Struma ist Folge des alimentären Jodmangels, in Deutschland Tagesaufnahmemenge < 100 µg, zum Teil < 50 µg, der allgemeine Tagesbedarf hingegen liegt bei 150–200 µg (WHO)

KI *Thyroxin: relative KI:* Frischer Herzinfarkt, AP, akute Myokarditis, tachykarde HRST, unbehandelte Nebenniereninsuffizienz
Jodid: latente (Dosis > 150 µg Jod/d) oder manifeste Hyperthyreosen, Schilddrüsenautonomie (Technetium-Uptake > 2,0 %) bei einer Dosierung von 300–1000 µg Jod/d, Jodallergie

NW *Thyroxin:* Hyperthyreose (Hyperthyreosis factitia), TSH-Suppression
Jodid: allerg. Reaktionen bei oraler Therapie (100–200 µg/d) äußerst selten, jodinduzierte Hyperthyreose

Levothyroxin	*p. o.: € (25–200 µg); i. v.: €€€€ (0,5 mg)* | *Am/Am*
p. o.: **Euthyrox®**, **L-Thyrox** (**Generika**), **L-Thyroxin** (**Generika**) – *alle: 25 | 50 | 75 | 100 | 125 | 150 | 175 | 200 µg/Tbl.* **Berlthyrox®** 50 | 100 | 150 µg/Tbl., **Thevier®** 50 | 100 µg/Tbl. *parenteral:* **L-Thyroxin Henning® inject** 0,5 mg/Inf.-Fl.	**Hypothyreose:** *initial* 50 µg/d p. o. für 8–14 d, dann wöchentlich steigern um 25–50 µg/d p. o. (je nach TSH und SD-Parametern) **euthyreote Struma (> 40. LJ., erfolglose Jod-Behandlung):** 75–150 µg/d p. o. für ¼–1 J. mit/ohne Jodid (Ziel: TSH zwischen 0,3–0,8 mU/ml), dann Umstellung auf Monotherapie mit Jodid zur Strumaprophylaxe **Strumarezidivprophylaxe nach Resektion:** 50–150 µg/d p. o. in Komb. mit 200 µg *Jodid* (Ziel: TSH 0,3–0,8 mU/ml) **Hypothyreotes Koma:** 0,3–0,5 mg i. v. (siehe auch Fachinfo)
max. Plasmakonz. nach 6 h, Wi.-Eintritt nach 3–5 d, PEB 99 % (TBG, TTR und Albumin), HWZ 7 d, Metabolisierung über Leber, Niere, Gehirn und Muskel	

Liothyronin	*p. o.: € (50–100 µg), i. v.: €€€€ (1 Inj.-Lsg mit 0,1 mg)* | *Am/Am*
p. o.: **Thybon®** 20 | 100 µg/Tbl. *i. v.:* **Thyrotardin Inject®** 0,1 mg (100 µg)/5 ml Inj.-Lsg.	**Hypothyreose bei T4/T3-Konversionsschwäche:** *initial:* 20 µg/d p. o.; *Erh-Dosis:* 50–75 µg/d p. o.

(= 20 µg/ml), **Thyrotardin Inject**® N 0,1 mg (100 µg) /5 ml Trockensubstanz für Inj.-Lsg. (= 20 µg/ml)	**Hypothyreotes Koma unter EKG-Kontrolle:** in den ersten 12 h bis zu100 µg i. v. (siehe auch Fachinfo), dann 12,5–25 µg/12 h i. v.
BV 78–95 %, Wi-Eintritt (i. v.) innerhalb 24 h, Wi-Max. nach i. v.-Gabe nach 2–3 d	
Levothyroxin (Le.) + Liothyroxin (Li.)	*€ (50–200 µg) | Am/Am*
p. o.: **Novothyral**® 75 | 100 µg Le. + 15 | 20 µg Li./Tbl.; **Prothyrid**® 100 µg (Le.) + 10 µg (LI.)/Tbl.	**Hypothyreose:** • *Erw.. u. Jugendl.:* 50–200 µg Le./d p. o.; ▶ *Kinder:* 1–4 J.: 25–50 µg Le./d; 4–8 J.: 25–100 µg Le./d; 8–12 J.: 50–100 µg Le./d p. o. ▶ *Säuglinge:* ¼ J.: 25–37,5 µg Le./d; ½ J.: 25–50 µg Le/d p. o. • *Therapiebeginn:* Erw. 50 µg Le./d p. o., Kinder u. Risikopat.: 25 µg Le./d p. o., ggf. Steigerung alle 2 Wo. bei Erw. um 50 µg Le., bei Kindern u. Risikopat. um 25 µg Le. **Benigne Struma:** • *Erw. u. Jugendl.:* 25–100 µg Le./d p. o. • *Kinder* (< 35 kg): 25–50 µg Le./d p. o. **Strumarezidiv-Prophylaxe nach Strumaresektion:** 50–100 µg Le./d p. o. **Schilddrüsenmalignom postoperativ:** 100–200 µg Le./d p. o.
Levothyroxin (Le.) + Kaliumjodid (J.)	*€ (1 Tbl.) | Am/Am*
p. o.: **Jodthyrox**® 100 *µg* (Le) + 100 *µg* (J.)/Tbl., **L-Thyroxin-Jod (Generika)** *100 µg* (Le) +100 µg (J.)/Tbl. **L-Thyrox**® **Jod Hexal**® 50 | 75 | 88 | 100 | 112 | 125 | 150 µg (Le) +150 µg (J.)/ Tbl., **Thyronajod Henning**® 50 | 75 | 100 | 125 | 150 µg (T4) +150 µg (J.)/Tbl.,	**Euthyrote Struma, Struma-Rezidivprophylaxe:** • *initial:* 1 × ½ Tbl./d p. o. über 2–4 Wo. • *Erh-Dosis:* 1 × 1 Tbl./d p. o. • *Schwangerschaft:* 1 × 1–1½ Tbl./d p. o. • *Anwendungsdauer:* 6–12 Mo.
Jodid = Kaliumjodid	*€ (100–200 µg) | Am/Am*
p. o.: **Jod** (**Generika**), **Jodetten**® 1x wöchentlich 1,53 mg Tbl., **Jodid** (**Generika**), **Mono-Jod**® 500 µg/Tbl. *– alle: 100 | 200 µg/Tbl.*	**Strumaprophylaxe:** • *Erw. und Jugendl.:* 100–200 µg/d oder 1 × 1,53 mg Depot-Tbl./Wo p. o. ▶ *Neugeborene/Kinder:* 50–100 µg/d oder 1 × 0,75 mg Depot-Tbl./Wo p. o.

	• *Rezidivprophylaxe nach OP euthyreoter Strumen:* 100–200 µg/d p. o. • *Schwangerschaft und Stillzeit:* 200 µg/d p. o. **Strumatherapie:** • *Erw.:* 300–500 µg/d p. o. oder 100 µg Jodid + 50–100 µg Thyroxin/d p. o. ▸ *Neugeborene/Kinder:* 100–200 µg/d p. o.
100% Resorption, Jodausscheidung im Urin in µg/g, Kreatinin dient als Grad der Jodversorgung	

8.1.2 Thyreostatika

Ind Hyperthyreose, Morbus Basedow, Schilddrüsenautonomie, präoperativ vor subtotaler Thyroidektomie, vor und nach Radiojodtherapie

Wi Thioharnstoffe, dosisabhängige Hemmung der durch die Schilddrüsenperoxidase katalysierten Jodierung des Thyrosins (Jodideinbau in Thyreoglobulin ↓), Wirkung nur auf Synthese der Schilddrüsenhormone, nicht auf die Sekretion → Wirkung erst nach 1–2 Wo.

KI TSH-abhängiges Schilddrüsen-Ca, schwere Leberschäden mit Leberenzymerhöhung und Cholestase, einfache Struma, hämatologische Erkrankungen (mit Granulozytopenie)

NW in 15% allerg. Reaktionen (v. a. Hautreaktionen 6%), Haarausfall (in 4%), GIT-Symptome, *Hypothyreose*; in <1%: Leberschäden, Cholestase, Thrombozytopenie, Granulozytopenie, Agranulozytose (in 0,5%), plötzlich auftretende Knochenmarkaplasie (in 0,5–1%)

Carbimazol	*€ (5–20 mg) | sl/sl*
p. o.: **Carbimazol** (**Generika**) *– alle: 5 | 10 mg/Tbl.*	**Hyperthyreose:** *initial:* 30–60 mg/d für 3–4 Wo., dann nach TSH und Schilddrüsenparametern Reduktion alle 10 d um 15 mg bis zu einer Erh-Dosis von 5–20 mg/d (bTSH, fT_3 und fT_4 sollten im Normbereich liegen), ggf. in Komb. mit 50–100 µg/d Levothyroxin
Wi-Beginn nach 1–3 Wo., vollständige Metabolisierung im Blutkreislauf in den aktiven Metaboliten Thiamazol, welcher zu 10% dem enterohepatischen Kreislauf unterliegt, PEB 40%, HWZ 2–12h, Verweildauer in der Schilddrüse 20h, Elimination über die Niere (80%)	

Propylthiouracil	*€€ (200–300 mg) | sl/sl*
p. o.: **Propycil®** 50 mg/Tbl.	**schwere Hyperthyreose, sehr große Struma:** 300 mg/d, bis max. 600 mg/d p. o. verteilt auf 4 ED/d **Hyperthyreose – Erw. + Kinder > 10 J.:** • *initial*: 100–300 mg/d in 2 – 3 ED zu 50 – 100 mg, Reduktion bei Euthyreose (**Cave** Hypothyreose); *Erh-Dosis:* 25–150 mg/d ▸ *Kinder 6-10 J.*: 50–150 mg/d; *Erh-Dosis:* 25–50 mg/d ▸ *Dosisreduktion bei Niereninsuffizienz:* S. 447
BV 80%, max. Plasmakonz. nach 1–2h, HWZ 1,5–2h, Wi-Dauer 6–8h, hohe PEB	

Thiamazol (Methimazol)	*p. o.: € (20 mg); i. v.: €€ (40 mg)* | *sl/sl*
p. o.: **Favistan®**, **Methizol SD®** 5 mg/Tbl., **Thiamazol (Henning®** 5 mg/Tbl., **Hexal®** 5 | 10 mg/Tbl., **Lindopharm®** 5 | 10 mg/Tbl.), **Thyrozol®** 5 | 10 mg/Tbl. – *alle: 20 mg/Tbl.* *i. v.:* **Favistan®**, **Thiamazol® Henning** – *alle: 40 mg/ml Amp.*	**Hyperthyreose:** • *initial:* 20–40 (– 60) mg/d in 3 ED alle 8 h p. o. für 3–4 Wo., nach TSH und SD-Parametern (fT_3 und fT_4) • *Erh-Dosis:* 2,5–15 mg/d p. o., ggf. in Komb. mit 50–100 µg *Levothyroxin* **Thyreotox. Krise oder Basedow-Koma:** • i. v. 3–4 × 40 mg/d (max. 240 mg/d) ▸ *Dosisreduktion bei Leberinsuffizienz* ▸ *Dosisreduktion bei Niereninsuffizienz:* S. 447
HWZ 2–8 h, max. Plasmakonz. 1–3 h, thyreostatische Wi. 24 h, geringe PEB, renale Elimination (nach 48 h > 80 %)	
Natriumperchlorat	*€€ (3 ml)* | *Gr 4, Kl/La 1, Kl*
p. o.: **Irenat®** Lsg. 300 mg/1 ml (= 15 Trpf.)	**Hyperthyreose:** *initial:* 4–5 × 10 Trpf. p. o., nach 2 Wo. 4 × 5 Trpf. p. o. **Schilddrüsenblockade vor Szintigraphie:** 10–20 Trpf p. o. **Prophylaxe jodinduzierter Hyperthyreose (z. B. vor KM-Gabe):** • *Beginn am Tag vor der Untersuchung:* 3 × 30 Trpf. = 3 × 600 mg p. o. dann • *3 Tage nach der Untersuchung:* Je 3 × 30 Trpf./d p. o., danach schleichende Dosisreduktion über 14 d
max. Gewebe-Spiegel nach 4 h, lang anhaltende Wi für einige Wo., unveränderte renale Elimination (nach 72 h sind > 95 % eliminiert)	

8.2 Hypophysenhinterlappenhormone und Analoga

Ind *Vasopressin:* neurogener (zentraler) Diabetes insipidus, Ösophagusvarizenblutung, Vorbeugung einer postoperativen Darmatonie
Desmopressin: zusätzlich Enuresis nocturna
Oxytocin: Geburtseinleitung, Weheninduktion
Terlipressin: Ösophagusvarizenblutung

Wi *Desmopressin, Vasopressin:* renale Wasserrückresorption ↑ → antidiuretische Wi, Vasokonstriktion im Splanchnikusgebiet bei höheren Dosierungen
Vasopressin: stimuliert die Faktor-VIII-Synthese → Blutgerinnung ↑

KI *Desmopressin, Terlipressin, Vasopressin:* KHK, AP, pAVK, Hypertonie, Epilepsie, Enuresis nocturna bei Kindern; *relative KI:* Asthma bronchiale, Herzinsuffizienz, chron. Nephritis
Oxytocin: EPH-Gestose, drohende kindliche Asphyxie und Uterusruptur, Lageanomalien, mechanisches Geburtshindernis, Placenta praevia, vorzeitige Plazentalösung

NW Schwindel, Zittern, Blässe, abdominelle Krämpfe, KS, RR-Anstieg, Angina pectoris, HI, HRST, Wasserintoxikation, allerg. Reaktionen

Desmopressin (DDAVP)	*p. o.: €€ (0,1–0,2 mg); parenteral: €€€€ (1 Amp.) | sl/sl*
p. o.: **Desmopressin TAD®**, **Desmotaps®**, **Minirin®**, **Nocutil®** *– alle: 0,1 | 0,2 mg/Tbl.* *parenteral:* **Minirin®** 4 µg/ml Amp. *nasal:* **Desmogalen®**, **Minirin®**, **Minirin Rhinyle®**, **Nocutil®**, **Octostim®** *– alle: Dosierspray zur intranasalen Anwendung 10 µg/0,1 ml = 1 Sprühstoß*	**zentraler Diabetes insipidus:** • *intranasal:* 2 × 10–20 µg/d, Kinder > 1 J.: 2 × 2,5–10 µg/d • *p. o.:* 0,2–1,2 mg/d, verteilt auf 3 ED • *parenteral:* 1–4 µg/d, verteilt auf 3 ED i. v., i.m. oder s. c., Kinder: 0,4–1 µg/d, Säuglinge: mit 0,1 µg/d beginnen **Diagnostikum (Nierenkonzentrationsfähigkeit):** 4 µg i.m. oder s. c. oder 40 µg intranasal, Kinder > 1 J.: 12 µg i.m. oder s. c. oder 20 µg intranasal, Säuglinge: 0,4 µg i.m. oder s. c. oder 10 µg intranasal **Hämophilie:** 0,3–0,4 µg/kg KG/d i. v. oder s. c. in 1–2 ED/d **Enuresis nocturna:** 20–40 µg/d intranasal vor dem Zubettgehen

BV nasal 10–20 %, oral 0,5 %, max. Plasmakonz. nach 1 h, HWZ 3–4 h, Wirkdauer 10 h

Terlipressin	*€€€€ (1 mg) | Kl/Kl*
parenteral: **Glycylpressin®**, **Haemopressin®** *– alle: 1 mg/Inj.-Fl.*	**Ösophagusvarizenblutung:** • *initial:* 1–2 mg langsam i. v. • *Erh-Dosis:* alle 4–6 h weitere Applikation von je 1 mg ▸ *Max-Dosis:* 120–150 µg/kg KG/d, Dauer der Anwendung: 2–3 d

pharmakologisch aktive Metabolit ist Lysin-Vasopressin, HWZ 24 min, max. Plasmakonz. nach 120 min, im Urin nur 1 % des injizierten Terlipressins

8.3 Regulatorische Peptide

Somatostatin	*€€€€ (3 mg) | Kl/Kl*
i. v.: **Somatostatin** (**Generika**) *– alle: 3 mg Trockensubstanz/ Amp.*	**schwere gastrointestinale Blutung, stark sezernierende postoperative Pankreasfisteln:** • *initial:* 3,5 µg/kg KG/h (250 µg/70 kg KG/h) über bis zu 5 d i. v., dann • *Perfusor:* 250 µg/70 kg KG/h (= 3 ml/h; 1 Amp. [= 3 mg] verdünnt mit 36 ml NaCl 0,9 % → = 83 µg/ml)

max. Plasmakonz. nach 30 min, HWZ wenige min i. v., bis zu 2 h nach s. c.

Octreotid	*€€€€ (500 µg Amp.) | Kl/Kl*
s. c.i. v.: **Sandostatin®** 50 | 100 | 500 | 1000 µg/Amp., **Octreotid Hexal®** 50 | 100 | 50 µg/ml Amp., 1000 µg/5 ml Amp.	**Metastasierende Karzinoide mit Symptomen des Karzinoid-Syndroms (Flush und schwere Durchfälle):** • *s. c.: initial:* 1–2 × 0,05 mg/d s. c., ggf. Steigerung auf 3 × 0,1–0,2 (-0,5) mg/d

i.m.: **Sandostatin -LAR®**- Monatsdepot 10 | 20 | 30 mg/ *Durchstechflasche*	• *i.m.:* Depot: *initial* 20 mg alle 4 Wochen, in den ersten 14 Tagen sollte die zuvor durchgeführte s. c. Behandlung mit Octreotid weitergeführt werden, nach 3 Monaten ggf. *Dosisreduktion* bei Symptomkontrolle auf 10 mg alle 4 Wochen i.m. bzw. *Dosissteigerung* bei inkompletter Symptomkontrolle auf 30 mg alle 4 Wochen **Akromegalie (Senkung der Wachstumshormon (GH)- und Insulinlike-growthfactor-I-Plasmaspiegel):** • *s. c.: initial:* 0,05 – 0,1 mg/d s. c. alle 8 – 12 h, ggf. Steigerung auf durchschnittliche Tagesdosis von 0,3 mg/d, max. 1,5 mg/d • i.m.: Depot: *initial* 20 mg alle 4 Wochen, *Dosisanpassung* nach 3 Monaten: GH Spiegel < 1 µg/l auf 10 mg alle 4 Wochen, GH Spiegel > 5 µg/l auf 30 mg alle 4 Wochen
max. Plasmakonz. nach 30 min, HWZ i. v. biphasisch 10/90 min., PEB 65 %	

8.4 Kortikosteroide → S. 385 ff.

8.5 Androgene

Testosteron	*p. o.: € (40 mg); i.m.: ~~€€€-€€€€€~~ (250–1000 mg Amp.)* | *Kl/Kl*
p. o.: **Andriol® Testocaps** 40 mg/Kps. *parenteral:* **Nebido®** 1000 mg/ Amp., **Testosteron Depot** (**Generika**) 250 mg/Amp., **Testoviron Depot®** 250 mg/Amp. *lokal:* **Androtop®**, **Testim®**, **Testogel®** *– alle: 25 | 50 mg/Btl. und Gel* *transdermal:* **Instrinsa®**300 µg/ 24 h, **Testopatch®** 1,2 | 1,8 | 2,4 mg/24 h	**Testosteronsubstitutionstherapie:** • *p. o.: initial*: 120–160 mg/d p. o. für 2–3 Wo., *Erh-Dosis:* je nach klin. Wi 40–120 mg/d p. o. in 2 ED, *Max-Dosis:* 4 Kps./d • *i.m.: aplastische Anämie beim Mann:* 250–750 mg/Wo. i.m. • *i.m.: Hypogonadismus (Langzeittherapie):* 250 mg/2–3 Wo. i.m. • *transdermal:* **Instrinsa®**: 1 Pflaster alle 3–4 Tage unter Wechsel der Applikationsstelle; **Testopatch®**: *initial* 2 Pflaster à 2,4 mg/24 h alle 2 Tage wechseln, Dosismodifikation nach Testosteronspiegel • *Gel:* 5 g/d (Anwendung auf gesunder u. trockener Haut), je nach klin. Wi Dosisanpassung in Schritten von 2,5 g Gel, *Max-Dosis:* 10 g/d Gel
perkutane Resorption 9–14 %, steady-state nach 2 d, renale Elimination als Glukuronid, max. Konz. transdermale Pflaster in den frühen Morgenstunden, durchschnittliche Resorption 4–5 mg/ 24 h, HWZ 70 min, 98 % Bindung an SHBG	

8.6 Anti-Androgene

Ind	*bei Männern (Bicalutamid, Flutamid, Cyproteronacetat):* Gesteigerter Sexualtrieb, inoperables Prostatakarzinom *bei Frauen (Cyproteronacetat):* Hochgradiger Hirsutismus, Seborrhö und schwere Akneformen, androgene Alopezie, (polyzystische Ovarien)
Wi	*Cyproteronacetat:* Steroidhormon mit antiandrogener und gestagener Wirkung (Hormonantagonist) → reversible Dämpfung der Triebkräfte, Hemmung der hypophysären Gonadotropinaktivität über die gestagene Wirkung *Bicalutamid, Flutamid:* reines Antiandrogen ohne gestagene Wirkung
KI	*Cyproteronacetat:* schwere Depressionen, schwerer Diabetes mellitus, schwere Lebererkrankungen, bekannte Thrombembolien, vorausgegangener idiopathischer Schwangerschaftsikterus oder schwerer Schwangerschaftspruritus, Sichelzellanämie, Kinder und Jugendliche vor Abschluss der Pubertät *Bicalutamid:* Frauen, Kinder, gleichzeitig Terfenadin, Astemizol od. Cisaprid
NW	*Alle:* Müdigkeit, Antriebsminderung, Gynäkomastie, depressive Verstimmungen, Libidoverlust, Impotenz, Hemmung der Spermiogenese, Gewichtszunahme, Leberfunktionsstörungen, Hitzewallungen, Pruritus, Alopezie

Cyproteronacetat	*p. o.: €€-€€€ (100–300 mg); i.m.: €€€€ (300 mg Amp.) | Gr 10, KI/La 2, KI*
p. o.: **Androcur**® 10 mg/Tbl., **Cyproteronacetat** (**Generika**), **Virilit**® *– alle: 50 mg/Tbl.* *parenteral:* **Androcur**® 300 mg/3 ml Depot-Amp.	**Prostata-Ca:** • *nach Orchiektomie:* 1–2 × 100 mg/d p. o. oder 300 mg i.m. alle 14 d • *ohne Orchiektomie:* 2–3 × 100 mg/d p. o. oder 300 mg i.m. alle 7 d **Triebdämpfung bei Sexualdeviation:** *initial:* 2 × 50 mg p. o., ggf. nach 4 Wo. Steigerung auf 2–3 × 100 mg/d, bei Therapieerfolg langsame *Dosisreduktion* je nach Wi. bis 2 × 25 mg; Dauertherapie: 300 mg i.m. alle 10–14 d, *Max- Dosis:* 600 mg alle 10–14 Tage i.m.
BV 10%, HWZ 50h, hepatische Metabolisierung, Elimination: 35% renal, 65% fäkal, nach 2 Wo. kein Wirkstoffnachweis mehr	
Bicalutamid	*€€€ (50 mg) | KI/KI*
p. o.: **Androcal**® 150 mg/Tbl., **Bicadex**®, **Bicamed**® 150 mg/Tbl., **Bica-Q**®, **Bicalutamid** (**Generika**), **Casodex**® 150 mg/Tbl. *– alle 50 mg/Tbl.*	**Lokal fortgeschrittenes Prostata-Ca:** 50 mg (in Kombination mit LHRH-Analogon oder operativer Kastration) – 150 mg (bei hohem Progressionrisiko)/d p. o. **Lokal begrenztes Prostata-Ca:** 50 mg/d p. o. für 2 J. ▸ schweren Leberfunktionsstörungen: cave Kumulationsgefahr

nach p. o.-Gabe gut Resorption, HWZ 1 Wo., max. Konz. nach 29h, bei tägl. Verabreichung zehnfache Kumulation im Plasma, hohe PEB 96–99%, starke hepatische Metabolisierung, Ausscheidung über Galle u. Niere	
Flutamid	*€€ (750 mg) | Kl/Kl*
p. o.: **Flumid®**, **Fluta (Generika)**, **Flutamid (Generika)**, **Fugerel®**, **Prostica®** *– alle: 250 mg/Tbl.*	**fortgeschrittenes Prostatakarzinom:** 3 × 250 mg/d p. o. unzerkaut
gute Resorption, max. Plasmakonz. nach 2h, renale und geringe fäkale Elimination	

8.7 Östrogene, Gestagene, hormonelle Kontrazeptiva → S. 365 ff.

9 Pneumologie (Atmung)

9.1 Antiasthmatika, COPD-Therapeutika

9.1.1 Sympathomimetika
Ind Asthma bronchiale, COPD, akuter Asthmaanfall und akute bronchiale Obstruktion (außer *Formoterol, Salmeterol*) *Adrenalin:* Krupp-Anfall
Wi Stimmulation der β_2-Rezeptoren im Bronchialsystem → Relaxation der glatten Bronchialmuskulatur, Freisetzung von Histamin und Leukotrienen ↓, Ödemschutz der Bronchialschleimhaut, Hemmung der Infiltration von Entzündungszellen in die Bronchialschleimhaut, verbesserte mukoziliäre Clearance
KI tachykarde HRST, AV-Block III°, subvalvuläre Aortenstenose, HOCM, Long–QT-Syndrom, schwere KHK, akuter Myokardinfarkt, Myokarditis, unkontrollierte art. Hypertonie, Thyreotoxikose, Phäochromozytom, entgleister Diabetes mellitus, Kinder < 4/6 J. (*Salmeterol/Formoterol*)
NW Tremor, Übelkeit, KS, Schlafstörungen, Unruhe, Tachykardie, Tachyarrhythmie, tachykarde HRST, Palpitationen, AP, Hypokaliämie, Hyperglykämie

inhalative Sympathomimetika **Formoterol**	*Pulverinhalation und Dosieraerosol: € (1 Hub 6–12 µg) | sl/sl*
Pulverinhalation: **Foradil P®**, **Formatris®** 6 µg/Hub, **Formo-Lich®**, **Formotop®** 6 µg/Hub, **Formoterol** (**Generika**), **Oxis®** 6 µg/Hub *– alle: 12 µg/Hub* *Dosieraerosol: Foradil®* 12 µg/Hub, **Forair®** 12 µg/Hub	**Langzeitbehandlung obstruktiver Atemwegserkrankungen:** • *Pulverinhalation:* Morgens und abends je 1- (2) Inhalationen • *Dosieraerosol:* morgens und am späten Abend 1- (2) Hübe à 6–12 µg ▸ *Max-Dosis:* 4 × 12 µg/d
Wi-Eintritt nach 1–3 min, Wi-Max. innerhalb 2 h, Bronchodilatation hält > 12 h an, p. o. rasche Resorption, max. Plasmaskonz. nach 30–60 min, BV 65 %, PEB 61–64 %, hepatische Metabol. + unveränderte Ausscheidung mit Urin und Fäzes	
Salmeterol	*Pulverinhalation: € (1 Hub 50 µg); Aerosol: € (1 Hub 25 µg) | Gr 5, sl/sl*
Pulverinhalation: **Aeromax®** Diskus, **Serevent®** Diskus *– alle: 50 µg / Hub* *Dosieraerosol:* **Aeromax®**, **Serevent®** *– alle: 25 µg/Hub*	**Langzeitbehandlung obstruktiver Atemwegserkrankungen (keine akute Anfallsbehandlung!):** • *Dosier-Aerosol:* Morgens und abends 2 Hub à 25 µg; max. 2 × 4 Hub • *Diskus:* Morgens und abends 1 ED; max. 2 × 2 ED

alveoläre Deposition 20%, rasche Resorption, Eliminations-HWZ 3–4h, Wi-Eintritt nach 10–20 min, Wi-Max. nach 3h, Wi-Dauer 12h, vollständige Metabolisierung, Elimination überwiegend über die Fäzes	
Fenoterol	*inhalativ: €€€€ (1 Aerosol 10 ml) | sl/sl*
inhalativ: **Berotec®** N 100 µg/Hub Dosieraerosol	**akuter Asthmaanfall:** • *Aerosol initial* 1 × 1–2 Sprühstöße, ggf. Wdh. nach 5 min oder • *Inhaletten initial* 200 µg Inhalette, ggf. Wdh. nach 5 min oder • *Trockeninhalation initial* 200–400 µg = 2–4 Hübe (= 0,2–0,4 ml), ggf. Wdh. nach 5 min **Asthmaanfallsprophylaxe (Dauerbehandlung):** • *Aerosol* 3–4 × 1–2 Sprühstöße/d, (max. 800 µg/d = 8 Hübe/d, ED max. 400 µg = 4 Hübe) ▸ *Kinder:* > 4 J. Aerosol: 4 × 1 Sprühstoß/d, (max. 400 µg/d = 4 Hübe/d, ED max. 200 µg = 2 Hübe)
60%ige Resorption (p. o.), nach Inhalation Resorption 20–40% über die Atemwege, orale BV nur 1,5%, PEB 40–55%, HWZ 6–7h, nach Inhalation direkte Wi, nach Inhalation 3–5h, renale Elimination überwiegend als Metabolite	
systemische und inhalative Sympathomimetika	
Salbutamol	*p. o.: DA.: € (1 Sprühstoß); Fertiginhalat: € (1 Amp.) | sl/sl*
p. o.: **Salbubronch®** Elixier Lsg. 1,2 mg/ml (= 15 Trf.) *Dosieraerosole:* **Apsomol®**, **Broncho-Spray novo®**, **Eqap®**, **Salbulair®**, **Salbuhexal®**, **Salbutamol** (Generika), **Sultanol®** *– alle: 0,1 mg/Hub* *Pulverinhalation:* **Cyclocaps Salbutamol®** 0,2 | 0,4 mg/ED, **Sultanol®** 0,4 mg/ED, **Salbu Novolizer®** 0,1 mg/ED, **Ventilastin® Novolizer** 0,1 mg/ED *Inh.-Lösung:* **Apsomol®**, **Broncho®**, **Sultanol®**, **Salbulair®**, **Salbuhexal®**, **Salbutamol** (Generika), **Sultanol®** *– alle: 5 mg/ml (= 20 Trpf.)* *Fertiginh.-Lösung:* **Apsomol®**, **Broncho®**, **Pediamol®**, **Penta-**	**akuter Asthmaanfall:** • *akut: initial:* 1–2 Hub, ggf. Wdh. nach 4 Minuten **Langzeitbehandlung obstruktiver Atemwegserkrankungen:** • *Dosieraerosole:* 3 – 4 × 1 – 2 Hub; max.: 10/d • *Pulverinhalation:* 3 – 4 × 1 – 2 Hub; max.: 10/d • *Inh.-Lösung:* ED Erw = 5–10 Trpf. = 1,25–2,5 mg; *max.:* 60 Trpf./d = 15 mg/d • *Fertiginh.-Lösung: max. Tagesgesamtdosis* 6 ED à 1,25 mg = 7,5 mg • *p. o.:* 3 – 40 × 30 – 60 Trf./d ▸ *Kinder (Inhalationslsg.):* ¼ – 1 Trpf. = 0,125–0,25 mg/J., max. 8 Trpf./J. = 2 mg; max.: 30 Trpf./d = 7,5 mg/d ▸ *Dosisreduktion bei Niereninsuffizienz:* S. 447

mol®, **Salbuhexal®**, **Salbutamol** (**Generika**), **Sultanol®** forte 2,5 mg/Amp. *– alle: 1,25 mg/Amp. à 2,5 ml*	
BV 40–50% (p. o.), HWZ 2–7 h, PEB 10%, Wi-Dauer 4–6 h, renale Elimination unverändert und nach hepatischem Metabolismus in unterschiedlichen Anteilen (abhängig von der Applikationsart)	
Terbutalin	*p. o.: € (7,5 mg Ret.-Tbl.), € (2,5 mg Tbl.); s. c.: €€ (0,5 mg); inhalativ: € (1 Hub) | sl/sl*
p. o.: **Bricanyl® Duriles**, **Terbul®**, **Terbutalin** (**Generika**) *– alle: 2,5 mg/Tbl, ret. 7,5 mg/Ret.-Tbl.;* **Bricanyl® Elixier** Lsg. 0,3 mg/ml *s. c.:* **Bricanyl®** 0,5 mg/Amp. à 1 ml *Pulverinhalation:* **Aerodur®** 0,5 mg/Hub Turbohaler	**akuter Asthmaanfall:** 0,25 mg (½ Amp.) s. c., ggf. Wdh. im Abstand von 15–20 min. (max. bis zu 4 ×) oder inhalativ 0,25–0,5 mg (*Tageshöchstdosis* 3 mg inhalativ) **Langzeitbehandlung obstruktiver Atemwegserkrankungen:** • 2 × 2,5–5 mg/d p. o. oder 3–4 × 0,25–0,5 mg/d *inhalativ* ▸ *Max-Dosis:* 15 mg/d p. o. ▸ *Kinder:* > 12 J. 4 Messl./d; > 7½ J. 3 Messl./d; > 3 J. 1½ Messl./d; > 1 J.: 1 Messl./d Elixier jeweils über den Tag verteilt oder > 7½ J. 1–2 Hub alle 6 h inhalieren ▸ *Dosisreduktion bei Niereninsuffizienz*: S. 447
BV 45%, hoher First-pass-Metabolismus, HWZ 11–23 h, PEB 25%, Wi-Beginn nach 20–30 min (p. o.), nach wenigen min. (inhalativ), Wi-Dauer 6–12 h (p. o.), nach Inhalation 4 h, nach hepatischem Metabolismus und unverändert v. a. renale Elimination	
Reproterol	*inhalativ: ca. 1,– € (1 Hub); i. v.: 2,75 € (0,09 mg) | sl/sl*
inhalativ: in Komb. mit Cromoglicinsäure: **Aarane® N**, **Allergospasmin® N** *– alle: Dosier-Aerosol, 1 Sprühstoß = 0,5 mg* *i. v.:* **Bronchospasmin®** Inj.-Lsg. Amp. à 1 ml = 0,09 mg	**Status asthmaticus, akuter schwerer Asthmaanfall:** • *i. v. Bolusinjektion:* 1 Amp. (0,09 mg) mit 9 ml NaCl 0,9% verdünnen und fraktioniert langsam i. v., ggf. Wdh. nach frühestens 15 min • *Perfusor:* 18–90 µg/h über max. 3–4 Tage **akute bronchiale Obstruktion:** *inhalativ* 2 Sprühstöße **Anfallsprophylaxe (Dauertherapie):** *inhalativ* 3–4 × 1–2 Sprühstöße/d; *max. Tagesdosis* 16 Sprühstöße **bei Kindern im Status asthmaticus, bei akutem schwerem Asthmaanfall**: *initiale* Kurzinfusion mit 1 µg/kg KG über 10 min; *Dauerinfusion:* 0,2 µg/kg KG/min über 36–48 h; *Max-Dosis:* 2 µg/kg KG/min
inhalativ: alveoläre Deposition 10%, Wi-Beginn nach wenigen Minuten *alle:* Eliminations-HWZ 1–1,5 h, PEB 70%, renale und fäkale Elimination	

Clenbuterol	*€€€ (0,02–0,08 mg) | sl/sl*
p. o.: **Spiropent®** 0,02 mg/Tbl., Tropfen 0,059 mg/20 Trpf. (= 1 ml)	**obstruktive Atemwegserkrankungen:** • *p. o.:* 2 × 0,01–0,02 mg/d, ggf. Dosissteigerung auf bis zu 4 × 0,02 mg/d ▸ *Max-Dosis:* 5 × 0,02 mg/d p. o. ▸ *Kinder:* 0,0008–0,0015 mg/kg KG/d verteilt auf 2 ED
BV 100%, HWZ 34 h, Steady-state nach 4 d, dosislineare Kinetik, zu 66% unverändert renale Elimination	

Orciprenalin	*€€ (0,5 mg) | sl/sl*
i. v.: **Alupent®** 0,5/1 ml Amp.	**akute bronchiale Obstruktion Erw.:** • *i. v.:* Amp. à 0,5 mg in 10 ml NaCl 0,9%, davon 5 ml sehr langsam i. v., ggf. Wdh. möglich • *s. c./i.m.:* 1 – 2 Amp. à 0,5 mg • *Perfusor:* 5–10 µg/min = 0,01–0,1 ml/min = 3–6 ml/h • *„Perfusor-Rezept“:* 1 Amp. à 5 mg verdünnen mit NaCl 0,9% auf 50 ml = 0,1 mg/ml = 100 µg/ml
HWZ 2 h, PEB 10%, konjugierte und unveränderte renale Elimination	

Bambuterol	*€€€ (10–20 mg) | sl/sl*
p. o.: **Bambec®** 10 mg/Tbl.	**Asthma bronchiale, chronische Bronchitis, Lungenemphysem:** • *Erw u. Kinder (6–12 J.):* 10 mg/d p. o., ggf. Steigerung nach 1–2 Wo. auf 20 mg/d p. o. ▸ *Kinder 2–6 J.:* 10 mg/d p. o., asiatische Kinder max. ½ Dosis ▸ *Dosisreduktion bei Niereninsuffizienz (GFR ≤ 60 ml/min):* 5 mg/d p. o.
10% Umwandlung in aktiven Metaboliten Terbutalin, hohe Affinität zum Lungengewebe, max. Konz. des aktiven Terbutalins nach 2–6 h, steady-state-Plasmakonz. nach 4–5 d, HWZ 13 h (p. o.), v. a. renale Elimination, biliäre Elimination 1%	

Tulobuterol	*€€ (20 ml) | sl/sl*
p. o.: **Brelomax®** *Sirup 1 mg/5 ml Lsg.*	**Obstruktive Atemwegserkrankungen:** • *Erw u. Jugendliche ab 14. J.:* 2 × 10 ml/d p. o., ggf. steigern auf 2 × 15 ml = 3 mg ▸ *Kinder von 1–14 J.:* 0,04 u. 0,08 mg/kg KG/d, verteilt auf 2 ED
max. Plasmakonz. nach 1 h und 8 h (durch aktive Metabolite), HWZ 3,1 h, PEB 25–36%, zu 4% unveränderte renale Ausscheidung, besondere Anreicherung in den Bronchien u. im Lungengewebe	

9.1.2 Inhalative Kortikoide

Ind Asthma bronchiale, COLD, bronchopulmonale Erkrankungen mit spastischer Komponente,

Wi antientzündliche, -allergische, -exsudative, -ödematöse lokale Wirkung

KI floride unbehandelte Infekte mit TBC, Mykosen, schwere andere bakterielle Infekte; Ciclesonid: < 18. J.

NW Mundsoor (außer Ciclesonid), Heiserkeit, Bronchospasmen

Beclometason	*Dosieraerosol: € (100 µg Hub), Pulverinhalation: € (200 µg/ED) | Gr 6, sl/La 2*
Dosieraerosol: **BecloHexal®**, **Beclometason** (**Generika**), **Bronchocort® novo, Sanasthmax®** *– alle: 50/100/200/250 und/oder 400 µg/Hub* *Pulverinhalation:* **Cyclocaps Beclometason®**, **Beclo (Generika)**, **Sanasthmyl®** *– alle: 100/200 und/oder 400 µg/ED* *Fertiginhalat:* **Sanasthmax®** 400 µg/ml *Beclometason-Lösung:* **Junik®** 100 µg, **Junik junior®** 50 µg, **Ventolair®** 100 | 250 µg, **Ventolair mite®** 50 µg *– alle: Dosieraerosol/Autohaler [µg-Angabe jeweils pro Sprühstoß]*	**Asthma bronchiale und chron. obstruktive Atemwegserkrankungen:** • *Aerosol:* 2 × 200–300 µg/d inhalieren, dann nach Stabilisierung der Krankheitssymptome auf möglichst niedrige *Erh-Dosis* von 2 × 50–100 µg/d übergehen; *Max-Dosis:* 1000–2000 µg/d • *Autohaler:* 2 × 200 µg/d oder 3–4 × 100 µg/d, bei schwerem Asthma 3–4 × 200 µg/d, *Erh-Dosis* s o.; *Max-Dosis:* 1000–2000 µg/d • *Beclometason-Lösung (Asthmabasistherapie): Erw:* 2 × 100–200 µg/d, in schweren Fällen 2 × 400 µg/d; *Max-Dosis:* 800 µg/d; *Kinder ab 5 J.:* 2 × 1 Sprühstoß (50 µg)/d, in schweren Fällen 2 × 2 Sprühstöße (100 µg)/d; *Max-Dosis* 500 µg/d ▸ *Kinder:* < 12 J. 2 × 100–200 µg/d; *Max-Dosis:* 500 µg/d

10–20% gelangen in die Lunge, max. Plasmakonz. nach 3–5 h, der Rest wird resorbiert, hepatischer Abbau in überwiegend inaktive Metabolite, renale Elimination

Beclometason-Lösung: Wirkstofflsg. und keine Suspension (wie bei bisherigen Beclometason-Präparaten), hierdurch kann die pulmonale Deposition von 10 – max. 20% (FCKW-haltiges Beclometasonaerosol) auf 56–59% erhöht werden → Dosisreduktion von 50% bei gleicher Wi möglich, max. Plasmakonz. nach 30 min

Budesonid	*Dosieraerosol: € (200 µg/Hub), Pulverinhalation: € (200 µg/ED), Fertiginhalat: €€ (0,5–1 mg Amp.) | Gr 3, sl/La 1, sl*
Pulverinhalation: **Budecort®** 400 µg/ED, **Budes® Easyhaler**	**Asthma bronchiale und chron. obstruktive Atemwegserkrankungen:**

0,1 | 0,4 mg/ED, **Budenobronch®** 0,5 | 1,0 mg/Inh.-Amp., **Budenosid (Generika)** 400 | 800 µg/ED, **Cyclocaps® Budesonid** 100 | 400 | 800 µg/ED, **Milflonide®** 400 µg/ED, **Novopulmon®** 400 µg/ED, **Pulmax®**, **Pulmicort® Turbo** 400 µg/ED *– alle: 200 µg/ED* *Dosieraerosol:* **Budes®**, **Budiair®** *– alle: 200 µg/Hub* *Fertiginhalat:* **Budenobronch®**, **Pulmicort®** *– alle: 0,5 | 1 mg/2 ml* *Nasenspray:* **Budapp nasal®** 0,05 mg/Hub, **Budes® Nasenspray** 0,05 mg/Hub, **Pulmicort® topinasal** 64 µg/Hub	• *Erwachsene:* – *bei Infektexazerbation, klin. Instabilität:* 4 × 2 Hübe à 400 µg/d – *Dauer-/Basistherapie:* 2 × 200–800 µg/d (individuelle Dosiseinstellung) – *Max-Dosis:* 4000 µg/d – *p. o.:* 1 × 9 mg = 3 Kps./d morgens vor dem Frühstück p. o. über 8 Wo, danach über 10–14 d ausschleichen ▸ *Kinder < 12 J.:* – *bei Infektexazerbation, klin. Instabilität:* 2 × 0,5–1 mg = 20 Trpf. bis 2 ml Susp. – *Dauer-/Basistherapie:* 2 × 250–500 µg/d = 10–20 Trpf. Susp. oder 1–2 × 200–400 µg/d inhalieren – *Max-Dosis:* 2000 µg/d Susp.
Alveoläre Deposition 10–20%, HWZ 2,8h, bei Resorption hoher First-Pass-Effekt (90%), Wirksamkeit des Turbohaler im Vgl. > Dosieraerosol, Wi-Beginn einer einzelnen Dosis nach wenigen h, Wi-Dauer 12h, voller Wi-Effekt erst nach mehreren Behandlungstagen	
Fluticason	*Dosieraerosol: € (250 µg Hub); Pulverinhalation: € (250 µg ED); Fertiginhalat: €€ (0,5–2 mg) | Gr 6, sl/La 1, sl*
Dosiereosol: **Flutide®** 50 | 125 | 250 | 500 µg/Hub *Pulverinhalation:* **Atemur®** 50 | 100 | 250 | 500 µg/ED, **Flutide®** 50 | 100 | 250 | 500 µg/ED *Fertiginhalat:* **Flutide®** 0,5 | 2 mg/2 ml Amp.	**Asthma bronchiale und andere chron. obstruktive Atemwegserkrankungen (Basistherapie, nicht zur Notfalltherapie geeignet):** • *initial: leicht:* 2 × 100–250 µg/d, *mittelschwer:* 2 × 250–500 µg/d, *schwere:* 2 × 500– 1000 µg/d • *Erh-Dosis nach Erreichen der Symptomkontrolle: Asthma:* 2 × 100–500 µg/d (individuelle Einstellung); *COPD:* 2 × 500 µg/d ▸ *Kinder ab 4. J.:* 2 × 50–100 µg/d
orale BV < 1% wg. hohem hepatischem first-pass Metabolismus mit nachfolgender biliärer Elimination, inhalative BV 16,6%, HWZ 3h, PEB 81–95%, alveoläre Deposition 15–25%	
Ciclesonid	*Dosieraerosol: € (80–160 µg Hub) | sl/sl*
Alvesco® 80 | 160 µg/Hub	**Asthma bronchiale:** • *Erw. und Jugendliche (ab 12 J.): 1 × 160 µg/d inhalieren* • *Erhaltungsdosis:* 80 µg/d, *Max-Dosis:* 160 µg/d

BV < 1%, alveoläre Deposition 52%, PEB 99%, systemische HWZ 3,5h, hepatischer Abbau über Cyp-P_{450} (CYP3A4), Elimination über die Fäzes

9.1.3 Kombinationen aus lang wirksamen Sympathomimetika und inhalativen Kortikoiden

Salmeterol (S.) + Fluticason (F.)	*Dosieraerosol: € (25 µg S. + 125 µg F./Hub.), Pulver- inhalation: €€ (50 µg S. + 250 µg F. ED) | Gr 6, sl/La 1, sl*
Dosieraerosol: **Atmadisc®**, **Viani®** *– alle: 25 µg S. + 125 µg F./Hub.,* ***forte****: 25 µg S. + 250 µg F./Hub.,* ***mite****: 25 µg S. + 50 µg F./Hub.* *Pulverinhalation:* **Atmadisc®**, **Seretide®**, **Viani** *– alle: 50 µg S. + 250 µg F./ED,* ***forte****: 50 µg S. + 500 µg F./ED,* ***mite****: 50 µg S. + 100 µg F./ED*	**Asthma bronchiale und schwere COPD mit häufigen Exacerbationen (forte):** • *Erwachsene und Jugendliche ab 12 J.:* 2 × 50 µg S. + 250 µg F./d inhalieren, je nach Wirkung möglichst niedrige Dosis wählen ▶ *Kinder 4 – 12 J.:* 2 × 50 µg S. + 100 µg F./d inhalieren, je nach Wirkung möglichst niedrige Dosis wählen
Formoterol (F.) + Budenosid (Bu.)	*Pulverinhalation: €€ (1 Hub 160/4,5) | sl/sl*
Pulverinhalation: **Symbicort® 80/4,5** (6 µg F. + 100 µg Bu./Hub), **160/4,5** (6 µg F. + 200 µg Bu./Hub), **320/9** (12 µg F. + 400 µg Bu./Hub)	**Asthma bronchiale und schwere COPD mit häufigen Exacerbationen:** • *Erwachsene:* 2 × 1 Hub 160/4,5 – 320/9/d inhalieren, max. 4 × 1 Hub 320/9/d • *Jugendliche ab 12–17 J.:* 2 × 1–2 Hub *160/4,5* ▶ *Kinder 6 – 11 J.:* 2 × 1–2 Hub *80/4,5*
Formoterol (F.) + Beclometason (Be.)	*Dosieraerosol: € (1 Hub) | Gr 5, sl/La 1, sl*
Dosieraerosol: **Foster®**, **Inuvair®** *– alle: 6 µg F. + 100 µg Be./Hub*	**Asthma bronchiale und schwere COPD mit häufigen Exacerbationen:** • *Erw. und Jugendliche ab 12 J.:* 2 × 1–2 Hub (2 × 12 µg F.), ggf. 3–4 × 12 µg/d, je nach Wi möglichst niedrige Dosis wählen ▶ *Max.-Dosis:* 48 µg F./d ▶ *Kinder 6–18 J.:* 2 × 12 µg F./d

9.1.4 Inhalative Parasympatholytika

Ind COLD, Asthma bronchiale, Asthmaanfall (außer *Tiotropiumbromid*)

Wi Hemmung der vagusvermittelten Reflexbronchokonstriktion → Bronchodilatation

KI Engwinkelglaukom, Prostatahyperplasie, tachykarde HRST

NW Mundtrockenheit, Hautrötung, Tachykardie, HRST, Obstipation, Miktionsstörungen, Glaukomanfall, Akkommodationsstörungen

Tiotropiumbromid	*€€ (1 Kps.) | sl/sl*
Pulverinhalation: **Spiriva®** 18 µg/Kps. (abgegebene Dosis über Mundstück 10 µg) *Dosieraerosol:* **Spiriva® Respimat** 2,5 µg/Dosis	**Dauerbehandlung der chron. obstruktiven Lungenerkrankung (COPD):** 1 × 1Kps. inhalativ über Handi-Haler zur jeweils gleichen Tageszeit
abs. BV 19,5 %, max. Plasmakonz. nach 5 min., PEB 72 %, HWZ 5–6 d, überwiegend unveränderte renale Elimination	
Ipratropiumbromid	*Pulverinhalation: € (200 µg ED), Dosieraerosol: € (20 µg Hub), Fertiginhalat: € (250–500 µg Amp.) | Gr 1, sl/La 1, sl*
Inhalation: **Atrovent®** 200 µg/ Inhalette-Kps. mit Pulver, Dosier-Aerosol 20 µg/Hub, 250 | 500 µg Fertiginhalat Lsg./2 ml Eindosisbehälter, 0,25 mg/1 ml Lsg.	**Prophylaxe und Therapie chron. obstruktiver Bronchitis, Asthma bronchiale:** • *inhalativ:* 3 × 2 Hübe/d oder 3 × 1 Inhalette-Kps. = 3 × 200 µg/d oder Trockeninhalation 3–4 × 250–500 µg/d (*Max-Dosis* 2 mg/d) ▸ *Kinder > 6 J.:* 20 Trpf.; 2–6 J. 15 Trpf.; 0–2 J. 5–10 Trpf. jeweils pro Inhalation
Resorption 10–30 % nach p. o.-Gabe, PEB 20 %, HWZ 2–4 h, Wi-Dauer 4–6 h, Elimination zu > 70 % renal	
Ipratropiumbromid + Fenoterol	*Inhaletten und Dosieraerosol: € (1 Inhalette bzw. 1 Hub) | Gr 1, sl/La 1, sl*
Inhalation: **Berodual® Inhaletten** 40 µg/100 µg Kps., **Berodual® LS** Lsg.-Spender 1 ml (10 Hübe) 0,25 mg/0,5 mg, **Berodual® N Dosier-Aerosol** 0,02 mg/0,05 mg pro Hub, **Berodual® Respimat** Lsg. Zur Inhalation 20 µg/50 µg	**Prophylaxe und Therapie chron. obstruktiver Bronchitis, Asthma bronchiale:** • *Inhalativ-Dosieraerosol:* Erw. u. Kdr. > 6 J. akut: 2 Hübe, ggf. bei geringer Wi erneut 1–2 Hübe; *Dauerbehandlung:* 3–4 × 2 Hübe/d; *Max-Dosis:* 12 Hübe/d • *Inhalativ-Inhaletten:* symptomorientiert 1 Inhalette/ 1 Hub inhalieren, ggf. weitere bei ausbleibender Wi; *Dauerbehandlung* 3 × 1 Inhalette/1 Hub/d

9.1.5 Methylxanthine

Ind COLD, bronchospastische Zustände, Asthma bronchiale

Wi Bronchospasmolyse, Mastzellprotektion, aktiviert mukoziliäre Clearance, Stimulation des Atemzentrums, kardial positiv chronotrop und inotrop, Diurese ↑

KI akuter HI, Schock, tachykarde Arrhythmie, schwere Hypertonie, Epilepsie, instabile Angina pectoris, HOCM, Hyperthyreose, GIT-Ulzera, Porphyrie

NW Unruhe, Schlafstörungen, KS, Übelkeit und Erbrechen, Sodbrennen, Tachykardie, HRST, Diarrhö, epileptische Anfälle

Aminophyllin	*p. o.: € (125 mg); i. v.: €€ (120 mg)* | *sl/sl*
p. o.: **Aminophyllin**® 125 mg/Tbl., **Theophylline-Ethylendiamine Tablets**® 100 mg/Tbl.	**Asthma bronchiale und chron. obstruktive Atemwegserkrankungen:** • *Erw.:* 11–13 mg/kg KG oder 3 × 1–2 Tbl. p. o. ▸ *Kinder 12–16 J.:* 18 mg/kg KG/d oder 3–4 × 1–2 Tbl./d; ▸ *Kinder 8–12 J.:* 20 mg/kg KG/d oder 3–4 × 1–2 Tbl./d; ▸ *Kinder 6–8 J.:* 24 mg/kg KG/d oder 3–4 × 1–2 Tbl./d
PEB 60 %, max. Plasmakonz. nach 0,6–0,8 h, HWZ 7–9 h (Nichtraucher), 4–5 h (Raucher), 3–5 h (Kinder), Elimination nach hepatischer Metabolisierung (Cytochrom P450) renale Elimination	
Theophyllin	*p. o.: € (400–800 mg); i. v.: € (200 mg)* | *sl/sl*
p. o.: **Aerobin**®, **Afonilum**® 104 mg/ml (= 24 Trpf.), **Broncho-Euphyllin**® ret., **Bronchoretard**®, **Euphyllin**®, **Euphylong ret.**®, **Euphylong**® **quick 200** 200 mg/Brause-Tbl., **Solosin**® 104 mg/ml (= 24 Trpf.), Trinkamp 208 mg/2 ml, **Theolair**®, **Theo von CT**®, **Theophyllin (Generika)**, **Tromphyllin**®, **Uniphyllin**® *– alle: 100 | 125 | 200 | 250 | 300 | 375 | 400 | 500 oder 600 mg/Ret.-Kps.* *i. v.:* **afpred**®, **Bronchoparat**®, **Solosin**® 420 mg/KZI, 600 mg/Inf.-Konz. à 15 ml *– alle: 200 mg/Amp. à 5 | 10 ml,* **Euphylong**® 200 | KZI 400 | 500 mg/Inj.-Lsg. à 10 | 100 | 20 ml	**Asthma bronchiale und chron. obstruktive Atemwegserkrankungen:** • *akut Pat.-Selbstmedikation:* 1 Trinkamp. (= 208 mg) oder 48 Trpf. (= 2 ml = 208 mg) möglichst mit einem Glas Wasser einnehmen (Selbstmedikation max. 2 × tgl.) • *akut* bei *bestehender Theophyllin-Vormedikation:* 2–3 mg/kg KG (140–210 mg/70 kg KG) über 30 min i. v. • *akut* ohne *Theophyllin-Vormedikation:* 4–5 mg/kg KG (280–350 mg/70 kg KG) über 30 min i. v., dann über Perfusor 1 mg/kg KG/h (70 mg/70 kg KG/h), nach 12 h auf 0,2–0,8 mg/kg KG/h (Perfusor: 1 Amp. à 200 mg verdünnen mit NaCl 0,9 % auf 50 ml → = 4 mg/ml) ▸ *Max-Dosis:* 800 mg/d i. v. • *p. o.: initial* 2 × 200–400 mg ret./d p. o. (= 8–10 mg/kg KG), ggf. *Dosissteigerung* nach 3 d auf eine *Erh-Dosis* von 10–15 mg/kg KG/d (700–1000 mg/70 kg KG/d) ▸ *Kinder:* > 12 J. 530 mg/d; > 7 ½ J. 400 mg/d; > 3 J. 270 mg/d; > 1 J. 200 mg/d; > ½ J. 160 mg/d; > ½ J. 130 mg/d jeweils verteilt auf 3 ED/d p. o. oder Supp. ▸ *Kinder parenteral:* Aufsättigung mit 5 mg/kg KG über 30 min i. v., dann Dauerinfusion mit: > 9 J. 0,6 mg/kg KG/h; > 1 J. 0,8 mg/kg KG/h; Säugl. 0,4–0,7 mg/kg KG/h; Neugeb. 0,13 mg/kg KG/h i. v.
BV 60–100 %, max. Plasmakonz. nach 1–2 h, HWZ 8 (3–12) h, bei Rauchern kürzere HWZ, PEB 60 %, Elimination nach hepatischer Metabolisierung, verlängerte Eliminations-HWZ bei Pat. > 60 J., fieberhaften Infekten, Leberschädigung, Rechtsherzinsuffizienz (Cor pulmonale)	

9.1.6 Leukotrienantagonisten

Ind Asthma bronchiale, Vorbeugung von Belastungsasthma

Wi Leukotrien-Rezeptorantagonisten → Hemmung entzündungsfördernden Eikosanoide → Bronchokonstriktoren ↓, Dyskrenie ↓, bronchiale Entzündungsreaktion ↓

KI Akuter Asthmaanfall, *relative KI:* Kinder < 12 J. (begrenzte Erfahrungen), < 6 Mo. (keine Erfahrungen)

NW KS, Fieber, Diarrhö, Übelkeit, Influenza, Pharyngitis, Sinusitis

Montelukast	*€€ (4–10 mg) | Gr 5, sl/La 1, sl*
p. o.: **SINGULAIR®** 10 mg/Tbl., **SINGULAIR JUNIOR®** 5 mg/Kautbl., **SINGULAIR MINI®** 4 mg/Kautbl. u. Granulat	**Prophylaxe bei allergischem Asthma bronchiale:** • *Erw. und Jugendliche ab 15 J.:* 1 × 10 mg/d vor dem Schlafengehen 1–2 h nach dem Essen • *Kinder 6–14 J.:* 1 × 5 mg/d vor dem Schlafengehen 1–2 h nach dem Essen • *Kinder 2–5 J.:* 1 × 4 mg/d vor dem Schlafengehen 1–2 h nach dem Essen
orale BV 63–73 %, PEB > 99 %, HWZ 3–6 h, biologische Aktivität 24 h, Verstoffwechselung in der Leber (Cytochrom-P450), Elimination in den Fäzes	

9.1.7 Inhalative Mastzellstabilisatoren

Ind allerg. Asthma bronchiale

Wi Mastzellstabilisator durch Degranulationsinhibition → Hemmung der Freisetzung von Entzündungsmediatoren (Sofort- und Spätreaktion)

KI 1. Trimenon, *relative KI:* Kinder < 2 J. (p. o.)

NW Reizhusten, GIT-Symptome, selten eosinophile Pneumonie, bei p. o.-Gabe: Übelkeit und Erbrechen, Bauchschmerzen, Hautausschläge, Gelenkschmerzen, KS

Cromoglicinsäure (Dinatriumcromoglykat, DNCG)	*Inhalationslsg.: €€ (4 Inhal.); DA: €€€€ (1 DA) | Gr 1, sl/La 2, sl*
inhalativ: **Cromo (Generika)**, **DNCG (Generika)**, **Intal®**, **Paediacrom®** *– alle: Dosieraerosol 1 mg/Hub, Inhalationslsg. 20 mg/2 ml*	**Prophylaxe asthmatischer Beschwerden:** • *Inhalationslsg.:* 4 × 1 Inhalation/d; *Dosieraerosol:* 4 × 2 Hübe/d
Alveoläre Deposition 8 %, max. Plasmakonz. nach 15–20 min, HWZ 50–100 min nach Inhalation, PEB 60–80 %	

Cromoglicinsäure + Reproterol	*DA: €€€€ (10 ml DA) | sl (insb. 1. Trim.)/sl*
inhalativ: **Aarane® N, Allergospasmin® N** *– alle: 1 mg DNCG + 0,5 mg Reproterol/Sprühstoß*	**Therapie und Behandlung obstruktiver Atemwegserkrankungen:** *initial* 4 × 2 Sprühstöße/d, Mindestabstand von 3 h, je nach Wi Dosisreduktion **Prophylaxe bei Anstrengungsasthma oder vorhersehbarem Allergenkontakt:** • 10–15 min vorher 2 Sprühstöße (Mindestabstand von 3 h) ▸ *Max-Dosis:* 16 Sprühstöße/d

9.2 Expektoranzien

Ind mit starker Schleimsekretion einhergehende Erkrankungen der Luftwege, Bronchiektasen, Bronchitis, Sinusitis, Paracetamol- Intoxikation (*Acetylcystein*)
Wi *Acetylcystein:* Spaltung von Disulfidbrücken → Schleimviskosität ↓, Unterstützung der hepatischen Glutathionsynthese → schnellerer Abbau von Paracetamol *Ambroxol/Bromhexin:* Sekretion von dünnflüssigem Sekret ↑, Ziliarbewegungen ↑
KI *alle:* wenn nicht abgehustet oder abgesaugt werden kann *Acetylcystein:* strenge Ind.: bei Neugeborenen *Ambroxol:* strenge Ind.: schwere Leber- oder Niereninsuffizienz, Schwangerschaft *Bromhexin:* schwere Nieren-/Leberinsuffizienz
NW Übelkeit, Sodbrennen, Erbrechen, anaphylaktische Reaktionen, Bronchospasmen, Hustenanfälle

Acetylcystein	*p. o.: € (3 Btl.); i. v.: €€€ (300–600 mg) | sl/sl*
p. o.: **ACC®, Acemuc®, Acetabs®, Acetylcystein (Generika), Acetyst®, Fluimucil®, Myxofat®, NAC (Generika)** *– alle: 100 | 200 | 400 und/oder 600 mg/Tbl., z. T. als Tabs, Granulat, Brause-Tbl., Pulver, Saft, Lösung* *i. v.:* **ACC® Injekt®, Myxofat®, NAC-ratiopharm®** *– alle: 300 mg/Amp. à 3 ml*	**SekretolytischeTherapie bei akuten u. chron. bronchopulmonalen Erkrankungen:** • *i. v.:* 1–2 × 300 mg/d langsam i. v. • *p. o.:* 3 × 1 Btl. Granulat à 100/200 mg p. o. oder 1 × 600 mg/d ▸ *Kinder:* 3–12 J. 300–500 mg/d; ½ – 1 J. 200 mg/d; < ½ J. 100 mg/d p. o. **Paracetamol-Intoxikation:** 150 mg/kg KG (10,5 g/70 kg KG) in 200 ml G5 % in 15 min i. v., dann für 4 h 50 mg/kg KG (3,5 g/70 kg KG) als Infusion in 500 ml G5 %, dann bis zur 20. h 100 mg/kg KG (7 g/70 kg KG) in G5 %
BV 5–10 %, max. Plasmakonz. nach 1–3 h, HWZ 2–4 h, PEP 50 %, renale Elimination nach Transformation in inaktive Metaboliten	

Ambroxol	p. o.: € (60–90 mg); i. v.: €€ (45 mg) | sl/sl
p. o.: **Ambro** (Generika), **Ambroxol** (Generika), **Expit**®, **Frenopect**®, **Lindoxyl**®, **Mucosolvan**® *– alle: 30 mg/Tbl., ret. 75 mg/Tbl., Saft 15 mg/5 ml, Lsg. 7,5 mg/ml = 20 Trpf.* *parenteral:* **Ambrohexal injekt**®, **Ambroxol-ratiopharm**®, **Frenopect**®, **Mucosolvan**® *– alle: 15 mg/Amp. à 2 ml*	**Sekretolytische Therapie bei akuten u. chron. bronchopulmonalen Erkrankungen:** • *p. o.: initial* 3 × 30 mg/d, ggf. später 2 × 30 mg/d; bei Retardpräparaten 1 × 75 mg/d p. o. • *parenteral* (akute Sekretolyse): 3 × 1 Amp. = 45 mg/d i. v./i. m./s. c. • *Inhalation:* 2 × 2–3 ml Feuchtinhalation/d ▸ *Kinder:* < 2 J. 2 × 7,5 mg/d (= 2,5 ml Saft); 2–5 J. 2 × 15 mg/d (= 5 ml Saft); > 5 J. 2 × 30 mg/d (= 10 ml Saft)
BV 60 %, PEB 90 %, Wi-Beginn nach 30 min, Wi-Dauer 6–10 h, HWZ 10–12 h, hepatischer Abbau und überwiegend renale Elimination zu 90 %	
Bromhexin	**p. o.: € (24–48 mg); i. v. | sl/sl**
p. o.: **Bisolvon**® 8 mg/Tbl., Saft 8 mg/4 ml, Trpf. 8 mg/4 ml, **Bromhexin** (**BC**® 8 | 16 mg/Tbl., Lsg. 8 mg/5 ml, Trpf. 8 mg/1 ml **Krewel Meuselbach**® 12 mg/Tbl., Trpf. 8 | 12 mg/ml, Saft 8 mg/4 ml	**Sekretolytische Therapie bei akuten u. chron. bronchopulmonalen Erkrankungen:** • *p. o.:* 3 × 8–16 mg/d p. o. *oder* 3 × 10–20 ml Saft/d = 24–48 mg/d ▸ *Kinder:* 6–14 J. oder < 50 kg KG 3 × 8 mg/d Lsg.; < 6 J. 3 × 4 mg/d Lsg p. o. ▸ *Dosisreduktion bei Niereninsuffizienz:* S. 444
hoher First-pass-Effekt (80 %), hepatische Umwandlung in aktiven Metaboliten Ambroxol, PEB 99 %, Wi-Dauer-HWZ 1 h, terminale HWZ 16 h, zu 80 % renale Elimination unverändert und als Metabolit	

9.3 Antitussiva

Ind symptomatische Reizhustenbehandlung

Wi *Codein/Dihydrocodein/Hydrocodon:* Opioide → zentrale Hustenreflexhemmung
Noscapin: Alkaloid der Papaverin-Reihe, opioidartige antitussive Wirkung
Clobutinol: Unterbrechung des Hustenreflexes in der Medulla oblongata
Levodropropizin: hustenhemmende Wirkung durch peripheres Einwirken auf den Tracheobronchialbaum

KI *Alle:* produktiver Husten, verminderte mukoziliäre Funktion
Codein/Dihydrocodein/Hydrocodon: akuter Asthmaanfall, Ateminsuffizienz, supraventrikuläre Arrhythmien, chron. und akute Pankreatitis, erhöhter intrakranieller Druck, Kinder < 1 J.
Clobutinol: eingeschränkte Nierenfunktion
Pentoxyverin: Kinder < 2. J.
Levodropropizin: Kinder < 2. J., stark eingeschränkter Leberfunktion

NW *Codein/Dihydrocodein/Hydrocodon:* Übelkeit, Erbrechen, Obstipation, in hoher Dosierung Atemdepression, Sedierung, Agitiertheit, KS, Tachy- oder Bradykardie
Noscapin: Anwendung in Schwangerschaft und Stillzeit möglich, Saft enthält Alkohol
Clobutinol: Schwindel, GIT-Symptome, allerg. Reaktionen, Halluzinationen, Synkopen
Pentoxyverin: Erbrechen, Übelkeit, Diarrhö, Krampfanfälle und Atemdepression (spez. bei Kleinkindern)
Levodropropizin: Übelkeit, Erbrechen, Sodbrennen, Durchfall, Schläfrigkeit, Bewusstseinstrübungen, Benommenheit, Schwindel, KS, Herzklopfen

Codein – Codeinphosphat	*€-€€ (30–50 mg Tbl.) | sl/sl*
p. o.: **Bronchicum® Mono Codein Trf. 24 mg/ 1 ml (= 30 Trf.), Codeinum phosphoricum Compretten®** 30 | 50 mg/ Tbl., **Codeinsaft von ct®** 5 mg/ 5 ml, **Codeintropfen von ct®** 1 mg/Trpf., **Codicaps®** 30 mg/ Kps., Saft 10 mg/5 ml, **Codicomprenret.®** 50 mg/Tbl., **Codi Opt®** 56,56 mg/Tbl., **Codipertussin®** 30 | 50 mg/Tbl., Saft 100 mg/100 ml, **Makatussin®** 17 mg/g Trpf., **Optipect®** Kodein Forte Tropfen 21,2 mg/ ml, **Tussoret®** 30 mg/Tbl.	**Symptomatische Therapie von Reizhusten:** • *Erw.:* 30 mg z. N. oder 3 × 10–30 mg/d p. o., *max. Tagesdosis* 180 mg ▸ *Kinder 6–12 J.:* 3 × 5–20 mg/d, *Kleinkinder:* 3 × 2–5 mg/d p. o. Trpf. oder Saft
BV 40–60%, max. Plasmakon. nach 1–2h, HWZ 2–3h, Wi-Dauer 4–6h, hepatische Metabolisierung, zu 5–20% Demethylierung in Morphin	
Dihydrocodein	*€-€€€ (30 mg unret.-240 mg ret.) | Gr 6, Kl/La 1, KI*
p. o.: **DHC Mundipharm®** 60 | 90 | 120 mg/ret.-Tbl., **Paracodin® N** 10 mg/Tbl., N-Sirup 9,7 mg/4 ml, Tropfen 10 mg/ml (= 20 Trpf.), **Tiamon® Mono** 10 mg/Tbl., 35 mg/ret.-Kps.	**Symptomatische Therapie von Reizhusten:** • *unretardiert:* 30–90 mg/d verteilt auf 3 ED p. o. • *retardiert:* 2 × 60–120 mg/d ▸ *Kinder (starker Reizhusten):* > 12 J. 30–90 mg/d, > 9 J. 15–30 mg/d, > 6 J. 15 mg/d, > 4 J. 7,5–15 mg/d jeweils verteilt auf 3 ED p. o.
BV 20%, Wi-Dauer 4–6h (bis 12h), HWZ 3–4,5h, PEB 10%, hepatische Metabolisierung	
Hydrocodon	*p. o.: €€ (10 mg Tbl.); s. c.: €€ (15 mg Amp.) | Gr 5, Kl/La 4, KI*
p. o.: **Dicodid®** 10 mg/Tbl. *s. c.:* **Dicodid®** 15 mg/ml Inj.-Lsg.	**Starker u. schmerzhafter Husten:** • *p. o.:* 2–3 × ½ Tbl./d, ggf. Steigerung auf 2–3 × 1 Tbl./d • *s.c:* ED 7,5–15 mg (= 0,5–1 ml) s. c., ggf. Wdh. bis 2–3/d

antitussive Effekt nach 15 min (p. o.), Wi-Dauer 4–8 h. max. Plasmakonz. (10 mg p. o.) nach 80 min, HWZ 3,8 h, toxische Dosis 100–300 ng/ml	
Noscapin	*Drg.: € (75–150 mg); Saft: €€ (30 ml); Trpf.: €€ (90–180 Trpf.) | Gr 1, Am/La 2, Am*
p. o.: **Capval®** 25 mg/Drg.; 0,5 g/100 g Saft; 2,5 g/100 g Trpf.	**Symptomatische Therapie von Reizhusten:** • *Erw. u. Kinder ab 12 J.:* 3 × 10 ml Saft/d, 3–6 × 30 Trpf./d o. 3 × 1–2 Drg./d ▸ *Kinder von 3–12 J.:* 3 × 5 ml Saft/d, 3–6 × 15 Trpf./d o. 3 × 1 Drg./d p. o. ▸ *Kleinkinder > 6 Mon.:* 2 × 2,5 ml Saft/d, 3–6 × 8 Trpf./d p. o.
HWZ 4,5 h	
Pentoxyverin	*Saft: €€ (45–60 ml); Supp.: € (1 Supp. 20 mg) | Gr 5, Kl/La 3, Kl*
p. o.: **Sedotussin®** 20 mg/10 ml Susp., 30 mg/ml Trpf. (1 ml = 30 Trpf.) *rektal:* **Sedotussin®** 8 | 20 mg/ Supp.	**Symptomatische Therapie von Reizhusten:** • *Erw. u. Jugendliche ab 14 J.:* 3 × 15 ml Susp./d oder 3–4 × 30–45 Trpf.; *Max-Dosis:* 180 mg/d, bei tumorbedingtem Husten bis zu 3–4 × 100 mg/d ▸ *Kinder p. o.:* 2–5 J.: 0,5–1 mg/kg KG/d; 6–14 J.: 1–2 mg/kg KG/d (Trpf., Saft), verteilt in 3–4 ED; ▸ *Kinder rektal:* 2–3 J.: 1–2 × 1 Supp./d; > 4 J.: 1 × 1 Supp./d ▸ *Anwendungsdauer:* in der Regel nicht länger als 2 Wochen
HWZ 2,3 h (p. o.), hepatische Metabolisierung, nach rektaler Gabe gute Resorption, max. Konz. nach 4 h, HWZ 3 h	
Levodropropizin	*Sirup: €€€ (30 ml), Trpf.: €€€€ (30 ml) | Gr 5, Kl/La 3, Kl*
p. o.: **Quimbo®** Sirup 30 mg/ 5 ml, Tropfen 60 mg/ml	**Symptomatische Therapie von Reizhusten:** • *Erw. u. Jugendliche ab 12 J.:* 3 × 10 ml (Einnahmeabstand mind. 6 h) ▸ *Kinder* 2–12 J.: *bis 12 kg KG:* 3 × 2 ml; *bis 18 kg KG:* 3 × 3 ml; *bis 24 kg KG:* 3 × 4 ml; *bis 30 kg KG:* 3 × 5 ml; *bis 36 kg KG:* 3 × 6 ml; *bis 42 kg KG:* 3 × 7 ml (Einnahmeabstand mind. 6 h) ▸ *Anwendungsdauer:* in der Regel nicht länger als 7 Tage
HWZ 2,3 h (p. o.), hepatische Metabolisierung, nach rektaler Gabe gute Resorption, max. Konz. nach 4 h, HWZ 3 h	

9.4 Medizinische Gase

Ind *Sauerstoff:* Behandlung und Prophylaxe von hypoxischen und hypoxämischen Zuständen
Wi *Sauerstoff:* Ist in einer Konzentration von 20,9% natürlicher Bestandteil der Luft; zur Aufrechterhaltung der arteriellen Sauerstoffspannung (PaO_2) bei Mangelzuständen kann Sauerstoff in höherer Konzentration als in der Umgebungsluft insuffliert werden.
KI *Sauerstoff:* Keine; **Cave:** Hohe Sauerstoffgaben können bei Pat. mit einer respiratorischen Globalinsuffizienz (ventilatorische Insuffizienz) infolge eines durch O_2-Insufflation verminderten Atemantriebs zu einer lebensbedrohlichen Hyperkapnie führen.
NW *Sauerstoff:* 100% O_2 über 24h kann zu Zellveränderungen des Alveolarepithels, zur Sekreteindickung, Einschränkung der Ziliarbewegung, Atelektasen und damit zu einer CO_2-Retention führen; Neu-/Frühgeborene: Retrolentale Fibroplasie, pulmonale Hämorrhagien, lokale Atelektasen und hyaline Membranschäden bei lang anhaltener Gabe

Sauerstoff	*ka* | *Am/Am*
per Insufflation/Beatmung: **Conoxia®** **GO2X** (druckverdichtete Stahlflasche, 0,2 bis 10 l Fl.), **Conoxia®** **LO2X** (kälteverflüssigt, ortsfest), **Conoxia®** **MO2X** (kälteverflüssigt, mobil) – *alle:* mind. 99,5% Sauerstoff	**Behandlung und Prophylaxe von hypoxischen und hypoxämischen Zuständen:** • individuelle Dosierung mittels Beatmung oder Insufflation mit dem Ziel, den PaO2 in den Normbereich von 70 bis 105 mm Hg anzuheben • parallele Behandlung der Grunderkrankung, die zum hypoxischen oder hypoxämischen Zustand geführt hat • *Dauer der höher konzentrierten Sauerstoffanwendung so kurz wie möglich halten*
der größte Sauerstoffanteil wird chemisch im Blut an Hämoglobin gebunden (21 ml/100 ml Vollblut); ein wesentlich kleinerer Anteil wird physikalisch gelöst, bei einem normalen PaO_2 von 100 mm Hg sind es 0,3 ml O_2/100 ml Vollblut	

10 Allergie

10.1 Antihistaminika

Ind	*alle:* Rhinoconjunctivitis allergica, Neurodermitis, chronisch rezidivierende Urtikaria *Dimetinden/Clemastin:* Anaphylaxie, Prophylaxe allerg. Kontrastmittelreaktionen *Ketotifen:* zur Anfallsprophylaxe bei Asthma bronchiale *Dexchlopheniramin:* Allergische Erkrankungen der Atemwege und der Haut, Nahrungsmittelallergien, Berufs- und Arzneimittelexantheme und Insektenstiche
Wi	H_1-Rezeptorantagonist → Histaminfreisetzung ↓ → Hemmung sekundärer Entzündungsmediatoren, der Mastzelldegranulation, anticholinerge Wi. (*Dimetinden, Clemastin, Ketotifen*), Stabilisierung der Mastzellmembran (*Ketotifen*) *Dexchlopheniramin:* Antihistaminikum (H1-Rezeptorenblocker) => Gefäßverengung, Reduktion der Kapillarpermeabilität, red. Bronchokonstriktion und red. Sensibilisierung der Schmerzrezeptoren
KI	Kinder < 1. J. (*Desloratadin*), < 2. J. (*Cetirizin, Levocetirizin*), < 3. J. (*Dimetinden*), < 6. J. (*Loratadin, Fexofenadin*) *Clemastin:* Engwinkelglaukom, stenosierendes Magengeschwür, pyloroduodenale Obstruktion, Harnabflussstörung, Blasenentleerungsstörungen *Terfenadin:* QT-Verlängerung, Bradykardie, Hypokaliämie, -magnesiämie, anamnestische symptomatische HRST, relevante Herzerkrankungen, Leberzirrhose, Ikterus, viele Kombinationen mit anderen Wirkstoffen, die dem CYP3A4-Metabolismus unterliegen (siehe auch Fachinfo) *Dexchlopheniramin:* Einnahme von Monoaminooxidasehemmer, Neugeborenen und Frühgeborenen, Kinder < 2 Jahren
NW	*alle:* Sedierung, Unruhe, Schlaflosigkeit, Tremor, KS, Mundtrockenheit, GIT-Symptome *Clemastin:* Harnverhalt, Miktionsstörungen, Glaukomanfall *Terfenadin:* lebensbedrohliche HRST (QT-Zeitverlängerungen, ventrikuläre Tachyarrhythmien, Torsade de pointes, Kammerflimmern) *Ketotifen:* HRST (Brady-/Tachykardie), Miktionsstörungen, Gewichtszunahme

Cetirizin	*Tbl.: € (10 mg) | Gr 4, Kl/La 2, Kl*
p. o.: **Ceterifug®**, **Cetiderm®**, **Ceti** (**Generika**), **cetil von ct®**, **Cetirizin** (**Generika**), **Reactine®**, **Zyrtec®** *– alle: 10 mg/Tbl. und/oder Saft 1 mg/ml 20 Trpf. = 10 mg = 1 ml*	**Allerg. Erkrankungen wie Rhinoconjunctivitis allergica, Neurodermitis, chron. rez. Urtikaria**: • *> 30 kg KG:* 1 × 10 mg oder 20 Trpf. oder 10 ml Saft p. o. (jeweils abends) • *< 30 kg KG:* 1 × 5 mg oder 10 Trpf. oder 5 ml Saft p. o. (jeweils abends) ▸ *Dosisreduzierung bei Niereninsuffizienz:* GFR 3–50 ml/min → 5 mg/d oder 10 Tropf./d (Erw.)
BV 70%, Wi-Beginn nach 10–30 min, Wi-Dauer 24h, HWZ 7–10h, Elimination zu 70% unverändert überwiegend renal	

Dexchlorpheniramin	*€ (6 mg) | Gr 4, sl/La 1, sl*
i. v.: **Polaronil**® *2 mg/Tbl.*	**Allergische Erkrankungen der Atemwege und Haut:** • *Erw.:* 3–4 × *1–2 mg/d p. o.* ▸ *Kinder < 12 J.:* 3–4 × 1 mg/d p. o., *2–6 J.:* 3–4 × *0,5 mg/d p. o.*
BV 55 %, max. Plasmakonz. 3 h, PEB 72 %, HWZ 17–30 h, überwiegende Elimination als Metaboliten renal	
Levocetirizin	*€ (5 mg); akut: €€ (5 mg, 10 ml) | Gr 4, KI/La 2, KI*
p. o.: **Xusal**® Saft 5 mg/10 ml, **Xusal akut**® 5 mg/ml Trpf. *– alle: 5 mg/Tbl.*	**allergische Erkrankungen wie saisonaler allergischer Rhinitis, perenniale allergische Rhinitis, chronische idiopath. Urtikaria:** • **Erw. und Kinder ab 6 J.:** 1 × 5 mg/d oder 1 ml (= 20 Trpf.) p. o. ▸ *Kinder 2–6 J.:* 2 × 1,25 mg/d oder 2 × 5 Trpf./d p. o. ▸ *Dosisanpassung bei Niereninsuffizienz:* GFR > 50 ml/min 5 mg/d; GFR 30–49 ml/min 5 mg/d alle 2 d; GFR < 30 ml/min 5 mg/d alle 3 d
das pharmakokinetische Profil von Levocetirizin (R-Enantiomer von Cetirizin) ist dem Razemat Cetirizin (s o.) identisch	
Loratadin	*€ (10 mg) | Gr 4, sl/La 2, KI*
p. o.: **Lisino**® 10 mg/Brause-Tbl., **Lora (Generika)**, **Loraderm**®, **Lorano**®, **Loratadin (Generika)** *– alle: 10 mg/Tbl.*	**allergische Erkrankungen wie Rhinoconjunctivitis allergica, Neurodermitis, chron. rez. Urtikaria:** • *> 30 kg KG:* 1 × 10 mg/d p. o. max. für 6 Mo. Dauer • *< 30 kg KG:* 1 × 5 mg/d p. o. max. für 6 Mo. Dauer ▸ *Kinder:* Anwendungsdauer zwischen 6–12 J. beträgt 2 Wo.
rasche Resorption, hoher First-pass-Metabolismus, HWZ 12 h, HWZ des aktiven Metaboliten (Desloratadin) 20 h, PEB 97 %, Elimination über Fäzes und Harn	
Desloratadin	*€ (5 mg) | Gr 4, sl/La 2, sl*
p. o.: **Aerius**® 2,5 mg/Schmelztbl., 5 mg/Tbl., Sirup 0,5 mg/ml (Kinder ab 2. J.)	**allergische Erkrankungen wie Rhinoconjunctivitis allergica, Neurodermitis, chron. rez. Urtikaria:** • *Erw. > 12 J.:* 1 × 5 mg/d p. o. ▸ *Kinder 2–5 J.:* 1,25 mg = 2,5 ml/d p. o., *6–11 J.:* 2,5 mg = 5 ml/d p. o.
max. Plasmakonz. nach 3 h, terminale HWZ 27 h, PEB 83–87 %, hepatische Metabolisierung	
Rupatadin	*€ (10 mg) | Gr 4, sl/La 1, sl*
p. o.: **Rupafin**® 10 mg/Tbl.	**Symptomatische Behandlung allergischer Rhinitis und chron. idiopathischer Urtikaria:** • *Erw. > 12 J.:* 1 × 10 mg/d p. o. ▸ *Nieren- und Leberinsuffizienz: KI*

max. Plasmakonz. nach 3h, terminale HWZ 5,9h, PEB 98%, hepatische Metabolisierung

Clemastin	*p. o.: € (1 mg Tbl.); i. v.: € (2 mg Amp.) | Gr 1, Kl/La 2, Kl*
p. o.: **Tavegil®** 1 mg/Tbl., 0,5 mg/10 ml Sirup *parenteral:* **Tavegil®** 2 mg/5 ml Amp. *lokal:* **Tavegil®** 0,3 mg/1 g Gel	**akute Allergien, Adjuvans bei anaphylaktischem Schock und Quincke-Ödem, Prophylaxe von allerg. Reaktionen:** • *Erw. i. v.:* 1 (-2) × 2 mg/d langsam i. v. ▸ *Kinder i. v./i.m.:* 0,024 mg/kg KG/d (2 × 0,3 ml/kg KG/d) verteilt auf 2 ED **Allergien, Pruritus:** • *p. o.:* 2 × 1–6 mg/d (*Max-Dosis:* 6 Tbl./d oder 120 ml Sirup) ▸ *Kinder p. o.:* 7–12 J. 0,5–1 mg/d (2 × ½–1 Tbl. oder 10–20 ml Sirup), 4–6 J. 0,5 mg/d, 1–3 J. 0,25–0,5 mg/d jeweils verteilt auf 2 ED

Wi-Dauer 1–12h, HWZ 3,6 und 37h, hepatische Metabolisierung, danach überwiegend renale Elimination

Dimetinden	*p. o.: € (1 mg Drg.); € (4 mg ret.-Kps.); i. v.: €€ (4 mg Amp.) | Gr 1, Inj.-Lsg. Gr 4, Kl/La 2*
p. o.: **Fenistil®** 1 mg/Drg., 24-Stunden-ret.-Kps. 4 mg/Kps., Tropfen 1 mg/20 Trpf., Sirup 0,122 mg/ml *i. v.:* **Fenistil®** 4 mg/Amp. à 4 ml *lokal:* **Fenistil®** 1 mg/1 g Gel	**akute Allergien, Adjuvans bei anaphylaktischem Schock und Quincke-Ödem, Prophylaxe von allerg. Reaktionen:** • *allgemein:* 0,05–0,1 mg/kg KG (= 3,5–7 mg/70 kg KG) • *akut:* 1–2 × 4 mg/d langsam i. v., max. für 7 d • *KM-, Narkose, -Plasmaexpander-Anaphylaxie-Prophylaxe:* 1 ml pro 10 kg KG langsam (1 ml/30 sek.) i. v. **Allergien, Urtikaria, Kontaktdermatitis, Ekzeme u. andere juckende Dermatosen, Neurodermitis:** • *p. o.:* 3 × 1–2 mg/d oder 1 × 4 mg ret.-Kps./d abends für max. 25 d • *lokal:* 2–4 × tgl. auf betroffene Hautareale auftragen ▸ *Kinder:* 0,1 mg/kg KG langsam i. v.; 1–8 J. 3 × 10–15 Trpf./d oder 3 × 1 Teelöffel Sirup/d p. o., > 9 J. 3 × 20 Trpf./d oder 3 × 1 ½ Teelöffel Sirup/d p. o.

rasche Resorption, BV 70%, Wi-Beginn nach 30–60 min, Wi-Dauer 4–5h, PEB 90%, HWZ 6h (ret.-Form 11h)

Terfenadin	*€ (120 mg) | sl/sl*
p. o.: **Terfenadin AL®** 60 mg/Tbl.	**allerg. Rhinitis und Konjunktivitis sowie von allerg. Hautreaktionen:** • *Erw. und Kinder > 12 J.: initial* 60 mg/d, dann ggf. 2 × 60 mg oder 1 × 120 mg/d (1,5–2,3 mg/kg KG/d) p. o.

	▶ *Max-Dosis:* 120 mg/d p. o. ▶ *Kinder:* > 12 J. 80–120 mg/d; > 7½ J. 60 mg/d; > 3 J. 40 mg/d; > 1 J. 30 mg/d; > ½ J. 24 mg/d; > ¼ J. 20 mg/d jeweils verteilt auf 2 ED/d
BV < 1 %, max. Plasmakonz. nach 1–2 h, Wi-Beginn nach 30 min, Wi-Dauer 4–12 h, HWZ 20 h, Elimination nach Metabolisierung in aktive Substanzen	
Azelastin	*p. o.: 0,48 € (4 mg) | Kl, im 1. Trim. Gr 4 / La 1, Kl*
lokal: **Allergodil®** 2 mg/Tbl., **Vividrin akut Azela®** *– alle: 0,5 mg/ml Augentrpf. und Nasenspray*	**Saisonal allergische Konjunktivitis:** • *Erw. u. Kinder > 4 J.:* 2x je 1 Trpf./d in jedes Auge einträufeln, ggf. Dosissteigerung auf 4 × 1 Trpf./d • *p.o., Erw. und Kinder > 6 J.:* 2 × 1 Tbl./d p. o. **saisonale u. perenniale allergische Rhinitis:** *Erw. u. Kinder > 6 J.:* 2x je 1 Sprühstoß/d in jedes Nasenloch oder 2 × 1 Tbl./d p. o.
BV 81 %, PEB 80–90 %, HWZ 20 h, Ausscheidung v. a. über die Fäzes	
Ebastin	*€ (10–20 mg) | Gr 5, sl/La 1, Kl*
p. o.: **Ebastel®** 10 | 20 mg/Tbl., **Kestine®** 10 mg/Tbl.	**saisonale u. perenniale allergische Rhinitis:** *Erw. und Kinder > 12 J.:* 10–20 mg/d p. o. **Urtikaria:** *Erw. > 18 J.:* 10 mg/d p. o. ▶ *Dosisanpassung bei Niereninsuffizienz:* bei Behandlung bis 5 d nicht erforderlich ▶ *Dosisanpassung bei leichter bis mäßig ausgeprägter Leberinsuffizienz:* bei einer Behandlung bis zu 7 d nicht erforderlich
ausgeprägter first-pass-Metabolismus, Überführung in den aktiven Metaboliten Carebastin, max. Plasmakonz. nach 2,6–4 h (p. o.), HWZ d. Metaboliten 15–19 h, PEB > 95 %	
Fexofenadin	*€ (120–180 mg); €€ (120 mg akut) | Gr 4, sl/La 1, Kl*
p. o.: **Fexofenadin (Generika)** 120 | 180 mg/Tbl., **Telfast®** 30 | 120 | 180 mg/Tbl., **Telfast® akut** 120 mg/Tbl.	**saisonale allergische Rhinitis:** *Erw. u. Kinder > 12 J.:* 1 × 120 mg/d vor einer Mahlzeit p. o.; *Kinder 6–11 J.:* 2 × 30 mg/d **chronische idiopathische Urtikaria:** *Erw. u. Kinder > 12 J.:* 1 × 180 mg/d vor einer Mahlzeit p. o.
max. Plasmakonz. nach 1–3 h, PEB 60–70 %, HWZ 11–15 h, Elimination v a. über die Galle	
Hydroxyzin	*€ (37,5–75 mg) | Gr 4, sl, Kl kurz vor Geburt/La 1, Kl*
p. o.: **AH 3®**, **Atarax®** 20 mg/10 ml Lsg. *– alle: 25 mg/Tbl.*	**Juckreiz bei Urtikaria od. Neurodermitis:** *Erw. und Kinder > 10 J.:* 37,5–75 mg/d, aufgeteilt in 2–3 ED; *Kinder 6–10 J.:* 25–50 mg/d
Wi-Eintritt nach 30 min, max. Plasmakonz. nach 2 h, Wi-Dauer 6–24 h, HWZ ca. 14 h, aktiver Metabolit Cetirizin, Ausscheidung meist unverändert (25 %) renal	

Mizolastin	€ (10 mg) | Gr 4, sl, KI im 1. Trim./La 1, KI
p. o.: **Mizollen®**, **Zolim®** – *alle: 10 mg/Tbl.*	**Allergische Haut- und Schleimhautprozesse:** *Erw. u. Kinder > 12 J.:* 1 × 10 mg/d p. o.
max. Plasmakonz. nach 1,5 h, BV 65 %, HWZ 13 h, PEB 98,4 %, Metabolisierung hauptsächlich über Glukuronidierung	
Montelukast → S. ■	

10.2 Mastzellstabilisatoren

Ind	allerg. Asthma bronchiale, allerg. Rhinokonjunktivitis, Nahrungsmittelallergien (p. o.)
Wi	Mastzellstabilisator durch Degranulationsinhibition → Hemmung der Freisetzung von Entzündungsmediatoren (Sofort- und Spätreaktion)
KI	Kinder < 2 J. (p. o.)
NW	Reizhusten, GIT-Symptome, selten eosinophile Pneumonie, bei p. o.-Gabe: Übelkeit und Erbrechen, Bauchschmerzen, Hautausschläge, Gelenkschmerzen, KS

Nedocromil	€€€€ (AT) | Gr 4, sl im 1. Trim./Am
lokal: **Irtan®** 20 mg/ml Augen-Trpf.	**Saisonal allergische Konjunktivitis:** 2 × 1 Trpf. in beide Augen eintropfen, ggf. Dosissteigerung auf 4 × 1 Trpf./d PK*inhalativ:* vollständig Resorption, BV 8–10 %, HWZ 2 h, Elimination erfolgt renal (60–70 %) u. biliär innerhalb von 24 h, keine Kumulation
Ketotifen	*Tbl.: € (1–2 mg); Sirup: € (1 mg) | sl/sl*
p. o.: **Ketof®**, **Ketofex®**, **Ketotifen (Generika)**, **Pädiatifen®** Trpf. 1 mg/ml, **Zaditen®** – *alle: 1 mg/Tbl. bzw. Kps., 1 mg/5 ml Sirup*	**Prophylaxe von asthmatischen Beschwerden und Asthma- Anfällen, allerg. Bronchitis, Schnupfen und Hauterkrankungen:** • *Erw.: initial* 1 mg/d p. o. für 3–4 d abends, dann 2 × 1 mg/d; *max.* 2 × 2 mg/d ▸ *Kinder:* > 12 J. 4 (– 5) ml; > 7 ½ J. 3 ml; > 3 J. 2,5 ml; > ½ J. 2 ml jeweils 2 (– 3) × /d oder 0,02–0,03 mg/kg KG/d p. o. in 2 ED ▸ *Max-Dosis > 10 J.:* 4 mg/d p. o.
BV 50 % (First-Pass-Effekt), max. Plasmakonz. innerhalb 2–4 h, PEB 75 %, biphasische HWZ 3–5 und 20 h, nach hepatischem Metabolismus renale Elimination zu > 60 %	

10.3 Rekombinate IgE Antikörper

Ind	Zusatztherapie zur verbesserten Asthmakontrolle bei Erw. und Jugendlichen (ab 12 Jahren) mit schwerem persistierendem allergischem Asthma
Wi	*Omalizumab:* rekombinanter, aus DNA abgeleiteter, humanisierter monoklonaler Antikörper, der selektiv an das menschliche IgE bindet und somit die Bindung von IgE an den hochaffinen Fc-RI-Rezeptor verhindert, wodurch die Menge an freiem IgE reduziert wird, das zum Auslösen der allergischen Kaskade verfügbar ist.
KI	Kinder < 12 J. , Überempfindlichkeit
NW	Reaktionen an der Injektionsstelle wie Schmerzen, Erythem, Pruritus, Schwellung; Urtikaria, Hautausschlag, Photosensibilität, Übelkeit, Diarrhö, Pharyngitis, Husten, allergischer Bronchospasmus, KS, Schwindel, Schläfrigkeit, Parästhesie, Synkope, anaphylaktische Reaktion

Omalizumab	*€€€€€ (1 Amp.) | KI/KI*
s. c. **Xolair®** 150 mg Pulver zur Herst. einer Injektionslsg.	**Zusatztherapie zur verbesserten Asthmakontrolle bei Erw. und Jugendlichen (ab 12 Jahren) mit schwerem persistierendem allergischem Asthma:** Dosierung und Behandlungsfrequenz wird anhand des vor Behandlungsbeginn gemessenen IgE-Basiswertes (I. E./ml) und des Körpergewichts (kg) festgelegt (siehe Beipackzettel oder Fachinfo)
BV 62% (s. c.), max. Serumkonz. Nach 7–8 d, HWZ 26 d	

10.4 Sonstige

Ind	*Icatibant:* symptomatische Behandlung akuter Attacken eines hereditären Angioödems (HAE) bei Erwachsenen (mit C 1-Esterase-Inhibitor-Mangel)
Wi	Fehlen bzw. eine Funktionsstörung des C 1-Esteraseinhibitors → attackenweise erhöhte Ausschüttung von Bradykinin → subkutanen und/oder submukosalen Ödems der oberen Atemwege, der Haut und des Magendarmtraktes. Icatibant ist ein selektiver kompetitiver Antagonist des Bradykininrezeptors Typ 2 (B2) → Reduktion der Bradykininwirkung
KI	Relative KI: KHK, Schlaganfall
NW	Erythem, Schwellung, Brennen, Jucken, Hautschmerzen, Wärmegefühl, GIT-Symptome, Kreatinin ↑, Transaminasen ↑, Asthma

Icatibant	*€€€€€ (1 Amp.) | sl Gr 6/sl La 1*
s. c. **Firazyr®** 30 ml (= 10 mg) Fertigspritze	akuter Attacken eines hereditären Angioödems (HAE) bei Erwachsenen (mit C 1-Esterase-Inhibitor-Mangel): • einmalig 1 Amp. s. c. ggf. Wdh. nach 6 h ▸ *Max-Dosis:* 3 Injektionen/d

BV 97% (s. c.), max. Serumkonz. nach 0,5h, PEB 44%, HWZ 1 – 2h, enzymatische Metabolisierung in inaktive Metaboliten, renale Elimination

11 Urogenitalsystem

11.1 Urospasmolytika, Blasentherapeutika

Ind Dranginkontinenz, Pollakisurie, imperativer Harndrang, Enuresis bei Detrusorüberaktivität (*Propiverin*), neurogener Detrusorhyperreflexie (*Oxybutyninhydrochlorid, Trospiumchlorid*)

Wi Parasympathikomimetika → Tonus ↓ der glatten Muskulatur an GI- und Urogenitaltrakt

KI Engwinkelglaukom, Blasenentleerungsstörung, Tachyarrhythmie, mechanische Stenosen Magen-Darm-Trakt, Colitis, tox. Megakolon, schwere Zerebralsklerose, Myasthenia gravis

NW Miktionsbeschwerden, Mundtrockenheit, Schwindel, Übelkeit, Müdigkeit, Schweißdrüsensekretion ↓, Gesichtsrötung, Sehstörungen, Augeninnendruck ↑, Pupillenerweiterung, Tachykardie, HRST, Diarrhö, Obstipation, Unruhe, KS, Tränenflussabnahme, Harnretention, Halluzinationen, Verwirrtheitszustände

Darifenacin	*€€ (7,5–15 mg) | KI/KI*
p. o.: **Emselex®** 7,5 | 15 mg/Ret.-Tbl.	**Pollakisurie, imperativer Harndrang, Drang- und Urge-Inkontinenz:** *Erw. > 18 J.: initial* 1 × 7,5 mg/d p. o., ggf. Dosissteigerung nach 14 d auf 15 mg/d
BV 15–19 %, hepatische und intestinale Metabolisierung, Elimination, renale (60 %) und fäkale (40 %) Elimination	
Flavoxat	*€€ (600–800 mg) | Gr 1, KI/La 1, KI*
p. o.: **Spasuret®** 200 mg/Tbl.	**Pollakisurie, imperativer Harndrang, Dranginkontinenz**: *Erw. u. Kinder > 12 J.:* 3–4 × 200 mg/d p. o. nach den Mahlzeiten unzerkaut **zur Prophylaxe bei Untersuchungen:** 200 mg p. o. 1–2 h vor der Untersuchung
HWZ 44 min., max. Plasmakonz. 30–60 min., renale (30–40 %) und fäkale (50–60 %) Elimination	
Oxybutynin	*p. o.: € (5–15 mg); Pflaster: €€€ (36 mg Pfl.) | Gr 5, 1. Trim. KI, 2.-3. Trim. sl/KI*
p. o.: **Cystonorm®**, **Dridase®**, **Lyrinel®** 5 | 10 | 15 mg/ret.Tbl., **Oxybugamma®** 2,5 mg, **Oxybutin®**, **Oxybuton®**, **Oxybutynin (Generika, Hexal®** 2,5 mg/Tbl., **-ratiopharm®** 2,5 mg, **von ct®** 2,5 mg/Tbl.), **Oxymedin®** 2,5 mg/Tbl., **Spasyt®** – *alle: 5 mg/Tbl.*	**Pollakisurie, Nykturie, imperativer Harndrang, Inkontinenz:** • *Erw.:* 2–3 2,5–5,0 mg/d p. o. oder Pflaster 2x pro Woche ▸ *Kinder:* > 38 kg KG 3 × 5 mg/d; 30–38 kg KG 2 × 5 mg/d; 20–30 kg KG: 3 × 2,5 mg/d p o.

transdermal: **Kentera**® 36 mg/ Pfl.	
BV 11 %, max. Plasmaskonz. nach 30–90 min, Wi-Dauer 6–10 h, HWZ 2–3 h, hepatische Metabolisierung in aktive Metaboliten (90 % der biologischen Aktivität), renale Elimination	
Propiverin	*€€ (30–45 mg), €€ (30 mg ret.) | Gr 4, sl/La 2, sl*
p. o.: **Mictonetten**® 5 mg/Drg.; **Mictonorm**® 15 mg/Drg.; **Mictonorm**® uno 30 mg ret. Kps.	**Dranginkontinenz, Pollakisurie, imperativer Harndrang:** • *Erw.:* 30–45 mg/d; max. 20 mg/d für > 3 Wo. ▸ *Kinder:* 2 × 0,4 mg/kg KG/d für > 3 Mo. (2–3 × 5–10 mg/d) **Enuresis nocturna:** *Kinder:* abends 0,4 mg/kg KG für > 3 Mo. **Nykturie:** *Erw.:* abends 15 (-30) mg für > 3 Wo. **Postoperativ:** *Erw.:* 45 mg/d
Solifenacin	*€€ (5–10 mg) | Gr 5, sl/La 1, Kl*
p. o.: **Vesikur**® 5 | 10 mg/Tbl.	**Dranginkontinenz, Pollakisurie, imperativer Harndrang:** 1 × 5 mg/d, ggf. b. Bedarf auf 10 mg/d erhöhen (max. Wi nach frühestens 4 Wo) ▸ *Dosisreduktion bei Niereninsuffizienz:* Kreatinin-Clearance < 30 ml/min. max. 5 mg/d
max. Plasmakonz. 3–8 h, BV 90 %, HWZ 45–68 h, nach heaptischer Metabolisierung Elimination renal 70 %, fäkal 23 %	
Tolterodin	*€€ (4 mg unret. – 4 mg ret.) | Gr 6, Kl/La 1, Kl*
p. o.: **Detrusitol**® 1 | 2 mg/Tbl., **Detrusitol**® **retard** 4 mg/Kps.	**Dranginkontinenz, Pollakisurie, imperativer Harndrang:** 2 × 2 mg/d bzw. ret. 1 × 4 mg/d unzerkaut ▸ *Eingeschränkte Leber- o. Nierenfunktion:* 2 × 1 mg/d bzw. ret. 1 × 2 mg/d
max. Plasmakonz. 2–6 h, BV 17 %–65 %, Elimination renal 77 %, fäkal 17 %	
Trospiumchlorid	*p. o.: €-€€ (20–60 mg); i. v.: € (1 Amp.) | Gr 4, sl/Kl*
p. o.: **Ceris**® 20 mg/Tbl., **Spasmex**® 5 | 15 | 30 mg/Tbl., **Spasmolyt**® 10 | 20 mg/Tbl., **Spasmo-Rhoival**® **TC** 20 mg/ Drg., **Spasmo-Urgenin**® **TC** 5 mg/ Tbl., **Trospi**® 30 mg/Tbl. *i. v.:* **Spasmex**® 1,2 | 2 mg/2 ml Inj.-Lsg.	**Vegetative Blasenfunktionsstörungen/Dranginkontinenz, Reflexinkontinenz:** • *p. o.:* 2–3 × 10–20 mg/d p. o. • *i. v.:* 1,2 mg (1 Amp.) langsam i. v. injizieren. ▸ *Niereninsuffizienz:* Dosisreduktion erforderlich, siehe Fachinfo
max. Plasmakonz p. o. 4–6 h, HWZ 5–21 h, renale Elimination	
Duloxetin	*€€ (60–80 mg) | Kl/Kl*
p. o.: **Ariclaim**® 30 | *60 mg/Kps.*, **Cymbalta**® *30* | 60 mg/Kps.,	**mittelschwerer bis schwerer Belastungs-(harn-) Inkontinenz bei Frauen > 18. LJ.:** *initial* 1–2 × 40 mg/d p. o.,

Xeristar® *30 mg/Kps.*, **Yentreve**® *20* | 40 mg/Kps.	dann 2 × 40 mg/d p. o., ggf. bei NW Dosisreduktion auf 2 × 20 mg/d
max. Plasmakonz p. o. nach 6 h, nach Metabolisierung renale Elimination	

11.2 Mittel bei erektiler Dysfunktion

Ind	*alle:* erektile Dysfunktion *Alprostadil:* chronische pAVK III°–IV°, vorübergehende Offenhaltung des Ductus arteriosus Botalli bei Neugeborenen mit angeborenen Herzfehlern
Wi	*Sildenafil/Vardenafil/Tadalafil:* Phosphodiesterase Typ 5-Hemmer → cGMP im C. cavernosum bei sexueller Erregung ↑ → Gefäßrelaxation → Bluteinstrom ↑ → Erektion *Apomorphin-Hydrochlorid:* Stimulation der zentralen Signalübermittlung im Hypothalamus → lokale Wi von NO ↑ → cGMP ↑ → Relaxierung der glatten Muskulatur im C. cavernosum → Blutfüllung ↑ → Erektion *Alprostadil:* Prostaglandin E1 → Blutzufuhr im C. cavernosum ↑ und Relaxation der Trabekelmuskulatur zur Erektion *Yohimbin:* Blockade zentraler α_2-Rezptoren → Verstärkung erektionsfördernder Efferenzen
KI	*alle:* KHK, schwere Herzinsuffizienz, Herzinfarkt, < 18. J., schwere Hypotonie *Sildenafil/Vardenafil/Tadalafil:* in Kombination mit Nitraten oder NO-Donatoren, kürzlich erlittener Herzinfarkt und Schlaganfall, HRST, schwere Leberinsuffizienz *Alprostadil:* Asthma bronchiale *Yohimbin:* affektive Störungen, Angstzustände, Glaukom, Frauen
NW	*alle:* KS, Flush, Schwindel, RR-Abfall, Synkope, Tachykardie, GIT-Symptome *Sildenafil/Vardenafil/Tadalafil:* Dyspepsie, Sehstörungen, Rhinitis *Apomorphin-Hydrochlorid:* Pharyngitis, Benommenheit, verstärkter Husten, Hitzewallungen, Geschmacksstörungen, Schwitzen *Alprostadil:* Verwirrtheit, epileptische Anfälle, Fieber *Yohimbin:* Tremor, Erregungszustände

Sildenafil	*€€€-€€€€ (25–100 mg)* | *Gr 4, sl/KI*
p. o.: **Viagra**® 25 | 50 | 100 mg/Tbl.	**Erektile Dysfunktion:** 1 h vor dem Geschlechtsverkehr 50 mg p. o., ggf. *Dosisanpassung* auf 25–100 mg; *Max-Dosis*: 100 mg/d, *max. Anwendung:* 1 ×/d ▸ *Dosisreduktion bei Niereninsuffizienz* (GFR < 30 ml/min) oder *Leberinsuffizienz:* auf 25 mg
schnelle Resorption, BV 41 %, max. Plasmaskonz. nach 30– 120 min., HWZ 4 h, PEB 96 %, nach hepatischem Metabolismus Elimination über die Fäzes zu 80 %	
Vardenafil	*€€€-€€€€ (5–20 mg)* |
p. o.: **Levitra**® 5 | 10 | 20 mg/Tbl.	**Erektile Dysfunktion:** 10 mg/d 25–60 min. vor dem Geschlechtsverkehr p. o., bei älteren Männern zunächst mit 5 mg beginnen; *Max-Dosis:* 1x tgl. 20 mg/d

	▸ *Dosisreduktion bei Niereninsuffizienz (GFR < 30 ml/min):* 5 mg/d
rasche Resorption, max. Plasmakonz. nach 15 min., BV 15 %, HWZ 4–5 h, nach hepatischem Metabolismus über Cytochrom-P_{450}-Isoenzyme Elimination per Fäzes	
Tadalafil	*€€€€ (10–20 mg)* |
p. o.: **Cialis**® 5 | 10 | 20 mg/Tbl.	**Erektile Dysfunktion:** 10 mg/d 30–60 min. vor dem Geschlechtsverkehr p. o., bei ausbleibendem Effekt ggf. 20 mg/d; *Max-Dosis*: 20 mg/d, *max. Einnahmehäufigkeit:* 1 x/d
gute Resorption, max. Plasmakonz. nach 2 h, PEB 94 %, HWZ 17,5 h, Wi-Zeit 24 h, nach hepatischem Metabolismus über Cytochrom-P_{450}-Isoenzyme, Elimination per Fäzes (61 %) und renal (36 %)	
Alprostadil	*ED: €€€€ (10–20 µg/Amp.); €€€€ (1000 µg)* |
intracavernöse Injektion: **Caverject**® 10 | 20 µg/Amp., **Caverject**® **Impuls** 10 | 20 µg/Amp., **Viridal**® 10 | 20 | 40 µg/Doppelkammer-Karpule *lokale Applikation in die Harnröhre:* **MUSE**® 250 | 500 | 1000 µg	**Erektile Dysfunktion:** • *intracavernöse Injektion in das Corpus cavernosum: initial* 1,25–2,5 µg, Titrationsschritte nach klinischer Wi und Verträglichkeit auf später 10–20 µg pro Injektion, Maximaldosis pro Injektion: 40 µg, maximal 3 Injektionen/Woche • *lokale Applikation in die Harnröhre: Anfangsdosis* 250 µg, Titrationsschritte nach klinischer Wi und Verträglichkeit auf später 1000 µg pro Anwendung
HWZ 5–10 min, PEB > 90 %, 80–90 % werden in der Lunge metabolisiert und zu 90 % renal eliminiert	
Yohimbin	*€€ (15–30 mg)* |
p. o.: **Yocon-Glenwood**®, **Yohimbin „Spiegel"**® Tbl. *– alle: 5 mg/Tbl.*	**Erektile Dysfunktion:** 3 × (5)–10 mg/d p. o. über bis zu 8 Wo
starke individuelle Schwankungen der BV (7–87 %,) max. Plasmakonz. 45–60 min, HWZ 35 min	

11.3 Mittel bei benigner Prostatahyperplasie (BPH)

Ind *alle:* benigne Prostatahyperplasie (BPH)
Finasterid: androgenetische Alopezie (als Haarwuchsmittel)
Terazosin: arterielle Hypertonie

Wi *Alfuzosinhydrochlorid/Tamsulosinhydrochlorid/Terazosin/Doxazosin:* selektiver und kompetitiver postsynaptischer α_1-Rezeptorantagonist → Tonus der glatten Muskulatur von Harnleiter und Blasengrund ↓ → erleichterte Blasenentleerung

Finasterid/Dutasterid: 5-α-Reduktasehemmer → hemmt die Bildung von Dihydrotestosteron (DHT) aus Testosteron → Prostatawachstum ↓
KI *Alfuzosinhydrochlorid/Tamsulosinhydrochlorid/Terazosin/Doxazosin:* orthostatische Hypotonie, Kombination mit Alpha-Rezeptorenblocker, schwere Leberinsuffizienz *Terazosin:* Miktionssynkopen, chron. Harnwegsinfekt, Anurie, Kinder < 12 J. *Finasterid/Dutasterid:* Leberinsuffizienz, Frauen, Kinder < 18 J. *Sitosterin (Phytosterol):*bekannte Hypersitosterolämie (hereditäre Stoffwechselerkrankung)
NW *Alfuzosinhydrochlorid/Tamsulosinhydrochlorid/Terazosin/Doxazosin:* Übelkeit, Magenschmerzen, Diarrhö, KS, Schwindel, Benommenheit, orthostatische Hypotonie, Synkopen, HRST, reflektorische Tachykardie, Visusstörungen, Rhinitis *Finasterid/Dutasterid:* reduziertes Lustempfinden, Erektionsstörungen, reduzierte Samenbildung, Gynäkomastie, Brustschmerzen *Sitosterin:* Oberbauchschmerzen, Übelkeit, Hautausschlag

Alfuzosinhydrochlorid	*€ (5–10 mg ret.), €-€€ (5–7,5 mg unret.)* ǀ
p. o.: **Alfunar®**,**Alfuzosin®** (**Generika**), **Urion®**, **Uroxatral®**, **Urion uno®**, **Uroxatral Uno®**, **Xatral®** *– alle: 2,5 und/oder 5 ǀ 10 mg/ Ret.-Tbl.*	• **benigne Prostatahyperplasie (BPH):** 5–10 mg ret./d p. o. nach der Mahlzeit oder 2–3 × 2,5 mg/d p. o. ▸ Niereninsuffizienz (Kreatinin-Clearance > 30 ml/min): 5 mg (unretardiert)/d verteilt auf 1–2 ED, *tgl. Max-Dosis:* 10 mg
max. Plasmakonz. 9 h, HWZ 9 h, PEB 90 %, nach hepatischem Metabolismus überwiegend Elimination per Fäzes	
Doxazosin	*€ (2–4 mg)* ǀ
p. o.: **Cardular®** **Uro**, **Diblocin®** **Uro**, **Doxacor®**, **Doxamax®**, **Doxa** (**Generika**), **Doxazoflo®**, **Doxazomerck®**, **Doxazosin** (**Generika**), **Jutalar®** 8 mg/Tbl. *– alle: 1 ǀ 2 ǀ 4 mg/Tbl.* **Cardular® PP**, **Diblocin® PP**, **Doxazosin** (**Generika**), **Jutalar®**, **Uriduct®** *– alle:4 mg/Ret.-Tbl.*	**benigne Prostatahyperplasie (BPH):** • *initial* 1 × 1 mg/d, dann 1–2 × 2–4 mg/d p. o. ▸ *Max-Dosis:* 8 mg/d
BV 65 %, HWZ 10–20 h, PEB 98 %, max. Plasmakonz. 2 h, beim PP-System nach 8–9 h, fast vollständige hepatische Metabolisierung	
Tamsulosin	*€ (0,4 mg)* ǀ
p. o.: **Alna®**, **Alna® Ocas**, **Omnic®**, **Prostacure®**, **Prostadil®**, **Prostalitan®**, **Prostazid®**, **Ta-**	**benigne Prostatahyperplasie (BPH):** 0,4 mg/d Ret.-Kps. morgens p. o.

din®, **Tamsu-Astellas®**, **Tamsublock®**, **Tamsulosin (Generika)**, **Tamsunar®**, **Tamsu-Q®** – *alle: 0,4 mg/Ret.-Kps.*	
BV fast 100%, max. Plasmakonz. nach 6h, Eliminations-HWZ nach ca. 10–13h	
Terazosin	*€ (5–10 mg)* **I**
p. o.: **Flotrin®**, **Terabloc®**, **Teranar®**, **Tera TAD®**, **Terazid®**, **Terazoflo®**, **Terazosin (Generika)**, **Urozosin®** – *alle: 1 | 2 | 5 und/oder 10 mg/ Tbl.*	**benigne Prostatahyperplasie (BPH):** • *initial* 1 mg/d für 7 d, dann 2 mg/d für 14 d, dann *Erh-Dosis* 5 mg/d ▸ *Max-Dosis*: 20 mg/d
BV 90%, max. Plasmakonz. nach 30–90 min, HWZ 10–18h, Wi-Dauer 24h, PEB 80–90%, Elimination fäkal > renal in mehr als 7 Metaboliten	
Dutasterid	*€€ (0,5 mg)* **I**
p. o.: **Avodart®** 0,5 mg/ Weichkps.	**benigne Prostatahyperplasie (BPH):** *Erw. (einschl. ältere Pat.):* 1 × 0,5 mg/d p. o.
BV 60%, max. Plasmakonz. 1–3h, PEB 99,5%, HWZ 3–5 Wo.	
Finasterid	*€ (5 mg)* **I**
p. o.: **Finamed®**, **Finascar®**, **Finasterid (Generika)**, **Finural®**, **Proscar®**, **Prosmin®** – *alle: 5 mg/Tbl.*	**benigne Prostatahyperplasie (BPH):** 5 mg/d p. o. als *Dauertherapie*
BV 80%, max. Plasmakonz. nach 2h, PEB 93%, HWZ 5–6h, nach Metabolismus Elimination per Fäzes	
Sitosterin Phytosterol	*€€ (60 mg); € (130 mg Tbl.)* **I**
p. o.: **Azuprostat Sandoz®** 65 mg/Kps.; **Harzol®** 10 mg/ Kps., **Sitosterin Prostata®** 10 mg/Kps., **Triastonal®** 10 mg/Kps.	**benigne Prostatahyperplasie (BPH):** 3 × 20 mg/d oder 2 × 65 mg/d
Resorption 5–6%, BV < 10%, terminale HWZ mehrere Tage	

11.4 Harnansäuerungsmittel

Ind	Zusatztherapie bei Harnwegsinfekten, Rezidivprophylaxe, chronische Niereninsuffizienz, Infekt- und Phosphatsteine, Paracetamolvergiftung
Wi	essenzielle Aminosäure, Ansäuerung des Urins durch die Abbauprodukte → Keimvermehrung in den ableitenden Harnwegen ↓
KI	metabolische und renale tubuläre Azidose, schwere Leberinsuffizienz, Oxalose, Hyperurikosurie, -urikämie, Harnsäuresteine, Cystinsteindiathese, Homocysteinurie
NW	metabolische Azidose, GIT-Symptome

Methionin L-	*€ (1,5–3 g) | KI/KI*
p. o.: **Acimethin®**, **Acimol®**, **Methionin** (**Generika**), **Urol Methin®** *– alle: 500 mg/Tbl.*	**Harnansäuerung:** 3 × 500–1000 mg/d p. o. **Paracetamol-Vergiftung:** alle 4 h 2500 mg bis insgesamt 10 g (20 Tbl.) p. o. **chronisches Nierenversagen:** 2–3 × 500 mg/d p. o.
vollständige Resorption, HWZ 1–1,5 h, 90% des Schwefels des L-Methionins wird bei aufgefüllten Glutathionspeichern zu Sulfat oxidiert → Harnansäuerung	

12 Orthopädie (Muskulatur, Skelett)

12.1 Antiphlogistika und Antirheumatika → S. 10

12.2 Muskelrelaxanzien → S. 296

12.3 Knochenmineralisation

12.3.1 Biphosphonate

Ind Prävention von Wirbel- und Hüftfrakturen bei postmenopausaler Osteoporose, Osteoporose bei Männern, Osteolyse und Hyperkalzämie bei Metastasierung, Knochenschmerzen, Morbus Paget

Wi Osteoklastenaktivität und ossäre Kalziummobilisierung ↓ → Knochenabbau ↓, Serum-Ca^{2+} ↓

KI Nierenfunktionsstörung (GFR < 30 ml/min), schwere akute Entzündungen des GIT, Hypokalzämie, Kinder (keine Erfahrungen)

NW GIT-Symptome (Dyspepsie, Übelkeit und Erbrechen, Bauchschmerzen, Diarrhö, Verstopfung, Gastritis), Hypokalzämie, Hypophosphatämie, Benommenheit, KS, Muskel-, Knochen- und Gelenkschmerzen, selten Verschlechterung der Nierenfunktion

Alendronsäure	*€-€€ (10 mg); €€€ (70 mg)* | *Gr 4, KI/KI*
p. o.: **Alendro-Q®**, **Alendron (Generika)**, **Alendronsäure (Generika)**, **Fosamax®**, **Tevanate®** *– alle: 10 | 70 mg/Tbl.*	**Osteoporose:** 1 × 10 mg/d oder 70 mg 1 ×/ Wo. 30 min vor dem Essen p. o. (am besten morgens) mit einem vollen Glas Leitungswasser im Stehen oder Sitzen ▸ *Dosisreduktion Niereninsuffizienz:* KI bei GFR < 30 ml/min
BV 0,6–0,7%, PEB 78%, > 50% renale Elimination	

Clodronsäure	*p. o.: €€€ (1600 mg); i. v.: €€€€ (300 mg Amp.)* | *KI/KI*
p. o.: **Ostac®** 520 mg/Tbl. *i. v.:* **Bonefos®** pro infusione , 1500 mg/25 ml Amp.,, **Clodron Hexal Pi®**, **Clodron®** Sandoz *– alle: 300 mg/5 ml Amp.*	**Osteolyse:** • p. o.: 1600 mg Clodronsäure (als Na2-Salz) 1x/d • *tägliche max. Dosis:* 3200 mg Clodronsäure (als Na2-Salz), verteilt auf 2 ED **tumorinduzierte Hyperkalzämie:** • *i. v.:* einmalige Infusion: 1500 mg in 500 ml NaCl 0,9% über 4 h • *mehrmalige Infusion:* 300 mg in 500 ml 0,9%iger NaCl-Lsg. i. v. über mind. 2 h, *max. Behandlungsdauer* 7 d • *p. o.: Initial:* 2400–3200 mg/d, verteilt auf 2 ED, Erh-Dosis: 1600 mg/d ▸ *Max-Dosis:* 3200 mg/d ▸ *Dosisreduktion Niereninsuffizienz:* GFR 15–30 ml/min um 50%, KI wenn < 15 ml/min

orale BV 1–2% (stark nahrungsabhängig), HWZ 1–16h, von resorbierbarer Menge 30% in Knochen, 70% in Urin, renale Elimination	
Etidronsäure	*€€ (400 mg) | KI/KI*
p. o.: **Didronel®**, **Diphos®**, **Etidron HEXAL®** 400 mg/Tbl., **Etidronat JENAPHARM®** – *alle: 200 mg/Tbl.*	**Postmenopausale Osteoporose/Prophylaxe von Osteoporose bei Kortikosteroidtherapie:** 400 mg/d für 14 d p. o. (mind. 2 Std. vor oder nach einer Mahlzeit), ab dem 15. d + 500 mg/d Calcium für 76 d eingenommen, Wdh. alle 90 d **Morbus Paget:** *initial:* 5 mg/kg KG/d für längstens 6 Mo. Dosis über 5 mg/kg KG/d für < 3 Mon., ggf. Wdh. frühestens nach 3 Mo. **Bei künstlichem Hüftgelenkersatz:** 20 mg/kg KG/d p. o., ab 4 Wo. vor der geplanten OP bis 3 Mo. post OP **Zur Verhinderung posttraumatischer heterotoper Ossifikationen:** 20 mg/kg KG/d p. o. für 2 Wo., anschließend 10 mg/kg KG/d für 10 Wo. ▸ *Dosisreduktion Niereninsuffizienz:* KI bei schwerer Niereninsuff.
HWZ 24h, HWZ von 2–10 Wo., renale Elimination	
Ibandronsäure	*p. o.: €€€€ (50 mg), €€€€ (150 mg); i. v.: €€€€ (2–6 mg) | KI/KI*
p. o.: **Bondronat®** 50 mg/Tbl., **Bonviva®** 150 mg/Tbl. *i. v.:* **Bondronat®** 2 | 6 mg/2 | 6 ml Konzentrat zur Herstellung einer Inf.-Lsg., **Bonviva®** 3 mg/3 ml	**tumorinduzierte Hyperkalzämie:** • *p. o. Hyperkalzämie: Einmaldosis* von 4 mg über 2 h i. v. (in 500 ml NaCl 0,9%/Glc. 5%), bei mäßiggradiger Hyperkalzämie (Albumin-korrigierter Serum-Ca^{2+}-Spiegel < 3 mmol/l oder < 12 mg/dl): 2 mg (vor der Behandlung Rehydratation mit 0,9%iger NaCl-Lsg.) ▸ *Max-Dosis:* 6 mg/d **Osteoporose bei postmenopausalen Frauen zur Reduktion des Risikos von vertebralen Frakturen:** • *1 × 150 mg/Monat* **Prävention komplizierter pathologische Frakturen bei Patienten mit Brustkrebs und Knochenmetastasen:** • *p. o.: 1 × 50 mg/Monat* • i. v.: 6 mg als ED i. v. über 1 Stunde, Wdh. alle 3–4 Wochen ▸ *Dosisreduktion bei Niereninsuffizienz:* GFR < 30 ml/min 2 mg alle 3–4 Wo.
PEB 87%, HWZ 10–60h, renale Elimination	

Pamidronsäure	*i. v.: €€€€-€€€€€ (15–90 mg)* | *KI/KI*
i. v.: **Aredia®, Axidronat®, Novapam®, Pamidro-cell®, Pamidron Hexal®, Pamidronat** (Generika), **Pamifos®, Ribodronat®** *– alle: 15 | 30 | 60 | 90 mg Trockensubstanz u. Lösungsmittel*	**tumorinduzierte Hyperkalzämie:** • Ca^{2++} < 3,0 mmol/l: 15–30 mg • Ca^{2++} 3,0–3,5 mmol/l: 30–60 mg • Ca^{2++} 3, -4 mmol/l: 60–90 mg • Ca^{2++} > 4 mmol/l: 90 mg Als Einzelinfusion oder aufgeteilt in mehreren Inf. An 2 – 4 auf einander folgenden Tagen. *Max- Dosis:* 90 mg/Behandlungsgang **osteolytische Metastasen, Multiples Myelom Stadium III:** i. v.90 mg als Einzelinfusion alle (3)–4 Wochen **Morbus Paget:** 1 × 30 mg/Wo. in 83 ml NaCl 0,9 % o. Glk. 5 % i. v. über 6 Wo. oder 1 × 60 mg in 167 ml NaCl 0,9 % o. Glk. 5 % alle 2 Wo. für 6 Wo.
PEB 54 %; renale Elimination; HWZ biexponenziell 1,6 und 27 h	

Risedronsäure	*€€-€€€ (5–30 mg); €€€ (35 mg Wochentbl.)* | *KI/KI*
p. o.: **Actonel®** 5 | 30 mg/Tbl., 35 mg/Wochen-Tbl.	**postmenopausale Osteoporose**: • *p. o.:* 5 mg/d *Dauermedikation* oder 30 mg/d p. o. über 2 Mo. (Wdh. des Behandlungszyklus erst nach Mindestabstand von 2 Mo.) oder • *Dauermedikation:* 1 × 35 mg/Wo p. o. **Erhalt o. Erhöhung der Knochenmasse bei postmenopausalen Frauen, die eine systemische Langzeitbehandlung (> 3 Mo) mit Glucocorticoiden (>= 7,5 mg /d) erhalten / Prophylaxe der Osteoporose bei postmenopausalen Frauen mit erhöhtem Osteoporoserisiko:** • 5 mg /d Dauermedikation **Morbus Paget:** 1 (-2) × 30 mg/d p. o. über 2 Mo. ▸ *Dosisreduktion Niereninsuffizienz:* KI bei GFR < 30 ml/min
BV unter 1 %, PEB 24 %, 50 % der resorbierten Dosis werden in 24 h renal eliminiert, der Rest mit den Fäzes	

Tiludronsäure	*€€€ (400 mg)* | *Gr 4, KI/KI*
p. o.: **Skelid®** 200 mg/Tbl.	**Morbus Paget:** 1 × 400 mg/d für 3 Mon. 2 h prä- bzw. postprandial mit Wasser (nicht mit Milch), Behandlungswdhl. nach frühestens 6 Mo. ▸ *Dosisreduktion bei Niereninsuffizienz:* KI bei GFR < 30 ml/min
BV 6 %, max. Plasmakonz. 1–2 h, PEB 91 %, renale Elimination	

Zoledronsäure	€€€€€ (4–5 mg) | Gr 4, KI/KI
i. v.: **Aclasta**® 5 mg/Inf.-Lsg., **Zometa**® 4 mg/Inf.-Lsg.,	**Komplikationen bei Skelettmetastasen:** 4–5 mg in 100 ml NaCl 0,9% als Kurzinf. alle 3–4 Wo. i. v., zusätzlich 500 mg Ca^{2+}/400 IE Vit.-D tgl. p. o. **tumorinduzierte Hyperkalzämie:** 4–5 mg in 100 ml NaCl 0,9% als Kurzinf. i. v. ▸ *Dosisreduktion Niereninsuffizienz:* KI bei GFR < 30 ml/min
max. Plasmakonz. 4 h, keine Metabolisierung, renale Elimination	

12.3.2 Calcitonin und andere

Ind Hyperkalzämie, hyperkalzämische Krise, Folgeerscheinung bei Osteoporose, Wirbelkörperfrakturen, Knochenschmerzen, tumorbedingte Osteolysen, Sudeck-Syndrom Stadium II–III, Morbus Paget

WI *Strontiumranelat, Raloxifen:* postmenopausale Osteoporose zur Reduktion des Risikos von Wirbelsäulen- und Hüftfrakturen
Parathyroidhormon, rekombinant human: postmenopausale Osteoporose bei hohem Frakturrisiko

WI *Calcitonin:* Osteoklastenaktivität und ossäre Kalziummobilisierung ↓ → Knochen- abbau ↓, Serum-Ca^{2+} ↓
Stronitumranelat: Steigerung des Knochenaufbaus, Replikation der Präosteoblasten und der Kollagensynthese ↑, Knochenresorption ↓
Raloxifen: selektiver Östrogen-Modulator (SERM) → Hemmung der postmenopausalen Knochenresorption → Knochendichte ↑;
Parathyroidhormon, rekombinant human: Stimulation der Knochenneubildung an trabekulären und kortikalen Knochenoberflächen durch bevorzugte Stimulation der osteoblastischen im Vergleich zur osteoklastischen Aktivität

KI *relative KI:* Hypokalzämie, bei Kindern wegen möglicher Störungen des Knochenwachstums nicht über längere Behandlungszeiträume
Strontiumranelat: Überempfindlichkeit geg. den Wirkstoff
Raloxifen: venöse thrombembolische Ereignisse in der Vorgeschichte, schwere Leber- und Nierenfunktionsstörung, Nachweis eines Endometriumkarzinoms
Parathyroidhormon, rekombinant human: Überempfindlichkeit geg. den Wirkstoff; anamnest. Strahlentherapie des Skeletts; vorbestehende Hyperkalzämie; metabol. Knochenkrankheiten (ausgen. Osteoporose); unklare Erhöhung der knochenspezif. alk. Phosphatase; hochgradig eingeschränkte Nieren- bzw. Leberfunktion

NW *10%:* lokal: Rhinitis, unspez. Symptome
1–10%: initial v. a. *bei i. v.-Injektion:* Flush, Übelkeit, Erbrechen, Diarrhö, Symptome eines Wi-Verlustes, allerg. Reaktionen;
nasal: ulzerative Rhinitis, Sinusitis, Epistaxis;
systemisch: Flush, Schwindel, KS, Übelkeit, Diarrhö, abdominale Schmerzen, Pharyngitis, Müdigkeit, Geschmacksstörungen

Strontiumranelat: Übelkeit, Erbrechen, Diarrhö, KS, Bewusstseinsstörungen, Dermatitis, Ekzeme
Raloxifen: Hitzewallungen, Wadenkrämpfe, Grippe-Symptome, venöse thrombembol. Ereignisse, periphere Ödeme
Parathyroidhormon, rekombinant human: Hyperkalzämie und/oder Hyperkalzurie, Übelkeit, Erbrechen, Obstipation, Dyspepsie, Diarrhö, Kopfschmerzen, Schwindel, Palpitationen, Muskelkrämpfe, Schmerzen in Extremitäten und Rücken, Erythem an der Einstichstelle, Müdigkeit, Asthenie

Calcitonin	*s. c./i.m.: 1,25 € (50 IE) ; Nasenspray: 175,– € (1 Spray) | Gr 4, kE/La 1 + 5, KI*
parenteral: **CalciHexal®**, **Calcitonin (Generika)**, **Karil®**, **Osteostabil®** *– alle: 50 | 100 IE./Amp. à 1 ml* *Nasenspray:* **Calcitonin (Generika)** 100 IE/Stoß, **Karil®**, **Miacalcic®** *– alle: 200 IE/Stoß*	**postmenopausale Osteoporose:** • *Intervall-Therapie* 6–8 Wo.: 1 × 50 IE/d oder 100 IE jeden 2. d s. c./i.m. oder • 100 IE/d in jedes Nasenostium für 5 d/Wo, alternativ 200 IE/d in ein Nasenostium für 5 d/Wo **Knochenschmerzen bei Osteoporose:** 5–10 IE/kg KG s. c./i.m. (individuell dosieren) **hyperkalzämische Krise:** 5–10 IE/kg KG/d (2 × 350 IE/70 kg KG/d) als Inf. in 500 ml NaCl 0,9% **Morbus Paget:** *initial:* 1 × 100 IE s. c./i.m.; *Erhaltungsdosis:* 100 IE alle 2 d **Sudeck-Syndrom:** 1 × 100 IE/d s. c./i.m., nach 2–4 Wo. 3 × 100 IE/Wo. für insges. 6 Wo.
BV 66% (i.m.), 71% (i. v.), HWZ 50–90 min, Steady-state nach 4–6 h	
Parathyroidhormon, rekombinant human	*€€€€ (100 µg) | Gr 5, KI/La 1, KI*
s. c.: **Preotact®** 100 µg Inj.-Lsg. (Patrone mit 14 Tagesdosen)	**postmenopausale Osteoporose bei hohem Frakturrisiko:** 1 × 100 µg/d s. c. für eine Dauer von bis zu 24 Monate *Dosisreduktion Niereninsuffizienz:* KI bei GFR < 30 ml/min PK
BV 55% (s. c.), max. Plasmakonz. nach 1–2 h, HWZ 1,5 h, Abbau in der Leber und in geringerem Umfang in den Nieren	
Raloxifen	*€€ (60 mg) | Gr 5, KI/La 1, KI*
p. o.: **Evista®**, **Optruma®** *– alle: 60 mg/Tbl.*	**Behandlung/Prävention postmenopausale Osteoporose:** 60 mg/d p. o. unabhängig von den Mahlzeiten
BV 2%, PEB 98%, starker first-pass-Metabolismus, Elimination der Metabolite per Fäzes	
Strontiumranelalt	*€€ (2 g) | Gr 6, KI/La 2, KI*
p. o.: **Protelos®**, 2 g Granulat für Susp.	**Behandlung der postmenopausalen Osteoporose:** 2 g/d p. o. (Granulat in Glas Wasser auflösen) zwischen oder 2 h nach den Mahlzeiten

BV 25%, max. Plasmakonz. nach 3–5h, Steady state nach 2 Wo., HWZ ca. 60h, Elimination renal und per Fäzes

13 Anästhesie

13.1 Allgemeinanästhetika

13.1.1 Barbiturate

13.1.1 Barbiturate
Ind Mono- und Kombinationsnarkose, Einleitung einer Inhalations- und Neuroleptanalgesie, präklinische Narkose bzw. Narkoseeinleitung bei schweren Traumen im Rettungsdienst *Thiopental:* Status epilepticus (Mittel der letzten Wahl), Hirndrucktherapie
Wi Injektionsnarkotikum, rascher Bewusstseinsverlust, Herzauswurfleistung ↓, Atemdepression, hirndrucksenkend, Verminderung des Hirnstoffwechsels, keine Analgesie, antikonvulsiv, Narkosedauer durch potenziell immunsuppressive Wi zeitlich limitiert
KI schwere Leber- und Nierenfunktionsstörungen, Intoxikation mit zentral wirksamen Medikamenten/Alkohol, latente oder manifeste Porphyrie, Status asthmaticus; für die rektale Gabe zusätzlich: < 18 Mo., < 25 kg KG, Entzündungen im Darmbereich, geplante Darmoperationen, Anämie, nicht nüchterne Kinder; für die *i.m.-Gabe* zusätzlich: < 12 Mo., < 25 kg KG, Anämie, nicht nüchterne Kinder
NW Atemdepression, euphorische Stimmungslagen (in ca. 10%), Traumerlebnisse (in ca. 40%), kardiovaskuläre Depression mit RR-Senkung, HRST, Muskelshivering, Histaminfreisetzung, Bronchospasmus, Laryngospasmus, Injektionsschmerz, zentrale Exzitationen (Husten, Niesen, Singultus), Hypersensitivitätsreaktionen

Thiopental	*€€ (0,5–1 g) | sl/sl*
i. v.: **Thiopental** (**Generika**) 0,5 | 1,0 g/Durchstech-Fl. à 20 ml	**Einleitung einer Inhalations- und Neuroleptnarkose, präklinische Narkose bzw. Narkoseeinleitung bei schweren Traumen im Rettungsdienst:** • *i. v.* (500 mg Trockensubstanz mit 20 ml Aqua ad. Inj. auflösen [1 ml = 25 mg]): • *Narkoseeinleitung:* 3–7 mg/kg KG (200–500 mg/70 kg KG) i. v., 100–200 mg in 20 sek, ggf. nach je 5–10 min die Hälfte der Dosis nachinjizieren **Status epilepticus:** 100–250 mg über 30 sek im Bolus i. v., dann 50 mg alle 2–3 min, bis epileptische Aktivität sistiert, dann 100 mg/h über Perfusor mindestens 24 h lang; Ziel: Burst-suppression EEG; *Max-Dosis:* 1000 mg/d **Hirndruck:** Rasch 200–400 mg als Bolus; dann unter Hirndruckkontrolle 2–5 mg/kg KG/h oder langsam 0,5–2,0 g über 10–15 min i. v.; *Ziel:* Burst-Suppression-EEG; *Max-Dosis:* 30 mg/kg KG
Bewusstlosigkeit nach 10–20 sek, Erwachen nach 20–30 min, Wi-Dauer ca. 5 min, HWZ 11 h, PEB 50–80%, Elimination nach hepat. Metabol.	

13.1.2 Nichtbarbiturate

Ketamin/Esketamin	*Ketamin: €€ (100–500 mg Amp.), Esketamin: €€€-€€€€ (50–250 mg Amp.) | Gr 5, Kl/La 1, Kl*
Ketamin *i. v.:* **Ketamin Delta-select**® 50 | 100 | 500 mg/5 | 2 | 10 ml Amp., **Ketamin Inresa**® 100 | 500 mg/2 | 10 ml Amp., **Ketamin Hameln**® 500 mg/10 ml Amp., **Ketamin ratiopharm**® 50 | 100 | 500 mg/5 | 2 | 10 ml Amp., 500 mg/Inj.-Fl. à 10 ml (50 mg/ml) **Esketamin** *i. v.:* **Ketanest**® S 5 mg/ml → 25 mg/Amp. à 5 ml, 100 mg/Inj.-Fl. à 20 ml, **Ketanest**® **S** 25 mg/ml → 50 mg/Amp. à 2 ml, 250 mg/Amp. à 10 ml, 250 mg/Inj.-Fl. à 10 ml, 1250 mg/Inj.-Fl. à 50 ml	**Cave: Dosierungsempfehlung für Ketamin, für Esketamin (Ketanest S®) Dosis um 50% reduzieren!** **Analgetikum:** 0,25–0,5 mg/kg KG (17,5–35 mg/70 kg KG) **Analgosedierung:** 20–200 mg/h = 4–40 ml/h (bei 250 mg auf 50 ml NaCl 0,9% bzw. 5 mg/ml) **Narkotikum:** • *Erw.: initial* 1–2 mg/kg KG (70–150 mg/70 kg KG) langsam i. v. • *bei Risikopatienten/sehr alten Pat./Schockzustand:* 0,5 mg/kg KG (35 mg/70 kg KG) langsam i. v. • *i.m.:* 5–10 mg/kg KG (350–700 mg/70 kg KG) i.m. • *Aufrechterhaltung:* halbe *Initialdosis* alle 10–15 min oder 1,5–4,5 mg/kg KG/h • *Dauerinfusion:* 0,5–3 mg/kg KG/h → bei 60–100 kg: 30–300 mg/h = 6–60 ml/h (bei 250 mg auf 50 ml NaCl 0,9% bzw. 5 mg/ml)
BV 93%, rasche Anflutung, hohe Lipophilie, HWZ 2–4h, nach i. v.-Bolusgabe nach 30–60 sek Wi-Effekt, Wi-Dauer 10–15 min, PEB 47%, Analgesie und Amnesie 1–2h lang, renale Elimination nach raschem hepatischem Metabolismus	
Etomidat	*€€ (20 mg Amp.) | Gr 1, sl/Kl*
i. v.: **Etomidat-Lipuro**®, **Hypnomidate**® *– alle: 20 mg/Amp.*	**Einleitung einer Allgemeinanästhesie:** 0,15–0,3 mg/kg KG langsam i. v. (= 10–20 mg/70 kg KG i. v.), max. 60 mg
Wi-Beginn nach 15–20 sek, kurze Wi-Dauer (ca. 5 min) durch Umverteilung in Fettgewebe, HWZ 3–5h, PEB 75%, v. a. renale Elimination nach hepat. Metabol.	
4-Hydroxybuttersäure	*€€ (2 g Amp.) | Am/Am*
i. v.: **Somsanit**® 2 g/10 ml Inj.-Lsg. (0,2 g/ml)	**Intravenöses Narkotikum:** • *narkotische Dosis:* 60–90 mg/kg KG bzw. 4–6 g/70 kg KG, (entspr. 20–30 ml **Somsanit**®) • da keine analgetische Wi entfaltet wird, muß mit Analgetika, Neuroleptika oder mit unterschwelligen Dosen von Barbituraten kombiniert werden. Auch die Komb. mit Inhalationsnarkotika ist nützlich
Propofol	*€€-€€€ (100–200 mg) | Gr 4, Kl/La 2, Kl*
i. v.: **Disoprivan**® 1% 200 mg/Amp. à 20 ml, 500 mg/Inf.-Fl. à 50 ml, 2% 1000 mg/Inf.-Fl. à 50 ml, **Propofol (Generika)**	**Anästhetikum zur Einleitung u. Aufrechterhaltung der Narkose:**

– *alle: 1% Amp 10 mg/ml, 2% Amp 20 mg/ml*	• *Einleitung:* 1,5–2,5 mg/kg KG (105–175 mg/70 kg KG) i. v. mit 20–40 mg alle 10 sek bis zum Eintritt der Bewusstlosigkeit, dann • *zur Aufrechterhaltung der Narkose:* 4–12 mg/kg KG/h (280–840 mg/70 kg KG/h)
Wi nach 10–20 sek, Wi-Dauer 8–9 min, initiale HWZ 1,8–4,1 min, Redistributions-HWZ 34–64 min, terminale HWZ 184–382 min, PEB 98%, durch Glukuronidierung und Sulfatierung hepatischer Umbau in inaktive Metabolite, die zu 90% renal eliminiert werden	

13.2 Lokalanästhetika

Ind Lokal- und Regionalanästhesie zu diagnostischen und therapeutischen Zwecken, Spinal- und Periduralanästhesie, Sympathikusblockaden

Wi dissoziierte Form führt zu einer Hemmung des Na^+-Einstroms in die Nervenzelle (Natriumkanalblockade) → zunächst Blockade sympathischer, dann sensorischer, zuletzt motorischer Nervenfasern (je nach Konzentration des LA), Wirkstärke pH-abhängig (Entzündung → pH ↓ → Wirkstärke ↓), bakterizide Eigenschaften
Prilocain: große therapeutische Breite, bei hohen Dosen Bildung von Methämoglobin möglich (Säuglinge/Kinder)
Bupivacain: lang wirksames Lokalanästhetikum (3–8 h)
Ropivacain: lang wirksames Lokalanästhetikum (3–8 h), geringe ZNS- und Kardiotoxizität im Vgl. zu den anderen Lokalanästhetika

KI schwere kardiale Reizleitungsstörungen, akute dekompensierte Herzinsuffizienz, kardiogener und hypovolämischer Schock

NW kardiovaskulär (RR ↑/↓, Puls ↑, HRST, Asystolie), respiratorisch (Atemstörungen bis Atemstillstand), zentrales und peripheres Nervensystem (Schwindel, Unruhe, Benommenheit bis zur Bewusstlosigkeit, Krämpfe, Übelkeit und Erbrechen, Mydriasis)

Bupivacain	*10 ml: €€ (Amp 0,25% bzw. 0,5%) | sl/Am*
parenteral: **Bupivacain (Generika)** – *alle: 0,25 | 0,5% Inj.-Lsg.*	**Infiltrationsanästhesie:** 0,25–0,5%ige Lsg. verwenden **Leitungsanästhesie:** 30–50 ml 0,25–0,5%ige Lsg. verwenden, Dosierung siehe auch Fachinfo **Periduralanästhesie:** *initial* 8–10 ml 0,25%ige Lsg., *Erh-Dosis* 5–6 ml im Abstand von 50–60 min; einzeitig: 15–20 ml 0,5% Lsg. **Spinalanästhesie:** 2–4 ml 0,5% Lsg. ▸ *Max-Dosis:* 2 mg/kg KG bzw. 150 mg
BV 100%, Wi-Dauer bei Infiltrationen 120–240 min (ohne Adrenalinzusatz), bei großen Blockaden 360–720 min, PEB 95%, HWZ 1,5–5,5 h, pKa 8,1, hepatische Metabolisierung und renale Elimination der Metabolite	

Lidocain	*€€€ (10 ml 0,5%, 1% oder 2%) | sl/sl*
parenteral/lokal: **Lidocain (Generika)** *: 0,5% | 1% | 2% mit 5 | 10 | 20 mg/ml*	**Lokal- und Regionalanästhesie:** 0,5–1%ig Lsg s. c., bei großen Blockaden 30–50 ml 1–1,5%ige Lsg. verwenden, max. 200 mg **Peridualanästhesie:** 15–30 ml 1–2%ige Lsg., max. 200 mg **Spinalanästhesie:** 1–2 ml 5%ige Lsg. ▸ *Dosisreduktion bei schwerer Herz- und Leberinsuffizienz:* bis zu 50%
Wi-Dauer bei Lokalanästhesie 1–2h (0,5% → 60 min, 1% → 90 min), HWZ 1,6h (i. v.), Wi-Beginn nach 1–2 min, Wi-Dauer 15–20 min; PEB 60%, hepatischer Umbau in z. T. aktive Metabolite und renale Elimination	
Mepivacain	*k.A. | Gr 5, sl/La 1, sl*
parenteral: **Meaverin®** 3%, **Mecain®** 4%, **Mepihexal®**, **Mepivastesin®**, **Scandicain®** 3 | 4%, **Scandonest®** 3% *– alle: 0,5 | 1 | 2% Inj.-Lsg.*	**Infiltrations- und Leitungsanästhesie:** *ED maximal:* 300 mg → 60 ml/0,5% | 30 ml/1% | 25 ml/2% (entsprechend 4,3 mg/kg KG) **Infiltrationsanästhesie***:* 0,5–1%ige Lsg. verwenden **Leitungsanästhesie***:* 30–50 ml 1–1,5%ige Lsg. verwenden, *Max-Dosis:* 4 mg/kg KG **Periduralanästhesie***:* 15–30 ml 1,5–2%ige Lsg. Verwenden, *Max-Dosis:* 6 mg/kg KG **Spinalanästhesie***:* 1–2 ml 4%ige Lsg. Verwenden
Wi-Dauer bei Infiltrationen 300 min ohne Adrenalinzusatz, bei großen Blockaden 180–300 min, PEB 70–80%, HWZ 1,9h, hepatische Metabolisierung und renale Elimination der Metabolite	
Prilocain	*€€ (1 ml Inj.-Lsg. 2%) | sl/La 2*
lokal: **Xylonest®** 0,5% | 1% | 2% à 50 ml Inj.-Lsg. (5 | 10 | 20 mg)	**Infiltrationsanästhesie:** bis zu 40 ml 0,5–1%ige Lsg. verwenden **große Blockaden:** 30–50 ml 1–2%ige Lsg. verwenden **Periduralanästhesie:** 10–30 ml 1–2%ige Lsg. verwenden **Sympathikusblockade:** *Grenzstrang:* 15–25 ml 1%ige Lsg., *Ggl. stellatum:* 15–20 ml 1%ige Lsg. verwenden **Kaudalanästhesie:** 15–30 ml 1%ige Lsg. verwenden ▸ *Max-Dosis:* Erw. 600 mg (120 ml 0,5%, 60 ml 1% oder 30 ml 2%) bzw. Kinder 8,5 mg/kg KG; Pat. im red. Allgemeinzustand 5 mg/kg KG
Wi-Dauer bei Infiltrationen ohne Adrenalinzusatz 400 min, bei großen Blockaden Wi-Dauer 180–300 min, HWZ 1,5h, PEB 55%, BV 100%	

Procain	*k.A.* | *Am/Am*
i.m., s.c., perineural, periartikulär: **Hewedolor-Procain®, Lophakomp®, Pasconeural-Injektopas®, Procain (Generika)** – *alle: 0,5%, 1% oder 2% Inj.-Lsg.*	**Lokalanästhesie, lokale u. regionale Nervenblockade:** • Sehr individuell dosierbar – siehe Fachliteratur ▸ *Max-Dosis für Erw.:* 1000 mg/d **Tumorschmerzen:** s. c., örtlich oder segmental 20 ml 1%ig; i. v. 5 ml 1%ig **Sympathikusblockaden:** Stellatum: 10 ml 1%ig; lumbaler Grenzstrang: 1%ig **Nerveninfiltrationen:** einzelne Äste 5–10 ml 1%ig, größere Segmente/Plexus: 20–30 ml 1–2%ig **Schmerzen nach Operationen, Verbrennungen:** 4 mg/kg KG (1‰ Lsg.) i. v. innerhalb 20 min oder 0,5 g/h (auf 500 ml)

Ropivacain	*€ (1 mg)* | *Gr 4, sl/La 1, sl*
parenteral: **Naropin®** 2 | 5 | 7,5 | 10 mg/ml Amp. à 10 ml	**Leitungs- und Infiltrationsanästhesie:** 0,2–0,5%ige Lsg. oder *kontinuierliche Inf.:* 10–20 mg/h, 7,5 mg–max. 225 mg **Große Nervenblockaden:** 15–30 ml 0,5–1%ige Lsg., 225 mg – max. 300 mg **Periduralanästhesie:** 15–30 ml 0,2–1%ige Lsg.; *Kontinuierliche Inf.:* 12–28 mg/h, Chirurgie: 150–200 mg; Kaiserschnitt: 113–150 mg **Lumbale Epiduralanästhesie: Konz.** 7,5 mg/ml → 15–25 ml (Dosis: 113–188 mg), Wirkungsbeginn nach 10–20 min, Dauer 3–5 h; Konz. 10 mg/ml → 15–20 ml (Dosis: 150–200 mg), Wirkungsbeginn nach 10–20 min, Dauer 4–6 h **Thorakale Epiduralanästhesie:** Konz. 7,5 mg/ml → 5–15 ml (Dosis: 38–113 mg), Wirkungsbeginn nach 10–20 min, *kontinuierliche Inf.:* 12–28 mg/h
Wi-Dauer 220 min, HWZ 1,8 h, PEB 94%, renale Elimination 86%	

13.3 Muskelrelaxanzien

13.3.1 Peripher wirksam

Ind zur Intubation bei Narkoseeinleitung, Relaxierung beatmeter Patienten

Wi *nicht depolarisierende Muskelrelaxanzien (Alcuronium, Atracurium, Cisatracurium, Mivacurium, Pancuroniumbromid, Rocuronium, Vecuronium):* kompetitive Blockade von Acetylcholinorezeptoren ohne ein Aktionspotenzial auszulösen *depolarisierende Muskelrelaxanzien (Suxamethonium):* langanhaltende Muskeldepolarisation an motorischer Endplatte → unkoordiniertes Faszikulieren der Muskulatur

KI Unmöglichkeit der künstlichen Beatmung, **cave:** Neuromuskuläre Erkrankungen (Myasthenia gravis, Lambert Eaton-Syndrom)
Suxamethonium: maligne Hyperthermie in Familienanamnese

NW *nicht depolarisierende Muskelrelaxanzien:* RR-Abfall, HRST, HF ↑, Bronchospasmus, Hautreaktionen, Histaminfreisetzung
depolarisierende Muskelrelaxanzien: HRST, Bradykardie, Hautreaktionen Muskelzuckungen (Faszikulieren), Muskelkater, Hyperkaliämie, Augeninnendruck ↑

Alcuronium	*€€ (5–10 mg Amp.) | Am/Am*
i. v.: **Alloferin®** 5 | 10 mg/Amp. à 5 | 10 ml Inj.-Lsg.	**nicht depolarisierendes Muskelrelaxans einschl. Präcurarisierung:** • *Vollwirkdosis:* 0,15 mg/kg KG i. v., danach wiederholte Dosen von 0,03 mg/kg KG i. v. alle 15–25 min • *Intubation:* 0,25 mg/kg KG i. v. • *Präcurarisierung:* 0,02–0,04 mg/kg KG i. v. ▸ Bei *Nierenfunktionsstörungen* ist mit einer verlängerten Wi zu rechnen
Wi-Eintritt 5,5–6,5 min; HWZ 121–277 min, renale Elimination 80–85%, fäkale Elimination 15–20%	
Atracurium	*€€ (25 mg Amp.) | Gr 4, sl/La 1, nach 24h Stillen möglich*
i. v.: **Atracrium** (**Generika**), **Tracrium®** *– alle: 10 mg/ml Inj.-Lsg. à 2,5 | 5,0 ml Amp.*	**Muskelrelaxation in der Allgemeinanästhesie:** • *Intubation*: 0,5–0,6 mg/kg KG i. v. • *Relaxation*: 0,3–0,6 mg/kg KG i. v. • *Repetitionsdosen*: 0,1–0,2 mg/kg KG i. v. erstmalig nach ca. 20–45 min, dann alle 10–20 min • *Infusions-Lsg.*: *Initial* (Bolusinj.) 0,3–0,6 mg/kg KG, dann 0,3–0,6 mg/kg KG/h • *Hypothermie*: etwa halbe Dosis zur Aufrechterhaltung ausreichend • *schwere kardiovask. Erkrankungen*: *Initialdosis* evtl. fraktioniert über 1–2 min applizieren • *intensivmed. Langzeitanwendung: initial* (Bolusinj.) 0,3–0,6 mg/kg KG, dann 0,65–0,78 mg/kg KG/h
HWZ 20–30 min, PEB 82%, hepat. Metabol. und renale Elimination	
Cisatracurium	*€€€ (5–10 mg Amp.) | Gr 4, Kl/La 1*
i. v.: **Nimbex®** 5 mg/2,5 ml Amp., 10 mg/5 ml Amp.	**nicht depolarisierendes Muskelrelaxans zur Intubation:** • *Erw.:* 0,15 mg/kg KG i. v. ▸ *Kinder (1 Mo–12 J.): Intubation:* 0,15 mg/kg KG i. v. über 5–10 s

	Relaxation: • *Erw.:* 0,03 mg/kg KG i. v. ca. alle 20 min bei Opioid- oder Propofol-Narkose ▸ *Kinder:* 0,02 mg/kg KG i. v. • *Infusions-Lsg.: Erw. u. Kinder* (2–12 J.) *initial* 0,18 mg/kg KG/h, nach Stabilisierung 0,06–0,12 mg/kg KG/h; Verminderung d. Inf.-Rate bis zu 40% bei Isofluran- oder Enfluran-Narkose • *intensivmed. Langzeitanwendung*: *initial* 0,18 mg/kg KG/h
HWZ 22–29 min, hauptsächlich renale und hepatische Elimination nach Transformation in inaktive Metaboliten	
Mivacurium	*€€€ (10–20 mg Amp.) | Gr 5, Kl/La 1*
parenteral: **Mivacron®** 2 mg/ml in 5 | 10 ml/Amp. Inj.-Lsg.	**nicht depolarisierendes Muskelrelaxans zur Intubation:** • *Erw.:* 0,2 mg/kg KG i. v. über 30 s oder *fraktioniert* 0,15 mg/kg KG i. v., 30 s danach 0,1 mg/kg KG i. v. ▸ *Kinder: 7 Mo.–12 J.:* 0,2 mg/kg KG i. v.; *2–6 Mo.:* 0,15 mg/kg KG i. v. **Relaxation:** • *Erw.:* ED_{95} 0,06–0,09 mg/kg KG i. v. über 5–15 s; *initial* (Bolus- inj.) 0,07–0,25 mg/kg KG i. v.; *Repetitionsdosis:* 0,1 mg/kg KG i. v. ca. alle 15 min; bei steady-state Anästhesie mit Isofluran bzw. Enfluran Dosisreduktion um bis zu 25% ▸ *Kinder 7 Mo.–12 J.:* ED_{95} 0,07–0,1 mg/kg KG i. v. bei Halothan-Narkose; *initial* (Bolus-inj.) 0,1–0,2 mg/kg KG i. v. über 5–15 s; *Repet.-dos.:* 0,1 mg/kg KG i. v. alle 6–9 min ▸ *Kinder (2–6 Mo.):* ED_{95} 0,07 mg/kg KG i. v.; *initial* (Bolus-inj.) 0,1–0,15 mg/kg KG i. v. über 5–15 s; *Repet.-dos.:* 0,1 mg/kg KG i. v. alle 7 min ▸ *eingeschränkte Nieren-* oder *Leberfunktion*: *initial* bei Intubation 0,15 mg/kg KG i. v., bis zu 1,5–3fache Verlängerung der neuromuskulären Blockade
HWZ 1,75 ± 1,13 min, max. Plasmakonz. nach 60 s, hepatische Metabolisierung, renale und biliäre Elimination	
Pancuronium	*€€ (4 mg Amp.) | Am/sl*
i. v.: **Pancuronium (Generika)** *– alle: 4 mg/Amp. à 2 ml*	**nicht depolarisierendes Muskelrelaxans zur Intubation:** • *Intubationsdosis:* 0,08–0,1 mg/kg KG (5,6–7 mg/70 kg KG) langsam i. v. (Intubation: 0,1 mg/kg KG, ggf. mehr erforderlich) • *Repetitionsdosis:* 0,02–0,04 mg/kg KG (1,4–2,8 mg/70 kg KG) i. v.

	• *Präkurarisierung:* 0,01–0,02 mg/kg KG (0,7–1,0 mg/70 kg KG) i. v.
Wi-Eintritt innerhalb 2–3 min, Wi-Dauer 40–50 min, HWZ 30 min, PEB 30%, geringe Lipophilie, hepatischer Metabolismus, renale Elimination als hydroxylierte, z. T. aktive Metaboliten, z. T. auch unverändert	
Rocuronium	*€€€-€€€€ (2,5–10 ml/Amp.) | Gr 4, sl/k.A.*
i. v.: **Esmeron**® 10 mg/ml in 2,5 | 5 | 10 ml/Amp. Inj.-Lsg.	**nicht depolarisierendes Muskelrelaxans zur Intubation:** • *initial:* 0,6 mg/kg KG i. v.; *Repetitionsdosis:* 0,15 mg/kg KG i. v. nach 20–40 min; bei Inhalationsanästhesie > 1 h Reduktion auf 0,075–0,1 mg/kg KG i. v. • *Infusion: initial* 0,6 mg/kg KG Bolus i. v.; Einleitung der *Dauerinf.*, sobald sich der neuromusk. Block zu erholen beginnt; 89–99% neuromusk. Blockade: 0,3–0,6 mg/kg KG/h (TIVA), 0,3–0,4 mg/kg KG/h (Inhal.-Anästh.)
HWZ 96,8 min	
Suxamethonium = Succinylbicholin	*€-€€ (1 ED) | sl/Kl*
i. v.: **Lysthenon**® 1% | 2% = 50 | 100 mg/Amp. à 5 ml, 5% = 100 mg/Amp. à 2 ml, siccum 500 mg/Inj.-Fl., **Pantolax**® **Deltaselect** 2% = 100 mg/Amp. à 5 ml	**depolarisierendes Muskelrelaxans im Rahmen der Allgemeinanästhesie:** • *i. v.:* ED 1–1,5 mg/kg KG (70–105 mg/70 kg KG) • *i.m.:* ED 2–3 mg/kg KG (140–210 mg/70 kg KG)
Wi-Eintritt nach ¼–1 min, Wi-Dauer 3–5 min, HWZ ca. 3 min, Abbau durch die Pseudocholinesterase aus Leber und Serum	
Vecuronium	*€€€€ (10 mg Amp.) | sl/k.A.*
i. v.: **Norcuron**®, **Vecuronium (Generika)** – *alle: 10 mg/Durchstechfl.*	**nicht-depolarisierendes Muskelrelaxans zur:** • *Intubation:* 0,08–0,1 mg/kg KG • *Präcurarisierung:* 0,01–0,02 mg/kg KG (1–1,5 mg) als Bolus i. v. • *Muskelrelaxierung:* 0,08–0,1 mg/kg KG als Bolus i. v., dann 0,03–0,06 mg/kg KG/h • *Repetitionsdosis:* 0,02–0,05 mg/kg KG (1,5–3,5 mg) i. v.
Wi-Eintritt nach 2–3 min, Wi-Dauer 20–30 min, bei Nachinjektion auch länger, HWZ 1,5 h, Elimination zu 50–70% biliär, der Rest renal	
Dantrolen	*p. o.: €€ (50–200 mg); i. v.: €€€€ (20 mg Inj.-Fl.) | Gr 6, Kl/La 2, Kl*
p. o.: **Dantamacrin**® 25 | 50 mg/Kps., **Dantrium**® 50 mg/Kps., *parenteral:*	**maligne Hyperthermie:** *i. v.:* 2,5 mg/kg KG (175 mg/70 kg), ggf. Wdh. bis Therapieerfolg (Rückgang der Symptomatik), dann *Erh-Dosis:* 7,5 mg/kg KG/d (500 mg/70 kg/d)

Dantrolen® i. v. 20 mg/Inj.-Fl.	**Skelettmuskelspastik nach Schädigungen des ZNS:** • *p. o.: initial* 2 × 25 mg/d, später 4 × 25 mg/d, ggf. bis auf 3–4 × 50 mg/d steigern ▶ *Max-Dosis:* 200 (–400) mg/d p. o., Angabe gilt nicht für die maligne Hyperthermie! ▶ *Kinder:* (1-) 2,5 (–10) mg/kg KG/d i. v.

BV 25 %, HWZ 9 h, nach hepatischer Metabolisierung in den Hauptmetabolit 5-Hydroxy-dantrolen renale Elimination

Clostridium-botulinum-Toxin Typ A und B BoNTA/BoNTB	*€€€€€ (1 Amp.), €€€€€ (50 IE Amp.) | KI/KI*
Typ A: **Botox**® 100 IE/Inj.-Fl., **Dysport**® 500 IE/Inj.-Fl., **Vistabel**® 50 IE/Inj.-Fl., **Xeomin**® 100 IE/10 ml Inj-Fl. Typ B: **Neurobloc**® 10000 IE/ Inj.-Fl. (= 5000 IE/ml)	**Torticollis spasmodicus (zervikale Dystonien), Blepharospasmus, Armspastik nach Schlaganfall, Spastizität bei infantiler Zerebralparese, für Botox® primäre Hyperhidrosis axillaris** (Zulassungsstatus der Präparate kann sich unterscheiden)**:** für jeden Pat. individuell anhand klinischer Reaktionen anpassen (Orientierung anhand von Dosierungstabellen) **Vertikale mimische Falten der Glabella** (**Vistabel**®)

Wi-Latenz 1–6 d, Wi-Dauer 8–90 d (individuell z. T. sehr unterschiedlich)

13.3.2 Zentral wirksame Mittel

Ind Skelettmuskelspastik nach Schädigungen des ZNS

Wi Hemmung von erregenden Interneuronen, die in die spinalen Reflexwege zwischengeschaltet sind, Dämpfung von gesteigerten Fremdreflexen

KI schwere Leber-, Nieren- und Lungenfunktionsstörungen, Epilepsie (Krampfschwelle ↓), schwere Verwirrtheitszustände, Myasthenia gravis, akute Intoxikationen, Säuglinge, Kinder
Baclofen: Ulcus ventriculi und duodeni (auch in der Anamnese)

NW Sedierung, muskuläre Schwäche, Psychose, Verwirrtheit, GIT-Symptome, KS, respiratorische und kardiale Depression

Baclofen	*p. o.: €€€ (30–75 mg); intrathekal: €€€€ (10 mg Amp.) | Gr 5, KI/La 2, KI*
p. o.: **Baclofen** (**Generika**), **Lebic**®, **Lioresal**® 5 mg/Tbl. *– alle: 10 | 25 mg/Tbl.* *intrathekal:* **Lioresal intrathekal**® 10 mg/Amp. à 5 ml	**Spastizität der Skelettmuskulatur:** • *p. o.: initial* 3 × 5 mg/d p. o. ggf. auch weniger, alle 3 d um 5 mg steigern bis 3–4 × 10–25 mg/d p. o.; max. 60–75 mg/d p. o. (unter stationären Bedingungen bis zu 90–120 mg/d) ▶ *Kinder p. o.:* 1–2 J. 10–20 mg/d, 2–10 J. max. 30–60 mg, 3–10 J. max. 30–60 mg/d (0,75–2 mg/kg KG/d), > 10 J. 2,5 mg/kg KG/d

	• *Intrathekal (nur stat. in Zentren):* zunächst Gabe einer *Testdosis* von 25–50 µg = ¼ – 1 Amp. intrathekal, danach indiv. Dosisanpassung (siehe Fachinfo) **Trigeminusneuralgie**: 3–4 × 10 (– 20) mg/d p. o. ▶ *Dosisanpassung bei Niereninsuffizienz: Max-Dosis* 30–60 mg/d p. o.
gute enterale Resorption, max. Plasmakonz. nach 2h, HWZ 6–7h, PEB 31 ± 11%, > 90% unveränderte renale Ausscheidung; *intrathekal:* Wi nach 6–8h, max. spasmolytische Wi innerhalb 24–48h	
Tizanidin	*€€€ (12–24 mg) | Gr 4, Kl/La 1, Kl*
p. o.: **Sirdalud®** 6 mg/Tbl., **Tizanidin®** Teva *– alle: 2 | 4 mg/Tbl.*	**Spastizität der Skelettmuskulatur:** 3 × 2 mg/d anfangs, um 2–4 mg in ¼- oder wöchentlichen Abständen erhöhen, bis *Erh-Dosis* von 12–24 mg/d erreicht ist **schmerzhafte Muskelverspannung:** 3 × 2–4 mg/d ▶ *Max-Dosis*: 36 mg/d ▶ *Dosisreduktion bei Leber- und/oder Niereninsuffizienz (GFR < 25 ml/min):* 1 × 2 mg/d anfangs, langsame schrittweise Dosissteigerung je nach Wi und NW
BV 20%, max. Plasmakonz. nach 1–2h, PEB 30%, HWZ 3–5h, terminale HWZ 10h, renale Elimination zu 70% nach hepatischem Metabolismus	
Tetrazepam	*€ (100–200 mg) | sl/Kl*
p. o.: **Musapam®**, **Musaril®** 25 mg/Tbl., **Myospasmal®**, **Rilex®**, **Spasmorelax®**, **Tetramdura®**, **Tetra-Saar®** 25 | 100 mg/Tbl., **Tetrarelax®**, **Tetrazep (Generika)**, **Tetrazepam (Generika)**, **Tetrazepas®**, **Neurax®** 100 mg/Tbl.) *– alle: 50 mg/Tbl.*	**Schmerzreflektorische Muskelverspannungen:** • *initial:* 25 mg/d, ggf. um 25 mg/d erhöhen bis 100–200 mg/d • *stationäre Pat.: initial* 50 mg/d, ggf. um 50 mg/d steigern • *Myotonolyse:* 50–300 mg/d p. o. ▶ *Max-Dosis:* 400 mg/d p. o. ▶ *Kinder > 1 J.:* 4 mg/kg KG/d p. o. verteilt in 3 ED
BV 90–100%, max. Plasmakonz. nach 1,5–2h, PEB 70%, HWZ 12–18h, Steady-state-Konz. nach 3 d, Elimination nach hepatischem Metabolismus v. a. renal, Äquivalenzdosis (= 10 mg Diazepam) 150 mg	
Tolperison	*€€ (150–450 mg) | Kl/Kl*
p. o.: **Mydocalm®**, **Tolperison®Hexal** *– alle: 50 mg/Tbl.;* **Viveo®** 150 mg/Tbl.	**Spastizität der Skelettmuskulatur und schmerzreflektorische Muskelverspannungen:** • *Erw. und Jugendl. > 14 J.:* 3 × 1–3 Tbl./d p. o. ▶ *Kinder:* nach strenger Ind.-Stellung und klin. Erfahrungen: 6–24 Mo. (5–12 kg KG): ½–1 Tbl./d; Einzeldos. = 1/3 d. Tagesdos.; 3–5 J. (13–19 kg KG): 2–3 × ½ Tbl.; 6–9 J.

	(20–29 kg KG): 3 × ½ bis 2 × 1 Tbl.; 10–12 J. (30–43 kg KG): 2 × 1 bis 5 × ½ Tbl.; 13–14 J. (44–52 kg KG): 3 × 1 Tbl p. o.
BV 20 %, max. Plasmakonz. nach 1,5 h, HWZ 2,5 h	

14 Neurologie

14.1 Antikonvulsiva

Ind Einsatz der Antikonvulsiva je nach individuellen Gegebenheiten (Epilepsiesyndrom, Alter, Begleiterkrankungen, Komedikation, etc.) nach Risiko-/Nutzen-Abwägung, chron. neuropathische Schmerzsyndrome
Generalisierte Epilepsiesyndrome: Valproat (Mittel der 1. Wahl)
Fokale Epilepsiesyndrome: Carbamazepin (Mittel der 1. Wahl)
Rufinamid: Zusatztherapie zur Behandlung von Anfällen bei Lennox-Gestaut-Syndrom ab dem 4. LJ.,
Lacosamid: Zusatzbehandlung fokaler Anfälle mit oder ohne sekundärer Generalisierung ab dem 16. Lj.

Wi antikonvulsive Wirkung über ganz unterschiedliche pharmakologische Effekte

KI *CBZ:* AV-Block (auch I°), akute intermittierende Porphyrie, Kombi. mit MAO-Hemmern, Knochenmarkdepression; *relative KI:* schwere Leberfunktionsstörungen
VPA: schwere Leber- oder Pankreasfunktionsstörungen, akute und chronische Porphyrie, hämorrhagische Diathese
PGN: hereditäre Galaktose-Intoleranz, Lapp-Laktase-Malabsorption, Glukose-Galaktose-Malabsorption, Kinder < 18 J.
PHT: Knochenmarkschädigung, AV-Block II° – III°, Z n. akutem HI innerhalb der letzten 3 Mo., Herzleistung ↓ (EF < 35 %), Syndrom des kranken Sinusknotens; *relative KI:* manifeste Herzinsuffizienz, pulmonale Insuffizienz, schwere Hypotonie ($RR_{syst.}$ < 90 mmHg), Bradykardie (HF < 50/min), sinuatrialer Block, AV-Block I°, Vorhofflimmern/Vorhofflattern
Pb + Pr: Intoxikation mit zentral wirkenden Medikamenten/Alkohol, Asthma, Porphyrie, schwere Leber- und Nierenfunktionsstörungen, schwere Herzmuskelschäden
Lacosamid: AV-Block II und III°

NW *CBZ:* allerg. Hautreaktionen, Leukopenie + Thrombopenie, sehr selten Anämie und Agranulozytose, Hepatotoxizität, Leberenzyme ↑, Wasserretention mit Hyponatriämie, GIT-Beschwerden, Übelkeit und Erbrechen, ZNS-Effekte (Schwindel, Müdigkeit, Verschwommensehen, Diplopie, Akkommodationsstörung, abnorme ungewollte Bewegungen, Ataxie, Nystagmus), KS
VPA: GIT-Symptome, Thrombozytopenie, tödliches Leberkoma (besonders Kinder < 3 J.), Vitamin-D-Resorptionsstörungen (AP-Kontrolle), Gewichtszunahme, Haarausfall, Neuralrohrdefekte bei Feten, Tremor, NW meist bei Spiegel > 100 mg/l, selten Enzephalopathie (Bewusstseinstrübung, psychomotorische Verlangsamung), Hyperammonämie (häufig)
PGN: Benommenheit, Schläfrigkeit, gesteigerter Appetit, Potenzstörungen, Tremor, zentralnervöse Störungen, GIT-Symptome
PHT: Hypotonie, bradykarde HRST, AV-Block, Nystagmus, akute zerebelläre Ataxie, Müdigkeit, allerg. Hautveränderungen, extrapyramidale Hyperkinesen, Enzephalopathie, Folsäureerniedrigung mit megaloblastärer Anämie; Langzeittherapie: Polyneuropathie, Bindegewebsveränderungen (Gingivahyperplasie), irreversible Kleinhirnatrophie
Pb + Pr: ZNS-Effekte, Atemdepression, Sedierung, allerg. Hautreaktionen, Ataxie, Schwindel,

KS, Impotenz, sonst wie Phenobarbital
RUF: Schläfrigkeit, KS, Schwindel, Übelkeit, Erbrechen, Pneumonie, Influenza, Nasopharyngitis, Infekt des Ohrs, Sinusitis, Rhinitis, Anorexie, Essstörungen, Appetit ↓ Angst, Schlaflosigkeit
Lacosamid: Schwindel, KS, Diplopie, GIT-Störungen, Verläng. des PR-Intervalls (KI Bei AV Block II-III°)

Carbamazepin CBZ	*p. o.: €; Susp.: €€* | *sl/La 3, sl*
p. o.: **Carba (Generika)**, **Carbamazepin (Generika)**, **Espalepsin®**, **Finlepsin®**, **Sirtal®**, **Tegretal®** Susp. 100 mg/5 ml, **Tegretol®**, **Timonil®** Saft 100 mg/5 ml *– alle unretardiert: 200 oder 400 mg/Tbl.* *– alle retardiert: 200 | 300 | 400 oder 600 mg/Tbl.*	**einfach/komplex fokale epileptische Anfälle mit und ohne sek. Generalisierung:** • *Erw.: Erh-Dosis* 15–20 mg/kg KG/d für Erw.; *beginnen* mit 2 × 100–150 mg ret./d, dann + 150 mg/d bis zu 2 × 300–600 mg ret./d, oder unretardiert 3 × 200–400 mg/d p. o.; *mittlere Dosis:* 600–1000 mg/d; *Max-Dosis:* 600–1200 mg/d ▸ *Kinder: Anfangsdosis:* < 4 J. 20–60 mg/d p. o.; > 4 J. 100 mg/d p. o. verteilt jeweils auf 3–4 ED, *Dosissteigerung* um 25 % alle 3–4 d (ret.-Präparate in 2 ED/d p. o.); *Erh-Dosis:* meist 10–20 mg/kg KG/d (oder 300 mg/m² KO/d) **Trigeminusneuralgie/neuropathische Schmerzen:** 3 × 200 mg/d p. o. **atypischer Gesichtsschmerz:** 2 × 100 mg/d p. o., ggf. tgl. um 100 mg steigern **C_2-Entzug:** erste 2 d 4 × 200 mg/d, dann 3 × 200 mg/d für 2 d, dann 2 × 200 mg/d für 2 d, dann absetzen
BV 70–85 %, max. Plasmakonz. nach 4–16 h je nach Applikation, HWZ 11–13 h (Monotherapie), 5–26 h (Kombinationstherapie), PEB 70–80 %, aktiver Metabolit CBZ-Epoxid, 72 % werden renal als Metabolit eliminiert	
Ethosuximid ESX	*€ (500–750 mg)* | *sl/sl*
p. o.: **Petnidan®** Saft 250 mg/5 ml, **Suxilep®** Trpf.-Lsg. 50 mg in 100 mg (= 6 Trpf.) *– alle: 250 mg/Kps.*	**Absencen, myoklonisch-astatische Anfälle:** • *initial:* 5–10 mg/kg KG in 2–3 ED/d p. o. (350–700 mg/70 kg KG/d), ggf. *Dosissteigerung* um 5 mg/kg KG/d nach 7 d • *Erh-Dosis (Erw.):* 15 mg/kg KG/d p. o. *(Kinder):* 20 mg/kg KG/d p. o. ▸ *Max-Dosis: Erw.* 30 mg/kg KG/d; *Kinder* 40 mg/kg KG/d
BV 100 %, max. Plasmakonz. nach 1–4 h, HWZ 30–60 h, PEB 0–10 %, hepatische Metabolisierung, renale Elimination	
Felbamat	*€€-€€€ (600–1200 mg)* | *Gr 4, Kl/La 1, Kl*
p. o.: **Taloxa®** 400 | 600 mg/Tbl., 600 mg/5 ml Saft	**Mittel der Reserve bei Lennox-Gastaut-Syndrom ab 4 J. in Kombination:**

	• *Erw. u. Jugendl. ≥ 14 J.: initial* 600–1200 mg/d in 2–3 ED p. o., ggf. jede Wo. um 600–1200 mg/d bis auf Max. von 3600 mg/d in 3–4 ED steigern ▸ *Kinder (4–14 J.): initial* 7,5–15 mg/kg KG/d p. o. in 2–3 ED, ggf. jede Wo. 1 Wo. in Schritten von 7,5–15 mg/kg KG/d p. o. bis auf *Maximum* von 45 mg/kg KG/d (max. ≤ 3600 mg/d!) in 3–4 ED steigern ▸ *bei Kombi. mit Carbamazepin, Phenytoin, Valproinsäure:* deren Dosis um 20–30 % reduzieren; bei Erhöhung der Felbamat-Dosis ggf. weitere Dosisanpassung!
max. Plasmakonz. nach 2–6 h, HWZ 15–23 h, PEB 22–25 %	
Gabapentin GBP	*€-€€€ (1200–2400 mg) | Gr 4, sl/La 2, Kl*
p. o.: **Gabagamma®**, **Gaba-Lich®**, **Gabapentin (Generika)**, **Gabax®** 600 | 800 mg/Kps., **Neurontin®** 600 | 800 mg/Kps. *– alle: 100 | 300 | 400 mg/Kps.*	**einfach/komplex fokale epileptische Anfälle mit und ohne sek. Generalisierung, neuropathische Schmerzen:** • *1. Tag:* 3 × 100 mg p. o.; *2. Tag:* 3 × 200 mg p. o.; *3. Tag:* 3 × 300 mg p. o., danach kann die Tagesdosis auf 1200–2400 (–3600) mg erhöht werden • bei akuter klin. Symptomatik rasche Aufdosierung mit 1200 mg am 1. d ▸ *Max-Dosis:* 3600 (–4800) mg/d
BV 60 % nach 300 mg, 42 % nach 600 mg p. o., max. Plasmakonz. nach 2–3 h, Steady-state nach 1–2 d, HWZ 5–7 h, PEB 3 %, kein Metabolismus, renale Elimination	
Lacosamid	*p. o.: €-€€€ (100–400 mg); i. v.: €€€€€ (400 mg) | Gr 6, Kl/La 1, Kl*
p. o.: **Vimpat®** 50 | 100 | 150 | 200 mg/Filmtbl., Sirup 15 mg/ml *i. v.:* **Vimpat®** 10 mg/ml Infusionslsg.	**Zusatzbehandlung fokaler Anfälle mit und ohne Generalisierung bei Epilepsiepatienten > 16 Lj.:** • *p. o.: Initial:* 2 × 50 mg/d, Dosissteigerung nach 1Woche auf 2 × 100 mg/d, ggf. weiter Dosissteigerung in Wochenabstand; *Max-Dosis:* 400 mg/d • *i. v.:* 2 × 200 mg/d über jeweils 15 –60 min über max. 5 Tage • *Umsetzen von i. v. auf p. o. oder umgekehrt bei Beibehaltung der Tagesdosis möglich*
k.a.	
Lamotrigin LTG	*€-€€ (100–500 mg) | Gr 4, sl/La 2, sl*
p. o.: **Elmendos®**, **Lamo-Q®**, **Lamotrigin (Generika)** *– alle 25 | 50 | 100 | 200 mg/Tbl.* zur Herstellung einer Susp.;	**einfach/komplex fokale epileptische Anfälle mit und ohne sek. Generalisierung, Absencen und Myoklonien, bipolare Störungen:** • *Monotherapie:* Erste 14 d 1 × 25 mg/d, dann 1 × 50 mg/d für 14 d; Dosis zunächst auf 100–150 mg/d aufdosieren,

Lamictal®, Lamo (Generika), Lamotriax®, Lamotrigin (Generika) *– alle: 2 | 5 | 25 | 50 | 100 | 200 mg/Tbl.*	dann nach klin. Wirkung; *Erh-Dosis:* 1 × 100–400 mg/d p. o. • *Kombi. mit Enzyminduktoren* (z. B. Barbiturat, CBZ, Phenytoin): Erste 14 d 1 × 50 mg/d, dann 2 × 50 mg/d (1–0–1) für 14 d; *Erh-Dosis:* > 500 mg/d p. o. (2 Dosen tgl.) • *Kombi. mit Valproat:* Erste 14 d 1 × 25 mg jeden 2. Tag p. o., dann 1–2 × 25 mg/d p. o. (1– 0–1) für 14 d; *Erh-Dosis:* 1 × 100–200 mg/d p. o. ▸ *Max-Dosis in klin. Studien:* 500 mg/d p. o. ▸ *Kinder mit Enzyminduktoren:* 1 mg/kg KG/d für 2 Wo., dann *Dosissteigerung* (anfangs um 20 mg/Wo., später um 40 mg/Wo.) auf 5–10 mg/kg KG/d ▸ *Kinder mit Valproat:* 0,2 mg/kg KG/d für 2 Wo., dann *Dosissteigerung* (+ 5 mg/d/Wo.) auf 0,5 mg/kg KG/d
BV 98 %, PEB 56 %, HWZ 26 h (15–30 h), in Kombi. (mit Carbamazepin, Phenytoin) 15 h, (mit Valproat) bis zu 60 h, mehr als 90 % renale Elimination	
Levetiracetam LEV	*p. o.: €€€ (2000 mg); i. v.: €€€€/Amp.* | *Gr 6, Kl/La 1, Kl*
p. o.: **Keppra®** 250 | 500 | 750 | 1000 mg/Tbl., Lsg. 100 mg/ml *i. v.:* **Keppra®** 500 mg/5 ml Inf.-Lsg.	**einfach/komplex fokale epileptische Anfälle mit und ohne sek. Generalisierung:** • *initial* 2 × 500 mg/d p. o. oder i. v., nach 2 Wo. *Dosissteigerung* auf 2 × 1000 mg/d, stationär auch rascher ▸ *Max-Dosis:* 2 × 1500 mg/d • *Umstellung i. v./p. o.: direkt und ohne Dosistitration, wobei Dosis und Häufigkeit der Anwendung beibehalten bleiben soll* ▸ *Dosisreduktion bei Niereninsuffizienz:* GFR > 80 ml/min → 2 × 500–1500 mg/d; GFR 50–79 ml/min → 2 × 500–1000 mg/d; GFR 30–49 ml/min → 2 × 250–750 mg/d; GFR < 30 ml/min → 2 × 250–500 mg/d; bei Dialysepflicht 500–1000 mg/d
rasche Resorption, BV 100 %, max. Plasmakonz. nach 1,3 h, Steady-State nach 2 d, PEB < 10 %, geringe Metabolisierung, HWZ 7 h (ältere Menschen 10–11 h), zu 95 % renale Elimination	
Mesuximid = Methsuximid (MSM)	*€€ (600–1200 mg)* | *Kl/Kl*
p. o.: **Petinutin®** 150 | 300 mg/Kps.	**gemischte Epilepsien, Absencen:** • 150 mg/d in der 1. Wo., dann um 150 mg pro Wo. bis zum *Dosisziel* (600–1200 mg/d p. o. in 2 ED) erhöhen ▸ *Max-Dosis:* 15 mg/kg KG/d p. o.

rasche Resorption, max. Plasmakonz. nach 1–4 h, HWZ 1–4 h, schneller Metabolismus in aktive Metaboliten, HWZ von 35–80 h, Steady-state 8–16 d, renale Elimination der Metabolite	
Oxcarbazepin (OXC)	*€€€ (600–2400 mg) | Gr 6, Kl/La 2, Kl*
p. o.: **Apydan Extent®**, **Oxcarbazepin** (**Generika**), **Timox®**Susp. 60 mg/ml, **Trileptal®**Susp. 60 mg/ml – *alle: 150 | 300 | 600 mg/Tbl.,*	**einfach/komplex fokale epileptische Anfälle mit und ohne sek. Generalisierung, neuropathische Schmerzen:** • 2 × 150–300 mg/d (6–10 mg/kg KG/d), *Dosissteigerung* (300 –600 mg/Wo.), *Erh-Dosis* 600–2400 mg/d ▸ *Max-Dosis:* 2400 mg/d ▸ *Kinder > 2 J.:* anfangs 8–10 mg/kg KG/d in 2 ED (Monotherapie), 30 mg/kg KG/d p. o. in 2 ED (Kombinationstherapie); *Max-Dosis:* 46 mg/kg KG/d p. o. ▸ *Dosisreduktion bei Niereninsuffizienz:* GFR < 30 ml/min um 50%, Dosissteigerung lediglich 300 mg/Wo.
vollständige Resorption, rasche Metabolisierung in MHD, HWZ Oxcarbazepin 1,3–2,3 h, HWZ MDH 9,3 h, innerhalb von 2–3 d Steady-state, PEB 40%, hepatischer Abbau, renale Elimination 95%	
Pregabalin (PGN)	*€€ (150–300 mg) | Gr 6, Kl/La 1, Kl*
p. o.: **Lyrica®**25 | 50 | 75 | 100 | 150 | 200 | 300 mg/Hart-Kps.	**einfach/komplex fokale epileptische Anfälle mit und ohne sek. Generalisierung, neuropathische Schmerzen, generalisierte Angststörung bei Erw.:** • *initial* 2 × 75 mg/d, nach 3–7 Tagen *Dosissteigerung* auf 300 mg/d in 2 ED ▸ *Max-Dosis:* 600 mg/d ▸ *Dosisreduktion bei Niereninsuffizienz:* GFR 30–60 ml/min: 75–300 mg/d, 15–30 ml/min: 50–150 mg/d, < 15 ml/min: 25–75 mg/d
BV > 90%, rasche Resorption, max. Plasmakonz. in 1 h, steady state nach 24–48 h, HWZ 6,3 h, keine PEB, renale Elimination zu 98% unverändert	
Phenobarbital (PB)	*p. o.: € (100 mg); i. v.: €€ (200 mg Amp.) | sl/sl*
p. o.: **Luminaletten®** 15 mg/Tbl., **Luminal®** 100 mg/Tbl., **Phenobarbital-Neurax®** 15 | 100 mg/Tbl. *i. v.:* **Luminal®** 200 mg/Amp. à 1 ml	**Grand mal und Impulsiv-Petit mal Epilepsien:** • *p. o./i. v.: initial* 50–100 mg/d, alle 3 d um 25–50 mg steigern Ziel: 2–3 mg/kg KG/d (140–210 mg/70 kg KG/d)*mittlere Erh-Dosis:* 100–150 (– 200) mg/d, *Perfusor* (2 Amp. à 200 mg [= 400 mg] mit NaCl 0,9% auf 50 ml verdünnen = 8 mg/ml): 0,2–0,4 mg/kg KG/h = 14–28 mg/70 kg KG/h = 1,75–3,5 ml/h*schnelle Aufsättigung: Erw.: initial* 10–20 mg/kg KG i.m. oder p. o., nach 12 h und dann alle 24 h 3 mg/kg KG; *Kinder: initial*

<table>
<tr><td></td><td>10–15 mg/kg KG i.m. oder p. o., nach 12 h und dann alle 24 h 5 mg/kg KG
Status epilepticus:
• Erw.: 1–2 (–3) Amp. langsam i. v., dann 18–20 mg/kg KG (700–1400 mg/70 kg KG) mit 100 mg/min i. v.
▶ Kinder: initial 1–2 Amp. langsam i. v./i.m. (10–15 mg/kg KG), nach 12 h und dann alle 24 h 5 mg/kg KG
▶ Max-Dosis: 800 mg/d, bei der Statusbehandlung bis 2000 mg/d
▶ Kinder: > 12 J. 75–250 mg/d; > 7 ½ J. 50–200 mg/d; > 3 J. 25–150 mg/d; > 1 J. 25– 100 mg/d; > ½ J. 25–100 mg/d; > ¼ J. 25–100 mg/d in jeweils 1 Dosis/d
▶ Dosisreduktion bei Niereninsuffizienz: S. 446</td></tr>
<tr><td colspan="2">Resorption 80–100 %, BV 80–100 %, max. Plasmakonz. nach 2(–12) h, i4h (i.m.), 20–60 min (i. v.), HWZ 80 h, PEB 40–60 %, Steady-state für Phenobarbital erst 2–3 Wo. nach einer Dosisänderung, renale Elimination nicht metabolisiert > metabolisiert, lediglich 10–20 % werden pro d eliminiert</td></tr>
<tr><td>Phenytoin (PHT)</td><td>p. o.: € (100 mg Tbl.); i. v.: €€€/Amp. | sl/Mtm</td></tr>
<tr><td>p. o.: Phenhydan®, Phenytoin AWD®, Zentropil®
– alle: 100 mg Tbl. bzw. Kps.
i. v.: Phenhydan®, Phenytoin Hikma®
– alle: 250 mg/Amp. à 5 ml</td><td>einfach/komplex fokale epileptische Anfälle mit und ohne sek. Generalisierung:
• p. o.: einschleichende auf 3 × 100 mg oder 1 × 300 mg/d p. o. – Tagesdosis: 5–7 mg/kg KG p. o. (mittlere Dosis: 200–300 mg/d p. o.)
▶ Max-Dosis: für Säugl. 125 mg/d p. o., KK 125–250/d p. o., SK 250 mg/d p. o., Erw. 250–500 mg/d p. o.
• schnelle Aufsättigung: Erster Tag 2–3fache Menge der errechneten Dauertherapiedosis (5–7 mg/kg KG) p. o., am 2. Tag 75 % der ersten Dosis, am 3. Tag Dauertherapiedosis
▶ Kinder: > 7 ¼ J. 100–300 mg/d; > 3 J. 50–100 mg/d; > 1 J. 50 mg/d jeweils 1–2 Dosen/d p. o.; Kinder < 12 J. max. 1 mg/kg KG/min i. v.
Status epilepticus: 1 Amp. à 250 mg initial langsam i. v. (max. Injektionsgeschwindigkeit 25 mg/min = 10 min pro Amp.; Lsg. nicht verdünnen!), Wdh. alle 1,5–6 h möglich (Ziel: 20 [– 30] mg/kg KG) → Infusionskonzentrat, Aufsättigung s u.
Trigeminusneuralgie: 3 × 100 mg/d</td></tr>
<tr><td colspan="2">HWZ 22 h, nach i. v. 10–15 h, PEB 90 %, ausgeprägte Lipophilie der Substanz, nach hepatischer Glukuronidierung Elimination über Urin >> Fäzes, maximaler Gewebsspiegel im Gehirn erst nach 30 min → Wi-Latenz</td></tr>
</table>

Phenytoin-Infusions-konzentrat (PHT)	*i. v.: k.A.* | *sl/Mtm*
i. v.: **Phenytoin-Infusionskonzentrat®** 750 mg/Amp. à 50 ml	**Allg. Dosierungsempfehlungen:** • *i. v. Aufsättigung (1. Tag):* 1500 mg (1. Ampulle in ca. 4 h i. v., 2. über 24 h i. v.), *2. Tag:* 500 –750 mg i. v. über Perfusor, *3. Tag:* 300–400 mg i. v. über Perfusor (je nach Phenytoin-Spiegel), ggf. auch Übergang auf p. o.-Gabe (s. Phenytoin (PHT) S. 308) **Status *epilepticus:*** 750 mg in 20 (–30) min mit 25–50 mg/min i. v., danach Wdh. der gleichen Dosis; Ziel 20 mg/kg KG (meist zuvor in Kombination mit Benzodiazepinen) ▸ *Max-Dosis:* 50 mg/min; 17 mg/kg KG/d auf Dauer
s. Phenytoin (S. 308), Lösung kann mit Lösung für Injektionszwecke/Glukose 5 % oder NaCl 0,9 % beliebig verdünnt werden	
Primidon (PR)	*€ (750–1250 mg)* | *sl/sl*
p. o.: **Liskantin®** 125 mg/5 ml Saft, **Mylepsinum®**, **Primidon Holsten®** Saft 50 mg/ml Susp. *– alle: 250 mg/Tbl.*	**einfach/komplex fokale epileptische Anfälle mit und ohne sek. Generalisierung, juvenile myoklonische Epilsepsie:** • *initial* 62,5–125 mg/d p. o. am späten Abend, *Steigerung* alle 3–5 d um 125–250 mg/d, im oberen Normbereich um 125 mg/d steigern (10–15 mg/kg KG) • *mittlere Dosis:* 750–1250 mg/d p. o., 3 Dosen/d sind sinnvoll ▸ *Kinder:* > 12 J. 500–1000 mg/d; > 7½ J. 500–1000 mg/d; > 3 J. 250–750 mg/d; > 1 J. 125–500 mg/d; > ½ J. 125–500 mg/d; > ¼ J. 125–500 mg/d jeweils in 3 ED/d **essenzieller Tremor:** 3 × 62,5–125 mg/d p. o., langsam einschleichen (mit 62,5 mg abends beginnen, *Dosissteigerung* um 62,5 mg/d pro Wo.)
max. Plasmakonz. nach 0,5–9 h, PEB 80 %, HWZ 3–12–22 h, Mehrfachdosis notwendig	
Rufinamid (RUF)	*€€€€ (1800–3200 mg)* | *Kl/Kl*
p. o.: **Inovelon®** 200 | 400 mg/*Tbl.*	**Zusatztherapie zur Behandlung von Anfällen bei Lennox-Gastaut-Syndrom > 4. LJ.:** • *Erw. und Kinder 4. LJ. > 30 kg KG:* 2 × 200 mg/d p. o., *Dosissteigerung* um 400 mg/d alle 2 d, *Max.-Dosis:* 1800 mg/d (30–50 kg KG), 2400 mg/d (50–70 kg KG), 3200 mg/d (> 70 kg KG) ▸ *Kinder > 4. LJ., < 30 kg KG:* 2 × 100 mg/d p. o., *Dosissteigerung* um 200 mg/d alle 2 d, Max.-Dosis: 1000 mg/d, in Kombination mit Valproat 600 mg/d

BV 34%, max. Plasmakonz. nach 6h, PEB 80%, HWZ 6–10h, Elimination nach Metabolisierung per Cytochrom P450 zu >85% renal	
Sultiam	*€€ (400–800 mg) | sl im 3. Trim./sl*
p. o.: **Ospolot**® 50 | 200 mg/Tbl.	**Rolando-Epilepsie:** Dosis einschleichend über 1 Wo. aufbauen, *Erh-Dosis:* 5–10 mg/kg KG/d in 3 ED
max. Plasmakonz. nach 1–5h, HWZ 3–30h, PEB 29%	
Tiagabin	*€€ (15–30 mg) | Gr 4, Kl/La 1, Kl*
p. o.: **Gabitril**® 5 | 10 | 15 mg/Tbl.	**einfach/komplex fokale epileptische Anfälle mit und ohne sek. Generalisierung:** • *Anfangsdosis*: 7,5–15 mg/d p. o., in Intervallen von 1 Wo. in Schritten von 5–15 mg/d erhöhen • *Erh-Dosis*: 15–30 mg/d p. o., bei zusätzlicher Einnahme eines Enzyminduktors: 30–50 mg/d ▸ *eingeschränkte Leberfkt.:* Dosisreduktion bzw. längere Dosierungsintervalle
BV 89%, HWZ 7–9h (2–3h bei Komb. mit z. B. Phenytoin, Carbamazepin, Phenobarbital, Primidon), PEB 96%, hepatische Metabolisierung, renale sowie biliäre Elimination	
Topiramat (TPM)	*€€-€€€ (100–400 mg) | Gr 6, sl/Kl*
p. o.: **Topamac**®, **Topamax**® *– alle: 25 | 50 | 100 | 200 mg/Tbl., 25 | 50 mg/Kps.* **Topamax Migräne**® 25 | 50 | 100 mg/Tbl.	**einfach/komplex fokale epileptische Anfälle mit und ohne sek. Generalisierung:** • *initial* 1–2 × 25 mg/d für 1 Wo., dann + 25 (–50) mg/Wo. , *Zieldosis* 100 mg/d in der Monotherapie, 200–400 mg/d in der Zusatztherapie in 2 ED/d ▸ *Max-Dosis in der Monotherapie:* 500 mg/d ▸ *Kinder > 2 J.:* 0,5–1 mg/kg KG/d p. o. für 1 Wo., dann + 0,5–1 mg/kg KG/d/Wo., Zieldosis 3–6 mg/kg KG/d in der Monotherapie, 5–9 mg/kg KG/d in der Zusatztherapie in 2 ED/d
BV 80%, max. Plasmakonz. nach 2h, HWZ 21h, PEB 13–17%, Steady-state nach 4 d, v. a. renale Elimination (70%), zu 20% hepatischer Metabolismus (bis zu 50% in Kombi. mit Enzyminduktoren)	
Valproinsäure (VPA)	*p. o.: € (1200–1800 mg); i. v.: €€€ (300–400 mg Amp.) | sl/sl*
p. o.: **Convulex**® 150 | 300 | 500mg/Kps.300 | 500 mg/Ret.-Kps., **Convulsofin**®, **Ergenyl**® 500 mg/Tbl., **Ergenyl chrono**® 300 | 500 mg/Ret.-Tbl., **Espa-Valept**®, **Leptilan**® 600 mg/Tbl., **Orfiril**® 600 mg/Drg.,	**Migräneprophylaxe:** 25 mg/d für 1 Wo., dann Dosissteigerung um 25 mg/d für 1 Wo.; Erh.-Dosis: 25–100 mg/d **einfach/komplex fokale epileptische Anfälle mit und ohne sek. Generalisierung, prim. generalisierte Anfälle:** • *akut:* 2–3 × 300 mg/d i. v., dann nach Spiegel • *p. o.: initial* 5–10 mg/kg KG/d, später 3–4 × 300 mg/d oder besser Ret.-Tbl. 1000–2100 mg/d verteilt auf 2 ED/d

Orfiril® long 150 | 300 mg/ Ret.-Kps., 500 | 1000 mg/Ret.-Minitbl. *– alle: 150 | 300 mg/ret. Tbl. oder Kps. oder Drg., Lsg. 300 mg/ml = 28 Trpf.* **Emolone®** 600 mg/Tbl., **Valpro (Generika)**, **Valproat (Generika)**, **Valprodura®**, **Valproinsäure (Generika)** *– alle: 150 | 300 | 600 mg/ret. Tbl. oder Kps. oder Drg., Lsg. 300 mg/ml = 28 Trpf.* *i. v.:* **Ergenyl® intravenös** 400 mg Pulver/Amp. + Inj.-Lsg., **Orfiril®** 300 mg/ Amp. à 3 ml (im Kühlschrank aufbewahren, Kühlkette einhalten)	• *Erw.:* 15–20 mg/kg KG/d (1050–1400 mg/70 kg KG/d) ▸ *Jugendliche:* 20–25 mg/kg KG/d (1400–1750 mg/ 70 kg KG/d) ▸ *Kinder:* 7–14 J. 750–1200 mg/d, 3–6 J. 450–600 mg/d, 1–3 J. 300–450 mg/d, 6–12 Mo. 150–300 mg/d, 3–6 Mo. 150 mg/d p. o. in 2–3 ED/d p. o. **Status epilepticus:** 1000–1500 (– 4000) mg in 1 h i. v. (= 15–20 mg/kg KG/d), dann *Erh-Dosis* von 6 mg/kg KG/h **Myoklonus-Syndrome:** 600–2400 mg/d (*initial* 300 mg, später + 300 mg/d) **Migräneprophylaxe:** 2× 150 mg/d p. o., *Dosissteigerung* alle 2 Tage um 150 mg/d; *Erh.-Dosis* 500–600 mg/d
BV 100%, max. Plasmakonz. nach 1–4h (Tbl.)/0,5–2h (Lsg.), PEB 90–95%, HWZ 9h (4–18h, in Kombi. oft ↓), > 96% hepatischer Metabolismus	
Vigabatrin VGB	*€€ (2–3 g) | Gr 6, Kl/La 1, Kl*
p. o.: **Sabril®** 500 mg/Tbl., 500 mg/Granulat-Beutel	**einfach/komplex fokale epileptische Anfälle mit und ohne sek. Generalisierung (in Kombinationstherapie), infantile Spasmen (West-Syndrom, Monotherapie):** • *initial:* 2 × 500 mg/d p. o., später ggf. + 500 mg/d/Wo. auf 4 g/d; *Durchschnittsdosis:* 2–3 g/d in 2 ED oder 20–40 mg/kg KG/d; *Max-Dosis*: 3000 mg/d ▸ *Kinder:* > 12 J. 1300 mg/d; > 7½ J. 1000 mg/d; > 3 J. 700 mg/d; > 1 J. 500 mg/d; > ½ J. 400 mg/d; > ¼ J. 300 mg/d verteilt auf 2–3 ED/d
BV 75%, keine PEB, Wi in 12–24h, HWZ 7h (5–12h), renale Elimination (70% in 24h)	
Zonisamid ZON	*€€€ (300–500 mg) | Gr 6, Kl/La 2, Kl*
p. o.: **Zonegran®** *25 | 50 | 100 mg/Kps.*	**Zusatzbehandlung einfach/komplex fokaler epileptischer Anfälle mit und ohne sek. Generalisierung (> 18. LJ.):** • *initial:* 2 × 25 mg/d p. o., nach1 Woche 100mg/d in 2 ED, dann Dosis um 100 mg pro Woche erhöhen • *Zieldosis:* 300–500 mg/d ▸ *Dosisreduktion bei Niereninsuffizienz*
BV 100%, max. Plasmakonz. nach 2–5h, Steady-state nach ca. 13 d, HWZ 60h, PEB 40–50%, Metabolisierung und renale Elimination	

14.2 Benzodiazepine

Ind Akutbehandlung von Grand-mal- und fokalen Anfälle, Status epilepticus, Fieberkrämpfe	
Wi Förderung der durch GABA vermittelten synaptischen Hemmung (freigesetztes GABA wirkt effektiver) → Reduktion der Erregbarkeit der Neuronenmembran; hoch effizientes (rasch wirksames bei i. v.-Gabe) Antikonvulsivum, sedierend und atemdepressiv wirksam	
KI Myasthenia gravis, Alkohol, akutes Engwinkelglaukom, akute resp. Insuffizienz; *relative KI:* schwere Leberinsuffizienz, Medikamenten- und Drogenabhängigkeit, Schlaf-Apnoe-Syndrom	
NW Bewusstseinsstörung, paradoxe Reaktion (besonders bei älteren Menschen; Erregungszustände, Psychosyndrome), Atemdepression, RR ↓, Laryngospasmus, Muskelrelaxation; bei längerer Anwendung Suchtentstehung, Gewöhnung (Wirkungsverlust, Toleranzentwicklung)	

Clobazam CLB → S. 333
Clonazepam CZP → S. 334
Diazepam DZP → S. 334
Lorazepam LZP → S. 336
Midazolam MDZ → S. 337

14.3 Antiparkinsonmittel

14.3.1 Anticholinergika

Ind Morbus Parkinson, Neuroleptika-Parkinsonoid (NP), essenzieller Tremor, isolierte extrapyramidale Tremorformen	
Wi vorwiegend zentrale kompetitive Acetylcholinrezeptorblockade (Ausgleich des cholinergen Übergewichts), beim M. Parkinson Wi insbesondere gegen Plus-Symptome (Tremor), geringer auch gegen Rigor und Akinesie	
KI unbehandeltes Engwinkelglaukom, Prostatahyperplasie, GIT-Stenosen, Darmatonie, Megakolon, Myasthenia gravis, Tachyarrhythmie	
NW *peripher:* Mundtrockenheit, Akkommodationsstörungen, selten Obstipation, Miktionsstörungen, Übelkeit, Magenbeschwerden, Tachykardie *zentralnervös:* Müdigkeit, Schwindel, Angst, Erregung, Unruhe, Verwirrtheit, Halluzinationen, kognitive Störungen	

Biperiden	*p. o.: € (6–12 mg); i. v.: €€/Amp.* | *Gr 4, sl/La 2, sl*
p. o.: **Akineton**® retard 4 mg/Tbl., **Biperiden** (**Generika**) *– alle: 2 und/oder 4 mg/Tbl.*	**Morbus Parkinson:** *initial* 2 × 1 mg/d p. o., dann ggf. *Dosissteigerung* um 2 mg/d auf 3 × 2–4 mg/d (= 6–12 mg/d) p. o.; *Max-Dosis:* 16 mg/d

parenteral: **Akineton Ampullen**®, **Biperiden-neuraxpharm**® *– alle: 5 mg/Amp. à 1 ml*	**medikamentös bedingte extrapyramidale Symptomatik (EPMS):** • *initial* 2,5–5 mg langsam i. v./i.m., b B. nach 30 min wiederholbar oder 1–4 × 1–4 mg/d p. o.; *Max-Dosis:* i. v.: 10–20 mg/d, p. o.: 16 mg/d ▸ *Kinder 3–15 J.:* vorsichtige *Dosissteigerung* von 1–6 mg/d p. o. in anfänglich 2, später 3 Dosen/d; *akut* < 1 J. 1 mg = 0,2 ml i.m./i. v., < 6 J. 2 mg = 0,4 ml i.m./i. v., > *10 J.:* 3 mg = 0,6 ml i.m./i. v., bei Bedarf nach 30 min Injektion wiederholen **Begleitmedikation (bei Neuroleptikatherapie):** 1–4 × 1–4 mg/d p. o. **Intoxikation mit Nikotin/organ. Phosphat:** 5–10 mg i.m. , in schweren Fällen bis zum Abklingen der Symptome auch 5 mg langsam i. v.
BV 33 %, max. Plasmakonz. nach 0,5–2 h (ret. 4,5 h und 10–12 h, biphasische HWZ), PEB > 90 %, biphasische HWZ 1,5 und 24 h nach i. v.-Gabe, 21 h nach p. o.-Gabe, als Metabolit Elimination renal und über die Fäzes	
Bornaprin	*€ (4–12 mg) | Gr 4, sl/La 1, sl*
p. o.: **Sormodren**® 4 mg/Tbl.	**tremordominate Parkinson-Syndrome, EPMS:** *initial:* 2 mg/d p. o.; *Erh-Dosis:* 6–12 mg/d p. o. verteilt auf 2–3 ED **Hyperhidrosis:** *initial:* 2 mg/d p. o., *Erh-Dosis* 4 – 8 mg/d p. o. verteilt auf 2–3 ED
HWZ 5,2 h, max. Plasmakonz. nach 1–2 h, PEB 72 %, überwiegend renale Ausscheidung	
Metixen	*€ (10–30 mg) | Gr 5, sl/Kl*
p. o.: **Tremarit**® 5 | 15 mg/Tbl.	**allgemein:** *initial* (1. Wo.) 3 × 2,5 mg/d; pro Wo. um 2,5 mg bis *Zieldosis* p. o. steigern **Alterstremor:** *Zieldosis* 10–20 mg/d p. o. **Neuroleptika-Parkinsonoid (NP):** *Zieldosis* 20–30 mg/d p. o. **Parkinson-Syndrom:** *Zieldosis* 30–45 mg/d p. o. ▸ *Max-Dosis:* 45 mg/d p. o.
max. Plasmakonz. nach 3 h, HWZ 14 h, Elimination renal als Metabolit und gering unverändert	
Procyclidin	*€-€€ (10–30 mg) | Gr 1, Kl/La 1, ab*
p. o.: **Osnervan**® 5 mg/Tbl.	**Tremor bei Parkinson-Syndromen, med. bedingte extrapyramidale Symptomatik:** • *initial* 3 × 2,5 mg/d p. o., ggf. *Dosiserhöhung* alle 2–3 d um je 2,5–5 mg/d ▸ *Max-Dosis:* Parkinsonsyndrom: 10–20 mg/d, Tremor: 30 (–60) mg/d p. o.

HWZ 12h	
Trihexyphenidyl	*€ (5–10 mg) | Kl/La 1+5, Kl*
p. o.: **Artane®**, **Parkopan®** – *alle: 2 | 5 mg/Tbl.*	**Morbus Parkinson, Parkinson-Syndrom, EPMS:** *initial* 1 mg/d, am 2. Tag 2 mg, dann jeden 2. Tag um 2 mg erhöhen bis zu 6–10 mg/d, max. 12–15 mg/d p. o. **Dystone Symptome:** *initial* 2 mg/d, dann um 1–2 mg/Wo. erhöhen, Zieldosis meist > 15 mg/d, max. 3 × 15 mg/d p. o.
BV 100%, HWZ 8,6h, max. Plasmakonz. nach 1–2h, renale Elimination in Form von Metaboliten	

14.3.2 Levodopa

Ind Morbus Parkinson, symptomatischer Parkinsonismus (postenzephalitisch, toxisch, arteriosklerotisch, ausgenommen medikamenteninduziert) – Einsatz besonders bei Akinese und Rigor, Restless-legs-Syndrom

Wi Decarboxylasehemmer hemmen Umwandlung des Levodopa in Dopamin → Aufnahme von Levodopa ins striatale Neuron → Umbau in Dopamin, Ausgleich des Dopaminmangels; die Decarboxylasehemmer können die Blut-Hirn-Schranke nicht überwinden

KI primäre Psychose, dekompensierte endokrine, renale, hepatische und kardiale Erkrankungen, Engwinkelglaukom, gleichzeitige Gabe von Reserpin oder nicht selektiver MAO-Hemmer, Alter < 25 J., fehlende Kontrazeption

NW *sofort:* Nausea, Erbrechen, Obstipation (20–30%), arterielle Hypotonie + Orthostasereaktion, tachykarde HRST, ZNS-Effekte (Schwindel, Depression, Unruhe, Verwirrtheit, Psychotische Symptome, vermehrtes Schwitzen, Pollakisurie)
langfristig: Wirkungsverlust (end of dose), On-/Off-Oszillationen, Dyskinesien, biphasische Dystonie, Hautreaktionen, selten hämolytische Anämie, Schlafstörungen

Levodopa mit Benserazid/ Carbidopa	*€€ (125–250 mg) | Gr 6+8, Kl/Kl*
p. o.: **Dopaflex®** 500 mg/Tbl. ***Kombinationen mit Carbidopa = Decarboxylasehemmer:*** *p. o.:* **Dopadura®**, **Isicom®**, **Levobeta C®**, **Levo C®**, **Levocarb** (Generika), **Levocomp®**, **Levodopa** (Generika), **Nacom®** 100 | 200 mg/Retard-Tbl., **Sinemet®** 100 mg/Ret.-Tbl., **Toniform®** – *alle: 100/25, 200/50 bzw. 250/50 mg/Tbl (Angaben jeweils Levodopa/Carbidopa)*	**Morbus Parkinson:** • *initial* 100–200 mg/d in 3 ED, ggf. dann alle 3–5 d um 100–200 mg erhöhen (möglichst niedrige Dosis wählen) • geringe Symptomatik: 3–4 × 62,5–125 mg/d p. o. • schwere Symptomatik: 3–4 × 125–250 mg/d p. o. **Restless-legs-Syndrom:** 1 (– 4) × 62,5 mg/d p. o. abends

Kombinationen mit Benserazid = Decarboxylasehemmer: *p. o.:* **Levodopa comp. B STADA** 50 mg/12,5 mg | 100 mg/25 mg | 200 mg/50 mg/Kps., **Levopar®** 62,5 mg | 125 mg | 250 mg Kps. (50 mg/12,5 mg | 100 mg/25 mg | 200 mg/ 50 mg), **Madopar®** 62,5 | 125 Kps. (50 mg/12,5 mg | 100 mg/25 mg), 125 | 250 Tbl. (100 mg/25 mg | 200 mg/50 mg), **LT** 100 mg/25 mg/Tbl., Depot-Ret.-Kapseln 100 mg/ 25 mg/Kps., **PK-Levo®** 100/25 mg Tbl., **Restex®** 100/25 mg Ret.-Kaps./Tbl. – *alle: Angaben Levodopa/Benserazid*	

BV 98%, HWZ 1–3 h, ret. 2–4 h, max. Plasmakonz. nach 1 h (mit Benserazid), 2–4 h (mit Carbidopa), 25 min (mit **Madopar LT®**), Wi-Dauer wesentlich länger (kompletter Wirkverlust jedoch erst nach 3–4 d), renale Elimination der Metabolite

14.3.3 Dopaminagonisten

Ind Monotherapie des Morbus Parkinson bei Frühformen und jungen Patienten, Morbus Parkinson in Kombi. mit L-Dopa in allen Krankheitsstadien;
Cabergolin: Mittel der 2. Wahl (als Monotherapie und Zusatztherapie zu L-Dopa), wenn Nicht-Ergotamin-Dopaminagnonisten nicht wirksam sind/vertragen werden
Prolaktinsenkung: Hypophysenadenom (Prolaktinom), Galaktorrhö, prim./sek. Abstillen, Akromegalie

Wi peripherer und zentraler Dopaminrezeptoragonist, Einsparung von L-Dopa bei frühem Therapiebeginn, Ausgleich von „end of dose akinesia“ und On-/Off-Oszillationen; Prolaktinsekretion ↓

KI schwere akute und chron. Herzerkrankungen, KHK und pAVK (vasokonstriktiver Effekt), Magen-/Darm-Ulzera, schwere psychische Störungen, akute Psychosen, schwere Leber- und Nierenfunktionsstörungen
Ergoline (Bromocriptin, Cabergolin, Dihydroergocriptin, Lisurid, Pergolidmesilat): bekannte pleuropulmonale + retroperitoneale Fibrosen, Herzklappenveränderungen im Echo

NW *zentrale NW:* extrapyramidal-motorische Symptome, psychotische Störung (Albträume, Halluzinationen, paranoide Reaktionen, Verwirrtheitszustände), KS, Schlafstörungen *periphere NW:* GIT-Symptome (Übelkeit und Erbrechen, Dyspepsie, Gastritis, Magenschmerzen), orthostatische Hypotonie *Ergoline (Bromocriptin, Cabergolin, Dihydroergocriptin, Lisurid, Pergolidmesilat):* pleuropulmonale + retroperitoneale Fibrosen

Bromocriptin	*€€€ (2,5–10 mg Tbl.) | sl/sl*
p. o.: **Bromocriptin** (**Generika**), **kirim®**, **Parlodel®**, **Pravidel®** *– alle: 2,5 mg/Tbl., 5 | 10 mg/Kps.*	**Morbus Parkinson:** • *initial* 1,25–2,5 mg/d, nach klin. Wi und Verträglichkeit + 2,5 mg jede Wo. oder 1,25 mg alle 4–7 d; • *Erh-Dosis:* 7,5–30 mg/d ▸ *Max-Dosis:* 30 mg/d
BV 3–6% (First-pass-Effekt), max. Plasmakonz. nach 70–100 min, PEB 90–96%, HWZ 3–6 h, 2,5 mg p. o. wirken 1–6 h, Elimination über Fäzes	
Cabergolin	*€€-€€€ (2–6 mg) | Gr 4 (kE)/La 5 (Laktationshemmung, abstillen)*
p. o.: **Cabergolin** (**Generika**), **Cabergo Teva®**, **Cabaser®**, **Cabaseril®**, **Dostinex®** *– alle: 0,5 | 1 | 2 und/oder 4 mg/Tbl.*	**Morbus Parkinson (Mittel der 2. Wahl, wenn Nicht-Ergotamin-Dopaminagonisten nicht wirksam sind oder nicht vertragen werden):** • *initial:* 1 mg/d, alle 1–2 Wo. um 0,5–1 mg erhöhen • *Erh-Dosis* 2–6 mg/d (0,5–18 mg/d)
HWZ 65–110 h, Wi-Dauer mind. 24 h (30–35 h), Steady-state nach 4 Wo., PEB 42%, extrahepatische Metabolisierung, zu 80% biliäre Elimination	
Dihydroergocriptin α-	*€€ (20–40 mg Tbl.) | Gr 5, KI/La 4, KI*
p. o.: **Cripar®** *5 mg/Kps.; 20 | 40 mg/Tbl.*	**Morbus Parkinson:** • *initial:* 2 × 5 mg/d p.o, ab der 2. Wo. 2 × 10 mg/d, dann *3. + 4. Wo.* 2 × 20 mg/d, *5. + 6. Wo.* 2 × 30 mg/d, dann ggf. bis 2 × 60 mg/d • *mittlere Dosis:* 15–60 mg/d; *Max-Dosis:* 120 mg/d
BV 2,4%, max. Plasmakonz. nach 1 h, PEB 45–64%, Wi 1 h nach Resorption, HWZ 10–16 h	
Lisurid	*€€ (0,6–1,5 mg) | Gr 1, KI/La 2 + 5, sl*
p. o.: **Dopergin®** 0,2 | 0,5 mg/Tbl.	**Morbus Parkinson:** *initial* 0,1 mg/d p. o., dann langsam steigern um 0,1 mg/d/Wo. auf 3 × 0,2–0,5 mg/d p. o.
BV 10–20%, HWZ 2–3 h, max. Plasmakonz. nach 30–60 min, PEB 60–70%, klinische Wi dauert länger als es die HWZ, Elimination über Fäzes und Urin	
Pergolid	*€€-€€€ (0,75–3 mg) | KI/La 5, sl*
p. o.: **Parkotil®**, **Pergolid** (**Generika**) *– alle: 0,05 | 0,25 | 1 mg/Tbl.*	**Morbus Parkinson:** • *Erw.: initial* 3 × 0,05 mg für 2 d, dann alle 3 d um 0,1–0,15 mg über 12 d erhöhen auf 3 × 0,25–3 × 1 mg/d (*mittlere Tagesdosis* = 0,75–3 mg)

<table>
<tr><td></td><td>▸ Max-Dosis: 5 mg/d p. o.
Restless-legs-Syndrom: 0,05 mg zur Nacht p. o.</td></tr>
<tr><td colspan="2">HWZ 7–16h, Steady-state nach 24–48h, max. Plasmakonz. nach 1,5h, max. klinische Wi nach 2–5h, PEB >90%, Elimination zu je 50% renal und fäkal</td></tr>
<tr><th>Piribedil</th><th>€€€-€€€€ (150–250 mg) | SI/KI</th></tr>
<tr><td>p. o.: Clarium® 50 mg/Ret.-Tbl.</td><td>Morbus Parkinson:
• Erw. – Monotherapie: initial 50 mg/d, alle 2 Wochen um 50 mg erhöhen, Erhaltungsdosis: 150–250 mg/d
• Erw. – Zusatztherapie: Erhaltungsdosis: 150 mg/d
▸ Max-Dosis: 250 mg/d p. o.
Restless-legs-Syndrom: 0,05 mg zur Nacht p. o.</td></tr>
<tr><td colspan="2">HWZ 12h, max. Plasmakonz. nach 3–6h, PEB >97%, hepatische Metabolisierung, renale Elimination der Metabolite</td></tr>
<tr><th>Pramipexol</th><th>€€€-€€€€ (1,05–2,10 mg) | Gr 6, KI/La 5, KI</th></tr>
<tr><td>p. o.: Mirapexin®, Sifrol®
0,088 | 0,35 mg/Tbl.
– alle: 0,18 | 0,7 mg/Tbl.</td><td>Morbus Parkinson:
• 3 × 0,088 mg/d für 1. Wo., 3 0,18 mg/d für 2. Wo., dann 3 × 0,35 mg/d
▸ Max-Dosis: 3 × 1,05 mg/d (3,15 mg/d)
▸ Dosisreduktion bei Niereninsuffizienz (GFR 20–50 ml/min.): 2 anstatt 3 Tbl./d, <20 ml/min.: 1 Tbl./d</td></tr>
<tr><td colspan="2">BV >90%, max. Plasmakonz. nach 1–3h, PEB 20%, HWZ 8h bis 12h (ältere Menschen), unveränderte renale Elimination >90%</td></tr>
<tr><th>Ropinirol</th><th>€-€€ (0,25–5 mg Tbl.), €€-€€€ (4–8 mg/Ret.-Tbl.) | Gr 4, KI/La 5 KI</th></tr>
<tr><td>p. o.: Adartrel® 0,25 | 0,5 | 2,0 mg/Tbl., Requip® 0,25 | 0,5 | 1,0 | 2,0 | 5,0 mg/Tbl., Requip® Modutab 2 | 4 | 8 mg/Ret.-Tbl., Ropinirol (Generika) 0,25 | 0,5 | 2,0 | 4,0 mg/Tbl.</td><td>Morbus Parkinson:
• 1. Wo.: 3 × 0,25 mg/d (= 0,75 mg/d); 2. Wo.: 3 × 0,5 mg/d (= 1,5 mg/d); 3. Wo.: 3 × 0,75 mg/d (= 2,25 mg/d); 4. Wo.: 3 × 1,0 mg/d (= 3 mg/d) p. o.
• oder: 1 × 2 mg Ret.-Tbl./d p. o., pro Wo. um 2 mg erhöhen, Zielbereich 8–12 mg Ret.-Tbl./d
• nach der 4. Woche: ggf. + 1,5–3 mg/d bis zu einer Erh-Dosis von 3–9 mg/d, z T. auch höhere Dosen
▸ Max-Dosis: 24 mg/d p. o.
Restless legs-Syndrom:
• in der 1. Wo. 1 × 0,25 mg/d abends p. o., ggf. auch 1 × 0,5 mg/d p. o.
• in der 2. Wo. 1 mg/d p. o.
▸ Max.-Dosis: 4 mg/d p. o.</td></tr>
<tr><td colspan="2">rasche Resorption, BV 50%, max. Plasmakonz. nach 1,5h, HWZ 6h (3,4–10h) PEB 10–40%, wird hepatisch abgebaut und renal eliminiert</td></tr>
</table>

Rotigotin	€€€-€€€€ (2–8 mg/24h) | Gr 6, Kl/La 2, Kl – Gr 4, Kl/La 5, Kl
Pflaster: **Neupro**® 2|4|6|8mg/ 24h Pflaster	**Morbus Parkinson:** • *initial* 1 × 2 mg/24h Pflaster/d, je nach klin. Wi *Dosissteigerung* um 2 mg/24h pro Woche ▸ *Max-Dosis:* 8 mg/24h
BV 37%, Steady-state nach 1–2 d nach Pflasterapplikation, PEB 92%, teilweise Metabolisierung, überwiegend renale Elimination	

14.3.4 MAO-B-Hemmer

Ind *Alle:* M. Parkinson (Kombinationsbehandlung mit Levodopa)
Rasagilin: auch als Monotherapeutikum bei M. Parkinson

Wi Dopaminabbau ↓ durch irreversible MAO-B-Hemmung → Wi-Verstärkung und Wi-Verlängerung von L-Dopa

Kl Hypertonie, eingeschränkte Nieren- und Leberfunktion, Engwinkelglaukom, Prostataadenom, GIT-Ulkus, Kombi. mit SSRI (mind. 5 Wo. Abstand), Pethidin, MAO-Hemmern und trizyklischen Antidepressiva

NW *Alle:* Unruhe, Schlafstörungen, Dyskinesien, Dyspnoe, Müdigkeit, Schwindel, Mundtrockenheit, Nausea, KS
Rasagilin: Dyspepsie, Leukopenie, Arthralgie, Depression, Rhinitis, Dermatitis, Hautkarzinom

Selegilin	€ (5–10 mg) | Kl/Kl
p. o.: **Antiparkin**®, **Jutagilin**®, **Movergan**®, **Selegilin** (**Generika**), **Selemerck**®, **Selepark**® *– alle: 5 | 10 mg/Tbl.* **Xilopar**® *Schmelztbl. 1,25 mg*	**Morbus Parkinson:** • 1. Wo. 2,5 mg/d, dann 5 mg in 1–2 ED, dann 5–10 mg (= 1–2 Tbl.) morgens nach dem Frühstück in Kombi. mit *Levodopa;* allgemein 0,1 mg/kg KG/d (7 mg/70 kg KG/d) ▸ *Max-Dosis:* 10 mg/d
Wi-Beginn nach 2h, Wi-Dauer 24h, HWZ 1,5h, PEB 75–85%, rascher Abbau zu L-Metamphetamin und L-Amphetamin, renale Elimination der Metabolite	

Rasagilin	€€ (1 Tbl.) | Kl/Kl
p. o.: **Azilect**® 1 mg/Tbl.	**Morbus Parkinson mit End-of-dose-Fluktuationen:** *Erw.:* 1 × 1 mg/d als Monotherapie oder in Komb. mit Levodopa
BV 36%, max. Plasmakonz. nach 0,5h, HWZ 0,6–2h, PEB 60–70%, fast vollständige hepatische Metabolisierung über CYP 450, 63% renale Elimination der Metabolite, 22% über den Faeces	

14.3.5 COMT-Hemmer
Ind Morbus Parkinson
Wi reversibler peripherer Catechol-O-Methyltransferasehemmer (COMT-Hemmer) → Levodopa im Gehirn ↑ → Levodopa-Wi stärker + länger
KI Leberinsuffizienz, Phäochromozytom, Kombi. mit MAO-A- und/oder MAO-B-Hemmern, malignes neuroleptisches Syndrom, atraumatische Rhabdomyolyse in der Anamnese
NW Verstärkung der Levodopa-NW (Dyskinesien, GIT-Symptome Übelkeit und Erbrechen, Obstipation, Mundtrockenheit, abdominelle Schmerzen, Diarrhö, rötlich-braune Urinverfärbung)

Entacapon	*€€-€€€ (3–5 Tbl.) | Gr 4, KI/La 1, KI*
p. o.: **Comtess®** 200 mg/Tbl.	**Morbus Parkinson (in Kombination mit Levodopa):** • 200 mg p. o. jeweils zu den *Levodopagaben* ▸ *Max-Dosis:* 2000 mg/d
BV 35%, hoher First-pass-Effekt, max. Plasmakonz. nach 1 h, HWZ 1–2 h, PEB 98%, nach hepatischer Metabolisierung Elimination zu 80–90% mit den Fäzes	

COMT-Hemmer-Kombinationen	
Levodopa L. + Carbidopa C. + Entacapon E.	*€€ (50 | 100 | 150 mg) | Gr 6, KI/La 5, KI*
p. o.: **Stalevo® 50** | 12,5 mg/Tbl.; **75** | 18,75 mg/Tbl.; **100** | 25 mg/Tbl.; **125** | 31,25 mg/Tbl.; **150** | 37,5 mg/Tbl.; **200** | 50 mg/Tbl. (Angaben je L. | C.) – *alle* mit jeweils 200 mg E.	**Morbus Parkinson mit „end-of-dose"-Fluktuationen:** • Dosierung je nach der vorbestehenden Dosis der Monosubstanzen ▸ *Max-Dosis:* 10 Tbl. **Stalevo®** 150 E./d

14.3.6 Weitere Wirkstoffe gegen zentrale Bewegungsstörungen	
Amantadinsulfat/-HCl	*p. o.: € (100–300 mg); i. v.: €€€€ €/Amp. | Gr 6, sl/sl*
p. o. (-sulfat): **Amantadin (Generika)**, **PK-Merz®** 150 mg/Tbl., 100 mg/Brause-Tbl., **Tregor®** *– alle: 100 mg/Tbl., z. T. auch 200 mg/Tbl.* *p. o. (-HCl):* **Adekin®**, **Amanta**, **Abz®**, **Amantadin (Generika)**, **Amixx®** *– alle: 100 mg/Tbl., z. T. auch 200 mg/Tbl.*	**Morbus Parkinson, medikamentös bedingte extrapyramidale Symptomatik:** • *i. v.:* 1–3 (–6) × 200 mg/d (à 500 ml in 3 h) jeweils morgens und mittags • *p. o.:* 2–3 × 50–100 mg/d p. o. ▸ *Max-Dosis:* 500–600 mg/d **Virusgrippe (Prophylaxe und Therapie):** • 200 mg/d p. o., bei kurativem Einsatz für 10 d ▸ *Dosisreduktion bei Niereninsuffizienz:* GFR 60–80 ml/ min → 100 mg alle 12 h; 50–60 ml/min → alternierend 100 bzw. 200 mg/d; 30–50 ml/min → 100 mg alle 24 h; 20–30 ml/min → 200 mg 2 ×/Wo.; 10–20 ml/min → 100 mg 3 ×/Wo.; < 10 ml/min → 100 mg 1 ×/Wo.

i. v. (-sulfat): **Amantadin (Generika)**, **PK-Merz Inf.-Fl.®** *– alle: 200 mg/500 ml*	
BV 85%, 100 mg p. o. wirken 1–8h, max. Plasmakonz. nach 1–4h (A.-HCL) und 6–10h (A.-sulfat), keine PEB, HWZ 10–15h, renale Elimination (99%)	
Apomorphin-Hydrochlorid	*Amp.: €€€| €€€€ € (10 | 50 mg), Pen: €€€€ € | Gr 5, KI/KI*
parenteral: **APO-go®** Amp 10 mg/ml Inj.-Lsg, -Pen 10 mg/ml Inj.-Lsg., **Apomorphin®**) Amp 10 mg/ml	**Morbus Parkinson mit On-Off-Phänomen:** Vorbereitung mit 3 × 20 mg/d Domperidon, individuelle Einstellung, Bolusinjektion nicht > 10 mg • *intermittierende Therapie (Pen s. c.):* i d R. 2–4 mg/Injektion bzw. 10–19 mg/d • *kontinuierliche Therapie (Pumpe s. c.): initial* 1 mg/d, tgl. + 1 mg/h Dosis ↑, i d R. 3–7 mg/h bzw. 112–150 mg/d
sublinguale Resorption innerhalb von 10 min, Erektion nach 18–19 min, max. Plasmakon. nach 40–60 min, HWZ 3h	
Budipin	*€€ (30–60 mg) | Gr 4, KI/La 1, KI*
p. o.: **Parkinsan®** 10 | 20 | 30 mg/Tbl.	**Morbus Parkinson:** *initial* 3 × 10 mg/d, jede Wo. um 10–20 mg/d auf später 30–60 mg/d steigern; *Max-Dosis:* 60 mg/d
Resorption zu 80%, BV 47%, PEB 96%, max. Plasmakonz. nach 4–10h, Steady-state nach 8 d (bei 3 × 20 mg/d), HWZ 31h, Elimination von 50–60% der Dosis innerhalb von 8 d renal als Metabolit und unverändert	
Tiaprid	*p. o.: € (100 mg); i. v.: €€/Amp. | Gr 4, sl/KI*
p. o.: **Tiapridex®**, **Tiaprid (Generika)**, **Tiapridal®** 138 mg/ml Trpf. *– alle: 100 und/oder 200 mg/Tbl.* *parenteral:* **Tiapridex®** 100 mg/Amp. à 2 ml	**Dyskinesien:** 25–50 mg/d (bis 100 mg/d) p. o. **Dyskinesien bei Neuroleptika:** 300–600 mg/d p. o. oder 3 × 1–2 Amp i. v. **Chorea, Akathisie:** 300–1000 mg/d p. o. **Tic:** 3 × 100 bis 3 × 200 mg/d p. o. ▸ *Dosisreduktion bei Niereninsuffizienz:* GFR 60–90 ml/ min. um 25%; GFR 10–60 ml/min. um 50%; < 10 ml/min. um 75%
rasche orale Resorption, BV 80%, max. Plasmakonz. nach 1h, HWZ 3–4h, überwiegend rasche renale unveränderte Elimination	
Tetrabenazin	*p. o.: €€€ (75–150 mg) | KI/KI*
p. o.: **Nitoman®** 25 mg/Tbl.	**Chorea Huntington mit hyperkinetischen Bewegungsstörungen:** • *p. o.: initial* 3 × 25 mg/d p. o., ggf. alle 3–4 Tage um 25 mg/d steigern ▸ *Max-Dosis:* 200 mg/d

	Mittelschwere bis schwere Spätdyskinesien: • *p. o.: initial* 12,5 mg/d p. o., ggf. langsame *Dosissteigerung* nach klin. Wi ▸ *Max-Dosis:* 200 mg/d
Resorption > 75 %, keine PEB, HWZ 5 h, Metabolisierung und Elimination renal	

14.4 Migränetherapeutika

14.4.1 Nichtopioid-Analgetika → S. 10

14.4.2 Triptane

Ind akute Migräneanfälle mit und ohne Aura, Cluster-KS (Mittel 2. Wahl)

Wi spezifischer Serotoninagonist an zerebralen 5-HT_1-D-Rezeptoren → selektive Konstriktion extrazerebraler intrakranieller Gefäße, Freisetzung vasodilatierender Neuropeptiden ↓ → Aktivität des N. trigeminus ↓

KI KHK, Prinzmetal-Angina, koronare Spasmen, pAVK, Morbus Raynaud, Hypertonie, Herzinfarkt/Apoplex in Anamnese, schwere Leberinsuffizienz, Kombi. mit Ergotaminen (Abstand 24 h) oder MAO-Hemmer (diese sollten 14 d vorher abgesetzt sein), Alter > 65 J. und < 18 J.

NW Hitzegefühl, Schweregefühl, Müdigkeit, allgemeines Schwächegefühl, Schwindel, Kältegefühl, Atemnot, RR-Anstieg, Gefäßspasmen (AP in bis zu 15 %)

Almotriptan	*p. o.: €€€/Tbl. | Gr 4, sl/La 1, ab*
p. o.: **Almogran®** 12,5 mg/Tbl.	**Migräneanfall mit oder ohne Aura:** • *Erw. (18–65 J.):* 1 × 1 Tbl p. o., bei Wiederauftreten abgeklungener Beschwerden Wdh. möglich (mind. 2 h Abstand) ▸ *Max-Dosis:* 25 mg/d p. o. ▸ *Dosisreduktion bei schwerer Niereninsuffizienz:* max. 1 Tbl./d p. o.
BV 70 %, max. Plasmakonz. nach 1,5–3 h, HWZ 3,5 h, nach Transformation in inaktive Metaboliten (45 %) renale und hepatische Elimination	
Eletriptan	*p. o.: €€€ (20–40 Tbl.) | Gr 4, sl/sl*
p. o.: **Relpax®** 20 | 40 mg/Tbl.	**Migräneanfall mit oder ohne Aura:** • 1 × 40 mg p. o., bei Wiederauftreten nach initialer Besserung ggf. Wdh. (Abstand mind. 2 h) ▸ *Max-Dosis:* 80 mg/d p. o.
Resorption zu 81 %, BV 50 %, PEB 85 %, hepatische Metabolisierung	
Frovatriptan	*p. o.: €€€/Tbl. | Gr 6, sl/La 1, ab*
p. o.: **Allegro®**, **Tigreat®** *– alle: 2,5 mg/Tbl.*	**Migräneanfall mit oder ohne Aura:** • 1 × 2,5 mg p. o., bei Wiederauftreten nach initialer Besserung ggf. Wdh. (Abstand mind. 2 h)

	▸ *Max-Dosis:* 5 mg/d p. o.
BV 20–30%, max. Plasmakonz. 4h, HWZ 26h, hepatische Metabolisierung	
Naratriptan	*p. o.: €€-€€€€/Tbl. | Gr 4, sl/La 1, sl*
p. o.: **Formigran®**, **Naramig®** *– alle: 2,5 mg/Tbl.*	**Migräneanfall mit oder ohne Aura:** • *p. o.:* 2,5 mg = 1 Tbl. p. o., bei Wiederauftreten nach initialer Besserung ggf. Wdh. (Abstand mind. 4h) ▸ *Max-Dosis:* 5 mg/d
schnelle Resorption, BV um 70%, max. Plasmakonz. nach 2–3h, Wi-Eintritt nach 1h, Wi-max. nach 4h, PEB 30%, HWZ 6h, > 50% renale Elimination	
Rizatriptan	*p. o.: €€€/Tbl. | Gr 4, sl/La 1, sl*
p. o.: **Maxalt®** 5 | 10 mg/Tbl., -lingua 5 | 10 mg/Schmelz-Tbl.	**Migräneanfall mit oder ohne Aura:** • 1 × 10 mg p. o., ggf. nach 2h erneut 10 mg Tbl.; lingua-Tbl. auf Zunge legen → auflösen → schlucken ▸ *Max-Dosis:* 2 × 10 mg/24h ▸ *Dosisreduktion bei leichter bis mäßiger Nieren- oder Leberinsuffizienz:* um 50%
BV 40–45%, max. Plasmakonz. nach 1–1,5h, PEB 14%, HWZ 2–3h, nach Metabolisierung durch MAO-A überwiegend renale Elimination (80%)	
Sumatriptan	*p. o.: €€-€€€€/Tbl.; nasal: €€€€; Supp: €€€; s. c.: €€€€ | Gr 4, sl/La 2, sl*
p. o.: **Imigran®**, **Sumatriptan** (**Generika**) *– alle: 50 | 100 mg/Tbl.* *nasal:* **Imigran®** Nasal 10 | 20 mg/Hub *s. c.:* **Imigran®** 6 mg/Inj.-Lsg. à 0,5 ml (für Spritze und Pen) *rektal:* **Imigran®** 25 mg/Supp.	**Migräneanfall, Horton-Syndrom:** • *p. o.:* 1 × 50–100 mg (= 1 Tbl.) bei Anfall, nach 4h ggf. weitere Tbl. • *nasal:* 1 × 10–20 mg, ggf. nach 2h Wdh. (max. 40 mg/d) • *Supp.:* 1 × 25 mg = 1 Zäpfchen, ggf. nach 2h Wdh. (max. 50 mg/d) • *s. c.:* 1 Fertigspritze (= 6 mg) s. c., nach 2h ggf. eine weitere Spritze ▸ *Max-Dosis in 24 h:* 300 mg p. o., 2 × 6 mg s. c.
rasche Resorption, BV 14–19% (s. c. 96%), Wi-Eintritt: s. c. nach 10 min (s. c.), 15 min (nasal), 30 min (p. o./nasal), max. Wi nach 90 min, Wi-Dauer 12–24h, HWZ 2h	
Zolmitriptan	*p. o.: €€€/Tbl.; nasal: €€€€ | Gr 6, sl/La 1, sl*
p. o.: **AscoTop®**, **Zomig®** *– alle: 2,5 | 5 mg/Tbl. oder Schmelztbl.* **Zomigoro®** 2,5 mg/Schmelztbl. *nasal:* **AscoTop®** 5 mg/Dosis Nasenspray-Lsg., **AscoTop nasal®** 2,5 mg/Pipette	**Migräneanfall:** • *p. o.:* 2,5 mg p. o., nach 2h ggf. erneut 2,5 mg • *nasal:* 5 mg nasal sprühen, nach 2h ggf. erneut 5 mg ▸ *Max-Dosis:* 5 mg in 2h bzw. 10 mg/d ▸ *Dosisreduktion bei Leberinsuffizienz:* max. 5 mg/24h

rasche Resorption zu 64%, BV 40%, HWZ 2,5–3h, Wi p. o. in 20–30 min, hepatischer Metabolismus, Elimination zu 60% renal + 30% über Fäzes

14.4.3 Ergotamine

Ind Migräneanfall (Mittel ferner Wahl), Orthostase-Syndrom

Wi Mutterkornalkaloid → Tonussteigerung an Venen → venöses Angebot am rechten Herzen ↑ → HZV ↑; vasokonstriktorische Wi durch Stimulation von α-Rezeptoren (partieller Agonismus), kaum uteruskontraktionsfördernd

KI Gefäßerkrankungen (v. a. pAVK, M. Raynaud), KHK, schwere Leber- und Nierenfunktionsstörung, Sepsis, Schock, arterielle Hypertonie, Kinder < 12 J., Kombi. mit β-Blockern

NW Übelkeit und Erbrechen, Schwindel, Muskelkrämpfe, KS, HRST (Brady- oder Tachykardie), AP, art. Durchblutungsstörungen bis Gangrän, bei Langzeittherapie: Ergotismus, Pleura- oder Retroperitonealfibrose

Dihydroergotamin DHE	*p. o.: € (5–7,5 mg Tbl.) | sl/La 2 + 5, sl*
p. o.: **Agit®**, **Angionorm®**, **Dhe-ratiopharm®**, **Dihytramin N®** Tropfen 2 mg/ml = 24 Trpf., **Ergotam von ct®**, **Verladyn®** Tropfen 2 mg/ml = 20 Trpf. *– alle: ret. 2,5 | 5 mg/Tbl.*	**Migräne-Intervallbehandlung:** 2–3 × 2,5 mg/d p. o. **Orthostase-Syndrom:** • *initial:* 2,5 mg morgens, 5 mg abends; *Dauerbehandlung* mit 5 mg abends ▸ *Kinder:* > 7 J. 2–4 mg/d verteilt auf 2–3 ED/d p. o.

schlechte Resorption (→ p. o. ungeeignet für akute Therapie), BV 0,1–1,5%, Wirkdauer 8h, PEB 93%, HWZ 21h, hepatische Metabolisierung zu wirksamen Metabolit, vorwiegend biliäre Elimination

Ergotamin	*p. o.: €€/Tbl. | KI/KI*
p. o.: **Ergo-Kranit®** Migräne 2 mg/Tbl.	**Migräneanfall:** • *initial:* 1 Tbl p. o., bei Wiederauftreten nach initialer Besserung ggf. Wdh. (Abstand mind. 4–6h) ▸ *Max-Dosis:* 2 mg pro Anfall bzw. Tag; max. 3 Tbl./Wo.

hoher First-pass-Effekt, BV 1–2%, max. Plasmakonz. nach 0,5–3h, HWZ 1,5–2,5h (Hauptmetabolite: 20–34h), hauptsächlich biliäre Elimination nach Metabolisierung

14.4.4 Migräneprophylaxe

Flunarizin	*p. o.: € (5–10 mg) | Gr 4, sl/La 2, KI*
p. o.: **Flunarizin (Generika)**, **Flunavert®** 10 mg/Kps., **Natil-N®**, **Sibelium®** *– alle: 5 mg/Kps.*	**Migräneprophylaxe:** 5–10 mg/d abends p. o.

max. Plasmakonz. nach 2–4h, Steady-state nach 5–6 Wo., PEB > 90%, HWZ 15–20h, 40–80% werden biliär eliminiert, < 1% unverändert renal

Metoprolol	p. o.: € (50–200 mg) | Gr 4, sl/sl
p. o.: **Beloc zok®**, **Jutabloc®**, **Lopresor®**, **Meto (Generika)**, **Metoprogamma®**, **Metoprolol(Generika)**, **Prelis®**, **Seloken®**, **Sigaprolol®** – *alle: mite 50 | 100 mg/Tbl., ret. 200 mg/Tbl.*	**Migräneprophylaxe:** 50–100–200 mg/d p o.
BV 50%, HWZ 3–4h, Elimination nach hepatischem Umbau zu 95% renal, relative Wi-Stärke < 1 (Propranolol = 1)	
Naproxen	*p. o.: € (250 mg) | Kl/sl*
p. o.: **Naprocutan®**, **Naproxen (Generika, STADA®** 750 mg/Tbl.), **Proxen S®** – *alle: 250 | 500 mg/Tbl.* **Alacetan NNA®** *220 mg/Tbl.*, **Aleve®** *220 mg/Tbl.*, **Dolormin GS mit Naproxen®** *250 mg/Tbl.*, **Dysmenalgit®** *250 mg/Tbl.*	**Migräneprophylaxe:** 250 mg/d p. o., *Erh.-Dosis* 250–500 mg/d
vollständige perorale Resorption, PEB 100%, HWZ 13–14h, Plazentaschranke wird passiert, renale Elimination nach hepatischer Metabolisierung	
Propranolol	*p. o.: € (40–80 mg) | Am/Am*
p. o.: **Beta-Tablinen®**, **Dociton®** 10 mg/Tbl., ret. 80 | 160 mg/Ret.-Kps., **Elbrol®**, **Inderal®**, **Obsidan®** 25 | 100 mg/Tbl., **Prophylux®**, **Propranolol (Generika)**, **Propra (Generika, -ratiopharm®** 10 mg/Tbl., ret. 80 | 160 mg/Ret.-Kps.) – *alle: 40 | 80 mg/Tbl.*	**Migräneprophylaxe:** • 2–3 × 20 mg/d p. o.; ggf. Dosissteigerung bis max. 240 mg/d ▸ *Kinder:* > 12 J. 80 mg/d; > 7 ½ J. 60 mg/d; > 3 J. 40 mg/d; > 1 J. 30 mg/d; > ½ J. 25 mg/d; > ¼ J. 20 mg/d p o. jeweils auf 2 ED/d verteilt
BV 30–50% (First-pass-Effekt), HWZ 3–4h, PEB 93%, Elimination nach hepatischem Metabolismus	

Pyridostigmin → s. Cholinergika S. 325
Topiramat TPM → s. Antiepileptika S. 310
Valproinsäure VPA → s. Antiepileptika S. 310

14.5 Cholinergika

Ind Myasthenia gravis, Blasen-Darmatonie, Glaukomanfall, Antagonisierung nicht depolarisierender Muskelrelaxanzien, bei Intoxikationen mit zyklischen Antidepressiva, Neuroleptika und Antihistaminika
Wi indirekte Parasympathomimetika vom Carbaminsäure-Typ (reversibler Cholinesterasehemmer) → Hemmung der Spaltung von Acetylcholin → verstärkte und verlängerte Wi → Miosis, Bradykardie, Bronchokonstriktion, Tonuserhöhung der GIT-Sphinkter und Blase, Schweißsekretionssteigerung (muskarinerge und nikotinerge Wi), keine ZNS-Effekte (geringe Lipophilie)
KI GIT-Ulzera, frischer Myokardinfarkt, schwere Herzinsuffizienz, Bradykardie, Hypotonie, Asthma bronchiale, Hyperthyreose, schwere Herzinsuffizienz, mechanischer Subileus, Brideileus, Gallen- oder Harnwegen, nach Gabe von depolarisierenden Muskelrelaxanzien (Suxamethonium, Decamethonium)
NW *cholinerge (muskarinartige) NW:* Diarrhö, verstärkte Salivation, Schwitzen, Übelkeit und Erbrechen, Enterospasmen, erhhte Magen-Darm-Motilität, Bronchospasmus, Bronchosekretion ↑, Bradykardie, Hypotonie, Miosis, Akkommodationsstörungen *cholinerge (nikotinartige) NW:* Muskelfaszikulationen, Spasmen, Schluckbeschwerden, Lähmungen durch neuromuskulären Block, Menstruationsstörungen

Neostigmin	*€-€€ (Inj.-Lsg.-Amp.) | sl/sl*
parenteral: **Neostig®**, **Neostigmin (Generika)** *– alle: Inj.-Lsg. 0,5 mg/Amp. à 1 ml*	**Myasthenia gravis:** • 0,5 mg mehrmals tgl. langsam i. v./i.m./ s. c. ▸ *Max-Dosis:* 0,04 mg/kg KG i. v. ▸ *Kinder:* > 12 J. 0,55 mg; > 7 ½ J. 0,45 mg; > 3 J. 0,3 mg; > 1 J. 0,25 mg; > ½ J. 0,2 mg; > ¼ J. 0,15 mg jeweils mehrmals tgl. langsam i. v./i.m./ s. c.
Eliminations-HWZ 50–70 min, nach hepatischem Metabolismus renale Elimination	
Pyridostigmin	*p. o.: € (60 mg), ret: €€ (180 mg); i. v.: €€ (5 mg) | Gr 5, sl/La 3, Kl*
p. o.: **Mestinon®** ret. 180 mg/Ret.-Tbl., **Kalymin®** *– alle: 10 | 60 mg/Tbl. oder Drg.* *parenteral:* **Mestinon®** 25 mg/Amp. à 5 ml, **Kalymin®** 1 mg/Amp. à 1 ml, -forte 5 mg/Amp. à 1 ml	**Myasthenia gravis (MG):** • *akut:* 1–2 mg alle (2–) 3–4h i.m./s. c. oder 6–12 (–24) mg/24h in 500 ml Ringer-Lsg. i. v. (siehe auch Fachinfo) • *initial* 30–60 mg p. o. alle 4–6h; *Max-Dosis:* 4 × 90 mg (Steigerung alle 2 d möglich) • **MG mit Morgentief:** ½ – 1 ret. Tbl. gegen 22.00 Uhr • **okuläre MG:** *Max-Dosis* 240–300 mg/d • **generalisierte MG:** *Max-Dosis* 450–540 mg/d + ggf. 1 Tbl. ret. ▸ *Dosisreduktion bei Niereninsuffizienz:* jeweils niedrigste Dosis unter individueller Dosisanpassung

BV 10–20%, max. Plasmakonz. nach 2–4h, HWZ 1,5h (i. v.), 3,3h (p. o.), Wi-Beginn innerhalb 30 min (p. o.), Wi-Dauer 3–6h, überwiegend renale Elimination (zu 50% unverändert)

14.6 Antivertiginosa, Antiemetika

Ind Otogener Schwindel, Morbus Menière, Übelkeit und Erbrechen
Wi *Dimenhydrinat, Flunarizin:* als Antihistaminika zentraldämpfend und antiemetische Wi *Sulpirid:* mittelstarkes atypisches Neuroleptikum mit antivertiginöser Wi
KI *Betahistin:* Nierentumor, Asthma bronchiale, Phäochromozytom, Magen-Darm-Geschwüre *Cinnarizin:* Parkinson-Syndrom, EPMS, akute Porphyrie, frischer Herzinfarkt, dekompensierte Herzinsuffizienz, schwere Niereninsuffizienz *Dimenhydrinat:* akute Vergiftungen, Eklampsie, Epilepsie, Engwinkelglaukom, Prostataadenom mit Restharnbildung, Kombi. mit Aminoglykosid-Antibiotika, Porphyrie, Säuglinge <6 kg KG *Flunarizin:* kardiale Instabilität, Alter >60 J., Depressionen, Morbus Parkinson *Sulpirid:* prolaktinabhängige Tumoren, akute Intoxikationen mit Alkohol und zentral wirksamen Medikamenten, Phäochromozytom, Epilepsie, M. Parkinson, Kinder <6 J.; relative KI: KHK, Herzinsuffizienz, schwere Leber- und Nierenfunktionsstörungen, Kinder >6 J. und Jugendliche
NW *Alle:* GIT-Symptome, Sedierung, zentral nervöse Effekte, KS, kardiale Symptome (Tachykardie, RR-Abfall) *Dimenhydrinat:* anticholinerge Wi (Mydriasis, Akkommodationsstörungen, Mundtrockenheit) *Sulpirid:* EPMS, endokrine Störungen (Hyperprolaktinämie, Amenorrhö und Galaktorrhö, Zyklusstörungen)

Betahistin	*€ (6–12 mg), € (16–24 mg) | KI/KI*
p. o.: **Aequamen®**, **Betahistin (Generika)**, **Betavert®** *– alle: 6 | 12 mg/Tbl.* **Vasomotal®** 16 | 24 mg/Tbl., Tropfen 5,21 mg/ml (15 Trpf.)	**Schwindelanfälle:** • *Tbl.:* 3 × 12 mg oder 3 × 20 mg ret./d p. o. in der 1. – 3. Wo., dann 2 × 20 mg ret./d p. o. für 2–6 Mo. • *Trpf.:* 3 × 15–30 Trpf p. o. in jeweils 100 ml H_2O = 24–48 mg/d p. o. **Morbus Menière:** *initial* (1.–3. Wo.), 3 × 12 mg/d dann 3 × 6 mg/d p. o. für 2–6 Mo. jeweils nach den Mahlzeiten
rasche Resorption, max. Plasmakonz. nach 1 h, HWZ 3,5 h, PEB 1–5%, innerhalb von 24 h metabolisiert und zu 85–90% renal eliminiert	

Dimenhydrinat	*p. o.: € (50–100 mg); Supp.: €; i. v.: €€ (62 mg Amp.); i.m.: €€ (100 mg Amp.)* | *sl im 1.+2. Trim., KI im 3. Trim./Am*
p. o.: **Dimen®**, **Dimenhydrinat®**, **Hemovert®**, **Reisetabletten** (**Generika**), **Rodavan®**, **Rubiemen®**, **Sotriptabs®**, **Superpep®**, **Vertigo- Vomex SR®** ret. 120 mg/Tbl., **Vomacur A®**, **Vomex A®** 200 mg/Drg., ret. 150 mg/Tbl., 330 mg/100 ml Sirup *– alle: 50 mg/Tbl. o. Drg.* *i. v./i.m.:* **Vomex A®** i. v. 62 mg/Amp., i.m. 100 mg/Amp. *rektal:* **Vertigo-Vomex S®** 80 mg/Supp., **Vomacur A®** 40 | 70 mg/Supp., **Vomex A®** 40 | 70 | 150 mg/Supp.	**zentrales vestibuläres Reizsyndrom, Übelkeit, Erbrechen:** • *parenteral:* 62–124 mg i. v. oder 100–200 mg i.m. • *p. o.:* 3–4 × 50–100 mg/d oder ret. 2 × 120–200 mg/d • *rektal:* 3–4 × 80–150 mg/d rektal ▸ *Max-Dosis:* 400 mg/d ▸ *Kinder:* > 8 J. 1–2 mg/kg KG/d, 1 J. – 8 J. (< 25 kg KG) 40 mg Supp. oder 2,5–5 ml Sirup p. o., (> 25 kg KG) 70 mg Supp. oder 8 ml Sirup p. o. jeweils 3 ×/d, ab 14 J. Erw.-Dosis **Reisekrankheit:** • *Prophylaxe:* 3 × 20–50 mg/d p. o. oder 2 × 200 mg ret p. o. • *Therapie:* 50–100 mg.p. o. alle 4h, *max.* 150 mg/d ▸ *Kinder 6–12 J.:* 5 mg/kg KG/d in 4 ED, *max.* 150 mg/d
max. Plasmakonz. nach 2–4h, PEB 99%, HWZ 5–10h, hepatischer Metabolismus und renale Elimination	

Flunarizin	*€ (5–10 mg)* | *Gr 4, sl/La 2, KI*
p. o.: **Flunarizin** (**Generika**), **Flunavert®**, **Natil®N**, **Sibelium®** *– alle: 5 | 10 mg/Kps.*	**vestibulärer Schwindel:** • *initial* 10 mg z. Nacht (Pat. > 65 J. 5 mg) • *Erh-Dosis:* 5–10 mg alle 2 d
max. Plasmakonz. nach 2–4h, PEB > 90%, hoher First-pass-Effekt, HWZ 15–20h, 40–80% werden biliär eliminiert, < 1% unverändert renal	

Sulpirid	*p. o.: € (100–200 mg); i. v.: €€/Amp.* | *KI/KI*
p. o.: **Arminol®**, **Dogmatil®** 25 mg/5 ml Saft, **Intrasil®**, **Meresa®**, **Neogama®**, **Sulpirid** (**Generika**, **-neuraxpharm®** 100 mg/Tbl.), **Sulpivert®**, **Vertigo-Meresa®**, **Vertigo-neogamma®** 100 mg/Tbl., Saft 100 mg/5 ml Lsg. *– alle: 50 | 200 mg forte/Tbl. bzw. Kps.* *i. v.:* **Dogmatil®**, **Meresa®**, **Sulpivert®**, **Vertigo-neogamma®** *– alle: 100 mg/Amp. à 2 ml*	**Schwindel, Schwindel bei depressiven Störungen:** • *initial* 1–2 × 100 mg/d i. v. als Kurzinf. oder 1–3 × 50 mg/d p. o. • *Erh-Dosis:* 150–300 mg/d p. o. ▸ *Dosisreduktion bei Niereninsuffizienz:* GFR 30–60 ml/min → 50%, 10–30 ml/min → 30% und < 10 ml/min → 20% der jeweiligen Tagesdosis

geringe BV (14–63%), HWZ 7–9h, max. Plasmakonz. nach 3–8h, kaum PEB, zu 95% unveränderte renale Elimination

14.7 Parasympathomimetika

Ind Myasthenia gravis (MG), Antagonisierung von Muskelrelaxanzien vom Curare-Typ, Intoxikation mit anticholinergen Substanzen, Darmatonie, Glaukomanfall, neurogene Blasenentleerungsstörung
Wi indirekte Parasympathomimetika vom Carbaminsäure-Typ (reversibler Cholinesterasehemmer) → Hemmung der Spaltung von Acetylcholin → verstärkte und verlängerte Wi → Miosis, Bradykardie, Bronchokonstriktion, Tonuserhöhung der GIT-Sphinkter und Blase, Schweißsekretionssteigerung (muskarinerge und nikotinerge Wi), keine ZNS-Effekte (geringe Lipophilie) *Carbachol:* direktes Parasympathikomimetikum (Acetylcholineffekt)
KI GIT-Ulzera, frischer Myokardinfarkt, schwere Herzinsuffizienz, Bradykardie, Hypotonie, Asthma bronchiale, Hyperthyreose, schwere Herzinsuffizienz, mechanischer Subileus, Bridenileus, Stenosen oder Spasmen der Gallen- oder Harnwege, nach Gabe von depolarisierenden Muskelrelaxanzien (Suxamethonium, Decamethonium)
NW *cholinerge (muskarinartige) NW:* Diarrhö, verstärkte Salivation, Schwitzen, Übelkeit und Erbrechen, Enterospasmen, erhöhte Magen-Darm-Motilität, Bronchospasmus, Bronchosekretion ↑, Bradykardie, Hypotonie, Miosis, Akkommodationsstörungen; *cholinerge (nikotinartige) NW:* Muskelfaszikulationen, Spasmen, Schluckbeschwerden, Lähmungen durch neuromuskulären Block, Menstruationsstörungen

Distigminbromid	*p. o.: €€ (5 mg); i.m.: €€/Amp. | sl/KI*
p. o.: **Ubretid®** 5 mg/Tbl. *i.m.:* **Ubretid®** 0,5 mg/Amp.	**Myasthenia gravis:** 1 × 5 mg/d (nüchtern morgens) p. o., nach 1 Wo. 7,5 mg, nach 2 Wo. 2 × 5 mg/d p. o.
BV 4,7%, (p. o.), HWZ 69h, Wi-Dauer 24h, überwiegend biliäre Elimination mit den Fäzes (88%) nach p. o. Gabe	
Neostigmin → s. Cholinergika S. 325	
Pyridostigmin → s. Cholinergika S. 325	

14.8 Andere

Liponsäure	*p. o.: € (300–600 mg); i. v.: €€€€/Amp. | sl/sl*
p. o.: **Alpha-Lipogamma®**, **Alpha-Liponsäure** (**Generika**), **Biomo-lipon®**, **espa-lipon®**, **Fenint®** *– alle: 200 | 300 | 600 mg/Tbl. oder Kps.*	**schmerzhafte diabetische Polyneuropathie:** • *akut:* 2 × 300 oder 1 × 600 mg i. v. über 30 min in 250 ml NaCl 0,9% für 7–14 d, dann p. o. (p. o. Wirkung wissenschaftlich nicht bewiesen) • *p. o.: initial* 2 × 300 mg/d oder 3 × 200 mg/d, später 1–2 × 200 mg/d

parenteral: **Alpha-Lipogamma®** 300 mg/Amp., **Alpha-vibolex®**, **Biomolipon®**, **espa-lipon®**, **Neurium®** *– alle: 600 mg/Amp.*	▸ *Max-Dosis:* 600 mg/d
rasche Resorption nach oraler Gabe, HWZ 10–20 min, Plasmakonz. 15,8 ng/ml, renale Elimination in Form von Metaboliten	
Riluzol	*p. o.: €€€€ (100 mg) | Gr 5, Kl/La 1, Kl*
p. o.: **Rilutek®** 50 mg/Tbl.	**Amyotrophe Lateralsklerose:** *p. o.:* 2 × 50 mg/d p. o.
BV 60 %, fettreiche Nahrung reduziert Resorption und BV, max. Plasmakonz. nach 30–60 min, HWZ 9–15 h, Elimination nach Metabolisierung überwiegend renal	

15 Psychiatrie

15.1 Neuroleptika

Ind psychomotorische Erregungszustände, akute und chronische schizophrene Psychosen, endogene und exogene Persönlichkeitsstörungen

Wi Blockade postsynaptischer zentraler dopaminerger D_2-Rezeptoren
schwach potente: stärker sedierend, geringe antipsychotische Wi, wenig EPMS, stärker veg. Störungen
stark potente: gering sedierend, stärker antipsychotische Wi, häufiger EPMS, geringer veg. Störungen
weitere Wi: antiemetisch, antihistaminerg, hypotherme Wi, Wirkungsverstärkung von Analgetika

KI akute Intoxikationen und komatöse Zustände durch zentral wirksame Medikamente oder Alkohol, schwere Leber- und Niereninsuffizienz, hämatopoetische Störungen, Morbus Parkinson bzw. Parkinsonsyndrom, Blasenentleerungsstörungen, Engwinkelglaukom, Epilepsie

NW Sedierung, Dämpfung, EPMS (Früh- und Spätdyskinesien), Krampfschwelle ↓, HRST, RR-Abfall, anticholinerge NW (Übelkeit und Erbrechen, Obstipation, Akkomodations- und Miktionsstörungen), endokrine und sexuelle Störungen, BB-Veränderungen, Transaminasenanstieg, Stoffwechselstörungen, malignes neuroleptisches Syndrom

15.1.1 Schwach potente Neuroleptika

Chlorprothixen	*p. o.: € (50–100 mg) | Gr 1, sl 1. Trim./KI*
p. o.: **Chlorprothixen-Holsten®** 15 | 50 mg/Tbl., **Chlorprothixen-neuraxpharm®** 15 | 50 | 100 mg/Tbl., **Truxal®** 15 | 50 mg/Drg., 20 mg/ml Saft	**Unruhe-, Erregungszustände, Schizophrenie, Psychose:** • *p. o.: initial* 3 × 25 mg/d; *Erh-Dosis* 3–4 × 50 mg/d ▸ *Max-Dosis:* 400 mg/d p. o. ▸ *Kinder:* 0,5–1 mg/kgKG/d p. o. verteilt auf 2 ED
BV 23–64%, hohe individuelle Schwankungen der Plasmakonz., HWZ 8–12 h, PEB 99%, nach Transformation in inaktiven Metabolit Elimination renal und fäkal	

Levomepromazin	*p. o.: € (25–150 mg); i.m.: €€ (25 mg Amp.) | sl/sl*
p. o.: **Levium®** 25 | 100 mg/Tbl., **Levomepromazin-neuraxpharm®** 10 | 25 | 50 | 100 mg/Tbl., Lsg. 40 mg/ml Lsg., **Neurocil®** 25 | 100 mg/Tbl., Tropfen 40 mg/ml = 40 Trpf. *parenteral:* **Levomepromazin-neuraxpharm®**, **Neurocil®** – *alle: 25 mg/Amp. à 1 ml*	**Unruhe-, Erregungszustände, Psychose, Kombinationstherapie bei chronischen oder schweren Schmerzen:** • *allgemein:* Einschleichend mit Tropf. beginnen, je nach Verträglichkeit und Wi Dosis steigern und später in der Regel auf Tbl. umstellen • *amb.: initial* 15–30 mg/d und steigern bis zu 75–150 mg/d in drei ED; *Max-Dosis:* 200 mg/d • *stationär: initial* 75–100 mg/d und steigern bis zu 150–300 mg/d in 3 ED; *Max-Dosis:* 300 mg/d

	• *starke Erregungszustände:* 25–50 mg/d i.m., bei Mehrfachgaben sind Tagesdosen von 100–150 mg/d i.m. ausreichend **Schmerzzustände:** *initial* 25–75 mg/d p. o., langsame Dosissteigerung bis zu 300 mg/d p. o.
BV 50 %, HWZ 16–78 h (im Mittel 20 h), max. Plasmakonz. nach 2–3 h (p. o.), 30–90 min (i.m.)	
Perazin	*p. o.: €(50–300 mg) | Gr 4, sl/La 2, sl*
p. o.: **Perazin-neuraxpharm®** 25 | 100 | 200 mg/Tbl., **Taxilan®** 25 mg/Drg., 100 mg/Drg. o. Tbl., Tropfenlsg. 44 mg/ml	**akute psychotische Syndrome, psychomotorische Erregungszustände:** • *initial* 50–150 mg p. o., dann ggf. Steigerung bis 300 mg/d, in Einzelfällen 500–1000 mg/d (*Richtdosis:* 75–600 mg, > 300 mg stationär) ▸ *Max-Dosis:* In den ersten 24 h *stationär* 500 mg p. o., dann 1000 mg/d, *ambulant* bis 300 mg/d ▸ *ältere Pat./Leberinsuffizienz:* 50 % der o. g. Dosis
schnelle Resorption, max. Plasmakonz. nach 1–4 h, HWZ 8–16 h (bis 35 h), PEB 96 %, hohe Lipophilie (überwindet Blut-, Hirn- und Plazentaschranke), nach hepatischem Metabolismus Elimination zu je 50 % mit Stuhl und Urin	
Pipamperon	*€(120 mg) | Gr 5, sl/La 1, KI*
p. o.: **Dipiperon®**, **Pipamperon (Generika, neuraxpharm®** 120 mg/Tbl.) *– alle: 40 mg/Tbl., Saft 20 mg/5 ml*	**Schlaflosigkeit, Stimmungslabilität, psychomotorische Erregung und Aggressivität:** • 3 × 40 mg = 3 × 1 Tbl./d p. o. oder als Saft, ggf. *Dosissteigerung* bis 3 × 120 mg = 3 × 3 Tbl./d p. o.; *Max-Dosis:* 360 mg/d • *ältere Pat.: initial* 3 × 20 mg/d p. o., dann ggf. Steigerung auf 3 × 40 mg/d ▸ *Kinder: < 14 J.: Initial* 1 mg/kg KG/d, *Dosissteigerung* um 1 mg/kg KG/d, *Erh-Dosis* 2–6 mg/kg KG/d jeweils auf 3 ED/d verteilt
langsame orale Resorption, HWZ 8 h (bei älteren Menschen 17 h), Metabolisierung in inaktive Stoffe, renal Elimination	
Promethazin	*p. o.: €(25–100 mg); i. v.: €€(50 mg Amp.) | Gr 4, sl/La 1, sl*
p. o.: **Atosil®**, **Proneurin®**, **Prothazin®**, **Promethazin-neuraxpharm®** 10 | 50 | 100 mg/Drg. *– alle: 25 mg/Tbl., Sirup 1 mg/ml, Tropfen 20 mg/ml (20 Trpf. = 1 ml)*	**Unruhe-, Erregungszustände, allergische Reaktionen, Schlafstörungen:** • *akut:* 25–50 mg = ¼ – 1 Amp i.m. oder i. v. • *p. o.:* 3–5 × 5–25 Trpf./d p. o. oder 1–3 × 1–2 Drgs. à 25 mg p. o. ▸ *Max-Dosis:* 100 mg/d i. v./i.m., 200 mg/d p. o. ▸ *Kinder:* > 12 J. 26 mg; > 7 ½ J. 20 mg; > 3 J. 13 mg; > 1 J. 10 mg; > ½ J. 8 mg; > ¼ J. 7 mg jeweils als 2–3 ED/d p. o.

parenteral: **Atosil® N, Prothazin®, Promethazin-neuraxpharm®** – *alle:* 50 mg/Amp. à 2 ml	oder i.m. ▸ *Dosisreduktion bei Niereninsuffizienz:* S. 447
nahezu vollständige Resorption, BV 25% (hoher First-pass-Effekt der Leber), max. Plasmakonz. nach 1,5–3h, HWZ 7–14h, PEB 90%, hepatischer Metabolismus und renale/biliäre Elimination	
Prothipendyl	*p. o.: € (40–80 mg) | sl/sl*
p. o.: **Dominal®** forte 40 | 80 mg/Tbl.; Tropfen 50 mg/ml	**Einschlaf- und Durchschlafstörungen:** *Erw.:* 40–80 mg/d p.o; *Kinder:* 1 Trpf. (= 2,5 mg)/kg KG/d p. o. **Erregungs- und Verwirrtheitszustände:** • *Erw.: initial* 3–4 × 20–40 mg/d, dann 3–4 × 40–80 mg/d p. o. ▸ *Kinder:* 3–4 × 1–2 Trpf. (= 2,5–5 mg)/kg KG/d p. o. **Postoperatives Erbrechen:** *ED Erw.:* 40–80 mg p. o. **Schmerztherapie:** 3 × 40–80 mg/d p. o. oder 3 × 40 mg/d i.m.
BV 8–15%, max. Plasmakonz. nach 1–1,5h, keine Akkumulation nach Mehrfachgabe, HWZ 2–3h	
Thioridazin	*€-€€ (50–300 mg) | Gr 3, sl/La 2, KI*
p. o.: **Melleril®** 25 | 100 mg/Drg., ret. 30 | 200 mg/Ret.-Tbl., Tropfen 30 mg/ ml (= 20 Trpf.), **Thioridazin-neuraxpharm®** 25 | 50 | 100 | 200 mg/Tbl.	**akute Psychosen:** 2–3 × 25–100 mg/d (= 50–200 mg/d) p. o., *stationär:* 100–600 mg/d p. o. **psychovegetative Abschirmung:** 30–60 mg/d p. o. (Einsatz als Tranquilizer) ▸ *Max-Dosis: ambulant* 200 mg/d, *stationär* 600 mg/d ▸ *Kinder:* > 12 J. 50 mg/d; > 7½ J. 40 mg/d; > 3 J. 25 mg/d; > 1 J. 20 mg/d jeweils verteilt auf 2 ED/d p. o.
orale BV 60%, max. Plasmakonz. nach 1–4h, HWZ 30 (6–40) h, aktive Metabolite (u. a. Mesoridazin), Ausscheidung über Fäzes und renal	
15.1.2 Mittelstark potente Neuroleptika	
Melperon	*p. o.: € (25–150 mg) | Gr 4, KI/La 2, KI*
p. o.: **Eunerpan®, Melneurin®, Melperomerck®, Melperon** (**Generika**), **Mel-Puren®** *– alle: 10 | 25 | 50 u./o. 100 mg/Drg., Lsg. 25 mg/5 ml*	**Schlafstörungen, Unruhe-, Erregungszustände, Verwirrtheit, Psychosen:** • *mittelgradige Unruhe:* 25–75 mg/d p. o. (in 2–3 ED) • *stärkere Unruhe:* 50–100 mg/d p. o., später nach klin. Stabilisierung 200 mg/d p. o. (in jeweils 2–3 ED) • *schwerste Unruhe:* 400 mg/d p. o. (in jeweils 2–3 ED) ▸ *Max-Dosis:* 400 mg/d p. o. ▸ *Dosisreduktion bei Niereninsuffizienz:* S. 446

gute orale Resorption, max. Plasmakonz. nach 1–1,5h (p. o.), 30 min (i.m.), HWZ 3–5h, PEB 50%, nahezu vollständige hepatische Metabolisierung	
Zuclopenthixol	*p. o.: €-€€ (20–40 mg); i.m.: €€ (50 mg Amp.), Depot: €€€€ (200 mg Amp.) | Gr 1, sl/La 2, KI*
p. o.: **Ciatyl-Z®** 2 | 10 | 25 mg/Tbl., **Tropfen** 20 mg/ml (= 20 Trpf.), **Clopixol®** 25 mg/Tbl. *i.m.:* **Ciatyl-Z Acuphase®** 50 mg/Amp. à 1 ml, **Ciatyl-Z Depot®**, **Clopixol® Depot** – *alle: 200 mg/Amp. à 1 ml*	**Unruhe-, Verwirrtheitszustände bei Demenz:** • *akut:* alle 2–3 d 50–150 mg **Ciatyl-Z Acuphase®** i.m. • *p. o.:* einschleichend beginnen, *Erh-Dosis* 20–40 mg/d; *Max-Dosis:* stationär bis 150 mg/d **Psychosen***:* • *p. o.:* 20–50 mg/d • *Depot:* alle 2–4 Wo. 200–400 mg i.m.
BV 49% (p. o.), max. Plasmakonz. nach 3–4h (p. o.), Wi-Dauer 2–3h, HWZ 15–20h, PEB 98%, Elimination hauptsächlich über die Fäzes (90%) *Depot:* Max. Plasmakonz. am 4.–7. Tag, HWZ 19 d, Steady state nach 3 Mo.	
15.1.3 Stark potente Neuroleptika	
Benperidol	*p. o.: € (2 mg), €€ (10 mg); i. v.: €€ (2 mg Amp.) | Gr 5, KI/La 2, KI*
p. o.: **Benperidol-neuraxpharm®** 2 | 4 | 10 mg/Tbl., 2 mg/ml Lsg. (ca. 20 Trpf.), **Glianimon®** 2 | 5 | 10 mg/Tbl., 2 mg/ml Lsg. (ca. 20 Trpf.) *parenteral:* **Benperidol-neuraxpharm®**, **Glianimon®** – *alle: 2 mg/Amp. à 2 ml*	**Akute und chron. Psychosen, maniforme Syndrome, psychomotorische Erregungszustände:** • *akut:* 2 × 5–20 mg/d i. v. oder i.m.; *Max-Dosis:* 40 mg/d • *p. o.: initial* 3 × 0,5–4 mg/d, nach Abklingen der Symptome als *Erh-Dosis* 3 × 0,2–2 mg/d
BV 40–50% (p. o.), schneller Wi-Beginn, max. Plasmakonz. nach 3,2h (Tbl.), 1,2h (Lsg.), 0,03h (i.m.); HWZ 4–6h, nahezu vollständige Metabolisierung	
Bromperidol	*p. o.: €€ (10–20 mg) | Gr 4, sl/La 2, sl*
p. o.: **Impromen®** 5 mg/Tbl., **Tesoprel®** – *alle: Tropfen 2 mg/ml*	**akute Schizophrenie:** 1 × 10–20 (-50) mg/d bzw. 5–10 ml/d p. o. **subakute u. chronische Schizophrenie:** 1 × 5–10 mg/d bzw. 1,5–5 ml/d p. o. • *Dosissteigerungen:* max. 10 mg/Wo. ▸ *Max-Dosis:* 50 mg/d p. o. • *ältere Pat., v. a. mit Hirnleistungsstörungen:* Dosisreduktion
BV 30%, max. Plasmakonz. nach 2–4h (p. o.), HWZ 20–36h, PEB >90%, Transformation in inaktive Metaboliten	

Flupentixol	*p. o.: €-€€€ (5–60 mg); i.m.: €€€€ (20–100 mg Amp.) | Gr 1, sl/La 2, Kl*
p. o.: **Fluanxol®** 0,5 | 2 | 5 mg/ Drg., 50 mg/ml Lsg. *parenteral als Depot:* **Fluanxol®** Depot 2 | 10% = 20 | 100 mg/ml Amp., **Flupendura®** 20 | 100 mg/ml Amp., **Flupentixol-neurax®** 40 mg/ml Amp., **Flupentixol-neuraxpharm®** 20 | 100 | 200 mg/ml Amp.	**Angst- und depressive Verstimmungszustände:** 1–2 mg/d p. o. **akute und chronische Schizophrenien:** • *p. o.: initial* 3 × 1 mg/d, Zieldosis 4–20 mg/d in 2 –3 ED, in der Langzeittherapie 10–60 mg/d ▸ *Max-Dosis: Ambulant* 20 mg/d p. o., *stationär* bis 60 mg/d p. o. • *i.m.:* 20–40-(100) mg alle 2–4 Wo i.m., *Erh-Dosis* 20 mg alle 3 Wo.
max. Plasmakonz. 3–6 h, BV 40–50%, PEB 99%, HWZ 30 h (20–40 h), nach Depot-Inj. liegen relativ gleichmäßige Plasmakonz. über 2–3 Wo. vor, Freisetzungs-HWZ 3–8 d nach hepatischer Metabolisierung, Elimination per Fäzes	
Fluphenazin	*p. o.: € (3–6 mg); Depot: €€€-€€€€ (12,5–100 mg); | Gr 4, sl/La 2, sl*
p. o.: **Lyogen®** 1 | 4 mg/Tbl., ret. 3 | 6 mg/Ret.-Tbl., Lsg. 2,5 mg/ 1 ml Lsg. *i.m.:* **Dapotum® D**, **Fluphenacin-neuraxpharm® D**, **Lyogen® D** *– alle: Depot 12,5 | 25 | 50 | 100 | 250 mg/Amp.*	**akute und chronische Psychosen, psychomotorische Erregungszustände:** • *akut parenteral:* 1–2 × 10 (– 20) mg i.m. oder i. v., ggf. nach 30 min Wdh.; *Max-Dosis:* 40 mg/d • *p. o.: Akut* 1–6 (– 15) mg/d, später *Erh-Dosis amb.* 3–6 mg/d, *stationär* 10–20 mg/d • *Depot:* 12,5–75 (– 100) mg i.m. alle 2–4 Wo. ▸ *Dosisreduktion bei Niereninsuffizienz:* 50%
hoher First-pass-Metabolismus, PEB 99%, HWZ 16 h, max. Plasmakonz. nach 2,5 h (p. o.), Metabolite werden biliär ausgeschieden, nach i.m. Depot-Inj. relativ gleichmäßige Plasmakonz. über 2–3 Wo., Freisetzungs-HWZ 7–10 d, Steady-state nach 3–6 Mo.	
Fluspirilen	*€€€€ (6 mg Amp.); €€-€€€ (1,5 mg Amp.) | Gr 4, sl/La 1, Kl*
parenteral: **Fluspi®**, **Fluspirilin beta®**, **Imap®** 2 mg/1 ml Inj.-Susp. *– alle: 1,5 mg/0,75 ml Inj.-Susp., 12 mg/6 ml Stechamp.*	**akute und chronische Psychosen:** • *akut:* 2–10 mg/d i.m. im Abstand von 7 d • *subakut: initial* 1 × alle 7 d 2–10 mg i.m., dann bei Symptomrückbildung 4–8 mg als *Erh-Dosis*
HWZ 7 d (initial 32–300 h, später 6–50 d), max. Plasmakonz. nach 1–48 h, Wi-Dauer 1 Wo., v. a. renale Elimination, gering auch biliäre Exkretion	
Haloperidol	*p. o.: € (3–10 mg); i. v.: €€ (5 mg) | Gr 6, Kl/La 3, Kl*
p. o.: **Haldol®-Jansen**, 1 | 20 mg/Tbl., **Haloper®** 1 mg/ Tbl., **Haloperidol** (**Generika**,	**schizophrene Schübe und Manien:** • *akut:* 5–10 mg = 1–2 ml i. v. oder i.m. • *Übergangsphase:* 3 × 2–5 mg/d p. o.; *Erh-Dosis:* 3 × 1–3 mg/d p. o.

-neuraxpharm® 1 | 4 | 12 | 20 mg/Tbl., **-ratiopharm**® 1 mg/Tbl.) *– alle: 2 | 5 | 10 mg/Tbl., Lsg. 2 | 10 mg/ml (1 ml = 20 Trpf.)* *i.m.:* **Haldol®-Jansen** Decanoat 50 mg/3 ml Amp. *i. v.:* **Haldol®-Jansen**, **Haloperidol** (**Generika**) *– alle: 5 mg/ml Amp.*	• *Depot (nur i.m.!):* Alle 4 Wo. 50–150 mg tief i.m. injizieren, *max.* 300 mg/alle 4 Wo **psychomotorische Erregungszustände:** • *leicht:* 3 × 1–3 mg/d p. o. bis zu 1–3 × 10–20 mg/d • *schwer:* 1–2 ml i.v ▸ *Max-Dosis:* 60 mg i. v./d, bei geriatrischen Pat. 10 mg ▸ *Höchstdosis bei Erstapplikation:* 10–20 mg/d **Schwindel/Übelkeit/Brechreiz:** • *leicht:* 2–3 × 0,3–0,5 mg/d i. v./s. c. • *schwer:* 2 × 1–1,5 mg/d i. v. oder 5 mg/d als s. c. Inf. **Alkohol-Intoxikation/Erregungszustand:** • 5–10 mg alle 30 min i. v. (/i.m./p. o.) Wdh. bis max. 30 mg; ggf. in Komb. mit niederpotenten Neuroleptika (z. B. **Levomepromazin** S. 322, **Chlorprothixen** S. 322) ▸ *Kinder* > 3 J.: 0,025–0,05 mg/kg KG/d p. o. bis max. 0,2 mg/kg KG/d p. o.
BV 50–70%, hoher First-pass-Effekt, max. Wi nach 2–3h (p. o.), 20 min (i.m.), HWZ 12–36h, PEB 90%, renale Elimination der Metabolite nach hepatischem Abbau	
Pimozid	*€€€ (2–8 mg) | Gr 6, sl/La 2, Kl*
p. o.: **Orap**® 1 mg/Tbl., -forte 4 mg/Tbl.	**chronische Psychosen:** *initial* 2–4 mg/d, dann ggf. Steigerung pro Wo. um 1 mg/d, *Erh-Dosis* 2–8 mg/d; *Max-Dosis:* 16 mg/d **Psychisch bedingte Versagensängste:** 1 × 1 mg/d **Trigeminusneuralgie, Gilles-de-la-Tourette-Syndrom:** 4–12 mg/d p. o.
fast vollständige Resorption, HWZ 50–60h, Wi-Dauer 2–3 d	
Perphenazin	*p. o.: € (12–24 mg); i.m.: €€€€/Amp. | Gr 3, sl/La 3, sl*
p. o.: **Decentan**® 4 | 8 mg/Tbl., Trpf. 4 mg/ml, **Perphanazin-neuraxpharm**® 8 mg/Tbl. *i.m.:* **Decentan®-Depot** Inj.-Lsg. 100 mg/ml	**Psychosen, psychomotorische Erregungszustände:** • *p. o.:* 3 × 4–8 mg/d p. o. • *i.m.:* 50–200 mg i.m. alle 14 d • *Umstellung:* 24 mg/d p. o. entspr. 100 mg i.m. alle 14 d
BV 40%, max. Plasmakonz. nach 1–4h (p. o.), 2–3 d (i.m.), HWZ 8–12h, PEB 90%, renale Elimination nach Metabolisierung	

15.1.4 Atypische Neuroleptika

15.1.4 Atypische Neuroleptika
Ind akute und chronische schizophrene Psychosen, bei Unverträglichkeit anderer Neuroleptika, medikamenteninduzierte Psychosen im Rahmen einer Parkinsonbehandlung, endogene und exogene Persönlichkeitsstörungen
Wi bei vergleichbarer Wirksamkeit zu den typischen Neuroleptika vergleichsweise geringe EPMS, wirksam bei Positiv- wie auch Negativ-Symptomatik, antipsychotisch, sedierend und psychomotorisch dämpfend wirksam
KI akute Intoxikationen und komatöse Zustände durch zentral wirksame Medikamente oder Alkohol, schwere Leber- und Niereninsuffizienz, hämatopoetische Störungen, Parkinsonsyndrom, Blasenentleerungsstörungen, Engwinkelglaukom, Epilepsie
NW zentrale Effekte (Sedierung, Dämpfung, Krampfschwelle ↓), endokrine und sexuelle Störungen, serologische Effekte (BB-Veränderungen (bis zur Agranulozytose), Transaminasenanstieg), selten: malignes neuroleptisches Syndrom, EPMS *Paliperidon:* KS, HRST (AV-Block, HF ↓ ↑), EPMS

Amisulprid	*€€ (400–800 mg) | Gr 5, sl/La 1, sl*
p. o.: **Amisulprid (Generika)**, **Solian®** Lsg. 100 mg/ml *– alle: 50 | 100 | 200 | 400 mg/Tbl.*	**akute u. chronische schizophrene Störungen:** • *Akut-Therapie:* 2 × (200)–400 mg/d p. o. • *Positiv-Symptomatik:* 2 × 200–400 mg/d p. o. (= 400–800 mg/d) (1–1–0) • *Negativ-Symptomatik:* 1 × 50–300 mg/d p. o., nach klinischer Rückbildung der Negativ-Symptomatik als *Erh-Dosis* 100 mg/d p. o. ▶ *Max-Dosis:* 1200 mg/d ▶ *Dosisreduktion bei eingeschränkter Nierenfunktion:* GFR 30–60 ml/min um 50 %, GFR 10– 30 ml/min um 66 %, GFR < 10 ml/min relative KI
BV 48 %, max. Plasmakonz. nach 1 bzw. 3–4 h, PEB 16 %, HWZ 12 h, PEB < 20 %, geringfügige Metabolisierung, v. a. renale unveränderte Elimination	
Aripiprazol	*€€€-€€€€ (15–30 mg) | Gr 4, sl/La 1, KI*
p. o.: **Abilify®** *5 | 10 | 15 | 30 mg/Tbl.*	**Schizophrene Psychose:** • *initial* 10–15 mg/d p. o., Erh-Dosis 15 mg/d ▶ Max-Dosis: 30 mg/d
BV 87 %, max. Plasmakonz. 3–5 h, PEB 99 %, HWZ 75 h, Metabolisierung durch CYP2 D 6 und CYP3A4, faecale und renale Elimination der Metabolite	
Buspiron	*€€ (20–30 mg) | Gr 4, KI/La 1, KI*
p. o.: **Anxut®**, **Bespar®**, **Busp®**, **Buspar®** *– alle: 5 | 10 mg/Tbl.*	**Angst, innere Unruhe, Spannungszustände:** • *initial:* 3 × 5 mg/d p. o., steigerbar auf 20–30 mg/d in mehreren ED ▶ *Max-Dosis:* 60 mg/d p. o., ED ≤ 30 mg

	▶ *Anwendungsdauer:* ≤ 4 Mo. ▶ *Dosisreduktion bei Leber- u./o. Niereninsuffizienz:* siehe Fachinfo
BV 1–4%, max. Plasmakonz. nach 60–90 min, HWZ 2–3h, PEB 95%, renale und hepatische Elimination	
Clozapin	*€ (25–100 mg) | Gr 5, Kl/La 4, KI*
p. o.: **Clozapin** (Generika), **Elcrit**®, **Leponex**® *– alle: 25 | 50 | 100 und/oder 200 mg/Tbl.*	**akute u. chronische schizophrene Störungen:** • *p. o.: initial* 1–2 × 12,5 mg/d p. o., dann ggf. tgl. um 25–50 mg erhöhen • *Erh-Dosis:* 25–300 (– 450) mg/d, möglichst niedrige Dosis wählen! ▶ *Max-Dosis:* 300 mg/d; 600 (– 900) mg/d p. o. (in der Dauertherapie)
Resorption zu 90–95%, BV 50–60%, max. Plasmakonz. nach 2–4h, Steady-state nach 6–10 d, biphasische HWZ (6h und 12–25h), PEB 95%, nach Metabolisierung Elimination zu 50% renal und zu 38% über die Fäzes	
Olanzapin	*p. o.: €€ (5–20 mg); i.m.: €€€€ (10 mg Amp.) | Gr 4, Kl/Kl*
p. o.: **Olanzapin** (Generika), **Olanza** (Generika), **Zyprexa**® *– alle: 2,5 | 5 | 7,5 | 10 | 15 | 20 mg/Tbl.,* **Zyprexa Velotab**® 5 | 10 | 15 | 20 mg/Schmelztbl. *i.m.:* **Zyprexa**® 10 mg/Durchstech-Fl.	**akute u. chronische schizophrene Störungen, manische Episoden, Phasenprophylaxe bei bipolaren Störungen:** • *p. o.: initial* 1 × 10 mg/d p. o., *Erh-Dosis* je nach klinischer Wi 1 × 5–20 mg/d p. o. • *parenteral, Erw.: initial* 10 mg i.m., ggf. 2h später 2. Injektion mit 5–10 mg, max. 3 Injektionen/d, Dosisreduktion im Alter > 65 J. ▶ *Max-Dosis:* 20 mg/d
BV 80–100%, max. Plasmakonz. nach 5–8h (p. o.), 15–45 min (i.m.), HWZ 30–52h (ältere > jüngere Pat.), PEB 93%, hepatischer Metabolismus, Elimination überwiegend als Metabolit renal (57%)	
Paliperidon	*p. o.: €€€ (3–6 mg) | Gr 5, sl/La 3, KI*
p. o.: **Invega**® 3 | 6 | 9 mg/Ret.-Tbl.	**akute u. chronische schizophrene Störungen:** • *p. o.-Erw.: initial* 1 × 6 mg/d p. o. (Tbl. nicht teilen!), Erh.-Dosis 3–12 mg/d ▶ *Dosisreduktion bei Niereninsuffizienz:* Kreatinin-Clearance 30–80 ml/min.: 1 × 3mg/d, 10–30 ml/min.: 3 mg alle 2 d p. o., ggf. später 3 mg/d p. o. ▶ *Max-Dosis:* 12 mg/d
BV 28%, Steady-state in 4–5 d, kontinuierliche Wirkstofffreisetzung zur spezielle Galenik, Max. Plasmakonz. nach 24h, HWZ ca. 23h, 59% unverändert renal eliminiert, z. T. Metabolisierung	

Quetiapin	*€€ (200–300 mg) | sl/Kl*
p. o.: **Seroquel**® 25 | 100 | 200 | 300 mg/Tbl., **Seroquel**® **Prolong** 50 | 200 | 300 | 400 mg/ Ret.-Tbl.	**akute u. chronische schizophrene Störungen:** • *unretardiert:* 50 mg/d (1. d), 100 mg/d (2. d), 200 mg/d (3. d), 300 mg/d (4. d) verteilt auf 2 ED/d, dann je nach Wi 300–450 mg/d p. o. (bei älteren Pat. niedrigere Dosis) • *retardiert:* 300 mg/d (1. d), 600 mg/d (2. d), Folgedosis 400–800 mg/d ▸ *Max-Dosis:* 800 mg/d ▸ *Dosisreduktion bei Leberfunktionsstörungen:* um mind. 50 %
Eliminations-HWZ 7 h, PEB 83 %, Quetiapin-Clearance im Alter um 20–50 % geringer, hepatischer Metabolismus, überwiegend renale Elimination der Metabolite	

Risperidon	*p. o.: €€€ (2–4 mg); i.m.: €€€€€ (25–50 mg) | Gr 4, sl/La 2, Kl*
p. o.: **Bevilon**® Lsg. 1 mg/ml, **Rehablit**® Lsg. 1 mg/ml, **Risperdal**® Lsg. 1 mg/ml, **Risperdal**® **Quicklet**® 1 | 2 mg Lingualtbl., **Risocon**® Lsg. 1 mg/ml, 6 mg/Tbl., **Rispe-Q**®, **Rispecare**®, **Risperdal (Generika)**, **Risperdoc**®, **Risperidon (Generika)**, **Risperigamma**® *– alle: 0,5 | 1 | 2 | 3 | 4 mg/Tbl.* *i.m.:* **Risperdal CONSTA**® 25 | 37,5 | 50 mg Depot-Inj.	**akute u. chronische schizophrene Störungen:** • *p. o.: 1. d:* 1 × 2 mg (ältere Pat.: 2 × 0,5 mg/d), ab *2. d:* 1 × 4 mg (ältere Pat.: 2 × 1 mg/d), *Erh-Dosis:* 4 (– 6) mg/d p. o. (ältere Pat.: 2 × 2 mg/d) • *i.m.: Standarddosis* 25 mg alle 14 Tage i.m. (*Dosissteigerung* auf 37,5 bzw. 50 mg alle 14 Tage möglich) **chron. Aggressivität und psychot. Symptome bei Demenz:** • *p. o.: 1. und 2. d:* 2 × 0,25 mg/d, ggf. Steigerung ab *3. d* auf 2 × 0,5 mg/d • *Erh-Dosis:* um 1 mg/d ▸ *Max-Dosis:* 2 × 1 mg/d **Verhaltensstörungen bei Intelligenzminderung:** • *> 50 kg KG:* 1. und 2. d: 1 × 0,25 mg/d, ggf. Steigerung ab 3. d auf 1 × 0,5 mg/d, *Erh-Dosis:* 1 × 0,5 mg/d (0,25–0,75 mg/d) • *< 50 kg KG: 1. und 2. d:* 1 × 0,5 mg/d, ggf. Steigerung ab *3. d* auf 1 × 1 mg/d, *Erh-Dosis:* 1 × 1 mg/d (0,5–1,5 mg/d) ▸ Dosisreduktion bei Leber- oder Niereninsuffizienz: *Anfangsdosis* 2 × 0,5 mg/d, indiv. *Dosisanpassung* mit tgl. Steigerung um 2 × 0,5 mg bis auf 2 × 1–2 mg/d
BV 66 %, max. Plasmakonz. nach 1–2 h, HWZ 3 h, PEB 88 %, v. a. renale Elimination (70 %) (400–800 mg)	

Sulpirid	*p. o.: €€€ (400–800 mg); i. v.: €€ (100 mg Amp.) | Kl/Kl*
p. o.: **Arminol**®, **Dogmatil**® 25 mg/5 ml Saft, **Meresa**®,	**akute u. chronische schizophrene Störungen:** • *i.m.:* 200–1000 mg/d auf 3 ED verteilt je nach Schwere

Neogama®, **Sulpirid** (**Generika**), **Sulpivert®**, **Vertigo-Meresa®**, **Vertigo-neogamma®** Saft 100 mg/5 ml Lsg. *– alle: 50 | 100 und/oder 200 mg forte/Tbl. bzw. Kps.* *i.m.:* **Dogmatil®**, **Sulpivert®**, **Vertigo-neogamma®** *– alle: 100 mg/Amp. à 2 ml*	der klin. Symptomatik über 2–9 d, *max. Dosis: 1000–(1600) mg/d* • *p. o.: initial* 3 × 100 mg/d, ggf. *Dosissteigerung* auf *Erh-Dosis* von 400–800 mg/d; *max. Dosis:* 1000 mg/d p. o., bei therapieresistenten Schizophrenien 1600 mg/d p. o. **depressive Erkrankungen:** • *i.m.:* 2 × 200 mg/d i.m. • *p. o.: initial* 1–3 × 50 mg/d p. o., ggf. *Dosissteigerung* auf *Erh-Dosis* von 150–300 mg/d in 3 ED p. o. **Schwindel:** 1–2 × 100 mg/d i.m. oder 1–3 × 50 mg/d p. o., ggf. *Dosissteigerung* auf *Erh-Dosis* von 150–300 mg/d in 3 ED p. o. **Chorea:** 1–2 × 100 mg/d p. o., Dosisbereich 200–1200 mg/d ▸ *Kinder:* > 12 J. 200 mg/d; > 7½ J. 120 mg/d; > 6 J. 70 – 100 mg/d jeweils verteilt auf 3 ED/d p. o. oder *Anfangsdosis:* 1– 2 mg/kg KG/d p. o., *Erh-Dosis* 5 mg/kg KG/d p. o.; *Max-Dosis:* 10 mg/kg KG/d p. o. ▸ *Niereninsuffizienz:* GFR 30–60 ml/min. → 50%, 10–30 ml/min → 30% und < 10 ml/min → 20% der jeweiligen Tagesdosis
BV 14–63%, HWZ 7–9 h, max. Plasmakonz. nach 3–8 h, kaum PEB, zu 95% unveränderte renale Elimination	
Ziprasidon	*p. o.: €€€-€€€€ (80–160 mg), i.m.: €€€€ (20 mg Amp.) | Gr 5, sl/La 1, Kl*
p. o.: **Zeldox®** 20 | 40 | 60 | 80 mg/Kps., Susp. 10 mg/ml *parenteral:* **Zeldox®** 20 mg/Amp. à 1 ml zur Herst. einer Inj.-Lsg.	**akute u. chronische schizophrene Störungen:** • *p. o.:* 2 × 40 mg/d, ggf. *Dosissteigerung* bis max. 2 × 80 mg/d; möglichst niedrige *Erh-Dosis* (oft ausreichend: 2 × 20 mg/d), *Max-Dosis: 160 mg/d* • *i.m.:* 1 × 10 mg, ggf. Wdh. alle 2 h, *Max-Dosis* 40 mg/d; mögl. früh umstellen auf p. o. ▸ *eingeschränkte Leberfunktion u. Pat. > 65 J.:* evtl. *Dosisreduktion* siehe Fachinfo
BV 60% (p. o.) unter Nahrungseinnahme, 100% i.m.; max. Plasmakonz. nach 6–8 h (p. o.), 30–60 min (i.m.), HWZ 6,6 h (p. o.), 2,8 h nach einmaliger Anw., 8–10 h nach wiederh. Anw. (i.m.), PEB 99%, nach Metabolismus renale und biliäre Elimination	
Zotepin	*€€ (200–300 mg) | Gr 5, Kl/La 2, Kl*
p. o.: **Nipolept®** 25 | 50 | 100 mg/Drg.	**akute u. chronische schizophrene Störungen:** • *initial* 50–100 mg/d p. o., ggf. *Dosissteigerung* auf eine mittlere Dosis von 200–300 mg/d verteilt auf mehrere ED

	▶ *Max-Dosis:* stationär 450 mg/d
BV 7–13%, HWZ 14–16h, PEB 97%, vollständige hepatische Metabolisierung (Cytochrom P_{450}), z. T. zu aktiven Metaboliten, v. a. fäkale Elimination	

15.2 Anxiolytika, Hypnotika und Sedativa

15.2.1 Benzodiazepine

Ind *Einsatz als:* Antikonvulsivum (Grand-Mal und fokale Anfälle, Status epilepticus, Fieberkrämpfe), Hypnotikum (Erregungs- und Unruhezustände, Schlafstörungen), Tranquilizer (Spannungs-, Erregungs- und Angstzustände, Panikattacken), Delirprophylaktikum (bei Alkohol-, Drogen- und Medikamentenentzug), Kurzhypnoticum (Prämedikation, Sedierung bei Notintubation), Muskelrelaxans (Muskelverspannung, zentrale Spastik)

Wi nach Bindung an Bezodiazepinrezeptoren im ZNS → Wirkungsverstärkung des Neurotransmitters GABA → globale Dämpfung neuronaler Funktionen: antikonvulsiv, sedierend, hypnotisch, anxiolytisch, amnestisch, muskelrelaxierend, atemdepressiv

KI Myasthenia gravis, akutes Engwinkelglaukom, akute resp. Insuffizienz; *relative KI:* Ataxie, schwere Leberinsuffizienz, Alkoholintoxikation, Medikamenten- und Drogenabhängigkeit, Schlaf-Apnoe-Syndrom

NW *akut:* Sedierung, Reaktionsgeschwindigkeit ↓, paradoxe Erregung (Kinder, hohes Alter), Atemdepression, RR ↓, Laryngospasmus, Muskelrelaxation, Amnesie, Appetitsteigerung, Thrombophlebitis (i. v.-Gabe);
bei längerer Anwendung: Suchtentstehung, Gewöhnung (Wirkungsverlust, Toleranzentwicklung), Entzugssymptome bei abruptem Absetzen, Reboundinsomnie, Floppy-infant-Syndrom (Muskelschwäche beim Neugeborenen)

Alprazolam	*€ (0,75–1,5 mg) | sl/KI*
p. o.: **Alprazolam** (**Generika**), **Cassadan®**, *– alle: 0,25 | 0,5 | 1 mg/Tbl.*	**Spannungs-, Erregungs-, Angstzustände:** • *initial:* 3 × 0,25–0,5 mg/d p. o., ggf. Steigerung auf 0,5–4 mg/d auf 2–3 ED verteilt p. o. ▶ *Max-Dosis:* 4 mg/d **Panikstörungen mit und ohne Agoraphobie:** • *Initial:* 0,5–1,0 mg/d vor dem Schlafengehen, ggf. *Dosissteigerung* um 1 mg/d alle 3–4 d, *mittlere Erhaltungsdosis*: 5–6 mg/d ▶ *Max-Dosis:* 10 mg/d
rasche Resorption, BV 80%, max. Plasmakonz. nach 1–2h, HWZ 12–15h, PEB 80%, Äquivalenzdosis 1 mg, v. a. renale Elimination, zu 20% unverändert	

Bromazepam	*€ (3–6 mg) | sl/KI*
p. o.: **Bromazep von ct®**, **Bromazepam** (**Generika**),	**Spannungs-, Erregungs-, Angstzustände:** • *ambulant:* 3 mg = ½ Tbl p. o. 1 h vor dem Schlafengehen ▶ *Max-Dosis:* 9–12 mg/d, *stationär:* bis 3 × 6 mg/d p. o.

Durazanil®, **Gityl®**, **Lexostad®**, **Lexotanil®**, **Neo OPT®**, **Normoc®** – *alle: 6 mg/Tbl.*	▸ *Max. Behandlungsdauer:* 4 Wo. ▸ *Ältere Patienten mit hirnorganischen Veränderungen, Kreislauf- und Atmungsschwäche oder gestörter Leber- und Nierenfunktion:* 50%ige Dosisreduktion
Resorption 85%, max. Plasmakonz. nach 1h, HWZ 8–20h (im Alter HWZ ↑), PEB 70%, Äquivalenzdosis 4,5 mg, renale Elimination, metabolisiert zu 80%	
Brotizolam	*€ (0,125–0,25 mg) | Gr 4+9, Kl/Kl*
p. o.: **Lendorm®**, **Lendormin®** – *alle: 0,25 mg/Tbl.*	**Ein- und Durchschlafstörungen:** • 0,125–0,25 mg/d p. o. zur Nacht, bei älteren Pat. ½ Tbl./d p. o. über max. 2 Wochen ▸ *Max-Dosis:* 25 mg/d p. o. ▸ *Max. Behandlungsdauer:* so kurz wie möglich, max. 2 Wo., in besonderen Fällen > 2 Wo.
BV 70%, max. Plasmakonz. nach 1h, bei älteren Pat. nach 1,7h, HWZ 9h, PEB 89–95%, Elimination renal (66%), der Rest fäkal nach hepatischem Metabolismus	
Chlordiazepoxid	*€ (10 mg Tbl.) | sl/Kl*
p. o.: **Librium®** 25 mg/Tbl., **Multum®** 10 mg/Tbl., **Radepur®** 10 mg/Drg.	**Spannungs-, Erregungs-, Angstzustände:** • *Erw.:* 5–30 mg/d p. o.; *Max-Dosis:* 60 mg/d; *max. ED:* 30 mg ▸ *Kinder:* > 12 J. 20 mg/d, > 7½ J. 15 mg/d, > 3 J. 10 mg/d, > 1 J. 5 mg/d p. o.
HWZ 10–18h, Metabolite HWZ 20–80h, Äquivalenzdosis 20 mg, langsame Resorption → max. Plasmakonz. nach 2–6h, aktive Metabolite	
Clobazam (CLB)	*€ (20–30 mg) | Gr 1, 2. + 3. Trim. sl/Kl*
p. o.: **Frisium®** 10 | 20 mg/Tbl.	**Spannungs-, Erregungs-, Angstzustände:** • *Erw.:* 2–3 × 10 mg/d p. o. ▸ *Max. Behandlungsdauer:* so kurz wie möglich (wenige Tage), bei chron. Störungen max. 8–12 Wo. ▸ *Kinder > 15 J.:* 2–3 × 5 mg/d, 3 –15 J. 5–10 mg/d **Anfallshäufung bei Epilepsie:** *akut:* 4 × 10 mg/d p. o., dann schrittweise *Dosisreduktion* (um 5 mg/d), Gabe so lange, bis mit anderem Antiepileptikum ausreichender Spiegel aufgebaut ist ▸ *Max*-Dosis: 80 mg/d ▸ *Max. Behandlungsdauer:* so kurz wie möglich, mehrmonatige Behandlung möglich, aber nicht sinnvoll **Myoklonie-Syndrome:** 10–40 mg/d (bis 80 mg/d), langsam aufdosieren

rasche Resorption, max. Plasmakonz. nach 1–4 h, HWZ 10–40 h, PEB 85 %, Äquivalenzdosis 20 mg, Elimination v. a. durch hepatische Clearance, Hauptmetabolit: N-Desmethyl-Clobazam, HWZ 35–133 h → Kumulationsgefahr!	
Clonazepam (CZP)	*p. o.: € (0,5–2 mg); i. v.: €€ (1 mg Amp.) | Gr 1, 2.+3. Trim. sl, 1. Trim. KI/KI*
p. o.: **Antelepsin®**, **Rivotril®** Lsg. 2,5 mg/ml *– alle: 0,5 | 2 mg/Tbl.* *parenteral:* **Rivotril®** 1 mg/1 ml Amp.	**akuter epilepischer Anfall:** • *akut:* 1–2 mg langsam i. v. (Erw., Kleinkinder 1 mg langsam i. v. oder i.m., Säuglinge 0,5 mg langsam i. v.), *max. Tagesdosis:* 13 mg/d i. v. • *p. o. (Dauertherapie): initial* 2–3 × 0,5 mg/d, ggf. *Dosissteigerung* über 1–2 Wo. auf 4–8 mg/d (Dauertherapie nicht sinnvoll, da Gewöhnung) ▸ *Kinder: p. o.:* > 7½ J. 2–6 mg/d, > 3 J. 1–6 mg/d, > 1 J. 1–3 mg/d, > ¼ J. 0,5–2 mg/d p. o. jeweils in 2–3 ED/d; *i. v.:* > 12 J. max. 2–4 mg, > 7½ J. max. 2–3 mg, > 3 J. max. 1,5–2 mg, > ¼ J. 0,5–1 mg akut als ED langsam i. v. oder i.m. **Myoklonie-Syndrome:** 1–8 mg/d, kann bis 24 mg/d langsam aufdosiert werden
Resorption 80 %, BV 70–75 % (p. o.), max. Plasmakonz. nach 10 min (i. v.), 1–4 h (p. o.), PEB 83–87 %, HWZ 22–33 (– 40) h, z. T. Metabolismus und renale Elimination bis zu 50 %	
Diazepam (DZP)	*p. o.: € (5–40 mg); Supp.: €€ (Supp.); i. v.: €-€€ (10 mg Amp.) | Gr 1, 2.+3. Trim. sl, 1. Trim. KI/KI*
p. o.: **Diazepam** (**Generika**, **-ratiopharm®**), **Faustan®**, **Valium®** 10 mg/20 Trpf. *– alle: 2 | 5 | 10 mg/Tbl. u./o.* 10 mg/1 ml **Valocordin®**, **Valiquid®** 10 mg/20 Trpf. *parenteral:* **Diazepam** (**Generika**), **Faustan®**, **Stesolid®** *– alle: 10 mg/2 ml Amp.* *rektal:* **Diazepam-Desitin rectal®**, **Diazepam-ratiopharm®** **Faustan®**, **Stesolid®** *– alle: 5 | 10 mg/Rektaltube oder Supp.*	**Spannungs-, Erregungs-, Angstzustände:** 5–40 mg/d p. o., in jeweils 2–3 ED/d oder i. v. oder i.m. ▸ *Max. Behandlungsdauer:* so kurz wie möglich (wenige Tage), bei chron. Störungen max. 4 Wo. **Myotonolyse:** 10–40 mg/d p. o. in jeweils 2–3 ED/d für wenige Tage bis Wo. **Grand-Mal-Anfall:** 10 mg langsam i. v., ggf. nach 15–30 min Wdh. mit 10–20 mg **Status epilepticus:** siehe Grand-mal-Anfall bzw. 0,25 mg/kg KG (20 mg/80 kg KG) → 2–5 mg/min i. v. oder 20–30 mg rektal (bei > 40–50 mg kaum antikonvulsiver Wi-Effekt mehr zu erwarten → frühzeitiger Substanzklassenwechsel), *Max-Dosis:* 30 mg **Intubation:** 0,5–1 mg/kg KG langsam i. v. ▸ *Max-Dosis:* 0,35 mg/kg KG/d (= 70–140 mg/70 kg KG/d) • *akute maximale ED:* 20–40 (– 50) mg

	▸ *Kinder:* **als Tranquilizer:** > 12 J. 10–15 mg/d, > 7½ J. 5–10 mg/d, > 1 J. 2–5 mg/d, > ¼ J. 0,5–2 mg/d jeweils auf 2 ED/d verteilt p. o.; ▸ *Kinder:* bei **Status epilepticus:** < 3 J. 5 mg Supp., > 3 J. 10 mg Supp./p. o./i. v., ggf. Wdh. nach 15–30 min.; *Max-Dosis:* 20 mg/d bzw. 0,5 mg/kg KG/d
Wi-Beginn nach sek/min (i. v.), Wi-Dauer im Status epilepticus nur 15–30 min , PEB 92–98%, HWZ 30–40 h, aktiver Metabolit HWZ 50–80 h, max. Plasmakonz. 1 h (p. o.), Äquivalenzdosis definiert als 10 mg, hepatische Metabolisierung	
Clorazepat	*p. o.: € (5–20 mg Tbl.); i. v.: €€ (50–100 mg Amp.) | sl/Kl*
p. o.: **Tranxilium®** 20 | 50 mg/Tbl., 5 | 10 | 20 mg/Kps., Tropfen 5 mg/20 Trpf. *parenteral:* **Tranxilium®** 50 | 100 mg/Amp.	**Spannungs-, Erregungs-, Angstzustände:** • *akut i. v./i.m.:* 50–100 mg langsam i. v./i.m., Wdh. frühestens nach 2 h, max. 300 mg/d • *p. o.:* 1–3 × 5–50 mg/d p. o. ▸ *Max-Dosis:* 150 mg/d *amb.*, 300 mg/d *stationär;* ▸ *Max. Behandlungsdauer:* so kurz wie möglich, max. 4 Wo. **Prämedikation:** 25–50 mg i. v. oder p. o. ▸ *Dosisreduktion bei Niereninsuffizienz:* 50% der Standarddosierung
hohe BV, max. Plasmakonz. nach 30–60 min, PEB 95%, HWZ 2–2,5 h, für N-Desmethyldiazepam (Metabolit) HWZ > 24 h (25–82 h), Äquivalenzdosis zu 10 mg Diazepam 15 mg, bereits im Magen Umwandlung in den aktiven Metaboliten	
Flunitrazepam *(BtMVV)* **> 1 mg**	*p. o.: € (1 mg); i. v.: €€ (2 mg Amp.) | Gr 4, sl/La 4, Kl*
p. o.: **Flunitrazepam** (**Generika**), **Rohypnol®** *– alle: 1 mg/Tbl.* *i.m./i. v.:* **Rohypnol®** 2 mg/2 ml Amp.	**Schlafstörungen:** 0,25–0,5 (–1) mg p. o. zur Nacht ▸ *Max. Behandlungsdauer:* so kurz wie möglich (wenige Tage), bei chron. Störungen max. 4 Wo. **Prämedikation:** 1–2 mg i.m. 30–60 min vor Narkosebeginn **Narkoseeinleitung:** 1–2 mg i. v. ▸ *Kinder > 6 J.:* 0,015–0,03 mg/kg KG i. v. oder i.m.
rasche vollständige Resorption, HWZ 10–30 h, Metabolite 20–30 h, PEB 80%, hepatische Metabolisierung, renale Elimination > 90%, Äquivalenzdosis 1 mg (15–30 mg)	
Flurazepam	*€ (27,42–30 mg Tbl.) | sl/Kl*
p. o.: **Dalmadorm®** 30 mg/Tbl., **Flurazepam®** 27,42 mg/Tbl., **Staurodorm Neu®** 27,42 mg/Tbl.	**Kurzzeitbehandlung von Schlafstörungen:** • *Erw.:* 15–30 mg/d = ½ – 1 Tbl p. o. zur Nacht, *Max-Dosis:* 30 mg/d ▸ *ältere Pat. und red. AZ:* 15 mg/d = ½ Tbl p. o. zur Nacht ▸ *Max. Behandlungsdauer:* so kurz wie möglich (wenige Tage), bei chron. Störungen max. 4 Wo.

rasche vollständige Resorption, rasche Umwandlung in aktive Metabolite, HWZ 1–2h, Metabolit 72h, PEB > 95%, Äquivalenzdosis 30 mg, v. a. renale Elimination	
Lorazepam (LZP)	*p. o.: € (0,5–2,5 mg Tbl.); i. v.: €€ (2 mg Amp.)* | *Gr 1. + 2. + 3. Trim. sl, 1. Trim. Kl/Kl*
p. o.: **Lorazepam** (Generika), **Tavor**® 0,5 mg/Tbl., **Tavor Expidet**®, **Tolid**® *– alle: 1,0 | 2,5 mg/Tbl. bzw. Plättchen* *i. v.:* **Tavor**® pro injectione 2 mg/ml Amp.	**Spannungs-, Erregungs-, Angstzustände:** • *akut:* **Tavor Expidet**® 1,0–2,5 mg p. o. oder 1–2 (–4) mg i. v. • *p. o.:* 1–3 (–6) mg/d p. o. in 3 ED (3 × 1–2 mg/d) ▸ *Max. Behandlungsdauer:* so kurz wie möglich (wenige Tage), bei chron. Störungen max. 4 Wo. **OP-Vorbereitung:** 1–2 mg am Vorabend, präoperativ 2–4 mg 1–2h vorher **Schlafstörungen:** 1 mg zur Nacht lediglich für wenige Tage **Status epilepticus:** • 0,06–0,1 mg/kg KG i. v. (4–7 mg/70 kg KG) → 2 mg/min, Wdh. alle 15 min möglich, max. 8 mg innerhalb von 12h • *Perfusor:* 10 mg auf 50 ml NaCl 0,9% = 0,2 mg/ml → 10 ml/h = 2 mg/h i. v., max. 8 mg/d ▸ *Kinder:* 0,05 mg/kg KG i. v. (2 mg/40 kg KG), Wdh. nach 15 min möglich
rasche Resorption, max. Plasmakonz. 90–120 min, HWZ 15 (8– 25) h, PEB 90%, Äquivalenzdosis 1–2 mg, hepatische Glukuronidierung zu 80%, renale Elimination der inaktiven Metabolite, keine aktiven Metabolite	
Lormetazepam	*€ (1–2 mg)* | *Gr 1, 2. + 3. Trim. sl, 1. Trim. Kl/Kl*
p. o.: **Ergocalm**®, **Loretam**®, **Lormetazepam** (Generika), **Noctamid**® *– alle: 0,5 | 1,0 | 2,0 mg/Kps. oder Tbl.*	**Schlafstörungen:** • *Erw.:* 1 × 1–2 mg zur Nacht p. o. ▸ *ältere Pat. oder red. AZ:* 1 × 0,5 mg zur Nacht ▸ *Max. Behandlungsdauer:* 4 Wo. **Prämedikation:** Am Vorabend 1–2 mg p. o. und bis zu 2 mg 1 h prä-OP
BV 80%, max. Plasmakonz. nach 1–2h, HWZ 10–14h, PEB 88%, Äquivalenzdosis 1 mg, hepatische Glukuronidierung zu inaktiven Metaboliten, renale Elimination der Metabolite	
Medazepam	*€ (10–20 mg)* | *Gr 4, sl/Kl*
p. o.: **Rudotel**®, **Rusedal**® *– alle: 10 mg/Tbl.*	**Spannungs-, Erregungs-, Angstzustände:** • 1–2 × 10 mg/d p. o. oder 3 × 5 mg/d p. o. jeweils vor den Mahlzeiten ▸ *Max-Dosis:* 60 mg/d ▸ *Max. Behandlungsdauer:* 4 Wo.

BV 50–75%, max. Plasmakonz. nach 1–2h, hepatischer Abbau in aktive Metabolite (u a. auch Diazepam), HWZ 50–80h, Kumulationsgefahr

Midazolam (MDZ)	*p. o.: €€ (7,5 mg); i. v./i.m.: €€ (5 mg) | Gr 5, sl/sl*
p. o.: **Dormicum**® 7,5 mg/Tbl. *parenteral:* **Dormicum**® 5 | 15 / Amp. , **Dormicum V**® 5 mg/ Amp. à 5 ml, **Midazolam** (**Braun**® 5 | 15 | 50 mg/Amp., **-Curamed**® 1 | 5 mg/ml, **Hexal**® 5 | 15 mg/Amp. à 1 | 3 ml, **-ratiopharm**® 5 | 15 | 50 | 100 mg/Amp.)	**Prämedikation vor OP:** 7,5–15 mg 30–60 min prä OP oder 3,5–7 mg i.m. 20–30 min prä OP **Kurznarkose/Sedierung bei Endoskopien:** 2,5–5 mg i. v. **Narkoseeinleitung:** 0,15–0,2 mg/kg KG (10–15 mg/70 kg KG) i. v. **Sedierung Intensivtherapie:** *initial* 0,03–0,2 mg/kg KG i. v. Bolus, dann 0,03–0,2 mg/kg KG/h **Status epilepticus:** 0,15–0,2 mg/kg KG (10–15 mg/70 kg KG) i.m. ▸ *Kinder:* > 12 J. 1,2 ml (6 mg); > 7½ J. 0,8 ml (4 mg); > 3 J. 0,5 ml (2,5 mg); > 1 J. 0,4 ml (2 mg); > ½ J. 0,3 ml (1,5 mg); > ¼ J. 0,2 ml (1 mg) jeweils i. v. oder i.m.

max. sedierender Effekt nach 2 min (i. v.), Wi-Dauer 15–30 min, Verteilungs-HWZ 15 min, HWZ 1,5–3h (im Alter bis 10h), hepatischer Metabolismus

Nitrazepam (NIP)	*€ (5–10 mg) | sl/Kl*
p. o.: **Dormalon**® **Nitrazepam** 5 mg/Tbl., Tropfen 5 mg/ml, **Dormo-Puren**® 5 mg/Tbl., **Eatan N**® 10 mg/Tbl., **Imeson**® 5 mg/Tbl., **Mogadan**®, **Nitrazepam** (**Generika**), **Novanox**®, **Radedorm**® 5 mg/Tbl. *– alle: 5 | 10 mg/Tbl.*	**Schlafstörungen:** • *Erw.: initial* ¼ – 1 × 5 mg p. o. zur Nacht, ggf. bis 2 × 5 mg/d p. o. steigern ▸ *Kinder:* > 12 J. 5 mg; > 7½ J. 3,75 mg; > 3 J. 2,5 mg; > ½ J. 1,25 mg p. o. vor dem Schlafengehen ▸ *Max. Behandlungsdauer:* möglichst kurz, max. 4 Wo. ▸ *Max-Dosis:* 10 mg/d **BNS-Krämpfe** *(Kinder):* > 12 J. 5–25 mg/d; > 7½ J. 5–25 mg/d; > 3 J. 5–15 mg/d; > 1 J. 1,25–5 mg/d; > ½ J. 1,25–5 mg/d jeweils p. o.

BV 80%, Benzodiazepin mit langer Wi-Dauer, lange Anflutzeit (max. Plasmakonz. nach 2h), keine aktiven Metabolite, HWZ 20–40h, Äquivalenzdosis 2,5 mg

Oxazepam	*0,14 € (10 mg) | sl/sl*
p. o.: **Adumbran**® forte 50 mg/ Tbl., **Oxa von ct**® 50 mg/Tbl., **Oxazepam** (**Generika**, **neuraxpharm**® 50 mg/Tbl., **-ratiopharm**® 50 mg/Tbl., **TAD**® 50 mg/Tbl.), **Praxiten**® 15 mg/ Tbl., forte 50 mg/Tbl., **Sigacalm**® forte 50 mg/Tbl., **Uskan**® 20 mg/Tbl. *– alle: 10 mg/Tbl.*	**Schlafstörungen:** • *Erw.:* 10 mg zur Nacht p. o., ggf. 20–30 mg p. o. ▸ *ältere Pat. und red. AZ:* 5–15 mg p. o. zur Nacht ▸ *Max. Behandlungsdauer:* 4 Wo. ▸ *Max*-Dosis: 60 mg/d in 3 ED **Angstneurosen:** 2 × 10 mg/d p. o.; schwere Fälle bis 3 × 20 mg/d

BV 80–90%, max. Plasmakonz. nach 1–3h, mittlere HWZ 6–15h, PEB >95%, Elimination >90% glukuronidiert renal; Äquivalenzdosis 30 mg	
Prazepam	*0,37–0,47 € (10–20 mg) | Kl/Kl*
p. o.: **Demetrin**® 10 mg/Tbl., **Mono Demetrin**® 20 mg/Tbl.	**Spannungs-, Erregungs-, Angstzustände:** • *Erw.:* 2 × 10 oder 1 × 20 mg/d p. o., ggf. steigern bis *max.* 60 mg/d, verteilt auf mehrere ED ▸ *Max. Behandlungsdauer:* 4 Wo. ▸ *eingeschränkte Nieren-/Leberfkt., hirnorganische Veränderungen, allg. Schwäche, ältere Pat.: initial* 1 × 10–15 mg/d, ggf. vorsichtig steigern
max. Plasmaskonz. nach 0,5–4h, HWZ 1,3h, PEB 88%, fast vollständiger Metabolisierung zu Nordazepam, renale und biliäre Elimination	
Temazepam	*€ (10–20 mg) | sl/Kl*
p. o.: **Norkortal Tema**®, **Planum**®, **Remestan**®, **Temazep von ct**® – *alle: 10 | 20 mg/Kps.*	**Schlafstörungen:** • *initial* 10–20 mg/d p.o z. N., ggf. Dosissteigerung bis 40 mg/d, Dosis jedoch so niedrig wie möglich wählen ▸ *Max-Dosis:* 40 mg/d
BV 90–100%, max. Plasmakonz. nach 45–50 min., HWZ 5–14h, PEB 95–98%, nach hepatischem Metabolismus 85% renale, <15% fäkale Elimination	
Triazolam	*€ (0,125–0,25 mg) | Gr 5 + 8, Kl/Kl*
p. o.: **Halcion**® mite 0,125 | 0,25 mg/Tbl.	**Schlafstörungen:** • *Erw.:* 0,125–0,25 mg/d p. o., nach längerer Einnahme langsam Ausschleichen ▸ *Max. Behandlungsdauer:* möglichst kurz, max. 2 Wo. ▸ *Max-Dosis:* 0,25 mg/d
Resorption >85%, rascher Wi-Beginn, max. Plasmakonz. nach 0,65–2,3h, HWZ 2–4h, Elimination	

15.2.2 Sonstige Hypnotika und Sedativa

Ind Einsatz als: Hypnotikum (Ein- und Durchschlafstörungen), *Clomethiazol:* Delirprophylaktikum und –therapeutikum (bei Alkohol-, Drogen- und Medikamentenentzug), hirnorganische Psychosyndrome, Hypnotikum (Unruhezustände und Schlafmittel für ältere Pat.)

Wi nach Bindung an Benzodiazepinrezeptoren im ZNS → Wirkungsverstärkung des Neurotransmitters GABA → globale Dämpfung neuronaler Funktionen: sedierend, hypnotisch, anxiolytisch, amnestisch wirksam
Clomethiazol: antikonvulsiv, sedierend und hypnotisch wirksam
Zaleplon: selektive Bindung an den Benzodiazepin-Typ 1-Rezeptor

KI Myasthenia gravis, akute resp. Insuffizienz, schwere Leberinsuffizienz, Intoxikation mit Neuroleptika, Antidepressiva anderen zentral wirksamen Substanzen, Medikamenten- und Drogenabhängigkeit, Schlaf-Apnoe-Syndrom

NW Sedierung, Reaktionsgeschwindigkeit ↓, paradoxe Erregung (Kinder, hohes Alter), Amnesie
Clomethiazol: Atemdepression, Bronchial- und Speichelsekretion ↑, Übelkeit und Erbrechen, Hypotonie, Hypovolämie, Abhängigkeitsentwicklung, selten GIT-Symptome

Chloralhydrat (Chloralum hydratum)	*p. o.: €/Kps.; Supp: €€/Klistier* | *Gr 4, Kl/Kl*
p. o.: **Chloraldurat®** 500 mg/Kps., **Chloraldurat blau®** *– alle: 250 mg/Kps.* *Supp.:* **Chloraldurat®** Rectiole 600 mg/Klistier	**Erregungszustände:** 250–2000 mg/d p. o. **Schlafstörungen:** • *Durchschlafstörungen:* 250–1000 mg/d **Chloraldurat blau®** ½ h vor dem Schlafengehen ▸ *Kinder > 6 J.:* **tiefe Sedierung:** 30–100 mg/kg KG als ED; *Max-Dosis:* 300 mg/kg KG/d; **leichte Sedierung** 10–30 mg/kg KG als ED, ggf. Wdh. alle 6–8 h
rasche Resorption, PEB 40 %, hauptsächlich hepatische Metabolisierung in den aktiven Metaboliten Trichlorethanol, HWZ 7–10 h, biliäre Elimination	
Clomethiazol	*p. o.: €/Kps.; € (5–10 ml Mixtur)* | *sl/La 3, sl*
p. o.: **Distraneurin®** 192 mg/Kps., 31,5 mg/ml Mixtur	**Entzugserscheinungen nach chron. Alkoholabusus, Prädelir und Delirium tremens – nur stationär:** *initial* 2–4 Kps. bzw. 10–20 ml Mixtur in 2 h p. o., dann 1–2 Kps. bzw. 5–10 ml Mixtur alle 2 h, max. 6–8 Kps. bzw. 30–40 ml Mixtur in den ersten 2 h (ambulant nur in Ausnahmefällen, tgl. Dosisüberwachung, erfahrene Ärzte, etc.) **Verwirrtheits-, Erregungs- und Unruhezustände:** 3 × 1–2 Kps./d bzw. 5–10 ml Mixtur/d **Schlafstörungen im höheren Lebensalter:** 2 Kps. oder 10 ml Mixtur p. o. für kurze Zeit (Suchtpotenzial!) ▸ *Max-Dosis:* 20–24 Kps./d, innerhalb von 2 h 945–1536 mg
BV 25–40 %, max. Plasmakonz. nach 30 min, PEB 60–70 %, hohe Lipophilie, HWZ 4–6 h (bei älteren Pat. HWZ 5–15 h, bei Alkoholabhängigen HWZ 3 h), Elimination nach hepatischer Hydroxylierung renal zu 90 %	
Diphenhydramin	*p. o.: € (50–150 mg); Supp.: €/Supp.; i. v.: € Amp.* | *Gr 1, Kl/La 2, Kl*
p. o.: **Arbid®**, **Betadorm®** D, **Dorm®**, **Dormocaps®**, **Dormutil®**, **Emesan®**, **Halbmond®**, **Hemodorm®**, **Moradorm®**, **Nervo OPT®**, **Schlaftabletten N®**, **Sediat®**, **Sedo-**	**Einschlaf- und Durchschlafstörungen:** *p. o.:* 25–50 mg zur Nacht **vestibulärer Schwindel, Übelkeit, Erbrechen, Kinetosen:** • *Erw.:* 1–3 × 50 mg/d p. o. oder Supp. ▸ *Max. Behandlungsdauer:* so kurz wie möglich ▸ *Max-Dosis:* 360 mg/ in 3 ED

pretten®, **Vivinox Sleep**® 25 mg/Drg. – *alle: 50 mg/Tbl.* *rektal:* **Emesan**® 10 | 20 | 50 mg/Supp.	▸ *Kinder* < 1 J.: 1–2 × 10 mg/d rect; 1–5 J.: 1–2 × 20 mg/d rect.; 6–12 J.: 1–2 × 25 mg/d p. o.
rasche Resorption, BV 50 %, max. Plasmakonz. nach 1,5–3 h, HWZ 5–6 h, PEB 85–95 %, hepatische Metabolisierung, renale Elimination	
Melatonin	*€€/2 mg | Gr 4, Kl/ Kl*
Circadin® 2 mg/Tbl.	kurzzeitige Behandlung der primären, durch schlechte Schlafqualität gekennzeichneten Insomnie bei Patienten ab 55 Jahren: • *2 mg 1–2 h vor dem Zubettgehen* • *Behandlungsdauer:* mindestens 3 Wochen
BV 15 %, max. Plasmakonz. nach 3 h, HWZ 5–6 h, PEB 60 %, hepatische Metabolisierung in inaktive Metaboliten, HWZ 3,5–4 h, renale Elimination der inaktiven Metaboliten	
Zaleplon	*€€ (5–10 mg) | Gr 9, sl/La 3, sl*
p. o.: **Sonata**® *5 | 10 mg/Tbl.*	**Kurzzeitbehandlung von Schlafstörungen:** • *Erw.: Initial* 5 mg ▸ *Max-Dosis:* 10 mg zur Nacht ▸ *Max. Behandlungsdauer:* 2 Wo. ▸ *Dosisreduktion bei Leberinsuffizienz:* 5 mg/d
BV 30 %, max. Plasmakonz. nach 1 h, PEB 60 %, HWZ 1,5–5 h, rasche Metabolisierung, inaktive Metabolite werden renal (71 %) und fäkal (17 %) eliminiert	
Zolpidem	*€ (5–10 mg) | Gr 4, Kl/La 2, Kl*
p. o.: **Bikalm**®, **Stilnox**®, **Zoldem**®, **Zolpidem (Generika)**, **Zolpi (Generika)**, **Zolpinox**® – *alle: 5 | 10 mg/Tbl.*	**Kurzzeitbehandlung von Schlafstörungen:** • *< 65 J.:* 1–max. 2 Tbl.; *> 65 J.: Initial* ½–max. 1 Tbl. zur Nacht ▸ *Max-Dosis:* 10 mg/d ▸ *max. Behandlungsdauer:* 4 Wo. ▸ *Dosisreduktion bei Leberinsuffizienz:* ½ Tbl./d
BV 70 %, max. Plasmakonz. nach 1–2 h, PEB 92 %, HWZ 1,5–5 h, hepatische Metabolisierung über CYP3A4, inaktiver Metabolit wird renal (56 %) und fäkal (37 %) eliminiert	
Zopiclon	*€ (3,75–7,5 mg) | Gr 4/9, Kl/La 2 + 3, Kl*
p. o.: **Espa-Dorm**®, **Imovane**®, **Optidorm**®, **Somnosan**®, **Ximovan**®, **Zop**®, **Zopiclon (Generika)**, **Zopi-Puren**® – *alle: 3,75/7,5 mg/Tbl.*	**Kurzzeitbehandlung von Schlafstörungen:** • *initial:* 3,75 mg z N. p. o., ggf. auf 7,5 mg steigern ▸ *Max. Behandlungsdauer:* max. 10 d ▸ *Max-Dosis: 7,5 mg/d* ▸ *ältere Pat. und red. AZ: initial:* 1,875 mg p. o.

BV 70–80%, max. Plasmakonz. nach 0,5–2h, PEB 45%, HWZ 5h, nach Metabolisierung Elimination zu 80% renal

15.3 Antidepressiva

15.3.1 Trizyklische Antidepressiva

Ind alle Formen des depressiven Syndroms (psychogen, endogen, organ. begründbar), Melancholien, bei chron. Schmerzsyndromen, atypischer Gesichtsschmerz, Spannungskopfschmerz

Wi Hemmung der neuronalen Aufnahme von Monaminen (Serotonin, Noradrenalin) + zentrale H_1-Rezeptor-Blockade → sedierende, anxiolytische und antidepressive Wi, Blockade von D_2-Dopaminrezeptoren, α_1-antiadrenerge und anticholinerge Wi (erst Sedation, später Antriebssteigerung + Stimmungsaufhellung), indirekte und direkte analgetische Wi

KI akute Intoxikationen, Delirien, unbehandeltes Engwinkelglaukom, akute Harnverhaltung, Prostatahypertrophie mit Restharnbildung, Pylorusstenose, paralytischer Ileus; *relative KI:* AV-Block ab I°, Epilepsie, keine Kombination mit MAO-Hemmern, schwere Leber- oder Nierenschäden, Prostatahypertrophie ohne Restharnbildung, Agranulozytose in der Anamnese

NW Sedierung, anticholinerge Effekte (Mundtrockenheit, Obstipation, Miktions- und Akkommodationsstörungen, Augeninnendruck ↑, Hyperhidrose), zentrale Effekte (Unruhe, Verwirrtheit, Krampfschwellensenkung, feinschlägiger Tremor, KS, Schwindel), kardiale Effekte (RR-Abfall, AV-Block, HRST, HF ↑, orthostase Reaktionen), BB-Veränderungen (Leukopenie, Agranulozytose), Transaminasenanstieg, Cholestase, Libido- und Potenzstörungen, Appetit- und Gewichtszunahme

Amitriptylin	*p. o.: € (50–150 mg); i. v.: €€/Amp.* | *sl/sl*
p. o.: **Amineurin**® 10 | 25 | 50 mg/Tbl., 25 | 50 | 75 | 100 mg/ret.-Kps., **Amitriptylin (-beta**® 10 | 25 mg/Tbl., 25 | 50 | 75 mg/ret.-Kps., **-Desitin**® 25 | 50 | 75 mg/ret.-Kps., **-neuraxpharm**® 10 | 25 | 50 mg/Drg., 75 | 100 mg/Tbl., 25 | 50 | 75 mg/ret.-Kps., Lsg. 40 mg/ml), **Saroten**® 50 mg/Tbl., 75 mg/ret.-Kps., **Syneudon**® 50 mg/Tbl. *parenteral:* **Saroten**® 50 mg/Amp. à 2 ml	**depressive Störungen:** • *i. v. (akut):* 2–3 × 25 mg/d oder 1 × 50 mg/d abends i. v. für 5–7 d, ggf. Umstellung auf p. o.; • *p. o.:* 3–4 × 10 mg/d oder 2 × 25 mg ret./d p. o., dann tgl. um 25 mg bis zu *Erh-Dosis* von 100–300 mg/d steigern **chron. Schmerzsyndrome:** • *i. v. (akut):* 1 × 25–50 mg/d abends i. v. für 5–7 d, dann Umstellung auf p. o. • *p. o.:* 1–2 × 10–20 mg/d p. o. (ret. 1–2 × 25 mg/d), dann jeden 2. Tag um 25 mg bis zu einer *Zieldosis* von 50–100 (-150) mg/d steigern **Schlafstörungen bei Depressionen:** 10–25–75 mg ret p. o. zur Nacht ▸ *Max-Dosis: ambulant:* 150 mg/d, *stationär:* 225–300 mg/d ▸ *Dosisanpassung bei Niereninsuffizienz:* S. 444

BV 40–60%, ausgeprägter First-pass-Effekt, max. Plasmakonz. nach 2–5h, PEB 95%, HWZ 15–30h, renale Elimination als Glukuronide

Amitriptylinoxid — *€ (60–120 mg) | sl/sl*

p. o.: **Amioxid-neuraxpharm®**, **Equilibrin®**
– alle: 30 | 60 | 90 | 120 mg/Tbl. bzw. Tabs

depressive Störungen:
- 2 × 30–60 mg/d p. o. *ambulant*, bis 2 × 120 mg/d p. o. *stationär*
- ▸ *Max-Dosis: ambulant* 150 mg/d, *stationär* 300 mg/d p. o.

gute enterale Resorption, HWZ 10–20h, stark schwankende Plasmakonz.

Clomipramin — *p. o.: € (75–150 mg ret.); i. v.: €€ (25 mg Amp.) | Gr 4, sl/La 2, sl*

p. o.: **Anafranil®**, **Clomipramin (Generika)**, **Hydiphen®** 25 mg/Drg.
– alle: 10 | 25 mg/Tbl., ret. 75 mg/Tbl.
parenteral: **Anafranil®**, **Anafranil® Dolorgiet**
– alle: 25 mg/2 ml Amp.

depressive Störungen, Zwangsstörungen, Phobien:
- *i. v.:* 50–75 mg/d in 500 ml NaCl 0,9% morgens langsam (bis 150 mg/d) für 14 d
- *i.m.: initial* 25–50 mg/d, später bis 100–150 mg/d i.m.
- *p. o.: initial* 1 × 50 mg/d oder 1 × 75 mg/d ret. Tbl., ggf. um 25 mg in einigen d bis zu 4–6 × 25 mg/d oder 2 × 75 mg/d ret. Tbl. in der ersten Wo. (max. 300 mg/d *stationär*, in der 1. Wo. 150 mg/d)
- *Tageserhaltungsdosis:* nach klin. Besserung 2–4 × 25 mg/d oder 1 × 75 mg/d ret. Tbl.

atypischer Gesichtsschmerz: 10–150 mg/d p. o., Dosis und Verteilung nach individueller Wi
Nakrolepsie: 25–75 mg/d
▸ *Max-Dosis:* 300 mg/d

BV 50%, PEB 98%, max. Plasmakonz. nach 3–4h (unret.), HWZ (12–)21(–36) h (Metabolit 36h), renale Elimination zu > 60%

Desipramin — *p. o.: €€ (100–150 mg) | sl/La 2, KI*

p. o.: **Petylyl®** 25 mg/Drg.

depressive Störungen:
- *initial:* 2–3 × 25 mg/d, innerhalb weniger Tage *Dosissteigerung*
- *Erh-Dosis:* 100–150 (250) mg/d verteilt auf 2–3 ED
- ▸ *Max-Dosis:* 250 mg/d bei stat. Pat. unter Spiegelkontrolle

BV 50%, max. Plasmakonz. nach 3–6h, PEB 90%, HWZ 12–48h (im Mittel 23h), Metabolisierung zu 2-Hydroxy-Desipramin (aktiv), renale Elimination

Doxepin — *p. o.: € (25–50 mg); i. v.: €€/Amp. | sl/KI*

p. o.: **Aponal®** 5 | 10 mg/Drg., 75 mg/Tbl., 10 mg/20 Trpf., **Doneurin®** 10 | 75 mg/Kps., 50 mg/Tbl., **Doxe Tad®**, **Doxepia®**, **Doxepin (beta®** 10 mg/

depressive Störungen, Angstsyndrome:
- *p. o.: initial* 10–25 mg /d, ggf. nach 3–4 d Steigerung um 10–25 mg/d, nach 7 d ggf. erneute *Dosissteigerung*
- *Erh-Dosis:* 30–50 (– 100) mg/d als abendliche ED meist ausreichend

Kps., **Dura**® 10 mg/Drg., **Holsten**® 75 mg/Tbl., **neuraxpharm**® 10 mg/Tbl., 40 mg/ml Lsg., **-ratiopharm**®, **Sandoz**® 10 | 75 mg/Kps., **STADA**®), **Espadox**®, **Mareen**® mg/Kps. *– alle: 25 | 50 | 100 mg/Kps./Tbl. oder Drg.* *parenteral:* **Aponal**® 25 mg/Amp.	• *stationäre Bedingungen:* 3 × 25 mg/d p. o. oder 1 × 75 mg/d z. N. • *parenteral:* 25–50 mg i. v. i.m. als Einmalgabe, im Ausnahmefall verdünnt in 10–20 ml langsam i. v. injizieren, 25–75 mg über 2–3 h infundieren (in 250–500 ml Infusionslösung) ▸ *Max-Dosis p. o.:* 75–150 mg/d bei amb. Pat., 300 mg/d bei stationären Pat.
BV 25 %, max. Plasmakonz. nach 2–4 h bzw. nach 2–10 h, HWZ 11–23 h (Desmethyldoxepin [Metabolit] 33–80 h), PEB 80 %, nach Metabolisierung renale Elimination	
Duloxetin	*€€-€€€ (60–180 mg) | Gr 6, SI/KI*
Pflaster: **Ariclaim**® *30 | 60 mg/Kps.*, **Cymbalta**® 30 | 60 mg/Kps., **Xeristar**® 30 | 60 mg/Kps. **Yentreve**® *20 | 40 mg/Kps.*	**Depressive Episoden, schmerzhafte diabetische Polyneuropathie, generalisierte Angststörung:** • *initial* 2 × 60 mg/d p. o., dann je nach klin. Wi 60–180 mg/d auf 2 ED ▸ *Max-Dosis:* 2 × 60 mg/d p. o.
BV 30–80 %, HWZ 8–17 h, PEB 96 %, renale Elimination nach Metabolisierung	
Imipramin	*€ (50–150 mg) | sl/sl*
p. o.: **Imipramin-neuraxpharm**® 100 mg/Tbl., **Tofranil**® *– alle: 10 | 25 mg Drg.*	**depressive Störungen, Panik- und Angststörungen, chronische Schmerzen:** • *p. o.: initial* 25–75 mg/d (Erw.), innerhalb 1 Wo. auf 50–150 mg/d steigern ▸ *Max-Dosis:* stationär bis 300 mg/d p. o. ▸ *Kinder (> 5 J.):* 10–30 mg/d (1–2 mg/kg KG/d) verteilt auf 2 ED/d p. o. **Enuresis (> 5 J.):** *initial* 10 mg/d p. o., *Steigerung* bei 5- bis 7-Jährigen auf 20 mg/d p. o., bei 8- bis 14-Jährigen auf bis zu 50 mg/d
BV 30–70 %, max. Plasmakonz. nach 1–2 (–4) h, PEB 90 %, HWZ 6–20 h, aktive Metabolite nach hepatischem Abbau (Desipramin), renale Elimination von inaktiven Metaboliten zu 80 %	
Nortriptylin	*€ (20–100 mg) | Gr 1, sl im 1.+3. Trim/La 2, ab*
p. o.: **Nortrilen**® 10 | 25 mg/Drg.	**Depression:** • *Erw.:* 2–3 × 10–50 mg/d p. o. ▸ *Max-Dosis:* 3 × 75 mg/d p. o. unter stat. Bedingungen ▸ *ältere Pat.:* 50% Dosisreduktion
BV 46–59 %, max. Plasmakonz. nach 4–6 h, HWZ 26,6 h, PEB: 93–95 %, renale Elimination	

Trimipramin	*€ (50–150 mg) | Gr 6, Kl/La 1, KI*
p. o.: **Herphonal**® Lsg. 40 mg/ml, **Stangyl**® 40 mg/40 Trpf. = 1 ml, **Surmontil**®, **Trimidura**® 100 mg/Tbl., **Trimineurin**® 100 mg/Tbl., Lsg. 40 mg/ml, **Trimipramin (Generika, -neuraxpharm**® 75 mg/Tbl., 40 mg/40 Trpf. = 1 ml) *– alle: 25 | 50 | 100 mg/Tbl.*	**Depression, depressive Zustände mit den Leitsymptomen Schlafstörungen, chronische Schmerzen:** • *parenteral:* 25–50 mg/d i.m. oder i.v. • *p. o.: initial* 25 mg/d, ggf. langsame *Steigerung* bis 150 mg/d p. o. ▸ *Max-Dosis: ambulant* bis 100 mg/d; *stationär* bis 400 mg/d
BV 42 % (18–63 %), max. Plasmakonz. nach 3 h, HWZ 23 h, PEB 95 %, ausgeprägter Metabolismus, überwiegend renale Elimination	

15.3.2 Tetrazyklische Antidepressiva

Maprotilin	*p. o.: € (75–150 mg); i. v.: €€/Amp. | Gr 4, sl/La 2, KI*
p. o.: **Ludiomil**®, **Maprolu**®, **Maprotilin (Generika)** *– alle: 25 | 50 | 75 mg/Tbl.* *parenteral:* **Ludiomil**®, **Maprolu**®, **Maprotilin neuraxpharm**® *– alle: 25 mg/Amp. à 2 ml*	**Depressive Erkrankungen:** • *p. o.:* 3 × 25 mg/d; schwere Symptomatik 3 × 50 mg/d (75–150 mg/d p. o.) ▸ *ältere Pat. und red. AZ:* 25–50 mg/d p. o. ▸ *Max-Dosis: stationär* bis 225 mg/d p. o. ambulant 150 mg/d p. o. • *i.v.:* 25–75 mg i. v., ggf. 75–150 mg als Inf. In 2 –3 h i. v., Umstellung auf p. o. innerhalb von 2 Wo.
gute orale Resorption, max. Plasmakonz. nach 9–16 h, HWZ 20–58 h, Steady-state nach 2 Wo., PEB 88 %, hepatischer Metabolismus, renale Elimination 57 % in Form der Metabolite (> 90 %)	

Mianserin	*p. o.: €-€€ (30–90 mg) | Gr 4, Kl/La 2, KI*
p. o.: **Mianeurin**®, **Mianserin (Generika, neuraxpharm**® 60 mg/Tbl.), **Tolvin**® 60 mg/Tbl. *– alle: 10 | 30 mg/Tbl.*	**Depressive Erkrankungen:** • *initial:* 30 mg/d p. o., Einmalgabe abends möglich • *Erh-Dosis:* 30–90 mg/d p. o. ▸ *Max-Dosis:* 120 mg/d p. o. in 3 ED, max. ED 60 mg
BV 20–30 %, max. Plasmakonz. nach 3 h, HWZ 17 h, Steady-state nach 2–3 Wo., PEB 95 %, nach hepatischer Metabolisierung v. a. renale Elimination	

15.3.3 Monoaminooxidasehemmer (MAO-Hemmer)

Ind Depressive Syndrome, soziale Phobie

Wi Antidepressiva, reversibler selektiver MAO-A-Hemmer (Moclobemid) bzw. irreversibler unselektiver MAO-Hemmer (Tranylcypromin) → geringere Metabolisierung von Noradrenalin und Serotonin → psychomotorisch aktivierend, stimmungsaufhellend, nicht sedierend wirksam

KI akute Verwirrtheitszustände, tyraminhaltige Nahrungsmittel, Kombination mit SSRI, Pethidin, Selegilin und Clomipramin, bei Kindern

NW Schlafstörungen, Unruhe, Angst, Schwindel, KS, Übelkeit, Mundtrockenheit, hypertensive Entgleisung (bei Tyramineinnahme, Phäochromozytom und Thyreotoxikose), selten auch Hautreaktionen und Überempfindlichkeitsreaktionen

Moclobemid	*p. o.: €(150–300 mg) | Gr 4, KI 1. Trim., sl 2.+3. Trim./La 2, sl*
p. o.: **Aurorix®**, **Moclobemid** (**Generika**), **Moclo** (**Generika**) – *alle: 150 | 300 mg/Tbl.*	**depressive Syndrome:** *initial* 2 × 150 mg/d p. o. nach dem Essen, nach Ansprechen der Therapie ggf. *Reduktion* auf 2 × 75 mg/d p. o. **soziale Phobie:** 300–600 mg/d p. o. ▸ *Max-Dosis:* 600 mg/d p. o.

gute Resorption, BV zu Beginn 60 %, später 85 %, PEB 50 %, HWZ 1–2 h, nach Metabolisierung in überwiegend inaktive Metabolite renale Elimination

Tranylcypromin	*€€(10–30 mg) | Gr 5, sl/La 3, sl*
p. o.: **Jatrosom®** 20 mg/Tbl., **Jatrosom® N** 10 mg/Tbl.	**depressive Syndrome:** • *initial:* 1–3 × 10 mg/d p. o. letzte Einnahme vor 15 Uhr • *Erh-Dosis:* 10 mg/d p. o. morgens ▸ *ältere Pat., bei zerebrovaskulären oder kardialen Erkrankungen:* langsame *Steigerung* unter RR-Kontrolle

max. Plasmakonz. nach 0,5–3 h, HWZ 1,5 h, nach Metabolisierung renal und biliäre Elimination

15.3.4 Selektiver Serotonin-Reuptake-Hemmer (SSRI)

Ind depressive Erkrankungen, Zwangsstörungen, Panikstörungen mit und ohne Agoraphobie, Bulimia nervosa

Wi Antidepressivum, Hemmung der präsynaptischen Serotonin- (gering der noradrenergen, dopaminergen und GABAergen) Wiederaufnahme → psychomotorisch neutral bis aktivierend, gute stimmungsaufhellende Wi

KI akute manische Zustände, Kombination mit MAO-Hemmern oder tryptophanhaltigen Medikamenten, akute Intoxikationen mit zentral wirksamen Substanzen, Kinder < 18 J.; *relative KI:* Epilepsie, schwere Leber- oder Nierenfunktionsstörung (Krea-Clearance < 10 ml/min)

NW GIT-Symptome (Nausea und Erbrechen, Diarrhö), allerg. Reaktionen, zentrale Symptome (Angst und Unruhe, Schlafstörungen, KS, epileptische Anfälle, EPMS), Gewichtsabnahme, Hyponatriämie, Leberwertanstieg (besonders bei Pat. mit M. Parkinson), Serotoninsyndrom, Kreislaufstörungen (RR ↑/↓), HRST, Störungen der Sexualfunktion, sehr selten Vaskulitis

Citalopram	*p. o.: €(20–40 mg); i. v.: €€(20 mg Amp.) | Gr 4, KI/La 1, KI*
p. o.: **Cipramil®**, **Citalich®**, **Citalon®**, **Citalopram** (**Generika**,	**depressive Erkrankungen:** • *akut i. v.:* 20 mg als Inf. in 250 ml NaCl 0,9 % oder G5 % in

1A Pharma® 30 | 60 mg/Tbl., **beta**® 30 | 60 mg/Tbl., **Hexal**® 30 | 60 mg/Tbl.), **Citalo-Q**®, – *alle: 10 | 20 | 40 mg/Tbl.* *parenteral:* **Cipramil**® 20 mg/ 0,5 ml Amp. Inj.-Lsg.	> 1 h i. v. (*Umstellungsverhältnis* i. v./p. o. = 1:1) • *p. o.:* 1 × 20 mg/d p. o., ggf. Steigerung um 20 mg/d alle 2 Wo. ▸ *Max-Dosis:* 60 mg/d
BV 80 %, PEB 80 %, max. Plasmakonz. nach 3 h, HWZ 30–36 h, Steady-state nach 1–2 Wo., Metabolisierung zu aktiven Metaboliten, hepatische (85 %) und renale (15 %) Elimination	
Escitalopram	*€€€ (10–20 mg) | sl/Kl*
p. o.: **Cipralex**® 10 mg/ml Trpf., 10 | 20 mg/Tbl.	**Episoden einer Major-Depression:** 1 × 10 mg/d p. o., ggf. *Dosissteigerung* auf 20 mg/d **Panikstörung mit und ohne Agoraphobie und sozialer Phobie:** *initial* 1 × 5 mg/d p. o. für 1 Wo., ggf. *Dosissteigerung* auf 10–20 mg/d
BV 80 %, PEB 80 %, Steady-state nach 1 Wo., HWZ 30 h, hepatische und renale Elimination	
Fluoxetin	*€ (20–40 mg) | Gr 4, Kl/La 2, Kl*
p. o.: **Fluctin**®, **Fluctine**®, **Fluox(Generika)**, **Fluoxetin (Generika, Pharma**® 10 | 40 mg/Tbl., **Hexal**® 10 | 40 mg/ Tbl., **-neuraxpharm**® 10 mg/ Tbl., **ratiopharm**® Lsg. 20 mg/ 5 ml), **Fluxet**® – *alle: 20 mg/Kps. oder Tbl.*	**depressive Erkrankungen:** • *initial* 20 mg = 1 Kps. bzw. 5 ml Lsg./d p. o. • *Erh.-Dosis:* 20–40 mg/d p. o. ▸ *Max-Dosis:* 60 mg/d **Zwangsstörungen:** 1 × 20–60 mg/d p. o. ▸ *Max-Dosis:* 80 mg/d (4 Tbl./Kps.) ▸ *Dosisreduktion bei Leberinsuffizienz:* 20 mg jeden 2. d
BV 85 %, PEB > 90 %, HWZ initial 48 h, später 96 h, Metabolit (Norfluoxetin) 7–8 d, Steady-state nach 2–3 Wo., keine lineare Dosis-Plasmabeziehung, hepatischer Metabolismus über Cytochrom P450 IID 6 und renale Elimination	
Fluvoxamin	*€ (100–200 mg) | Gr 4, sl/La 2, Kl*
p. o.: **Fevarin**® Tabs. 50 | 100 mg/Tabs., **Fluvo (Generika)**, **Fluvoxamin (Generika, -neuraxpharm**® 25 mg/Tbl.) – *alle: 50 | 100 mg/Tbl.*	**depressive Erkrankungen:** *initial* 50 mg/d p. o., später ggf. 100–150 (- 300) mg/d p. o. **Zwangsstörungen:** 50 mg/d p. o., später bis 300 mg/d p. o. (mehrere ED) • Kinder (> 8 J.): *initial* 25 mg/d p. o., alle 4–7 d Dosis um 25 mg ↑, später ggf. 100–200 mg/d p. o. ▸ *Max-Dosis:* 300 mg/d p. o. ▸ *Dosisreduktion bei schwerer Leber- oder Niereninsuffizienz:* 50 mg/d
schnelle und vollständige Resorption, BV 50 %, HWZ 15–19 h, Steady-state nach 14 d, PEB 70–80 %, renale Elimination nach hepatischem Metabolismus	

Paroxetin	*€ (20–40 mg) | Gr 6, sl/La 2, sl*
p. o.: **Euplix®**, **Parolich®**, **Paroxalon®**, **Paroxat®** 10 | 30 | 40 mg/Tbl., **Paroxedura®** 30 mg/Tbl., **Paroxetin** (**Generika**, **1A-Pharma®** 10 | 30 | 40 mg/Tbl, **beta®** 10 | 30 | 40 mg/Tbl., **ratiopharm®** 30 mg/Tbl., **Sandoz®** 10 | 30 | 40 mg/Tbl.), **Seroxat®** 2 mg/ml Susp., **Tagonis®** – *alle: 20 mg/Tbl.*	**Depression, Angststörungen, soziale Phobie:** • *initial* 1 × 20 mg/d (morgens); nach jeweils 2–3 Wo. in 10 mg-Schritten in Abhängigkeit von der Klinik auf max. 50–60 mg/d steigern • *Max-Dosis:* Depressive Erkrankungen und soziale Phobie 50 mg/d **Zwangs- und Panikstörungen:** *initial* 1 × 10 mg/d, um 10 mg/Wo. steigern, *Erh-Dosis* 40 mg/d, *max. Dosis* 60 mg/d p. o. ▶ *Dosisreduktion bei Niereninsuffizienz:* bei GFR < 30 ml/min siehe Fachinfo

gute orale Resorption, First-pass-Metabolismus, HWZ 24 h, PEB 95 %, Inaktivierung durch Metabolisierung und Elimination über Urin und Fäzes

Sertralin	*€ (100–200 mg) | Gr 4, sl/La 2, sl*
p. o.: **Gladem®**, **Sertra** (**Generika**), **Sertralin** (**Generika**), **Sertralon®**, **Zoloft®** Lsg.-Konzentrat 20 mg/ml – *alle: 50 | 100 mg/Tbl.*	**depressive Erkrankungen:** • *initial* 1 × 50 mg/d p. o., ggf. *Dosissteigerung* auf *Erh-Dosis* von 100–200 mg/d • *Max-Dosis*: 200 mg/d

BV 70 %, max. Plasmakonz. nach 6–8 h, PEB 99 %, lineare Pharmakokinetik von 50–200 mg/d, HWZ 25 h, antidepressiven Wi-Beginn nach 7 d, volle Wi nach 2–4 Wo., hepatischer Metabolismus, Elimination per Fäzes und Urin

15.3.5 Andere Antidepressiva

Agomelatin	*p. o.: €€ | Gr 4, sl/La 1, KI*
p. o.: **Valdoxan®** 25 mg/Filmtbl.	**depressive Erkrankungen ab 18 LJ.:** • *1 × 25* mg/d vor dem Zubettgehen ▶ *Max-Dosis:* 50 mg/d vor dem Zubettgehen ▶ *Behandlungszeit:* mindestens 6 Monate ▶ *Leberinsuffizienz:* KI

BV 80 %, max. Plasmakonz. nach 1–2 h, HWZ 20–40 h (p. o.), PEB 95 %, hepatische Metabolisierung v. a. über CYP1A2 in inaktiven Metaboliten, HWZ 1–2 h, renale Elimination der Metaboliten

Mirtazapin	*p. o.: € (15–45 mg); i. v.: €€/Amp. | Gr 4, sl/La 2, KI*
p. o.: **Mirtazapin** (**Generika**), **Mirta** (**Generika**), **Mirtazelon®**, **Remergil®** SolTab, **Remeron®** SolTab, **Zispin®** Soltab	**depressive Erkrankungen:** • *p. o.: initial* 15–30 mg/d abends • *Erh-Dosis:* 15–45 mg/d

– *alle: 15 | 30 | 45 mg/Tbl. o. Schmelztbl.*, **Remergil**® 15 mg/ml Lsg. *i. v.:* **Remergil**® 3 mg/ml mit Amp. à 2 | 5 ml	• *i. v.:* Tag 1 und 2: 6 mg/d, Tag 3 und 4: 9 mg/d, Tag 5 und 6: 15 mg/d, danach bei Bedarf auf 21 mg/d steigern, Verdünnung in 500 ml 5%iger Glc.-Lsg. • *Therapiedauer i.v:* 7–14 Tage ▸ *Dosisreduktion bei Niereninsuffizienz:* GFR 11–40 ml/min: um 33%, GFR < 10 ml/min: um 50%
BV 50% (p. o.), max. Plasmakonz. nach 1 h (i. v.), 2 h (p. o.), HWZ 20–40 h (p. o.), 17–20 h (i. v.), PEB 85%, renale und biliäre Elimination nach Metabolisierung	
Opipramol	*p. o.: € (50–150 mg) | Gr 6, sl/La 2, Kl*
p. o.: **Insidon**® Tropfen 100 mg/ml (= 24 Trpf.), **Opipram**®, **Opipramol (Generika-neuraxpharm**® 150 mg/Tbl.) – *alle: 50 | 100 mg/Drg. oder Tbl.*	**Depression, Angst-, Unruhe-, Spannungszustände:** • *leichte Fälle:* 1–2 × 50 mg/d abends p. o., *mittelschwere Fälle:* 2–3 × 50 mg/d p. o., *schwere Fälle:* 3 × 100 mg/d p. o. ▸ *Kinder:* > 6 J. 3 mg/kg KG/d
vollständige Resorption, HWZ 6–9 h, PEB > 90%, > 70% wird renal eliminiert, 10% davon unverändert, der Rest wird über die Fäzes ausgeschieden	
Reboxetin	*€€€ (4–8 mg) | Kl/kl*
p. o.: **Edronax**®, **Solvex**® – *alle: 4 mg/Tbl.*	**depressive Erkrankungen:** • *p. o.:* 1–2 × 4 mg/d • *Erh-Dosis:* nach 3–4 Wo. ggf. 10 mg/d (8–12 mg/d) ▸ *Max-Dosis:* 12 mg/d
BV 60% (p. o.), max. Plasmakonz. nach 2 h, HWZ 13 h, PEB 97%, ca 80% renale Elimination nach Metabolisierung	
Trazodon	*€-€€ (200–400 mg) | Kl/Kl*
p. o.: **Thombran**® 25 | 50/Kps., Tabs 100 mg/Tbl., **Trazodon (Generika)**® 100 mg/Tbl.	**Depressive Syndrome:** • *initial* 50 mg/d p. o., ggf. Steigerung in 1–2 Wochen auf die • *Erh-Dosis:* 200–400 mg/d p. o. ▸ *Max-Dosis:* 600 mg/d p. o. *stationär*
BV 70–90%, max. Plasmakonz. nach 1,5–2,5 h, HWZ 4–7 h, PEB 90–95%, Steady-state nach 4 d, nach hepatischer Metabolisierung zu 70% renale Elimination	
Venlafaxin	*€€-€€€ (150–300 mg) | Kl/Kl*
p. o.: **Trevilor**® 37,5 | 75 mg/Tbl., 75 | 150 mg/Ret.-Kps., **Vandral**® 75 mg/Tbl., **Venla**® Teva 37,5 | 75 | 150 mg/Ret.-Kps, **Venlaflaxin (Generika** – *alle: 37,5 | 75 | 150 u./o. 225 mg/Ret.-Kps.)*	**depressive Erkrankungen:** • *initial:* 2 × 37,5 mg/d p. o., ggf. Steigerung auf 2 × 75 mg/d bzw. 3 × 75 mg/d; *Dosiserhöhungen* in Abständen von 2 Wo., min. 4 d • *schnelle Aufdosierung: initial* 2 × 37,5–75 mg/d p. o. , innerhalb von 1 Wo. *Steigerung* der Tagesdosis alle 2–3 d um 75 mg/d bis auf 300 mg/d

	▸ *Max-Dosis:* 375 mg/d p. o., Dosen > 150 mg auf 3 ED verteilen **Panik:** • *initial* : (4 bis 7 d) 1 × 37,5 mg/d, danach 1 × 75 mg/d ▸ *eingeschränkte Nierenfunktion:* GFR 10–70 ml/min → Dosisreduktion um 25–50%; Dialyse → Dosisreduktion um 50% (Einnahme nach der Dialyse) ▸ *eingeschränkte Leberfunktion:* Dosisreduktion

BV 40–45%, max. Plasmakonz. nach 2h (ret. 5h), HWZ 5h (ret. 14h), PEB 27%, v. a. renale Elimination nach hepatischem Umbau zu aktivem Hauptmetabolit

15.3.6 Phytotherapeutische Antidepressiva

Ind Leichte vorübergehende depressive Störungen

Wi Wirkungsmechanismus unklar. Gesamtextrakte bewirken eine gewisse Hemmung der Monoaminoxidase wie auch der COMT; es scheint eine Hemmung der synaptosomalen Noradrenalin- und Serotoninaufnahme, eine
Hemmung der synaptosomalen GABA-Aufnahme, eine neurohormonale Wirkung und neuroimmunologische Wirkung zu besitzen.

KI Kombination mit: Ciclosporin, Tacrolimus, Sirolimus, Proteinase-Inhibitoren wie Indinavir, Non-Nucleosid-Reverse-Transcriptase-Inhibitoren wie Nevirapin, Imatinib, Irinotecan, Phenprocoumon, Warfarin; schweren, endogenen Depressionen, Kindern < 12 Jahren

NW Photosensibilisierung v.a bei hellhäutigen Patienten (cave: Sonne und Solarium), sehr selten gastrointestinale Beschwerden, Müdigkeit oder Unruhe

Johanniskraut	*p. o.: € (300–450 mg Tbl); i.m./i. v.: 0,97 €/Amp. | KI/KI*
p. o.: **Aristo**® 350 mg/Kps., **Cesradyston**® 450 mg/Kps., **Dysto Lux**® 180 mg/Drg., **Esbericum**® 250 mg/Tbl., **Felis**® *425 | 650 mg/Tbl.*, **Helarium**® 425 mg/Tbl., **Hewepsychon**® 425 mg/Drg., **Hyperforat**® 40 mg/Drg., Trpf., **Hypericum Stada**® *250 | 425 mg/Kps.*, **Hyperimerck**® *425 mg/Kps.*, **Jarsin**® *300 | 450 | 750 mg/Drg.*, **Johanniskraut (Generika)**, **Kira**® 300 mg/Drg., **Laif**® 600 | 900 mg/Tbl., **Neuroplant**® 300 | 600 mg/Tbl., **Neurosporal**® 250 mg/Tbl., **Neurovegetalin**® 425 mg/Tbl., **Psychoto-**	**Depression, Angst-, Unruhe-, Spannungszustände:** • *p. o.:* 80–900 mg/d in 1 (-3) ED, individuelle Dosisbedarf sehr variabel (3 × 300 mg wurden in den meisten Studien verwendet • *i.m./i. v.:* 1–2 ml/d i.m. oder i. v.

nin® 306 mg/Tbl., **Remotiv**® 250 mg/Tbl., **Spilan**® 425 mg/Tbl., **Texx**® 300 mg/Tbl., **Tonizin**® *425 mg/Tbl.* *i.m./i. v.:* **Hyperforat**® 1 ml/Amp.	
BV 14–21%, Eliminations-HWZ 24–48h, Induktion der Aktivität von Cytochrom-P450–3 A4	

15.4 Phasenprophylaktika

Ind Prophylaxe und Therapie der manischen Phasen bei manisch-depressiven Erkrankungen (bipolar-affektive Störungen, unipolare Depression, rez. manische Episoden, schizoaffektive Störung)

Wi Wirkungsmechanismus unklar, unter einer Behandlung liegen die Li-Spiegel etwa 250 mal so hoch wie im unbehandelten Zustand, sehr gute „antisuizidale Eigenschaften"

KI akuter Herzinfarkt (und 2 Wo. danach), zerebelläre Erkrankungen, Myasthenia gravis, myeloische Leukämie, schwere Nierenfunktionsstörungen, deutliche Hyponatriämie, M. Addison, Psoriasis

NW *allgemein:* Leichter Tremor (in 23%), Polyurie/Polydipsie (in 25%) und Durst, benigne Struma (in 22%), GIT-Symptome (Übelkeit in 14%), Muskelschwäche, Gewichtszunahme (in 10%) – alle NW zum Teil nach einigen Wo. rückläufig
> 1,2 mmol/l: Erbrechen, Diarrhö, Konfusion oder Koordinationsstörungen, Faszikulationen
> 3 mmol/l: letale Gefährdung

Lithium	*€ (8,1 mmol) | 1. Trim. KI, sonst sI/KI*
p. o.: **Hypnorex**® ret. 10,8 mmol/Retard-Tbl., **Lithium Apogepha**® 8 mmol/Tbl., **Lithium-Aspartat**® 3,2 mmol/Tbl., **Quilonum**® 8,1 mmol/Tbl., **Quilonum**® ret. 12,2 mmol/Retard-Tbl. (6 mmol = 330 mg Lithiumsulfat, 8,1 mmol = 536 mg Lithiumacetat, 10,8 mmol = 400 mg Lithiumcarbonat, 12,2 mmol = 450 mg Lithiumcarbonat)	**Therapie und Prophylaxe manisch-depressiver Erkrankungen:** • *initial* 2 × 8–12 mmol/d, *Dosissteigerung* je nach NW und WI verteilt in 2 ED (2/3 der Tagesdosis abends → Verträglichkeit ↑) • *Ziel*: Plasmakonz. von 0,6–0,9 (–0,2) mmol/l • Vorteil einer Umstellung auf Ret.-Präparate sollen konstantere Plasmakonz. sein – *cave:* nicht > 1,2 mmol/l!
vollständige Resorption, max. Plasmakonz. nach 1–2h, HWZ 16–24h, bei alten Menschen 30– 36h, Steady state nach 5 d, Wi-Beginn erst nach 8–10 d, Plasmakonz. korrelieren gut mit klinischer Wi und NW, renale Elimination	

15.5 Psychostimulanzien

Ind hyperkinetische Verhaltensstörungen (ADHD oder HKS), Leistungs- und Antriebsschwäche, verzögerte Erholung nach Operationen und Krankheiten, Narkolepsie
Wi indirekte sympathomimetische Wi durch Freisetzung von Noradrenalin und Dopamin → ZNS-Stimulation → Medullär respiratorisch, zentral retikulär und lateral hypothalamisch; paradoxer Wirkungseffekt bei HKS
KI Abhängigkeitsanamnese, schizophrene Psychosen, Anorexia, Angsterkrankungen, Gilles-de-la-Tourette-Syndrom, kardiale Erkrankungen, Hyperthyreose, depressive Störungen, MAO-Hemmer, Kombination mit ZNS-Stimulanzien, Kinder < 6 J. *Methylphenidat:* pAVK, Z. n. Apoplex, Glaukom, Prostatahyperplasie mit Restharnbildung *Pemolin:* Leberfunktionsstörungen auch in der Vorgeschichte, Muskelerkrankungen, Autoimmunerkrankungen
NW Schlaflosigkeit, zentralnervöse Störungen (Nervosität, Angst, Psychosen, KS, Schwindel, Tremor, Appetitmangel mit Gewichtsverlust, epileptische Anfälle), GIT-Symptome, kardiale Symptome (RR- und HF-Anstieg) *Pemolin:* Leberfunktionsstörungen

Atomoxetin	*€€-€€€ (40–80 mg)* | *Gr 4, sl/La 1, KI*
p. o.: **Strattera®** 10 | 18 | 25 | 40 | 60 | 80 mg/Kps.	**Aufmerksamkeitsdefizit-Hyperaktivitäts-Störung (HKS) > 6. LJ:** • *< 70 kg KG: initial* 0,5 mg/kg KG/d p. o., ggf. *Dosissteigerung* alle 7 d schrittweise auf 1,2 mg/kg KG/d p. o. • *> 70 kg KG: initial* 40 mg/d p. o., dann ggf. *Dosissteigerung* alle 7 d schrittweise auf 80 mg ▸ *Max-Dosis:* 100 mg/d ▸ *Leberinsuffizienz:* Child B um 50 %, Child C um 75 %
BV 63–94 %, PEB 98 %, max. Plasmakonz. 1–2 h, HWZ 3,6 h, Metabolisierung durch CYP2 D 6 und überwiegend renale Elimination	
Methylphenidat *(BtMVV)*	*€-€€ (20–40 mg), ret.: €€ (20–40 mg)* | *KI/KI*
p. o.: **Concerta®** 18 | 36 | 54 mg/Ret.-Tbl., **Equasym®** 5 | 10 | 20 mg/Tbl., retard 10 | 20 | 30 mg/ret.-Kps., **Medikinet®** 5 | 10 | 20 mg/Tbl., 5 | 10 | 20 | 30 | 40 mg/Ret.-Kps., **Methylpheni TAD®** 5 | 10 | 20 mg/Tbl., **Methylphenidat** (**Generika** 10 mg/Tbl.), **Ritalin®** La 10 | 20 | 30 | 40 mg/Tbl.	**Narkolepsie:** • *p. o.:* 5–30 (– 60) mg/d p. o. in 2–4 ED, über 2–3 Wo. aufdosieren (Mehrfachgabe tgl. nötig (nicht nach 16.00 Uhr), Dosis so gering wie möglich halten), ▸ *Max-Dosis:* 60 mg/d p. o., retard 54 mg/d **Kinder mit Aufmerksamkeitsdefizit-Hyperaktivitäts-Störung (ADHS) ab 6 J.:** • *initial* 5 mg/d morgens p. o., alle 2–3 d *Dosissteigerung* um 5 mg in mehreren ED verteilt geben • *Erh-Dosis:* 40–90 (–120) mg/d • *p. o.-ret.:* 1 × 18–36 mg/d morgens p. o. ▸ *Max-Dos:* 60 mg/d p. o.

unretardiert: rasche Resorption, BV mit Nahrungsaufnahme beschleunigt, max. Plasmakonz. nach 1–2 h, HWZ 2 h, Wi-Beginn nach 30–60 min, Wi-Dauer bei HKS 1–4 h (Mehrfachgabe tgl. erforderlich), renale Elimination der Metabolite	
Modafinil	*€€€ (200–400 mg) | Gr 4, sl/La 2, KI*
p. o.: **Vigil**® 100 mg/Tbl.	**Narkolepsie mit/ohne Kataplexie:** 200–400 mg/d p. o. in 1–2 ED (morgens und mittags) **obstruktives Schlafapnoe-Syndrom mit exzessiver Tagesschläfrigkeit trotz adäquater CPAP-Therapie:** 200 mg/d morgens p. o., ggf. 400 mg/d **Schichtarbeitersyndrom:** 200 mg/d 1 h vor der Nachtschicht p. o., ▸ *Dosisreduktion bei schwerer Leber- u./o. Niereninsuffizienz:* um 50 %
max. Plasmakonz. nach 2–3 h, HWZ 10–12 h, PEB 62 %, hepatische Metabolisierung, renale Elimination	

15.6 Antidementiva

Ind *Donezepil, Galantamin, Rivastigmin:* leichte bis mittelschwere Demenz vom Alzheimer-Typ (DAT)
Piracetam: hirnorganisch bedingte Leistungsstörungen im Alter, hirnorganisches Psychosyndrom
Memantin: leicht- bis mittelgradige Hirnleistungsstörungen bei demenziellen Erkrankungen (Morbus Alzheimer, vaskuläre Demenz)

Wi *Donezepil, Galantamin, Rivastigmin*: Acetylcholinesterasehemmer mit hochselektiver und reversibler Bindung an die Acetylcholinesterase überwiegend im ZNS → basierend auf der „cholinergen Hypothese“ der Alzheimer-Demenz, Acetylcholinkonzentration an den cholinergen Synapsen im ZNS ↑
Memantin: Amantadin-Derivat, NMDA-Rezeptor-Antagonist, exzitatorischer Neurotransmitter Glutamat im Gehirn wird durch NMDA-Antagonismus an seinen neurotoxischen Effekten gehindert

KI *Donezepil, Galantamin, Rivastigmin*: schwere Nieren- und Leberfunktionsstörung
Piracetam: schwere Niereninsuffizienz
Memantin: schwere Nierenerkrankungen, Epilepsie, schwere Verwirrtheitszustände

NW *Donezepil, Galantamin, Rivastigmin*: cholinerge NW (Übelkeit, Erbrechen, Diarrhö), abdominelle Schmerzen, Schlaflosigkeit, Müdigkeit
Piracetam: GIT-Symptome, Unruhe, Aggressivität, Herabsetzung der Krampfschwelle, Schwindel, RR-Senkung, Libidosteigerung
Memantin: Müdigkeit, Mundtrockenheit, Schwindel, Übererregbarkeit, Unruhe, Kopfdruck

Dihydroergotoxin	*€ (4,5–9 mg ret.) | Gr 6, Kl/La 2, Kl*
p. o.: **Ergodesit®** 2 mg/Tbl., 5 mg/ret.-Tbl., **Hydergin®** 2 | 4 mg/Tbl., **Hydro-cebral-ratiopharm®** 2,5 | 5 mg/ret.-Kps., **Orphol®** 1,5 | 4,5 mg/Tbl., 4,5 mg/Brause-Tbl., *– alle: 1 mg/20 Trpf. oder forte 2 mg/20 Trpf.*	**Hirnleistungsstörung im Alter, Hirnorganisches Psychosyndrom sowie demenzielle Erkrankungen:** *Erw.:* 4–8 mg/d in 3 ED oder 3 × 30 Trpf./d
BV 5–12 %, HWZ 13–20 h, Elimination > 90 % biliär	
Donepezil	*€€ (5–10 mg) | Gr 5, Kl/La 1, Kl*
p. o.: **Aricept®**, **Aricept® Evess**, **Memac®**, *– alle: 5 | 10 mg/Tbl. o. Schmelztbl.*	**Alzheimer-Demenz (DAT):** • *p. o.: initial* 1 × 5 mg/d, nach 4–6 Wo. *Dosissteigerung* auf 1 × 10 mg/d p. o. ▸ *Max-Dosis:* 10 mg/d
BV 100 %, max. Plasmakonz. nach 4 h, HWZ 72 h, Steady-state nach 3 d, PEB 96 %, Elimination z. T. renal, z. T. Metabolisierung über Cytochrom-P450	
Galantamin	*€€ (8–24 mg ret.) | Gr 5, sl/La 1, Kl*
p. o.: **Reminyl® 1x Tägl.** 8 | 16 | 24 mg ret./Tbl., **Reminyl®** 4 mg/Tbl., Lsg. 4 mg/ml	**Alzheimer-Demenz (DAT):** • *initial* 2 × 4 mg/d für 4 Wo., ggf. *Dosissteigerung* auf 1 × 8–24 mg/d ret. ▸ *Max-Dosis* 24 mg/d ▸ *Dosisreduktion bei Leber- und Nierenfunktionsstörungen:* Max. 16 mg/d
BV 88 %, HWZ 7–8 h, PEB 18 %, lineare Pharmakokinetik im Dosisbereich von 4–16 mg, Steady-state nach 2–3 d, Metabolisierung zu 75 %, v. a. renale Ausscheidung der Metabolite (> 90 %)	
Memantin	*€€ (10–20 mg) | Gr 1, Kl/La 1, Kl*
p. o.: **Axura®** 20 mg/Tbl., **Ebixa®** *– alle: Starter 5 mg/Tbl., 10 mg/Tbl., 10 mg/20 Trpf.*	**Alzheimer-Demenz (DAT):** • *initial* 5 mg/d p. o., nach 1 Wo. 10 mg/d, später 15–20 mg/d p. o. in 2 ED oder 1 × 20 mg/d ▸ *Max-Dosis:* 20 mg/d
rasche und vollständige perorale Resorption, max. Plasmakonz. nach 4 ± 2 h, biphasische HWZ 4–9 h und 65 h, PEB < 10 %, zu 70–90 % renale Elimination	
Nicergolin	*€ (20–40 mg) | Gr 6, Kl/La 1, Kl*
p. o.: **Ergobel®** 30 mg/Tbl., **Nicergobeta®** 30 mg/Kps., **Nicergolin (von ct®** 10 mg/Tbl., **-neuraxpharm®**	**Hirnleistungsstörung im Alter:** 2–3 × 10 mg/d oder 2 × 15–30 mg/d ▸ *eingeschränkte Nierenfkt.* (S-Krea > 2 mg/dl) → Dosisreduktion

10 | 30 mg/Tbl., **-ratiopharm®** 5 | 10 mg/Kps., **Teva** 30 mg/Kps.), **Nicerium®** 5 | 10 mg/Drg. bzw. 30 mg/Kps., **Sermion®** 30 mg/Brausetbl. bzw. Filmtbl.	
hoher First-pass-Effekt, max. Plasmakonz. nach 2h, HWZ Hauptmetabolit 12–17h, PEB 82–87%, renale (80%) und biliäre Elimination nach Transformation in aktive Metaboliten	
Nimodipin	*p. o.: €€ (90 mg); i. v.: €€€€ (10 mg Amp.) | KI/La 2, KI*
p. o.: **Nimodipin (Generika), Nimotop®** *– alle: 30 mg/Tbl.* *i. v.:* **Nimodipin® i. v., Nimotop® S** *– alle: 10 mg/50 ml Lsg. in Inf.-Fl.*	**Hirnleistungsstörung im Alter:** 3 × 30 mg/d p. o. (für mindestens 3 Mo.) **Vasospasmen bei Subarachnoidalblutung:** • *i. v. (wenn p. o.-Gabe nicht möglich):* ersten 6h 1 mg/h (= 5 ml Lsg. → 15 µg/kg KG/h) i. v., dann 2 mg/h für 2–3 Wo i. v. (= 10 ml Lsg. → 30 µg/kg KG/h – ggf. auf 3 mg/h steigern • *p. o. (wacher Pat.):* 4 × 60 mg/d p. o.
rasche Resorption, BV 10% (p. o.), hoher First-pass-Effekt, HWZ 1–1,5h, PEB 97–99%, sehr hohe Lipophilie → überwindet gut die Blut-Hirn-Schranke, nahezu vollständige hepatische Metabolisierung und Elimination	
Piracetam	*p. o.: € (2400–3600 mg); i. v.: €€€€ (12 g) | KI/KI*
p. o.: **Cuxbrain®, Nootrop®** 1,2 | 1,6 | 2,4 g, **Nootropil®, Normabrain® Granulat** 1200 mg/Beutel, **Piracetam (Generika)**, 1,2 | 1,6 g Granulat *– alle: 800 | 1200 mg/Tbl., Trinklsg. 333 mg/ml Lsg.* *i. v.:* **Nootrop®, Normabrain®** 3000 mg/Amp., **Piracetam (Generika)** *– alle: 12 g/Inf.-Flasche à 60 ml*	**Demenzielles Syndrom:** • *p. o.:* 3 × 800–1200 mg/d oder 2 × 1200 mg Granulat (auflösbar)/Trinklsg. ▸ *Max-Dosis:* 5000 mg/d p. o. **postkommotionelles Syndrom:** 3 × 800–1600 mg/d p. o. **postanoxisches Myoklonus-Syndrom:** *initial* bis 12 g/d langsam i. v. in 3–4 ED, nach 12 d Dosisreduktion und Umstellung auf orale Therapie ▸ *Dosisreduktion bei Niereninsuffizienz:* S-Krea 1,25–1,7 mg/dl → um 50%, 1,7–3 mg/dl → um 75%, > 3 mg/dl → KI (s. auch S. 446)
BV 100%, HWZ 4–6h, PEB 15%, unveränderte renale Elimination	
Rivastigmin	*€€ (6–12 mg), €€ (Pflaster) | Gr 6, KI/La 1, KI*
p. o.: **Exelon®**, Lsg. 2 mg/ml, Pflaster 4,6 | 9,5 mg/24h, **Prometax®** *– alle: 1,5 | 3 | 4,5 | 6 mg/Kps.*	**Alzheimer-Demenz (DAT):** • *initial:* 2 × 1,5 mg/d p. o., dann alle 2 Wo. Dosis um 2 × 1,5 mg/d steigern • *Pflaster:* initial 4,6 mg/24h, nach 4 Wo. 9,5 mg/24h • *Erh-Dosis:* 6–12 mg/d ▸ *Max-Dosis:* 12 mg/d

BV 36%, max. Plasmakonz. nach 1h, PEB 40%, Wi-Dauer im Gehirn 9h, HWZ 1h, Metabolisierung durch die Acetylcholinesterase, v. a. renale Elimination

15.7 Entwöhnungsmittel

Acamprosat	*€€ (999–1998 mg) | Gr 4, KI/KI*
p. o.: **Campral**® 333 mg/Tbl.	**Aufrechterhaltung der Abstinenz bei Alkoholabhängigkeit:** • *> 60 kg KG:* 3 × 666 mg/d auf 3 ED verteilt p. o. • *< 60 kg KG:* 4 × 333 mg/d auf 3 ED verteilt (2-1-1) p. o.
nur mäßige GIT-Resorption (< 10%), Steady-state-Plasmakonz. nach 7 d, HWZ steht in linearer Beziehung zu GFR, HWZ 13–33h	
Bupropion	*€€ (150–300 mg) | KI/KI*
p. o.: **Elontril**® 150 | 300 mg/Tbl., **Wellbutrin**® 150 mg/Retard-Tbl., **Zyban**® 150 mg/Retard-Tbl.	**Raucherentwöhnung (Wellbutrin®, Zyban®):** 1 × 150 mg/d für 6 d p. o., dann 2 × 150 mg/d p. o. für 7–9 Wo. **Depressive Erkrankungen (Elontril®):** 1 × 150 mg/d p. o., wenn nach 4 Wo. keine klin. Besserung 300 mg/d p. o.
max. Plasmakonz. nach 2,5–3h, Steady-state nach 5–8 d, PEB 84%, der Metabolite 77% bzw. 42%, Metabolisierung über Cytochrom-P450, HWZ 20h, Elimination zu 87% renal	
Clonidin	*p. o.: € (300 mg); i. v.: €€ (150–300 µg) | KI/KI*
p. o.: **Catapresan**® 75 µg/Tbl., 250 µg/Depot-Perlongette, **Clonidin** (**Generika**, **-ratiopharm**® 75 µg/Tbl., 250 µg/ret.-Kps.), **Clonistada**® 250 µg/ret.-Kps., **Haemiton**® 75 µg/Tbl. *– alle: 150 | 300 µg/Tbl.* *parenteral:* **Catapresan**®, **Clonidin-ratiopharm**®, **Haemiton**® *– alle: 150 µg/ml Amp.*	**Entzugssymptomatik:** • *i. v.: initial* 150–600 µg langsam i. v., dann 300–400 µg/d i. v. (über Perfusor 1,5–2,5 µg/kg KG/h) • *p. o.:* 3 × 300 µg/d, am 3 d Reduktion auf 2 × 150 µg/d
BV p. o. 75%, max. Plasmakonz. nach 1–2h, Wi-Dauer 8–10h, Wi-Eintritt nach 5–8 min (i. v.), HWZ 8–11h, PEB 30–40%, Elimination zu 60% renal	
Disulfiram	*€€-€€€ (200–400 mg) | KI/KI*
p. o.: **Antabus**® 0,1 | 0,5 Dispergetten 100 | 500 mg/Tbl.	**Alkoholabusus, Alkoholabhängigkeit:** • *1. d* 1–3 × 500 mg/d, *2. d* 1–2 × 500 mg/d, *3. d* 1 × 500 mg/d, *ab 4. d* 200–400 mg/d jeweils als ED ▸ *Max-Dosis:* 500 mg/d

BV 80–90%, schnelle hepatische Metabolisierung, Plasma-HWZ der wichtigsten Metaboliten 12h	
Flumazenil	*€€€€ (0,5 | 1 mg Amp.) | sl/sl*
i. v.: **Anexate**® 0,5 | 1 mg/Amp., **Flumazenil Braun**® 1 mg/Amp., **Flumazenil Deltaselect**® 0,5 | 1 mg/Amp., **Flumazanil Hameln**® 1 mg/Amp., **Flumazanil Hexal**® 0,5 | 1 mg/Amp., **Kabi**® 1 mg/Amp.)	**Benzodiazepinantagonist bei Intoxikation:** • *initial* 0,2 mg i. v., dann ggf. je 0,1 mg alle 60 sek. i. v. ▶ *Max-Dosis:* 1,0 mg (normal zwischen 0,3–0,6 mg) ▶ *Kinder:* 0,1–0,2 mg langsam i. v., Wdh. nach 1–2 min. bis max. 1 mg
Wi-Dauer 1–4h, PEB 50%, zu 99% nicht renale Elimination nach hepatischer Metabolisierung	
Vareniclin	*€€ (1–2 mg) | KI/KI*
p. o.: **Champix**® 0,5 | 1 mg/Tbl.	**Raucherentwöhnung bei Erw.:** • ***Tag1–3:*** 1 × 0,5 mg/d p. o., ***Tag 4–7:*** 2 × 0,5 mg/d p. o., ***ab Tag 8:*** 2 × 1 mg/d p. o. • *Spätestens ab Tag 8 das Rauchen beenden*
max. Plasmakonz. nach 3–4h, Steady-state nach 4 d, PEB < 20%, geringe Metabolisierung, HWZ 24h, Elimination zu 92% renal	

16 Gynäkologie + Geburtshilfe

16.1 Östrogene

Ind Hormonsubstitution im Klimakterium, Östrogenmangelzustände (u. a. Atrophie an den Harn- u. Geschlechtsorganen), vulvovaginaler Pruritus durch Östrogenmangel
Wi *genital:* Ausbildung und Wachstum der Geschlechtsorgane, zyklische Veränderungen, Brustwachstum *extragenital:* Eiweiß- und Mineraleinlagerung im Knochen ↑, Retention von Na^+ und H_2O, Glukosetoleranz ↓, Gerinnungs- und Thromboseneigung ↑, Beeinflussung des Leberstoffwechsels, peripherer Gefäßwiderstand ↓, Bildung von Serotoninrezeptoren ↑
KI östrogenabhängige maligne Tumoren, unklare Genitalblutungen, Apoplex, tiefe Beinvenenthrombose, thrombembolische Erkrankungen, schwere Leberfunktionsstörungen, Lebertumoren, idiopathischer Schwangerschaftsikterus/-pruritus in der Anamnese, unbehandelte Endometriumhyperplasie, Porphyrie, Herpes gestationis in der Anamnese, Sichelzellanämie, angeborene Fettstoffwechselstörungen; *relative KI:* HI, Herzinsuffizienz, Hypertonie, Diabetes mellitus, Uterus myomatosus, Endometriose, Leiomyom, Mastopathie, Varikosis, Phlebitis, Asthma bronchiale, Migräne, Epilepsie, Multiple Sklerose, Tetanie, Otosklerose
NW Übelkeit und Erbrechen, Mastalgie, Brustspannungsgefühl, Ödeme, zervikale Hypersekretion, Schmierblutungen, KS, RR ↑, erhöhtes Thromboembolierisiko (dosisabhängig), Depressionen, Brustkrebs

Estradiol	*p. o.: € (1–2 mg); Pflaster: €€ (50–100 µg); Amp.: €€/Amp.; ❙ KI/KI*
p. o.: **Estradiol (Generika)** 2 | 4 mg/Tbl., **Gynokadin®** 2 mg/Tbl., **Merimono®** 1 | 2 mg/Tbl., **Progynova 21®** 1 | *2 mg/Drg.* *i.m.:* **Estradiol-Depot Jenapharm®**, **Progynon-Depot®** *– alle: 10 mg/Amp.* *Transdermale Pflasterapplikation:* **Cutanum®**, **Dermestril®**, **Estraderm TTS®**, **Estradot®** 37,5 µg/24 h, **Estramon®**, **Fem7®**, **Tradelia®** *– alle: 25 | 50 | 75 u./o. 100 µg/d* *lokal:* **Estreva** 1 %® 1 mg/1 mg Gel, **Gynokadin®** Gel, **Linoladiol N®** Creme 0,01 g/100 g, *vaginal:* **Vagifem®** 25 µg/Vaginaltbl.	**Östrogenmangelsyndrommit klimakterischen Beschwerden, Atrophie an Harn- und Geschlechtsorganen:** • *p. o.:* 1–2 mg/d für 2–3 Wo., dann 1 Wo. Therapiepause, bei nicht ausreichender Wi. *Dosissteigerung* auf 4 mg/d nach 2–3 Mo. • *Creme:* 2–3 ×/d paragenital auftragen • *Pflaster:* 2 × 25–100 µg Pflaster/Wo.; zyklische Therapie über 2–3 Wo., dann 1 Wo. Therapiepause oder kontinuierliche Therapie • *vaginal:* 1 Vaginaltbl./d über 2 Wo., *Erh-Dosis:* 1 Vaginaltbl. 2 ×/Wo.

gute und rasche Resorption, HWZ 2–4 h, hepatische Metabolisierung und überwiegend renale Elimination

Estriol	*p. o.: € (1–2 mg) | KI/KI*
p. o.: **Estriol Jenapharm**® 2 mg/Tbl., **Oekolp**® 2 mg/Tbl., **Ovestin**® 1 mg/Tbl., **Synapause E**® 1 mg/Tbl. *lokal:* **Cordes Estriol**®, **Estriol ovolum Jenapharm**®, **Estriolsalbe**®, **Oekolp**®, **Oestro Gynaedron**®, **Ovestin**® *– alle: 0,5 | 1,0 mg/Ovulum, Creme/Vaginalcreme*	**Östrogenmangelsyndrom mit klimakterischen Beschwerden, Atrophie an Harn- und Geschlechtsorganen:** • *lokal: initial* 1 × 0,5–1 mg/d für 1–2 Wo., dann 2–3 × 0,5–1 mg/Wo. • *p. o.:* 1 × 2–4 mg/d, später nach 2 Mo. 1 × 1–2 mg/d jeweils am Abend

gute und rasche Resorption (p. o.), nach vaginaler Applikation 20 % Resorption, hoher First-pass-Effekt, HWZ 30–60 min, PEB 90 %, nach hepatischem Metabolismus renale und biliäre Elimination

16.2 Gestagene

Ind Oligo-, Poly- u. Hypermenorrhö, funktionelle Dysmenorrhö, Endometriose, Mastopathie, sekundäre Amenorrhö als Folge hormonaler Störungen, als Zusatz zu einer Östrogentherapie

Wi *genital:* Transformation des Endometriums, Bildung eines viskösen Vaginalsekretes, Tubusmotilität ↓, Vaginalepithelabschilferung ↑, Östrogenfreisetzung ↓; *extragenital:* Körpertemperatur ↑, Natriurese ↑ (über Aldosteronhemmung)

KI Schwere Lebererkrankungen, cholestatischer Ikterus, vorausgegangene oder bestehende Lebertumore, verhaltener Abort, Blasenmole, ungeklärte vaginale Blutungen

NW Hirsutismus, Akne, übermäßige Gewichtszunahme, Prämenstruelle Spannungen, Dysmenorrhö, Libidoverlust, KS, Müdigkeit, Depressive Verstimmungen, GIT-Symptome (Übelkeit, Diarrhö, Verstopfung), Leberfunktionsstörungen

Chlormadinon	*€ (2–4 mg) | KI/sl*
p. o.: **Chlormadinon Fem Jenapharm**® *2 mg/Tbl.*	**Oligo-, Poly- und Hypermenorrhö:** 16.–25. Zyklustag 2–4 mg/d p. o. **Funktionelle Dysmenorrhö:** über 10–14 Tage bis zum 25. Zyklustag 2 mg/d, 4–6 × zyklusgerechte Wdh. **Endometriose:** 4 mg/d, beginnend am 5. Zyklustag, 4–6 Mo. lang p. o. **Sekundäre Amenorrhö als Folge hormonaler Störungen:** 16.–25. Zyklustag 2 mg/d p. o. zusätzlich zu einem Östrogenpräparat

BV 5–10%, max. Plasmakonz. nach 1–3 h, HWZ 2,4 h in der ersten Phase, danach 80,1 h, 60% renale Elimination, 40% fäkal, nach Transformation in inaktive Metaboliten	
Dydrogesteron	*€ (10–20 mg) | Gr 4, Kl/La 2, Kl*
p. o.: **Duphaston®** 10 mg/Tbl.	**Zyklusanomalie infolge Corpus-luteum-Insuffizienz:** 10–20 mg/d p. o. vom 12.–26. Zyklustag **klimakterische Beschwerden:** 1 × 10–20 mg/d p. o. in Komb. mit Estrogen vom 15.–28. Zyklustag
BV 28%, max. Plasmakonz. nach 2 h, PEB 97%, renale Elimination 56–79%	
Hydroxyprogesteron-caproat	*€€/Amp. | Am/Am*
i.m.: **Progesteron-Depot Jenapharm®**, **Proluton® Depot** *– alle: 250 mg/Amp.*	**habitueller Abort:** Nach Schwangerschaftssicherung 250–500 mg/Wo i.m. **nach früheren Aborten bestehende Corpus-Luteum-Insuffizienz:** prophylaktisch etwa 3 d nach Anstieg der Basaltemp 250 mg i.m. injizieren **drohender Abort infolge Hormonmangels:** *initial:* 2–3 × 500 mg/Wo i.m., bis Blutungsstillung, danach mit 250 mg über einige Wo. weiter behandeln **Primäre Amenorrhö:** *initial:* 500 mg i.m, nach *14 d* 250 mg und am *16. Tag* 250 mg, etwa am *28. Tag* kommt es zu einer Entzugsblutung; *dann* mind. > 2–3 Zyklen, am *6. und 16. d* nach Beginn der Blutung je 250 mg, die zweite Inj. kombiniert mit 250 mg **Proluton®** Depot
BV 100%, Elimination renal 20%, hepatisch 80%	
Lynestrenol	*p. o.: € (5–10 mg) | Kl/sl*
p. o.: **Orgametril®** 5 mg/Tbl.	**Meno-, Metrorrhagieund juvenile Blutung:** 10 mg/d über 10 d in folgenden 3 Zyklen 5 mg/d vom 14.–25. Zyklustag **Polymenorrhö:** 5 mg/d vom 14.–25. Zyklustag **Unterdrückung der Menstruation, Dysmenorrhoe:** 5 mg/d am 1., jedoch nicht nach dem 5. Zyklustag beginnen **Endometriose:** 5–10 mg/d über mind. 6 Mo. **gutartige Erkrankungen der Brüste (z. B.: Mastopathia fibrosa cystica):** 5 mg/d vom 14.–25. Zyklustag über mind. 3–4 Mo. **unterstützende Behandlung des metastasierten Endometrium-Ca:** über längere Zeitabschnitte 30–50 mg/d. Einzelgabe: 10–15 mg **Verlängerung des Zyklus:** 5 mg/d, 2 Wo. vor dem erwarteten Einsetzen der Menstruation beginnen

max. Plasmakonz. nach 2–4h, renale Elimination	
Medroxyprogesteronacetat	*p. o.: €(5–10 mg); €€(250–500 mg); i.m.: €€€€/Inj.* | *Gr 5, Kl/La 2, KI*
p. o.: **Farlutal®** 500 mg/Tbl.; **MPA (Generika)** 250 | 500 mg/Tbl.; **MPA GYN®** 5 mg/Tbl. *i.m.:* **Depo-Clinovir®** 150 mg/Amp.; Fertigspritzen 150 mg/Amp.	**Kontrazeption:** i.m. Inj. in Abständen von 3 Mon. Beginn während der ersten 5 Zyklustage **juvenile und prämenopausale Zyklusstörungen**: 5–10 mg/d p. o. über 5–10 Tage ab dem 16.–21. Zyklustag **Ergänzung einer Östrogentherapie in den Wechseljahren:** 5–10 mg/d p. o. über 10–14 d in den letzten 10–14 d der Östrogenbehandlung **Endometriose:** 3 × 10 mg/d p. o. über 90 Tage **metastasierendes Mamma-Ca:** 300–1000 mg/d p. o. **Endometrium-Ca:** 300–600 mg/d p. o. oder 1000 mg i.m.
HWZ 24h (p. o.), 30–40 d (i.m.), max. Plasmakonz. nach 1–4h, PEB 90%, renale und fäkale Elimination	
Megestrolacetat	*p. o.: €€-€€€ (40–160 mg)* | *Kl/La 1, KI*
p. o.: **Megestat®** 40 | 160 mg/Tbl.	**palliative Behandlung von fortgeschrittenen** • **Mamma-Ca:** 160 mg/d p. o. • **Endometrium-Ca:** 40–320 mg/d p. o.
max. Plasmakonz. nach 2–3h, HWZ 15–20h, hepatische Metabolisierung, renale und fäkale Elimination	
Norethisteronenantat	*p. o.: € (1 mg); i.m.: €€€€ /Amp.* | *Kl/sl*
p. o.: **Gestakadin®** 1 mg/Tbl.; **Primolut® Nor** 5 mg/Tbl.; **Norethisteron JENAPHARM®** 1 | 5 mg/Tbl. *i.m.:* **Noristerat®** 200 mg/ml	**Kontrazeption:** 200 mg i.m. innerhalb der ersten 5 Zyklustage; die nächsten 3 Injekt. alle 8 Wo., danach alle 12 Wo. **Zwischenblutungen u. Menstruationsbeschwerden:** 1–2 mg/d p. o. **prämenstruelles Syndrom:** 2–5 mg p. o., jeweils vom 19.–25. Zyklustag **dysfunkt. Blutungen:** 5 mg/d p. o. über 12–14 d **Zyklen und Menstruationsbeschwerden:** 1,25–2,5 mg/d p. o. vom 19.–25. Zyklustag **Endometriose:** 2,5–5 mg/d p. o. beginnend am 5. Zyklustag **glandulär-zystische Hyperplasie des Endometriums:** 10–20 mg/d p. o. in 3 von 4 Wo. über mehrere Mon.
HWZ 7–9h, PEB 97%, max. Plasmakonz. 0,5–4h, 60% renale, 40% fäkale Elimination	

16.3 Östrogene + Gestagene, synthetische Steroide

Estradiol + Cyproteronacetat	*€€€/Drg. | Kl/Kl*
p. o.: **Climen**® Drg. weiß 2 mg Estradiolalerat, Drg. rosa 1 mg Cyproteronacetat	**Klimakterische Beschwerden, Atrophie an Harn- und Geschlechtsorganen, Prophylaxe postmenopausaler Osteoporose:** vom 5. – 25. Zyklustag 1 Drg./d, danach 7 d Pause
Estradiol + Dydrogesteron	*€/Tbl. | Kl/Kl*
p. o.: **Femoston**® 1/10, 2/10 mg (weiße Tbl. enthält 1 mg Estradiol, 1 graue/gelbe Tbl. enthält 1/2 mg Estradiol und 10 mg Dydrogesteron) , conti 1 mg/5 mg	**klimakterische Beschwerden, Atrophie an Harn- und Geschlechtsorganen, Prophylaxe postmenopausaler Osteoporose:** • erste 14 d eines 28-Tage-Zyklus 1 mg Estradiol/d p. o., in den folgenden 14 d 1 mg Estradiol und 10 mg Dydrogesteron p. o. • Befindet sich die Patientin noch nicht in der Menopause, wird empfohlen, mit der Behandlung am 1. Tag der Menstruation zu beginnen
Estradiol + Medroxyprogesteron	*€/Kps. | Kl/sl*
p. o.: **Osmil**®, 2 mg Estradiol + 5 mg Medroxyprogesteron/Kps.	**Klimakterische Beschwerden, Atrophie an Harn- und Geschlechtsorganen, Prophylaxe postmenopausaler Osteoporose:** • **Osmil**®*: Beginn* mit einer weißen Tbl./d p. o. über 16 d, anschließend 1 hellblaue Tbl./d p. o. über 12 d, keine Behandlungspause
Estradiol + Norethisteron	*€/Tbl. | Kl/Kl*
p. o.: **Activelle**® (1 mg Estradiol + 0,5 mg Norethisteron); **Clionara**® 1 | 2 mg/Tbl. (2 mg Estradiol + 1 mg Norethisteron), **Conceplan**®**M** (0,03 mg Ethinylestradiol + 0,5 mg Norethisteron)	**Klimakterische Beschwerden, Atrophie an Harn- und Geschlechtsorganen, Prophylaxe postmenopausaler Osteoporose: Activelle**®, **Clionara**®**:** 1 Filmtablette/d p. o. über 28 d **Kontrazeption: Conceplan**® **M:** ab 1. Zyklustag 1 Tbl./d p. o. über 21 d, dann 7 d Pause

16.4 Antiöstrogene

Ind hormonabhängiges metastasierendes Mamma-CA nach der Menopause oder nach Ovariektomie
Tamoxifen zusätzlich: Adjuvante Therapie nach Primärbehandlung des Mammakarzinoms

Wi Kompetitive Blockade von Östrogenrezeptoren → Abnahme der Zellvermehrung in östrogenabhängigen Geweben

KI *Tamoxifen:* Kinder; *relative* KI: schwere Leukozytopenie, Thrombozytopenie, schwere Hyperkalzämie, gleichzeitige Gabe von Thrombozytenaggregationshemmern und Östrogenen
Fulvestrant: schwere Leberinsuffizienz

NW Ovarielle Überstimulation mit Ovarialzysten, Depressionen
Tamoxifen: Alopezie, GIT-Symptome (Übelkeit und Erbrechen), Flüssigkeitsretention, Serum-Triglyzeride ↑, Hyperkalzämie, Endometriumhyperplasie, Fluor vaginalis, Pruritus vulvae, Zyklusveränderungen bis hin zu völliger Unterdrückung der Menstruation, bei Pat. in der Prämenopause, klimakterische Beschwerden (Hitzewallungen), Sehstörungen, Katarakte, Korneatrübungen, Retinopathien (→ vor Theapiebeginn augenärztliche Untersuchung!)
Fulvestrant: Hitzewallungen, GIT-Störungen, HWI, venöse Thrombembolien, lokale Reaktionen, KS

Anastrozol	*€€€ (1 mg) | Gr 4, KI/KI, kE*
p. o.: **Arimidex**® 1 mg/Tbl.	**Mamma-Ca bei postmenopausalen Frauen:** • 1 mg/d p. o. • bei der adjuvanten Behandlung des nicht fortgeschrittenen Mamma-Ca wird eine Behandlungsdauer von 5 J. empfohlen
HWZ 40–50 h, max. Plasmakonz. 2 h, PEB 40%, hauptsächlich renale Elimination	
Exemestan	*€€€ (25 mg) | Gr 5, KI/La 1, KI*
p. o.: **AROMASIN**® 25 mg/Tbl.	**fortgeschrittenes postmenopausales Mamma-Ca bei TU-Progression unter Antiöstrogenen:** 25 mg/d p. o.
HWZ 24 h, intensiver First–pass, max. Plasmakonz. 2 h, PEB 90%, renale und fäkale Elimination jeweils 40%	
Fulvestrant	*€€€€ (250 mg Inj.-Lsg.) | Gr 6, KI/KI*
p. o.: **Faslodex**® 250 mg/5 ml Inj.-Lsg.	**Östrogen-positives fortgeschrittenes Mammakarzinom bei postmenopausalen Frauen:** 250 mg/Mo. i.m. gluteal
Max. Plasmakonz. nach > 7 d, PEB 99%, nach Metabolisierung fäkale Elimination	
Letrozol	*€€€/Tbl. | Gr 4, KI/KI*
p. o.: **Femara**® 2,5 mg/Tbl.	**hormonabhängiges fortgeschrittenes metastasierendes postmenopausales Mamma-Ca:** 1 × 1 Tbl./d

	▸ *Leberinsuffizienz/-zirrhose:* nur nach Risiko-Nutzen-Abwägung!
HWZ 48 h, BV 99,9 %; max. Plasmakonz. 1–2 h, PEB 60 %, renale (88 %), fäkale (4 %) Elimination	
Tamoxifen	*€ (20–40 mg) | KI/KI*
p. o.: **Jenoxifen®**, **Mandofen®**, **Nolvadex®**, **Tamokadin®**, **Tamoxifen** (Generika), **Tamox** (Generika), **Tamoximerck®** – *alle: 10 | 20 | 30 | 40 mg/Tbl.*	**adjuvante und palliative Chemotherapie des Mamma-Ca mit und ohne Metastasierung:** • 20–30–40 mg/d als *Dauertherapie* p. o. • *Behandlungsdauer des frühen Mamma-Ca:* mind. 5 J.
langsame Resorption, HWZ 7–14 h, wg. Kumulation (enterohepatischer Kreislauf) später HWZ 4–7 d (!), ausgeprägte Metabolisierung in aktive Metabolite, Steady-state nach 4 Wo., biliäre Elimination	
Toremifen	*€€/Tbl. | sl, kE/sl, kE*
p. o.: **Fareston®** 60 mg/Tbl.	**hormonabhängiges fortgeschrittenes metastasierendes postmenopausales Mamma-Ca:** 1 × 1 Tbl./d unzerkaut p. o.
HWZ 2–10 d, max. Plasmakonz. 1,5–2 h, PEB 99,5 %, Elimination fäkal 90 %, renal 10 %	

16.5 Antigestagene

16.6 LH-RH-Agonisten

Goserelin	*€€€€€ (3,6 mg); €€€€€ (10,8 mg) | KI/KI*
s. c.: **Zoladex®** 3,6 mg/Fertigspritze, **Zoladex 3 Monatsdepot®** 10,8 mg/Fertigspritze, **Zoladex® Gyn** 3,8 mg/Fertigspritze	**Prostata-Ca:** 3,6 mg oder 10,8 mg/Mo s.c. unter die Bauchdecke **Mamma-Ca:** 1 × 3,6 mg/28 d s. c. unter die Bauchhaut **zur Unterdrückung der ovariellen Hormonbildung: Zoladex®-Gyn** : 1 × 1 Fertigspritze/ 28 Tage s. c. unter die Bauchhaut
HWZ 2,3–4,2 h, PEB 25 %, BV Männer 100 %, BV Frauen 87 %	
Leuprorelin	*€€€€€/Depot-Spritze | KI/KI*
s. c./i.m.: **Eligard®** 7,5 | 22,5 | 45 mg/Inj.-Lsg., **Enantone®** Monats-Depot 3,75 mg/1 ml, **Sixantrone®** 30 mg Fertigspritze, **Trenantone®** Inj.-Lsg. 11,25 mg/2 ml, Fertigspritze 11,25 mg/1 ml, **Uno-Enantone®** Inj.-Lsg. 14 mg/2,8 ml	**Mamma-Ca prä- und perimenopausal, Endometriose, Uterus myomatosus:** 3,75 mg s. c. alle 4 Wochen **Fortgeschrittenes Prostata-Ca:** 1 × 1 mg/d s. c. oder 3,75–7,5 mg s. c. alle 4 Wo. oder 11,25–22,5 mg s. c. alle 3 Mo.

16.7 Hormonelle Kontrazeptiva

16.7.1 Kombinationen

Ethinylestradiol + Norethisteron	*€€€€/21 d | Kl/sl*
p. o.: **Conceplan®M, EVE®** 0,02 | 0,03 mg Ethinylestradiol/Tbl. + 0,5 mg Norethisteron/Tbl.	**hormonelle Kontrazeption:** ab 1. Zyklustag 21 d lang tgl. 1 Tbl., dann 7 d Einnahmepause
Ethinylestradiol + Levonorgestrel	*€€€/21 d | Kl/sl*
p. o.: **Femigoa®, Gravistat Fem®** Jenapharm, **Leios®, Microgynon®, Minisiston®, Miranova®, MonoStep®, Ovoplex®, Stediril®** *– alle: 0,05 | 0,075 | 0,125 oder 0,15 Levonorgestrel + 0,03 oder 0,04 Ethinylestradiol/Drg.*	**hormonelle Kontrazeption:** 1 × 1 Tbl./d ab dem 1. Zyklustag, mit 7 Tage Einnahmepause
Ethinylestradiol + Lynestrenol	*€€€-€€€€/21 d | Kl/Kl*
p. o.: **Ovoresta®** M Tabletten Ethinylestradiol 37.5 µg, Lynestrenol 0.75 mg	**hormonelle Kontrazeption:** 1 × 1 Tbl. ab dem 1. Zyklustag, nach 22 d 6 d Pause (siehe Gebrauchsinfo)
Ethinylestradiol + Desogestrel	*€€€/21 d | Kl/Kl*
p. o.: **Biviol®, Desmin®** 20/-30, **LAMUNA®** 20/-30, **Lovelle®, Marvelon®, Novial®** *– alle: 0,02 | 0,03 | 0,035 | 0,04 oder 0,05 mg Ethinylestradiol + 0,025 | 0,05 | 0,125 oder 0,15 mg Desogestrel/Tbl.*	**hormonelle Kontrazeption:** 1 × 1 Tbl./d ab dem 1. Zyklustag, je nach Produkt mit und ohne Einnahmepause
Ethinylestradiol + Drospirenon	*€€€-€€€€/21 d | Kl/sl*
p. o.: **Angeliq®, Petibelle®, Yasmin®** *– alle: Film-Tbl.*	**hormonelle Kontrazeption:** 1 Tbl./d über 21 d, gefolgt von 7-tägiger Einnahmepause
Ethinylestradiol + Gestoden	*€€€-€€€€/21 d | Kl/Kl*
p. o.: **Femodene®, Femovan®** Drg., **Minulet®** Drg.	**hormonelle Kontrazeption:** 1 Tbl./d über 21 d, gefolgt von 7-tägiger Einnahmepause

Ethinylestradiol + Dienogest	*€€€€/21 d | KI/KI*
p. o.: **Climodien®**, **Lafamme®** – *alle: Drg.*	**hormonelle Kontrazeption:** 21 d 1 Drg./d., anschließend 7 Tage Pause
Ethinylestradiol + Norgestimat	*€€-€€€€/21 d | KI/sl*
p. o.: **Cilest®** Tbl., **Pramino®** – *alle: 0,035 mg Ethinylestradiol + 0,18 | 0,215 oder 0,25 mg Norgestimat/Tbl*	**hormonelle Kontrazeption:** 1 × 1 Tbl./d ab dem 1. Zyklustag, je nach Produkt mit und ohne Einnahmepause
Ethinylestradiol + Chlormadinon	*€€€-€€€€/21 d | Gr 4, KI/La 2*
p. o.: **Belara®**, **Balance®** – *alle: 0,03 mg Ethinylestradiol + 2 mg Chlormadinon/Filmtbl.* **Neo-Eunomin®** *0,05 mg Ethinylestradiol + 1 oder 2 mg Chlormadinon/Filmtbl.*	**hormonelle Kontrazeption:** 1 × 1 Tbl./d ab dem 1. Zyklustag, je nach Produkt mit 6 oder d Einnahmepause
16.7.2 Minipille	
Desogestrel	*€€€-€€€€/28 d | KI/ab*
p. o.: **Cerazet®**, **Cerazette®** Film-Tbl. – *alle: 0,075 mg/Tbl.*	**hormonelle Kontrazeption:** Vom 1. Zyklustag an ohne Unterbrechung 1 Tbl./d p. o.
HWZ 30 h, BV 70 %, PEB 95,5–98 %, max. Plasmakonz. 1,8 h, renale Elimination 60 %, fäkale Elimination 40 %	
Levonorgestrel	*€€€€ (1500 µg); €€€-€€€€/25 bzw. 35 d (Kontrazeption) | KI/La 2, sl*
p. o. (Notfallkontrazeption): **Levogynon®** 750 µg/Tbl.; **Unofem®** 1,5 mg/Tbl. *p. o. (Kontrazeption):* **Microlut®**, **28 mini®** – *alle: 0,03 mg/Drg.*	**Notfallkontrazeption („Pille danach"):** Zwei Tabletten sollten so bald wie möglich, vorzugsweise innerhalb von 12 Stunden und in jedem Fall innerhalb von 72 Stunden nach einem ungeschützten Geschlechtsverkehr eingenommen werden. **Kontrazeption:** 1 Drg. tgl. vom 1. Zyklustag an, zur gleichen Tageszeit; keine Einnahmepause
HWZ 24 h, max. Plasmakonz nach 1 h, renale und fäkale Elimination, PEB 65 %, BV 82 %	
16.7.3 Depotpräparate	
Medroxyprogesteronacetat *kA | KI/sl*	
i.m.: **Depo-Clinovir®** Fertigspritzen	**Kontrazeption:** i.m. Inj. in Abständen von 3 Mon. Beginn während der ersten 5 Zyklustage

HWZ p. o. 24h, i.m. 30–40 d, max. Plasmakonz. nach 1–4h, PEB 90%, renale und fäkale Elimination	
Norethisteronenantat	*i.m.: €€€€ (200 mg) | Kl/sl*
i.m.: **Noristerat®** 200 mg/ml	**Kontrazeption:** 200 mg/ i.m. innerhalb der ersten 5 Zyklustage; die nächsten 3 Injekt. alle 8 Wo., danach alle 12 Wo.

16.8 Wehenfördernde Mittel

Ind *Methylergometrin:* Blutungen nach Abort, verstärkte postpartale Blutung und Subinvolutio uteri im Wochenbett bei nicht stillenden Frauen
Oxytocin: Geburtseinleitung, prim u. sek. Wehenschwäche, Nachgeburtsblutungsprophylaxe, Beschleunigung der Plazentaablösung, Stillschwierigkeiten durch mangelhafte Milchejektion

Wi *Methylergometrin:* am graviden Uterus lang anhaltende tetanische Kontraktion, in niedriger Dosierung Kraft und Frequenz rhythmischer Uteruskontraktionen ↑
Oxytocin: rhythmische Unteruskontraktionen ↑, Kontraktion an myoepithelialer Zellen der Milchdrüse

KI *Methylergometrin:* KHK, Hypertonie, schwere Leber- oder Niereninsuffizienz, postpartal nach Präeklampsie und Eklampsie, Sepsis, Schwangerschaft (nicht in der Eröffnungs-/Austreibungsperiode vor Durchtritt des Kopfes und bei regelwidriger Lage erst nach der Geburt anwenden)
Oxytocin: EPH-Gestose, drohende kindliche Asphyxie und Uterusruptur, Lageanomalien, mechanisches Geburtshindernis, Placenta praevia, unreife Cervix

NW Übelkeit und Erbrechen, Blutdrucksteigerung, Schwindel, Schweißausbruch, KS, Tachykardie, Bradykardie, Uteruskontraktionsschmerz, verminderte Stillleistung

Methylergometrin	*p. o.: €/Drg.; i. v./i.m.: €€/Amp. | Kl/sl*
p. o.: **Methergin®** 0,125 mg/ Drg., Tropfen 0,25 mg/ml (= 25 Trpf.), **Methylergobrevin liquidum®** 0,24 mg Wirkstoff/g (= 20 Trpf.) *parenteral:* **Methergin®** 0,2 mg/ Amp. à 1 ml	**Blutungen nach Abort, verstärkte postpartale Blutung, Subinvolutio uteri bei nicht stillenden Frauen:** • *i. v.:* 0,05–0,1 mg langsam i. v. (max. 3 ×/d = 0,3 mg/d) • *i.m.:* 1–3 × 0,2 mg/d i.m. (max. 3 ×/d = 0,6 mg/d) • *p. o.:* 1–3 × 0,125–0,25 mg/d • *Abort/Kürettage:* 0,25–0,5 mg i. v., ggf. nach 2h bis zu 2-mal wiederholen
gute perorale Resorption, BV 60%, rascher Wi-Eintritt nach 40 sek (i. v.), nach 3–5 min (p. o.), nach 2–10 min (i.m.), HWZ 30–120 min, Wi-Dauer 3h, Elimination 90% biliär, Milch/Plasma-Quotient 0,3	

Oxytocin	*€-€€/Amp.; €€€/5 ml Nasenspray* | *Am/Am*
parenteral: **Oxytocin (Generika, HEXAL**® 5 IE/ml Inj.-Lsg.), **Syntocinon**® – *alle: 3* | *10 IE/ml Inj.-Lsg.*	**Geburtseinleitung sowie bei Wehenschwäche:** • *i. v.:* 1 IE in 100 ml NaCl 0,9 oder G5% Lsg. verdünnen; *initial* 1–2 m IE/min ggf. schrittweise Dosissteigerung um 1–2 m IE/min alle 15 min. *Max. Infusionsgeschwindigkeit* 20–30 m IE/min • wenn nach 500 ml (5 IE) noch keine regelmäßigen Kontraktionen des Uterus eingesetzt haben, sollte die Geburtseinleitung abgebrochen werden. Ggf. Wdh. am Folgetag • *bei Sectio caesarea:* unmittelbar nach Extraktion des Kindes werden 5 IE intramural od. langsam i. v. injiziert **Nachgeburtsperiode (atonische Blutungen):** 5–10 IE i.m. od. 5 IE langsam i. v.
bei nasaler Gabe Wirkeintritt nach wenigen Minuten, HWZ (i. v. und i.m.) 1–12 min, Elimination renal und hepatisch nach Inaktivierung durch plazentale Aminopeptidase	

16.9 Wehenhemmende Mittel

Fenoterol	*p. o.: €€ (20–40 mg); i. v.: €€ (0,5 mg Amp.)* | *sl/sl*
p. o.: **Partusisten**® 5 mg/Tbl. *parenteral:* **Partusisten**® **intrapartal** 0,025 mg/ml Amp.	**Hemmung vorzeitiger Wehentätigkeit 20.–37. SSW:** • *p. o.:* 4–8 × 5 mg/d = 20–40 mg/d • *i. v.:* 0,5–3 µg/min (0,72–4,32 mg/d) (Dosierung individuell nach Wi und Verträglichkeit) ▸ *Dosisreduktion bei Niereninsuffizienz:* S. 445 **Intrauterine Asphyxie durch pathologische Wehentätigkeit:** • *i. v.:* 25 µg über 2–3 min i. v. (25 µg auf 5 ml mit G_5% verdünnen = 5 µg/ml), ggf. Wdh.
orale BV 1,5%, hoher First-pass-Effekt, PEB 40–55%, HWZ 6–7h, Wi-Max. nach 10/30 min (i. v./p. o.), Wi-Dauer 6h (i. v./p. o.), renale Elimination überwiegend als Metabolite	

16.10 Prolaktinhemmer

Ind prolaktinbildende Hypophysenadenome (Mikroprolaktinome, idiopathische Hyperprolaktinämie, primäres und sekundäres Abstillen, Akromegalie	
Wi Dopaminagonist an D_2-Rezeptoren im ZNS auf der hypothalamisch-hypophysären Ebene → Prolaktinsekretion ↓ + Schrumpfung der Prolaktin-produzierenden Hypophysenadenome + Hemmung der Laktation	
KI Überempfindlichkeit gegenüber Mutterkornalkaloiden, schwere Leberinsuffizienz, gleichzeitige Anwendung antipsychotischer Medikation oder Wochenbettpsychose in der Anamnese, Präeklampsie bzw. post partum Hypertonie	
NW GIT-Symptome (Übelkeit und Erbrechen), RR ↓, HF ↓, periphere Durchblutungsstörungen, orthostatische Dysregulation, Ödeme, KS, Schwindel	

Bromocriptin	*€-€€ (2,5 mg Tbl.), €-€€ (5 mg Tbl.), €€ (10 mg Tbl.) | sl/sl*
p. o.: **Bromocriptin (Generika)**, **kirim®**, **Parlodel®**, **Pravidel®** *– alle: 2,5 mg/Tbl., 5 | 10 mg/Kps.*	**Hyperprolaktinämie:** 2–3 × 2,5 mg/d für 10–14 d, dann nach klinischem Effekt und Prolaktinspiegel dosieren **Laktationshemmung:** 1. Tag 2 × 1,25 mg/d, dann 14 d 2 × 2,5 mg/d **Akromegalie:** *initial* 2–3 × 1,25 mg/d, je nach NW/Wi schrittweise *Steigerung* auf 10–20 mg/d
BV 3–6% (First-pass-Effekt), max. Plasmakonz. nach 70–100 min, PEB 90–96%, HWZ 3–6h, 2,5 mg p. o. wirken 1–6h lang, Elimination über Fäzes	
Cabergolin	*€€-€€€ (2–4 mg Tbl.) | Gr 4 / La 5*
p. o.: **Cabaser®**, **Cabaseril®**, **Cabergolin (Generika)** – alle: 1 | 2 | 4 mg/Tbl., **Dostinex®** 0,5 mg/Tbl.	**Primäres Abstillen:** innerhalb 24h nach Geburt 1 × 2 Tbl. = 1,0 mg **Hyperprolaktinämie:** *initial* 1 × 0,5 mg/Wo, später 0,25–2 (–4,5) mg/Wo p. o.
lange HWZ von 65–110h, Wi-Dauer mind. 24h (30–35h), Steady-state nach 4 Wo., PEB 42%, extrahepatische Metabolisierung, zu 80% biliäre Elimination	
Lisurid	*e-€€ (0,2–0,5 mg/Tbl.) | Gr 1, KI/La 2 + 5, sl*
p. o.: **Dopergin®** 0,2 | 0,5 mg/Tbl. (0,4–0,6 mg)	**primäres Abstillen:** innerhalb der ersten 24h nach Entbindung 2–3 × 0,2 mg/d für 14 d **sekundäres Abstillen:** 1. Tag: 0,2 mg, 2. Tag: 2 × 0,2 mg, 3.–14. Tag: 3 × 0,2 mg, Beendigung der Behandlung 4 d nach Versiegen des Milchflusses **Galaktorrhö, prolaktinbedingte Amenorrhö, prolaktinbedingte Infertilität:** 1. Tag: 0,1 mg, 2. Tag: 2 × 0,1 mg, ab 3. Tag: 3 × 0,1 mg, dann in Abhängigkeit des Prolaktinspiegels dosieren **Akromegalie:** s. Galaktorrhö, *Dosissteigerung* nach Wi und Verträglichkeit bis max. 2 mg/d

BV 10–20%, HWZ 2–3h, max. Plasmakonz. nach 30–60 min, PEB 60–70%, klinische Wi dauert länger als es die HWZ, Elimination über Fäzes und Urin	
Quinagolid	*€€ (75–150 µg) | Gr 4, sl/La 1 + 5, KI*
p. o.: **Norprolac®** 75 | 150 µg/Tbl.	**Hyperprolaktinämie:** • *initial:* Tag 1–3: 1 × 25 µg/d; Tag 4–6: 1 × 50 µg/d; dann 1 × 75–150 µg/d vor dem Schlafengehen • *Erh-Dosis:* 1 × 75–150 µg/d; individuelle Dosisfindung nach Wi und NW
HWZ 11,5h, PEB 90%, max. Plasmakonz. 4–6h, renale und fäkale Elimination jeweils 50%	

17 Dermatologie

17.1 Topische Antimykotika

Amorolfin	*Creme: €€€ (20 g); Lsg.: €€€€ (3 ml) | Gr 5, Kl/La 1, Kl*
lokal: **Loceryl**® 2,5 mg/g Creme, 50 mg/ml Nagellack 5 %	**Haut- und Nagelmykosen:** • *Creme:* 1 × tgl. (abends) auf betroffene Haut auftragen, *Behandlungsdauer:* ununterbrochen bis zur klinischen Heilung und einige Tage darüber hinaus • *Nagellack:* 1–2 × pro Wo. auf befallene Finger- oder Fußnägel für ca. 3–6 Mo. auftragen
Bifonazol	*Creme: €€-€€€€ (20–50 g); Lsg.: €€€-€€€€ (15–50 ml) | Gr 5, sI/nicht im Brustbereich anwenden*
lokal: **Bifomyk**®, **Bifon**®, **Bifonazol Hexal**®, **Canesten**® **Extra**, **Mycospor**® *– alle: 10 mg/g bzw. 10 mg/ml als Creme, Gel oder Lsg.* (20 u. 50 g)	**Hautmykosen:** • *lokal:* 1 × tgl. dünn auf betroffene Areale auftragen • *Therapiedauer:* 2–4 Wo.
Ciclopirox -olamin	*€€€€ (20 g Creme) | Gr 1 + 4, sI/La 1, Kl*
lokal: **Batrafen**® Creme, -Lsg., -Puder, 10 mg/g bzw. /ml, -Gel 7,7 mg/g, **Nagel Batrafen**® Lsg. o. Lack, 80 mg/g, **Batrafen**® **S Shampoo**, **Ciclocutan**® Lsg. 10 mg/ml, **Ciclopirox (Generika)**, **Ciclopoli**®, **Inimur**® **Myko**, **Sebiprox**® 1,5 % Lsg., 15 mg/g, **Selergo**® 1 % ige Creme und Lsg. *vaginal:* **Batrafen**®, **inimur**® **myko** *– alle: Vaginalcreme und -zäpfchen, 10 mg/g bzw. 100 mg/ Vag.-Supp.*	**Mykosen Haut/Nagelbett:** *Lsg. und Creme:* 2 × tgl. bzw. *Puder* 1–2 × tgl. bis zum Abklingen der Symptome + 1–2 Wo. dünn auftragen **Vaginalmykose:** 1 × 5 g/d abends tief einführen **Zwischenzehenmykose:** Gel: 2 × tgl. über 4 Wo. dünn auftragen **Seborrhoische Dermatitis bei Männern:** 2 × tgl. dünn auftragen **Nagelmykose:** • **Nagel Batrafen**®: im 1. Mo.: jeden 2. d, im 2. Mo.: min. 2 × /Wo., ab dem 3. Mo.: 1 × /Wo. dünn auftragen • **Sebiprox**®: 2–3 × /Wo. auftragen, 3–5 min einwirken lassen und ausspülen; Anwendung über 4 Wo.
Clotrimazol	*€€ (20 g Creme); €€-€€€ (20–30 ml Lsg.) | sI im 1. Trim./ nicht im Brustbereich anwenden*
lokal: **Antifungol**®, **Apocanda**®, **Canesten**®, **Canifug**®, **Cloderm**®, **Clotri (Generika)**, **Clotrimazol** (**Generika**), **Cutistad**®, **Fungizid-ratiopharm**®, **Gilt**®, **Kadefungin**®,	**Hautmykosen:** 2–3 × tgl. auf die befallene Haut auftragen für 2–4 Wo. **Vaginalinfekte:** 1 × tgl. als Vaginalsupp. für 1–6 d und 1 × tgl. als Vaginalcreme

Myko Cordes®, **Mykofungin®**, **Uromykol®** *– alle: Vaginaltabletten, Vaginalcreme, Lsg., Puder, Creme und/oder Pumpspray*	
Econazol	*Creme: €€€ (25 g); Ovulum: €€€€* | *Gr 6, sl/La 1, sl*
lokal: **Epi-Pevaryl®** Creme, -Lotio, -Puder, -Spray *– alle: 10 mg/g bzw. ml* *vaginal:* **Gyno-Pevaryl®** Creme 10 mg/g, -Depot-Ovulum 50 | 150 mg/Vaginalovulum	**Hautmykose, Pityriasis versicolor:** 2 × tgl. (Puder: 2–3 × tgl.) auf betroffene Areale auftragen, Anwendung 2 Wo. über Verschwinden der Beschwerden hinaus **Vulvo-/vaginale Mykose:** 1 × 5 g Creme/d und 1 × 1 Depot-Ovulum/d tief vaginal einbringen
Ketoconazol	*€€€ (15 g Creme); €€€€ (60 ml Lsg.)* | *Am/Am*
lokal: **Fungoral®**, **Nizoral®**, **Terzolin®** Lsg. 20 mg/ml *– alle: Creme 300 mg/Tube à 20 mg/g Creme*	**Hautmykose:** • *leichter Befall:* 1 × tgl. für 2–4 Wo. auftragen • *starker Befall:* 2 × tgl. für 2–8 Wo. auftragen und/oder Lsg. ¼ Füllung des Schraubverschlusses tgl. oder jeden 2. d als Shampoo für 3–6 Mo. verwenden
Miconazol	*€€€ (20 g Gel); €€€ (20–25 g Creme)* | *KI/KI*
lokal: **Daktar®**, **Daktrin®**, **Fungur M®**, **Micotar®** (ZP) Paste, Lsg. 20 mg/ 1 ml, **Miconazol®** (**Generika**), **Mykoderm®**, **Mykotin®** *– alle: Mundgel 20 mg/1 g (124 mg/1 Messl.), Creme, 20 mg/1 g* *vaginal:* **Fungur®** Vaginalcreme/**Vaginalovula**, **Gyno-Daktar®** 100 mg/Ovula, Vaginalcreme	**Hautmykose:** *Creme* 2 × tgl. auftragen und leicht einreiben (über 2–5 Wo.) **Nagelmykose:** *Lsg.* 2 × tgl. auftragen über 2–6 Mo. **Vaginalmykose:** 1 × tgl. 5 g *Creme* mittels Applikator über 1–2 Wo. **Mund-/Rachen-Mykose:** 4 × tgl. ½ Messlöffel *Gel* (2,5 g Gel = 50 mg) auf die Schleimhaut auftragen, einwirken lassen und schlucken, Anwendung über 1–2 Wo. **Säuglinge:** 4 × tgl. ¼ Messlöffel *Gel* (1,25 g Gel = 25 mg) ▸ *Max-Dosis (tgl.):* 20 mg/kg KG
Naftifin	*€€€ (20 g Creme oder Gel); €€€€ (25 ml Lsg.)* | *sl, kE/sl, kE*
lokal: **Exoderil®** Creme, Gel; 10 mg/g	**Hautmykose:** 1 × tgl. dünn auftragen **Nagelmykose:** 2 × tgl. auf die erkrankten Nägel auftragen ▸ *Anwendungsdauer:* 1–2 Wo. über Abklingen der Symptome hinaus, max. 6 Mo.
Nystatin	*ca. €€€ (20 g Creme), €€€ (25 ml Susp.)* | *sl, kE/sl, kE*
lokal: **Adiclair®**, **Biofanal®**, **Candio-Hermal®**, **Moronal®**, **Mykundex®**, **Nystatin**	**Candida-Haut-/Schleimhautmykose:** • *Haut:* 2–3 × tgl. auftragen; 8–10 d über Abklingen der Beschwerden hinaus • *vaginal:* 1 × 1–2 Vag.-Tbl./d tief vaginal einführen

(**Generika**) (**Creme**, **Salbe**, **Mundgel**), **Nystaderm**® *– alle: Tbl./Drg. 500000 I. E., Vaginal-Tbl. 100000 I. E., Salbe, Creme und Suspension 100000 I. E./g bzw. ml oder Mundgel 100000–250000 I. E.*	• *enoraler/ösophagealer Soor:* – *Erw.:* 3–6 × 100000 I. E./d p. o. – *Säuglinge:* 3–6 × 50000–100000 I. E. Susp./d p. o. ▸ *Anwendungsdauer:* 2 Wo. über Abklingen der Beschwerden hinaus
Sertaconazol	*€€€ (20 g Creme) | Gr 5, sl/La 1, sl*
lokal: **Mykosert**® Lsg. 20 mg/ml, **Zalain**® Nagelpflaster *– alle: 20 mg/g Creme*	**Hautmykosen:** 2 × tgl. auftragen, Anwendung über 4 Wo. **Nagelmykosen:** auf betroffenen Nagel aufkleben
Terbinafin	*p. o.: €€/250 mg Tbl. | Gr 4, sl/La 2, KI*
p. o.: **Amiada**®, **Dermatin**®, **Lamisil**®, **Myconormin**®, **Octosan**®, **Onymax**®, **Terbiderm**®, **Terbigalen**®, **Terbinafin** (**Generika**, **Stada**®, **Hexal**® 125 mg/Tbl.) *– alle: 250 mg/Tbl.* *lokal:* **Fungizid**® ratiopharm Creme 10 mg/g, **Lamisil**® Creme, **DermaGel**, Spray *– alle: 10 mg/g*	**Hautmykose:** *p. o.:* 1 × 250 mg/d in der Regel für 3 Mo., ggf. auch länger *lokal:* über 4–6 Wo. 1–2 × tgl. auf befallene Hautstellen **Nagelmykose:** Fingernägel über 6 Wo., Zehennägel über 3–6 Mo. 1–2 × tgl. Creme/Spray anwenden ▸ *Dosisreduktion bei Nieren- (GFR < 50 ml/min) oder Leberinsuffizienz:* um 50 % bei p. o.-Gabe
p. o.: Resorption 85 %, max. Plasmakonz. nach 1,3–2 h, PEB 99 %, HWZ 16–21 h, zu 80 % renale Elimination nach rascher Metabolisierung durch das Cytochrom-P_{450}-System, Gewebeakkumulation	
Tioconazol	*€€€ (25 g Creme) | Gr 4, sl/Am*
Mykontral® Creme, -Lotion, -Puder, -Spray; 10 mg/g	**Haut- und Schleimhautmykose:** 2 × tgl. lokal auftragen

17.2 Wundbehandlungsmittel

Dexpanthenol (Pantothensäure)	*ca. €€€ (50 ml Lsg. o. 20–50 g Salbe) | Am/Am*
lokal: **Bepanthen**® Lsg., Salbe, Emulsion, **Panthenol** (**Generika**)	**Förderung der Wundheilung:** 1–3 × tgl. auf betroffene Haut auftragen
Enzyme	*€€€€/25 g Salbe; €€€€/74 g Puder Spray | Am/Am*
lokal: **Iruxol**® N Salbe, 0,52–3,75 mg Filtrat von	**enzymatische Reinigung von oberflächlichen Geschwüren (z. B. Ulcus cruris, Dekubitus, schlecht heilende Wunden):**

Clostridium histolyticum + andere Proteasen/gl. E.	• 1 × 1 mm dick/d auftragen, in Ausnahmefällen: 2 × tgl. mögl.; Anwendung i. d. R. 1–3 Wo.

17.3 Andere antientzündlich wirksame Substanzen

Benzocain	*€€€ (20 g Creme) | Am/Am*
lokal: **Anaesthesin**® **N**-Puder 60 mg/g, -Salbe, -Creme 50 | 100 | 200 mg/g; **Labocane**® Salbe 100 mg/g	**lokale Schmerzen der Haut:** *lokal:* ein bis mehrmals täglich dünn auf betroffene Areale auftragen
Bufexamac	*€€ (25 g Creme o. Salbe) | Am/Am*
lokal: **Bufexamac-ratiopharm**®, **duradermal**®, **Jomax**®, **Parfenac**®, **Windol**® *– alle: 50 mg/g Creme, Salbe, Fettsalbe oder Milch*	**Entzündung der Haut bei Neurodermitis und chron. Ekzem:** 3 × tgl. auf erkrankte Areale auftragen ▶ *max. Therapiedauer:* 6 Mo.
Clemastin	*p. o.: € (1 mg Tbl.) | Gr 1, Kl/La 2, Kl*
p. o.: **Tavegil**® 1 mg/Tbl., 0,5 mg/10 ml Sirup *lokal:* **Tavegil**® 0,3 mg/g Gel	**Allergien, Pruritus,** *lokal:* **juckende Hautveränderungen, Urticae, Insektenstichverletzungen:** • *p. o.:* 2 × 1–6 mg/d (*Max-Dosis:* 6 Tbl./d oder 120 ml Sirup) • *lokal:* mehrmals tgl. auf betroffene Haut auftragen ▶ *Kinder: p. o.:* 7–12 J. 0,5–1 mg/d (2 × ½ – 1 Tbl. oder 10–20 ml Sirup), 4–6 J. 0,5 mg/d, 1–3 J. 0,25–0,5 mg/d jeweils verteilt auf 2 ED
p. o.: Wi-Dauer 1–12 h, HWZ 3,6 und 37 h, hepatische Metabolisierung, v. a. renale Elimination	
Dimetinden	*p. o.: €€€ (3–6 mg) | Gr 1 + 4, Kl/La 2, sl*
p. o.: **Fenistil**® 1 mg/Drg., 24-Stunden-ret.-Kps. 4 mg/Kps., Tropfen 1 mg/20 Trpf., Sirup 0,122 mg/1 ml *lokal:* **Fenistil**® 1 mg/1 g Gel	**Allergien, Urtikaria, Kontaktdermatitis, Neurodermitis, Ekzeme anderer Genese u. andere juckende Dermatosen:** • *p. o.:* 3 × 1–2 mg/d oder 1 × 4 mg ret.-Kps./d abends für max. 25 d • *lokal:* 2–4 × tgl. auf betroffene Hautareale auftragen ▶ *Kinder:* 1–8 J. 3 × 10–15 Trpf./d oder 3 × 1 Teelöffel Sirup/d p. o., > 9 J. 3 × 20 Trpf./d oder 3 × 1 ½ Teelöffel Sirup/d p. o.
rasche Resorption, BV 70 %, Wi-Beginn nach 30–60 min, Wi-Dauer 4–5 h, PEB 90 %, HWZ 6 h (ret.-Form 11 h)	

Gerbstoff	*€€ (20 g Creme); €€€ (100 g Lotion) | Am/Am*
lokal: **Tannosynt®** Creme, -Lotio, -Puder 10 mg/g, **Tannosynt®** flüssig (Badezusatz)	**Entzündl., nässende u. juck. Hauterkrankungen:** 1–2 × tgl. dünn auf erkrankte Areal auftragen; Anwendung über 1–2 Wo. ausreichend; T-flüssig, Voll- und Teilbäder, Waschungen, Umschläge mehrmals tgl.; *Erw.:* 1:1000, *Kdr.:* 1:5000 verdünnt

17.4 Antipsoriatika

17.4.1 Topische Antipsoriatika

Calcipotriol	*€€€€ (30 g Creme + 30 ml Lsg.) | Gr 4, Kl/La 1, Kl*
lokal: **Calcipotriol®**, **Daivonex®**, **Psorcutan®** *– alle: 0,05 mg/g Creme oder Salbe* **Daivonex®**, **Psorcutan®** *– alle: 50 µg/ml Lsg.*	**Psoriasis vulgaris vom Plaque Typ:** *initial* 2 × tgl. auf die betroffene Haut auftragen, ggf. später 1 × tgl. ▸ *Max-Dosis Erw.:* 15 g/d oder 100 g/Wo.; bei < 100 g/Wo. nur für 6–8 Wo., bei < 50 g/Wo. nur für 12 Mo. ▸ *Max-Dosis Kinder:* < 12 J. 50 g/Wo., > 12 J. 75 g/Wo.
Tacalcitol	*€€€€ (100 g Salbe + 50 ml Emulsion) | Gr 4 / La 1*
lokal: **Curatoderm®** 0,04 mg/g Salbe, Emulsion (4 µg)	**Psoriasis vulgaris:** 1 × tgl. auf die betroffene Haut auftragen ▸ *Max-Dosis Erw.:* 10 g/d 8 Wo. Max. 15 % der ges. KOF oder max. 2–3,5 g/d auf bis zu 10 % der KOF für max. 18 Mo. ▸ *Emulsion:* 1 × abends dünn auftragen, max. 70 ml/Wo. für max. 8 Wo.
Dithranol + Harnstoff	*€€€€ (50 g Creme) | Kl für große Flächen/Ki bei Anw. an der Brust*
lokal: **Psoradexan®** 0,5 mg/ 1 mg/2 mg Dithranol/170 mg Harnstoff/g Creme	**subakute und chronische Psoriasis vulgaris:** 2 × tgl. auf die befallene Haut für 4–6 Wo. auftragen
Dithranol + Salicylsäure	*€€€€ (30 g Creme) | Kl für große Flächen/Ki bei Anw. an der Brust*
lokal: **Psoralon®** MT 0,5 %/1 %/ 2 %/3 % (0.5 g/1 g/2 g/3 g Dithranol 0,5 g/1 g/2 g/3 g Salicylsäure/100 g Salbe)	**Psoriasis vulgaris:** Behandlung mit niedriger Dosis beginnen (10 min Einwirkzeit, bei guter Verträglichkeit 20 min), *Behandlungsdauer* 4–6 Wo.
Efalizumab	*€€€€€ /Durchstechfl. | Gr 5, Kl/La 1, sl*
i. v.: **Raptiva®** 100 mg/ml Fertig-Lsg.	**mittelschwere bis schwere Psoriasis vulgaris vom Plaque-Typ bei Erw. > 18. J.:** *initial* 0,7 mg/kg KG i. v., dann 1,0 mg/kg KG/ Wo., *Max-Dosis:* 200 mg

Steinkohlenteer	*€€€€ (25 g Creme), €€€€ (150 ml Shampoo) | KI/KI*
lokal: **Lorinden®** 15 mg/g Salbe, **Tarmed®** 40 mg/1 g Shampoo, **Teer-Linola®** 2 g/100 g Fettcreme	**chronische Ekzeme und chronische Formen der Neurodermitis: Teer-Linola®**: 1 × tgl. dünn und kleinflächig auf die betroffenen Hautareale **chronische Ekzeme, Psoriasis, seborrhoische Dermatitis der Kopfhaut: Tarmed®**: 1–2 x Woche auf die Kopfhaut einmassieren, einwirken lassen und gründlich ausspülen *Behandlungsdauer:* 4 Wo. (Kopfhaut und Haut)

17.4.2 Systemische Antipsoriatika

Acitretin	*€€ (10–25 mg Kps.) | KI/KI*
p. o.: **Neotigason®** 10 | 25 mg/Kps.	**Psoriasis vulgaris:** • *Erw.: initial* 30 mg/d zu den Mahlzeiten p. o. für 2–4 Wo., danach ggf. *Dosissteigerung* bei ausbleibendem Behandlungserfolg, *Erh.-Dosis:* 30 mg/d für weitere 6–8 Wochen; *Max-Dosis:* 75 mg/d ▸ *Kinder:* 0,5 mg/kg KG/d p. o., ggf. *Steigerung* auf 1 mg/kg KG/d; *Erh.-Dosis:* 0,1 mg/kg KG/d – max. 0.2 mg/kg KG/d; *Max-Dosis:* 35 mg/d p. o. **Verhornungsstörungen:** *Erh.-Dosis* möglichst niedrig (< 10 mg/d)
BV 36–95 %, max. Plasmakonz. nach 1–4 h, PEB 99,9 %, HWZ 50 h, Elimination erfolgt in Form von Metaboliten zu 50 % über die Galle und zu 50 % über die Nieren	

17.5 Antibiotika und Chemotherapeutika

Chloramphenicol + Natriumbituminosulfonat	*€€€€ (25 g Creme); €€€€ (50 g Lsg.) | KI/KI*
lokal: **Ichthoseptal®** Creme 2 g Na-bituminosulfonat + 1 g Chloramphenicol/100 g, **Ichthoseptal®** Lsg. 0.5 g Na-bituminosulfonat + 1 g Chloramphenicol/100 g	**Impetiginisierte Dermatosen, Ekzeme, Akne, Pyodermien, Impetigo, Follikulitis:** 2–3 × tgl. dünn auftragen
Chlortetracyclin	*€€€€ (25 g Salbe) | sl/sl*
lokal: **Aureomycin®** 30 mg/g Salbe	**bakteriell infizierte Wunden:** 2 × tgl. auf betroffene Hautstelle auftragen
Framycetin	*€€€€ (5 g Puder); €€€€ (15 g Salbe) | KI/KI*
lokal: **Leukase® N** Puder/Salbe 20 mg/g	**antibiotische Behandlung von Pyodermie, Ulcus cruris, Dekubitus, infizierten Wunden, Impetigo, Verbrennungen, superinfizierte Ekzeme:** 1 × tgl. dünn auftragen;

	großflächige Wunden sollten nicht länger als 8 d behandelt werden

17.6 Virustatika

Aciclovir	*p. o.: 2–3,– € (1–2 g); i. v.: 37–84,– € (1050–2100 mg)* | *sl/La 2 KI*
p. o.: **Acerpes®**, **Acic®**, **Aciclo** (Generika), **Aciclovir** (Generika), **Acivir®**, **Herpetad®**, **Mapox®**, **Virulax®**, **Virzin®**, **Zovirax®** *– alle: 200 | 400 und/oder 800 mg/Tbl.;* **Zovirax®** *Suspension 200 mg/5 ml* *lokal-Haut:* **Acerpes®**, **Acic®**, **Aciclo** (Generika), **Aciclovir®** (Generika), **Dynexan,® Mapox®**, **Supraviran®**, **Virzin®**, **Zovirax®** *– alle: Creme 50 mg/g* *i. v.:* **Acic®**, **Acivir®**, **Aciclovir** (Generika), **Mapox®**, **Supraviran®**, **Zovirax®** *– alle: 250 | 500 mg/Amp. (Trockensubstanz)*	**Herpes zoster:** 3 × 5–10 mg/kg KG/d i. v. für 5–7 (–10) d oder 5 × 800 mg/d p. o. für 5–7(–10) d **Herpes genitalis + labialis:** 5 × 200 (–400) mg/d p. o. (für 5–10 d) bzw. frühzeitig mind. 5 × tgl. Creme lokal auftragen **Herpes simplex (Prophylaxe):** Abhängig vom Immunstatus des Pat. max. 12 Mo p. o. ▸ *Dosierungsintervallreduktion bei Niereninsuffizienz* (GFR in ml/min → Intervall): > 50 → alle 8 h, 50–25 → alle 12 h, 25–10 → alle 24 h, < 10 → alle 24 h halbe Dosis ▸ *Kinder*: 3 Mo. – 12 J. 3 × 250 mg/m² KOF/d i. v.; bei Varizelleninfektion und Immundefizit 3 × 500 mg/m² KOF/d i. v.; < 3 Mo. 3 × 10 mg/kg KG/d i. v.
BV 20 % (p. o.), max. Plasmakonz. nach 1,5–2 h, HWZ 2–3 h, Elimination bis zu 90 % über die Nieren	
Brivudin	*€€€€/Tbl.* | *Gr 4, KI/La 2, KI*
p. o.: **Zostex®** 125 mg/Tbl.	**Herpes-zoster-Infektion der Haut:** 125 mg/d für 7 d p. o.
Foscarnet	*i. v.: €€€€ (250 ml Inf.-Fl.); lokal: €€€€ (2 g Salbe)* | *Gr 6 + 11, KI/La 4, KI*
parenteral: **Foscavir®** 15,4 mg/ml Inf.-Lsg. *lokal:* **Triapten®** Antiviralcreme 2 g/100 g	**Aciclovir-resistente Herpesinfektion bei Jugendlichen und Erw.:** 3 × 40 mg/kg KG/d (= 3 × 1,7 ml/kg KG/d) i. v. für 2–3 Wo. **rez. Haut- und Schleimhautinfektionen durch Herpes-simplex-Virus Typ 1/2:** mindestens 6 mal/d auftragen ▸ *Dosisanpassung bei Niereninsuffizienz:* siehe Fachinfo
i. v.: PEB < 20 %, terminale HWZ 1–8 d, Elimination renal	

Famciclovir = Penciclovir	*€€€€ (750 mg) | Gr 4, Kl/Kl*
p. o.: **Famvir**® 125 | 250 mg/Tbl., **Famvir Zoster**® 250 mg/Tbl.	**Herpes genitalis:** 3 × 250 mg/d für 5 d, immunsuppr. Pat. 2 × 500 mg/d **Herpes zoster:** 3 × 250 mg/d für 7 d (in den USA 3 × 500 mg/d) ▸ *Dosisreduktion bei Niereninsuffizienz:* GFR ≥ 40 ml/min. → 3 × 250 mg/d; 30–39 ml/min./1,73 m^2 → 2 × 250 mg/d; 10–29 ml/min./ 1,73 m^2 → 1 × 250 mg/d
BV 77 % und rasche Umwandlung in den aktiven Metaboliten Penciclovir, max. Plasmakonz. nach 45 min, PEB < 20 %, HWZ 2 h, in infizierten Zellen HWZ 9 h (!), unveränderte renale Elimination der Metabolite	
Valaciclovir	*€€/Tbl. | Gr 6, Kl/La 2, ab*
p. o.: **Valtrex**® 500 mg/Tbl.	**Herpes-zoster-Infektion der Haut:** 3 × 1000 mg/d p. o. **Rez. sowie prim. Herpes-genitalis:** 2 × 500 mg/d p. o. ▸ *Dosisreduktion bei Niereninsuffizienz:* Krea-Clearance 15–30 ml/min./1,73 m^2 2 × 1000 mg/d, bei Hämodialyse 1 × 1000 mg/d

17.7 Topische Kortikosteroide

17.7.1 Schwach wirksam	
Hydrocortison	*k.A. | Gr 3, sl/La 2, sl*
lokal: **Alfason**®, **Ebenol**®, **Hydrocutan Creme** (2,5 mg Hydrocortison/g), **Hydrocutan Salbe** 1 mg Kortison/g, **Hydrogalen**® (10 mg Hydrocortison/g), **Hydrocortison (Generika)**, **Linolacort**®, **Posterisan**®, **Systral**® (2.5 mg Hydrocortison/g)	**entzündliche/allergische/pruriginöse Hauterkrankungen:** • *Erw. und Kinder:* 1–3 × tgl. aufgetragen, bei Ansprechen 1 × tgl. bzw. *Reduktion* auf alle 2–3 d für *max.* 4 Wochen ▸ *Säuglinge und Kindern bis 4 J.:* für max. 3 Wochen
17.7.2 Mittelstark wirksam	
Clobetason	*€€€€ (25 g Creme oder Salbe) | sl/Am*
lokal: **Emovate**® 0,5 mg/g Salbe o. Creme	**Ekzeme, seborrhoische Dermatitis, andere auf lokale Kortikoidbehandlung ansprechende leichtere Hauterkrankungen:** *Erw.:* 2 × tgl. dünn auftragen (bis zu 6 Mo. Dauer)
Clocortolon	*€€€€ (20 g Creme oder Salbe) | Am/Am*
lokal: **Kaban**® Creme/Salbe	**auf lokale Kortikoidbehandlung ansprechende Hauterkrankungen:** • *Erw.:* 1–2 × tgl. auftragen auch als Okklusivverbände für 24 h (Creme)

	▶ *Säuglinge und Kinder bis 4 J.: max. Anwendung* über 2 Wo.
Flumetason	*€€€€ (15–25 g Creme) | sl/sl*
lokal: **Cerson®** Creme/Salbe, **Locacorten®** Creme – *alle: 0,02 g/100 g*	**Ekzem: Locacorten®:** 1–3 × tgl. dünn auftragen bis Symptome über 1 Wo. abgeheilt sind **Endogenes/exogenes Ekzem, Verätzung, Verbrühung, Verbrennung 1./2. Grad, Insektenstich, Lichen ruber, Lupus erythematodes chronicus discoides, Lichtdermatosen, Prurigo chronica, Psoriasis: Cerson®**: 1 × tgl. Salbe/Creme aufgetragen
Fluprednіden	*€€€€ (20 g Creme oder Salbe) | Gr 3 + 7, Kl/La 2*
lokal: **Decoderm®** Salbe 0,5 mg/g, Creme 1 mg/g, Paste 0,1 g/100 g	**atopisches Ekzem; Kontaktekzem (Salbe/Creme):** • *Erw.:* Applikation erfolgt 1 × tgl. dünn auf die erkrankten Hautstellen ▶ *Kinder:* Anwendung möglichst < 2 Wo. **Chronisches Ekzem (v. a. nässend) Intertrigo (Paste):** Applikation erfolgt 1–3 × tgl. auf die betroffenen Hautareale
Prednicarbat	*€€€€ (50 g Creme und Salbe) | Gr 3 + 8 im 1. Trim, Kl bei Dauerbehandlung*
lokal: **Dermatop®** Lsg., **Prednicarbat®**, **Prednitop®** – *alle: 2,5 mg/g Creme/Salbe/Fettsalbe*	**Ekzeme, Neurodermitis, Psoriasis, Verbrennung 1. Grades:** • *Salbe/Creme/Fettsalbe:* 1 (–2) × tgl. dünn auftragen und leicht verreiben • *Lsg.*: für behaarte Regionen, Fußsohlen, Handinnenflächen: 1 (–2) × tgl. • *Behandlungsdauer:* Erw. 4 Wo., Kinder 2 Wo. (möglichst kurz)
Triamcinolon/ Triamcinolonacetonid	*€€€€ (10 g Creme, 20 g Salbe) | Gr 6, sl/La 2, sl*
lokal: **Delphicort®** Creme, Salbe, **Kortikoid ratiopharm®**, **Linolacort Triam®**, **Triam (Generika)**, **Volon A®** Creme, Fettsalbe, Salbe, Spray, Lotio N,	**auf lokale Kortikoidbehandlung ansprechende Hauterkrankungen:** 1–2 × tgl. auf befallene Stellen auftragen

17.7.3 Stark wirksam

Amcinonid	*€€€€ (20 g Lotio oder Salbe) | Gr 3 + 7 + 8, Kl/La 2, Kl*
lokal: **Amciderm®** Creme/Fettsalbe/Lotio/Salbe – *alle: 1 mg/g*	**auf lokale Kortikoidbehandlung ansprechende Hauterkrankungen:** • 1–2 × tgl. dünn auf die betroffenen Hautbezirke auftragen • *Therapiedauer:* bis zu 4 Wochen

Betamethason	*k.A. | Gr 6, KI bei Dauerbehandlung/La 2*
lokal: **Bermon®**, **Beta** (**Generika**) Creme, -Lsg., -Lotion, -Salbe; **Betnesol® V** Creme 0,1 %, -Lotio 0,1 %, -Salbe 0,1 %; **Celestan®-V** Creme, -Salbe; **Soderm®** Creme, -Lotio, -Salbe; **Deflatop®** 0,1 % Schaum; **Soderm®** *– alle: 1 mg/g* **Cordes® Beta** Creme, -Salbe *– alle: 1 mg/100 g* **Diprosis®** Gel, -Salbe; **Diprosone®** Creme, -Salbe, -Lsg. *– alle: 0,5 mg/g*	**auf lokale Kortikoidbehandlung ansprechende Hauterkrankungen:** • *Erw.: initial* 1–2/d dünn auf die Haut auftragen, dann 1 × tgl., max. für 3–4 Wo. ▸ *Kinder > 1 J.:* 1 × tgl., max. für 2 Wo. auf die Haut auftragen • *Kopfhaut > 6 J.* (**Deflatop®** *0,1 % Schaum*)*: initial* golfballgroße Menge 2 × tgl., bei Besserung 1 ×, max. 7 d
Desoximetason	*€€€€ (50 g Salbe) | Gr 6 + 8, KI/La 2, KI*
lokal: **Topisolon®** 2.5 mg/g Fettsalbe/Salbe	**auf lokale Kortikoidbehandlung ansprechende Hauterkrankungen:** 1–2 × tgl. dünn auftragen ggf. *Dosissteigerung* auf 3 × tgl.
Dexamethason	*€€€€ (20 ml Lsg.) | Gr 3, sl/La 2, sl*
lokal: **Cortidexason Salbe®**, **Dexa Loscon®** Lotion, **Dexamethasoncreme®**, **Dexamethasonsalbe®**, **Solutio Cordes Dexa®**, **Tuttozem®** *– alle: Salbe*	**Behandlung von entzündlichen, allergischen, pruriginösen Hauterkrankungen sowie Dermatitiden:** 1–2 × tgl. auftragen
Fluocinolon	*€€€€ (15 g Creme oder Salbe) | Gr 3 + 8, sl*
lokal: **Flucinar®** Creme/Salbe 0,25 mg/g, **Jellin®** Creme/Salbe 0,25 mg/g	**Alle auf eine lokale Kortikoidbehandlung ansprechenden Hauterkrankungen:** 1 × tgl. dünn auf die betroffenen Hautstellen auftragen
Fluocinonid	*€€€€ (15 g Creme, Salbe o. 15 ml Lsg.) | Gr 3 + 8, sl*
lokal: **Topsym®** Salbe/Creme (0,5 mg/g), Lsg. 0,5 mg/ml	**auf lokale Kortikoidbehandlung ansprechende Hauterkrankungen:** 1–2 × tgl. dünn auf die erkrankte Haut auftragen und leicht einreiben für 2–3 Wo.
Mometason	*€€€€ (20 g Creme) | Gr 6, sl/La 2, sl*
lokal: **Ecural®** 1 mg Mometasonfuroat/g Fettcreme/Lsg./Salbe, **Elosalic®** 1 mg/g Salbe	**Psoriasis, atopische Dermatitis, Reiz-, allergische Kontaktdermatitis:** • Fettcreme/Salbe dünn auf die betroffenen Hautstellen auftragen • Lsg. für den behaarten Kopf für 3 Wo. anwenden

17.7.4 Sehr stark wirksam

Clobetasol	*€€€€ (50 g Creme und Lotion) | Gr 6, KI im 1. Trim., sl/La 2, sl*
lokal: **Butavate®**, **Clobegalen®**, **Clobetasol Acis®**, **Dermoxin®**, **Dermoxinale®** Lsg., **Karison®** *– alle: 0,5 mg/g (Creme/Lotion/Lsg./Salbe)*	**therapieresistente steroidsensible Dermatosen:** 1 × tgl. auf befallene Stelle auftragen für 2–3 Wo.; *Max-Dosis:* 50 g/Wo.
Diflucortolon	*€€€€ (30 g Creme und Salbe) | Gr 3, KI im 1. Trim.*
lokal: **Nerisona®** Creme/Fettsalbe/Salbe *– alle: 1 mg Diflucortolon/g*	**kortikoid-sensible Hauterkrankungen:** • 1–2 × tgl. dünn auf die betroffenen Haut aufgetragen; behandelte Fläche darf 20 % der Körperoberfläche nicht überschreiten • *max. Behandlungsdauer:* < 3 Wo.

17.8 Antiseptika und Desinfektionsmittel

Ethacridin	*€€€€ (50 g Salbe); €€€ (500 ml Lsg.) | Gr 5, KI/La 1, KI*
lokal: **Ethacridinlactat®** 0,1 % 1 mg/ml Lsg., **Rivanol®** Lsg. 0,1 g/100 ml, Salbe 2 mg/g, **Solutio Ethacridini®** 0,1 % 1 mg/ml Lsg.	**antiseptische Behandlung der Haut:** • *Salbe:* 3 × tgl. auf die betroffenen Hautstellen auftragen • *Umschläge, Spülungen oder z. B. in Form von Handbädern:* 2 × tgl. 0,1 %ige Ethacridin-Lsg. für mindestens 30 min einwirken lassen

17.9 Aknemittel Antibiotikahaltig, topisch

Erythromycin	*€€€€ (25 g Gel oder 25 ml Lsg.) | Gr 4, KI/La 1, KI*
lokal: **Aknederm®** Ery, **Eryderm ec®**, **Inderm®**, **Sanasepton®** *– alle: 2 % | 4 % Gel* **Aknemycin®** Lsg., Salbe	**Acne vulgaris:** *lokal:* 1–2 × tgl. auftragen
Clindamycin	*€€€€ (20 ml Gel oder 30 ml Lsg.) | Gr 2, sl/La 2, Am*
lokal: **Basocin Akne®** Gel, Lsg., **Zindaclin®** 1 % Gel	**Acne vulgaris:** *lokal:* 1–2 × tgl. auftragen
Nadifloxacin	*€€€€ (25–50 g Creme) | Gr 4, sl/La 2, KI*
lokal: **Nadixa®** 10 mg/g Creme	**Acne vulgaris:** *lokal: Erw. > 14 J.:* 2 × tgl. dünn auftragen
Tetracyclin	*€€€€ (20 g Salbe) | Gr 5, sl*
lokal: **Imex®** *30 mg/g Salbe*	**Acne vulgaris:** 1–3 × tgl. dünn auftragen

17.9.1 Ohne Antibiotika, topisch	
Adapalen	*€€€€ (25 g Creme o. 25 g Gel) | Gr 5, sl/La 1, sl*
lokal: **Differin**® 1 mg/g Creme o. Gel	**Acne vulgaris:** 1 × tgl. z. N. auf die Haut für 4–8 Wo. auftragen (Haut zuvor reinigen)
Azelainsäure	*€€€€ (30 g Creme oder Gel) | sl/sl*
lokal: **Skinoren**® 0,2 g/g Creme, **Skinoren**® 0,15 g/g Gel	**Acne vulgaris:** 2 × tgl. Creme auf die gereinigte Haut auftragen **leichte/mittelschwere papulopustulöse Akne Gesicht:** 2 × tgl. Gel dünn auf die befallene Haut auftragen und vorsichtig einreiben
Benzoylperoxid	*k.A. | Gr 5, sl/La 1*
lokal: **Aknefug**® 3 | 5 | 10 g/ 100 g Gel, **Akneroxid**® 50 | 100 mg/g Gel, **Akneroxid**® 4 g/ 100 g Susp., **Benzaknen**® 50 | 100 mg/g Gel; 50 mg/ml Susp., **Benzoyt**® 50 | 100 mg/g, **Benzperox**® 100 mg/g Gel, **Brevoxyl**® 40 mg/g Creme, **Cordes**® 0,03 | 0,05 | 0,1 g/g Gel, **Klinoxid**® 50 mg/g Creme, **Marduk**® 0,05 g/g Gel, **Panoxyl**® 2,5 | 5 g/100 g Creme; 5 g/ 100 g Lotion; 5 | 10 g/100 g Gel; 10 g/ 100 g Emulsion, **Sanoxit**® 25 | 50 | 100 mg/g Gel	**Acne comedonica, Acne papulopustulosa:** • *Creme, Lotion:* 1–2 × tgl. auf die befallene Haut auftragen • *Gel:* 1–2 × tgl. dünn auftragen • *Emulsion:* 2 × tgl. auf die vorher angefeuchtete Haut auftragen, 1–2 min leicht einreiben und anschließend gründlich mit Wasser abwaschen • *Susp.:* 2 × tgl. auf die angefeuchtete Haut auftragen und verreiben; nach 1–2 min gründlich abspülen.
Isotretinoin	*€€€€ (40 g Creme); €€€€ (25 g Gel) | Kl/Kl*
lokal: **Isotrex**® 0,5 | 1 mg/g Creme, 0,5 mg/g Gel	**schwere Akne (schwere Acne papulopusta, Acne conglobata, Acne cystica):** *lokal:* Creme, Gel: 1–2 × tgl. anwenden
Tretinoin	*€€€€ (20–25 g Creme) | Gr 6, Kl/Am*
lokal: **Airol**® 0,5 mg/g Creme, 0,5 mg/ml Lsg., **Cordes Vas**® (50 mg/100 g Creme)	**Acne vulgaris, Halogen-Akne, Acne medicamentosa:** 1–2 × tgl. auf betroffene Haut auftragen **Acne comedonica, Acne papulopustulosa, bei heller und empfindlicher Haut:** 1 × tgl. oder jeden 2. Tag
17.9.2 Systemisch	
Isotretinoin	*€/20 mg Kps. | Kl/Kl*
p. o.: **Aknefug**®, **Aknenormin**®, **Isoderm**®, **Isotret-HEXAL**®, **Isotretinoin (Generika)**, **Roaccutane**®	**schwere Akne (Acne conglobata, Acne cystica):** *initial:* 0,5–1 (–2) mg/kg KG/d, *Dauertherapie:* 0,5–1,0 mg/kg KG/d, ggf. *Gesamtdosis pro Behandlung* 120 mg/kg KG

– *alle: 10 | 20 mg/Kps.*	
HWZ 10–20 h, Metabolisierung 20–50 h, max. Plasmakonz. nach 2–4 h, hohe PEB	
Minocyclin	*€/50 mg Tbl. o. Kps.* | *KI/KI*
p. o.: **Aknefug Mino®**, **Aknosan®**, **Minakne®**, **Minoclir®**, **Minocyclin (Generika)**, **Skinocyclin®** – *alle: 50 mg/Tbl. oder Kps.;* **Minoplus®**, **Skid®**, **Minocyclin (Generika)**, **Udima®** – *alle: 50 | 100 mg/Tbl o. Kps.*	**Acne vulgaris, Minocyclin empfindliche Infektionen:** • *Erw. u. Jugendliche > 50 kg KG: initial* 1 × 200 mg, dann 2 × 100 mg/d (alle 12 h) • *Kinder > 8 J.: initial* 4 mg/kg KG, dann 2 × 2 mg/kg KG/d
HWZ 12–17 h, max. Plasmakonz. nach 1–2 h, PEB 75%, hohe Gewebekonz. in Leber und Gallenblase, v. a. hepatische Elimination, 10–15% renale Elimination	
Doxycyclin s. auch Seite 43	*€* | *sl, ab 16. SSW KI/KI*
p. o.: **Aknefug Doxy®**, **Doxakne®**, **Antodox®**, **Doxy (Generika)**, **Doxycyclin (Generika)**, **Doxyderma®** 50 mg/Tbl., **Doxymono®**, – *alle: 100 | 200 mg/Tbl./Tabs/Kps.*	**Acne vulgaris, Doxycyclin-empfindliche Infektionen:** • *p. o.:* 1–2 × 100 mg/d • *Kinder 8–12 J.:* 4 mg/kg KG/d verteilt auf 1–2 ED/d, ab 2. d ggf. *Dosisreduktion* auf die Hälfte
BV 90%, max. Plasmakonz. nach 1–2 h, PEB 80–90%, Wi-Dauer bis zu 1 d, HWZ 15–24 h, Elimination renal (Menge indiv. sehr unterschiedlich, 35–60%)	

17.10 Andere Dermatika

Finasterid	*€€ (1 mg); €€ (5 mg)* | *Gr 10 KI/La 1 KI*
p. o.: **Finahair®**, **Finasterid (Generika)**, **Propecia®** 1 mg/Tbl.,	**Alopezie:** 1 mg/d p. o. als *Dauertherapie*
BV 80%, max. Plasmakonz. nach 2 h, PEB 93%, HWZ 5–6 h, nach Metabolismus Elimination per Fäzes	
Minoxidil	*€€€€ (60 ml Lsg.)* |
lokal: **Regaine®** Frauen 20 mg/ml, Männer 50 mg/ml Lsg.	**Alopezie:** 2 × tgl. 1 ml Lsg. auf die betroffenen Stellen der Kopfhaut über die Ränder hinaus auftragen

18 Hals-Nasen-Ohren

18.1 Abschwellende Mittel

Ind akute Rhinitis, Rhinitis vasomotoria und allergica, Sinusitis, Nasenblutung	
Wi Imidazolinderivate, sympathomimetisch über direkte Stimulierung der alpha-adrenergen Rezeptoren. Es soll wenig oder keine Wirkung auf beta-adrenerge Rezeptoren besitzen. Schleimhautabschwellung durch Vasokonstriktion, Rebound-Phänomen nach 4–6h mit verstärkter Schleimhautschwellung	
KI Rhinitis sicca, Kinder < 2 Lj., *relative KI:* Engwinkelglaukom, Herzkrankheiten, HRST, Hypertonie, Phäochromozytom, Diabetes mellitus, manifeste Hyperthyreose, fortgeschrittene Arteriosklerose	
NW lokales Brennen, Tachykardie, HRST, AP, KS, bei längerer Anwendung Rhinitis sicca, Privinismus	

Naphazolin	*€€(10 ml Lsg); €€(10 g Salbe), €€(10 ml Nasenspray) | KI/KI*
lokal Nase: **Privin®** 1/1000 1 mg/ml Lsg., **Rhinex®** K Nasenspray 0,05%	**akute u. chronische Rhinitis, Katarrh**: 3–4 × Salbe oder 1–3 × 1 Sprühstoß in jedes Nasenostium **Adstringenz bei Schleimhautoberflächenanästhesie:** 2–4 Trpf. **Privin®** Lösung 1: 1000 pro ml Anästhetikum
Oxymetazolin	*€€(10 ml Lsg.) | KI/KI*
lokal Nase: **Nasivin®** 10 | 25 | 50 mg/100 ml Trpf./Spray, **Wick® Sinex** 50 mg/100 ml Lsg.	**Rhinitis acuta/vasomotorica/allergica/chronica, Sinusitis, Tubenmittelohrkatarrh, Otitis media:** • *Erw. und Schulkinder:* Lsg. 2–3 × 1–2 Trpf. od. 1 Sprühstoß (Konz.: 0,05%)/d bds. nasal ▸ *Kleinkinder:* 2–3 × 1 Sprühstoß (Konz.: 0,025%)/d bds. nasal bis zu max. 10 d ▸ *Säuglinge:* erste 4 Lebens-Wo.: 2–3 × 1 Trpf. (Konz.: 0,01%)/d bds. nasal; 5. Lebens-Wo. – 1. Lj.: 2–3 × 1–2 Trpf./d bds. nasal, max. für 5–7 d
Wi-Eintritt nach wenigen Min. für 6–8h, renale und fäkale Elimination	
Tramazolin	*€€-€€€(10 ml Trpf. und Spray) | Gr 4, sl/La 1, sl*
lokal Nase: **Ellatun®** (0,632 | 1,264 mg/ml Trpf. od. Spray), **Rhinospray®** (1,264 | 1,265 mg/ml Spray)	**Rhinitis allergica, vasomotoria:** 1–3 × 1 Sprühstoß/d in jedes Nasenostium. Dosierung nach der klinischen Wi
Tetryzolin	*€€(10 ml Spray) | KI/KI*
lokal Nase: **Caltheon®** 1 mg/ml Spray, **Proculin® Tetryzolin**	**Abschwellung Nasenschleimhaut:** • *Erw. u. Kinder ab 6 J.:* 1 Sprühstoß/Nasenostium oder 2–4 Trpf./Nasenostium, Wdh. ggf. alle 4 h, *Therapiedauer* 3–5 d

1 mg/ml Spray, **Rhinex®** (0,1 g/ 100 g Spray), **Tetrilin®** K1 mg/ 1 ml Spray	▸ *Kinder von 2–6 J.:* (5 mg/10 ml) 1 Sprühstoß/Nasenloch
Xylometazolin	*€€ (10 ml Lsg.) | Gr 5, sl/La 1, sl*
lokal Nase: **Ausbuettels Nasenspray®, Axea®, Balkis®, Gelonasal®, Imidin N®, Nasengel (Generika), Nasenspray (Generika), Nasentropfen (Generika), Olynth®, OtrivenLösung®, Rapako Xylo®, Siozwo®, Snup®, Stas®, Xylo (Generika)** – *alle: Nasen-Trpf., -Spray, -Lsg., -Gel*	**Abschwellung der Nasenschleimhaut, Rhinitis vasomotorica/allerg.:** Wiederholt pro Tag als Nasenspray, -tropfen, -lösung, -gel zur kurzfristigen Behandlung (< 14 d) bei Erkältungskrankheiten und Rhinitis
Wi-Beginn nach 5–10 min. (Nasentrpf., -spray)	

18.2 Antiallergika, s. auch Seite 272

Ind	allerg. Rhinitis und Konjunktivitis
Wi	*Cromoglicinsäure:* Mastzellstabilisator durch Degranulationsinhibition → Hemmung der Freisetzung von Entzündungsmediatoren (Sofort- und Spätreaktion)
KI	*Cromoglicinsäure: relativ KI:* Kinder < 2 J. (p. o.) *Levocabastin: relativ KI:* Niereninsuffizienz
NW	*Cromoglicinsäure:* Geschmacksirritation, KS, Überempfindlichkeitsreaktionen *Levocabastin:* Brennen der Nasenschleimhaut

Cromoglicinsäure (Dinatriumcromoglykat, DNCG)	*€€ (15 ml Nasenspray) | Gr 1, sl 1. Trim./La 2, sl*
Lokal Nase: **Allergo Comod®, Allergocrom®, Cromo (Generika), Crom Ophtal®, DNCG (Generika), Vividrin®** – *alle: Nasenspray*	**Ganzjährige und saisonale allergische Rhinitis:** *Erw. und Kinder:* bis zu 4 × 1 Sprühstoß/d in jedes Nasenostium
Levocabastin	*€€€€ (10 ml Spray) | Gr 4, KI im 1. Trim., sl im 2.+3. Trim./Am*
lokal: **Livocab®** 0,05 mg/ Sprühstoß – ca. 0,1 ml Susp.	**allergische Rhinitis:** *Erw. und Kinder:* 2 × 2 Sprühstöße/d in jedes Nasenostium, ggf. Steigerung bis max. 3–4 × 2 Sprühstöße/d

BV 60–80% bei intranasaler Appl., HWZ 35–40h, PEB 55%, unveränderte renale Elimination

18.3 Kortikoide

Ind Therapie und Prophylaxe der allergischen Rhinititis, Nasenpolypen

Wi lokale antiallergische, antiexsudative und antiödematöse Wirkung

KI Bakterielle Infektionen und Mykosen der Atemwege, Lungentuberkulose, Heiserkeit, Soor der Mund- und Rachenschleimhaut

Beclometason	*€€€€ (Sprühfl.) | Gr 6, sl/La 2*
Lokal Nase: **Beclomet Nasal Aqua Orion®/Nasal®** Nasenspray 50 | 100 µg, **Beclo (Generika)**, **Beclorhinol Aquosum®** 50 µg, **Beclometason (Generika)** 50/100 µg Susp.,	**Vorbeugung und Behandlung allergischer Rhinitiden:** • *Erw. und Kinder:* 2 × 2 ED Nasenspray/d (2 × 100 µg/d) bis zu 4 × 1 ED/d in jedes Nasenloch; *Max-Dosis:* 20 ED (10 ED pro Nasenloch) ▸ *Kinder < 12 J.:* 2 × 100–200 µg/d; *Max-Dosis* 500 µg/d
Budesonid	*€€€€ (Pumpspray) | sl/sl*
Lokal Nase: **Aquacort®**, **Budapp®**, **Budes®**, **Budesonid® Acis, Pulmicort®** Topinasal | Nasal Aqua – *alle: Nasenspray*	**Behandlung/Vorbeugung saisonale allerg. Rhinitis:** *chron./allergische Rhinitis:* initial 2 × 200 µg/d in jedes Nasenostium, bei klinischem Ansprechen Reduktion auf die niedrigste notwendige Dosis
Flunisolid	*€€€€ (20 ml Lsg.) | Gr 3, KI im 1. Trim, 2.+3. Trim. sl/La 1, sl*
lokal: **Syntaris®** 0,25 mg/ml Lsg.	**Allergische Rhinitis:** • *Erw.:* 2–3 × 2 ED pro Nasenostium/d (200–300 µg); *max.* 12 ED/d ▸ *Kinder* > 5 J.: 3 × 1 ED pro Nasenostium (150 µg); *max.* 6 ED/d • *Langzeittherapie*: möglichst niedrige Dosis wählen
Fluticason	*€€€€ (Sprühfl.); €€ /Amp. | Gr 5 / La 1*
lokal: **Avamys®** 0,0275 mg/ Sprühstoss, **Flutica-Teva®** 0,05 mg/0,1 ml, **Flutide® Nasal Susp.** 0,05 mg/Sprühstoß, **Nasetten** 0,4 mg/Amp.	**Regelm. Behandl. v. Nasenpolypen u. begleitenden Sympt. der nasalen Obstruktion:** *Erw.:* 1–2 × /d den Inhalt einer Kunststoffamp. auf beide Nasenostien gleichmäßig verteilen oder 1–2 × 1 Sprühstoß in jedes Nasenostium

18.4 Andere

Polymyxin B + Bacitracin + Hydrocortison	*€€€€ (5-. 25 g Salbe)* | *Am/Am*
lokal: **Polyspectran® Hc** (7500 I. E. Polymyxin + 300 I. E. Bacitracin + 10 mg Hydrocortison/g Salbe)	**Bakterielle/allerg. Entzündung äußeres Ohr, Nebenhöhlen:** • **Gehörgangsinfektionen und -ekzeme:** 1–2 × Salbe direkt einbringen o. mittels getränkten Gazestreifen • **Rhinitis purulenta:** Mehrmals tägl. Salbe in jedes Nasenloch einbringen und verteilen • **Sinusitis:** 2–4 ml Salbe mit einer Spritze durch die Kanüle in die ausgespülte Nebenhöhle einbringen

19 Augen (Ophthalmologie)

19.1 Antibiotika

19.1.1 Aminoglykoside

Ind Bakterielle Konjunktivitis, Keratitis, Lidrandentzündung, Gerstenkorn, Hordeolum

Wi Wi auf bakterielle Proteinsynthese → Synthese falscher Proteine → Hüllstruktur wird zerstört, bakterizid

KI Anwendung am Ohr (*Gentamycin*), fortgeschrittene Niereninsuffizienz, Innenohrschwerhörigkeit, neuromuskuläre Vorerkrank., gleichz. Anw. von nephro- u. ototoxischen Pharmaka (*Tobramycin*)

NW leichtes Brennen, allergische Reaktionen

Gentamycin = Gentamicin	*€€€€ (5 g Salbe bzw. 5 ml Trpf.) | Gr 5 + 7*
lokal: **Gentamycin (Generika), Gentamytrex®, Gentamicin-POS®, Gent-Ophtal®, Refobacin®** – *alle: Augensalbe, Augentropfen, und Creme*	**Bakterielle Infektionen des vorderen Augenabschnitts:** 2–3 ×/d Salbenstrang ins Auge geben oder 4–6 ×/d Trpf. ins Auge träufeln
Tobramycin	*€€€€ (3,5 g Salbe bzw. 5 ml Trpf.) | Gr 5, sl*
lokal: **Tobradex®** 1 mg/ml AT, **Tobramaxin®** Augensalbe 3,5 g (1 g = 3 mg) und Augentrpf. (5 ml) 3 mg/ml	**Bakterielle Infektionen des vorderen Augenabschnitts:** 1 Trpf. alle 4 h oder 2–3 × 1,5 cm langen Streifen Salbe tgl. ins Auge geben
Kanamycin	*€€€€ (2,5 g Salbe bzw. 5 ml Trpf.) | Am/Am*
lokal: **Kanamycin-POS®, Kana-Stulln®, Kan-Ophtal®** – *alle: 5 mg/g Salbe, 5 mg/ml Trpf.* **Kanamytrex®** 6,2 mg/g Salbe, 6,2 mg/ml Trpf.	**Bakterielle Infektionen der vorderen Augenabschnitte:** • *Trpf.:* 1 Trpf. wiederholt (alle 2 bis 3 h /d in den Bindehautsack eintropfen) • *Salbe:* 1 cm langer Salbenstrang in den Konjunktivalsack alle 3–4 h/d geben ▶ *Maximale Therapiedauer:* 14 d

19.1.2 Chinolone

Ind Bakterielle Entzündungen des vorderen Augenabschnitts (Hornhautulzera, Konjuktivitis, Blepharitis)

Wi Hemmung der bakteriellen DNA-Gyrase → keine Aufwicklung der DNA mehr möglich, bakterizide Wirkung

KI Kinder < 1 Lj. (*Lomefloxacin*)

NW leichtes Brennen, allerg. Reaktionen, Lidödeme, Fremdkörpergefühl, Juckreiz, Hornhautinfiltrate, Hornhautverfärbungen

Ciprofloxacin	*€€€€ (5 ml Trpf.) | Gr 4, sl/La 2, sl*
lokal: **Ciloxan®** 3 mg/ml AT	**Konjunktivitis, Blepharitis:** tagsüber an Tag 1 und 2 alle 2 h 1 Trpf. in den Bindehautsack, dann alle 4 h 1 Trpf. über 7 d **Hornhautulzera:** Tag 1 während der ersten 6 h 2 Trpf. alle 15 min, während weiterer 18 h alle 30 min in das betroffene Auge, Tag 2 2 Trpf./h, Tag 3–14 2 Trpf. alle 4 h
Ofloxacin	*€€€€ (3 g Salbe bzw. 5 ml Trpf.) | Gr 5, sl/La 1, sl*
lokal: **Floxal®** Augensalbe 3 g (3 mg/g) und Augentropfen 5 ml (3 mg/ml)	**Bakterielle Infektionen der vorderen Augenabschnitte:** 4 × 1 Trpf. in den Augenwinkel tropfen oder 1 cm Salbenstrang 3 ×/d geben **Bei Chlamydieninfektionen**: 1 cm Salbenstrang 5 ×/d geben *Behandlungsdauer:* max. 14 d
Lomefloxacin	*€€€€ (5 ml Trpf.) | Gr 5 / La 2*
lokal: **Okacin®** 5 mg (3 mg/ml Trpf.)	**Bakterielle Infektionen der vorderen Augenabschnitte:** *Erw. und Kinder > 1 J.: initial* 1 Trpf./h für 6–10 h, dann 2–3 × 1 Trpf./d ins betroffene Auge; *Behandlungsdauer:* 7–9 d

19.1.3 Andere Breitspektrumantibiotika

Ind Bakterielle Entzündungen des vorderen Augenabschnitts

Wi *Chlortetracyclin/Oxytetracyclin:* Tetrazyklin, Wi auf 30 S-Untereinheit der Ribosomen → bakterielle Proteinsynthese ↓, bakteriostatisch
Chloramphenicol: Hemmung der bakteriellen Peptidyl-Transferase in der Elongationsphase → Proteinbiosynthese, bakteriostatisch

KI *Chlortetracyclin/Oxytetracyclin:* Augentuberkulose, Mykosen *Chloramphenicol:* schwere Leberfunktionsstörung, Blutkrankheiten, akute intermittierende Porphyrie, Kleinkinder

NW *Chlortetracyclin/Oxytetracyclin:* Photodermatosen, allergische Reaktionen
Chloramphenicol: Neuritis nervi optici, LZ-Therapie: Störungen der Hämatopoese (Panzytopenie)

Chlortetracyclin	*€€€€ (5 g Augensalbe); €€€€ (25 g Salbe) | sl/sl*
lokal: **Aureomycin®** 5 g (10 mg/g Augensalbe), 25 g (30 mg/g Salbe)	**Bakterielle Infektionen der vorderen Augenabschnitte:** alle 2 h 1–1,5 cm langen Salbenstreifen in den Bindehautsack einbringen
Oxytetracyclin	*€€€€ (5 g Salbe) | Gr 3, sl/La 2, sl*
lokal: **Oxytetracyclin-Augensalbe JENAPHARM®** 5 g (10 mg/g Salbe), **Unguentum**	**Bakterielle Infektionen der vorderen Augenabschnitte:** • 3–6 × 1 cm langen Salbenstrang/d ins erkrankte Auge • *Behandlungsdauer:* Nach Symptomfreiheit noch 3 d, max. 14 d

Oxytetracyclini® 10 mg/mg Salbe	
Fusidinsäure	*€€€€ (3 g Trpf.) | Gr 5, sl*
lokal: **Fucithalmic**® 3 g (10 mg/g Augentrpf.)	**Bakterielle Infektionen der vorderen Augenabschnitte:** 2 × 1 Trpf./d in das Auge träufeln
HWZ 4–6 h, hoher Gehalt von Fusidinsäure in Tränenflüssigkeit (> MHK d. meisten Erreger), Kumulationseffekt → 2 × tgl. geben!	
Chloramphenicol	*€€€€ (5 g Salbe) | Kl/Kl*
lokal (Augensalbe): **Posifenicol**® C 1 %	**Bakterielle Infektionen der vorderen Augenabschnitte:** • *lokal:* alle 2 h einen 0,5–1 cm langen Salbenstrang in den Bindehautsack einbringen • *Behandlungsdauer:* max. 2 Wo.
Sulfacetamid + Prednisolonacetat	*€€€€ (3,5 g Salbe) | sl im 3. Trim./sl*
lokal: **Blephamide**® 105 mg Sulfacetamid + 2 mg Prednisolonacetat/g Salbe	**Bakterielle Infektionen der vorderen Augenabschnitte:** • 3–4x/d und nachts 1–2 mal einen Salbenstrang von ½ cm Länge (ca. 15 mg) in den Bindehautsack einbringen • Bei Entzündung der Augenlider direkt auf die Lider auftragen (vor erneuter Anwendung Lider mit warmem Wasser abwaschen) • *Dauer der Anwendung:* 2 Wo.
Polymyxin B + Neomycin + Gramicidin	*€€€€ (5 ml Trpf.); €€€€ (5 g Salbe) |*
lokal: **Polyspectran**® 7500 I. E. Polymyxin B + Neomycin 3500 I. E. + 20 µg Gramicidin/ml Trpf. und Salbe	**Bakterielle Infektionen der vorderen Augenabschnitte:** • 3–5 × 1 Trpf./d ins kranke Auge tropfen; max. alle 2 h, • 4–6 mm Salbenstrang 3–4 ×/d ins Auge geben • *Behandlungsdauer:* max. 14 d

19.2 Antimykotika

Natamycin	*€€€€ (5 g Salbe) |*
lokal: **Pima-Biciron N**® 5 g (10 mg/g Salbe)	**Pilzinfektionen des Auges, der Lider und der Tränenwege:** alle 2 h u. vor der Nachtruhe 1 cm langen Salbenstrang ins Auge geben. Häufigere Anwendung ist möglich.

19.3 Antivirale Mittel

Ind	Herpes simplex Virus bedingte Hornhautentzündung
Wi	*Aciclovir:* durch Einbau von Aciclovirtriphosphat in die DNA → vorzeitiger Abbruch der DNA-Kettensynthese, Inaktivierung der DNA-Polymerase → Hemmung der viralen DNA-Synthese
KI	Tragen von Kontaktlinsen, Metaherpetische Keratopathie (*Trifluridin*)
NW	*Aciclovir:* Augenbrennen, Keratitis superficialis punctata nach lngerer Anwendung (reversibel) *Trifluridin:* Beeinträchtigung der Heilungstendenz v. a. bei trophischen Keratitiden, Epithelschäden

Aciclovir	*€€€€ (4,5 g Salbe) | Am/Am*
Lokal- Auge: **Acic-Ophtal®**, **Virupos®**, **Zovirax®** *– alle:* Augensalbe 4,5 g *(30 mg/g)*	**Herpes-simplex-Infektionen der Hornhaut des Auges:** • 5-mal tagsüber alle 4 Std. einen ca. 1 cm langen Salbenstrang in den unteren Bindehautsack/auf die Lippe auftragen • Behandlung nach Abheilung der Hornhautentzündung noch mind. 3 Tage lang weiterführen
Trifluridin	*€€€€ (5 ml Trpf.) | Gr 1, KI*
lokal: **Triflumann®** 5 ml (10 mg/ml Trpf.)	**Herpes-simplex-Infektionen der Hornhaut des Auges:** • tagsüber alle 3 h 1 Trpf. in den Bindehautsack eintropfen • *Tageshöchstdosis:* max. 3 mg/d. *Behandlungsdauer* max. 21 d

19.4 Antiphlogistika

19.4.1 Kortikoide

Ind	nicht infektiöse entzündliche Erkrankungen der Bindehaut und des vorderen Augenabschnittes
Wi	lokale antiallergische, antiexsudative und antiödematöse Wirkung
KI	bakterielle, virale oder Pilz-Infektionen des Auges bei Monotherapie, Hornhautulzerationen oder Verletzungen
NW	Augenbrennen, Glaukom, Katarakt, verlangsamte Wundheilung, erhöhte Perforationsgefahr

Dexamethason	*€€€€ (5 g Salbe o. 5 ml Trpf.) | sl/sl*
lokal: **Dexa Edo®**, **Dexagel®**, **Dexamethason Augensalbe Jena®**, **Dexapos®**, **Dexa-sine®**, **Isopto Dex®**, **Spersadex®**	**Allergische Konjunktivitis, Iritis, Iridozyklitis, Uveitis, Chorioretinitis, postoperative Reizzustände:** • *Trpf.: akut* 1. Tag 1–2 Trpf. stdl. in den unteren Bindehautsack eintropfen, dann 1–2 Trpf. alle 4h, später genügt eine 3–4x/d

– *alle: Augensalbe oder -tropfen*	• *Behandlungsdauer:* max. 4 Wochen • *Salbe:* 1–3x/d ca. 1 cm Salbe in den Bindehautsack einstreichen
Fluorometholon	*€€€€ (5 ml Trpf.) | sl/sl*
lokal: **Efflumidex Liquifilm®**, **Fluoro-Ophtal®**, **Fluoropos®** – *alle: 1 mg/ml Trpf.*	**Entzündungen des vorderen Augenabschnittes, Allergien, Entzündungen nach OP, schwere Formen der Bindehaut- und Hornhautentzündung:** 2–4 × 1–2 Trpf./d in den Bindehautsack einträufeln. In den ersten 24–48 h kann die Appl. stündlich erfolgen
Hydrocortison	*€€€€ (2,5 g Salbe) | sl/sl*
lokal: **Ficortril®** 0,5 %, **Hydrocortison Pos N®** 1 % | 2,5 % – *alle: 5 mg/g Augensalbe*	**nicht infektöse Entzündungen der vorderen Augenabschnitte:** • *initial:* 2–3 × 1 cm Salbenstrang/d in den Bindehautsack einbringen • *Erh-Dosis:* 1–2x/d, max. für 2 Wo.
Loteprednol	*€€€€ (5 ml Trpf.) | Kl/Kl*
lokal: **Lotemax®** 5 ml (5 mg/ml Augentropfen)	**postoperative Entzündungen am Auge:** • *initial* 4 × 1–2 Trpf./d in den Bindehautsack einträufeln • *Behandlungsdauer:* max. 14 d
Prednisolon	*€€€€ (5 g Salbe bzw. 5 ml Trpf.) | sl/sl*
lokal: **Inflanefran® forte** 10 mg/ml Trpf., **Predni-Ophtal®** 10 mg/g Gel, **Predni-POS®** 0,5 | 1 % 5 | 10 mg/ml Trpf., **Prednisolon-Augensalbe JENAPHARM®** 2,5 mg/g, **Ultracortenol®** 5 mg/g Salbe oder ml Trpf.	**nicht infektiöse Entzündungen des vorderen Auges:** • *Trpf.: initial* (24–48 h): 1–2 Trpf. stdl. 2–4 × 1–2 Trpf./d in den Bindehautsack einträufeln • *Salbe:* 3–6 × 1 cm Salbe/d in den Bindehautsack
Rimexolon	*€€€€ (5 ml Susp.) | sl/sl*
lokal: **Vexol®** 1 % 5 ml (10 mg/ml Susp.)	**Postoperative Entzündungen:** *initial* 24 h post-Op 4 × 1 Trpf./d ins betroffene Auge eintropfen über 2–4 Wo. **Steroid-empfindliche Entzündungen:** 4 × 1 Trpf./d ins betroffene Auge eintropfen. *Max. Therapiedauer* über 4 Wo. **Uveitis**: 1. Wo. tagsüber stdl. 1 Trpf., 2. Wo. tagsüber alle 2 h 1 Trpf., 3. Woche 4 × 1 Trpf./d

19.4.2 Antibiotika + Kortikoide

Chloramphenicol + Prednisolon	*€€€€ (10 ml Trpf.) | Kl/La 4, Kl*
lokal: **Aquapred®-N Augentropfen** 1 mg Chloramphenicol + 1 mg Prednisolondihydrogenphosphat-Dinatrium	**bakterielle Infektionen des vorderen Augenabschnittes:** *lokal: initial* 1 × 1 Trpf./h, dann 3–6 × 1 Trpf./d
Gentamicin + Dexamethason	*€€€€ (2,5 g Salbe bzw. 5 ml Trpf.) | sl/sl*
lokal: **Dexa-Gentamicin®, Dexamytrex®** *– alle: 5 mg Augensalbe. (Gentamicin + 0,3 mg Dexamethason/g)* **Dexa-Gentamicin®, Dexamytrex®** *– alle: 3 mg Augentrpf. (Gentamicin + 1 mg Dexamethason/ml Lsg.)*	**bakterielle Infektionen des vorderen Augenabschnittes:** • 4–6 × 1 Trpf./d bzw. 2–3 × 1 cm Salbe/d ▸ *Maximale Therapiedauer:* 2 Wo.
Gentamicin + Prednisolon	*€€€€ (5 ml Trpf.) | Gr 5, sl/La 1, sl*
lokal: **Inflanegent® Liquidfilm Augentropfen** (10 mg Prednisolonacetat + 5,5 mg Gentamicinsulfat/ml)	**bakterielle Infektionen der vorderen Augenabschnitte:** *initial* (erste 24–48 h) 1 Trpf./h, danach 2–4 × 1 Trpf./d
Gentamicin + Fluorometholon	*€€€€ (4 g Salbe bzw. 5 ml Trpf.) | sl/sl*
lokal: **Cibaflam® Augensalbe** (3 mg Gentamicin + 1 mg Fluorometholon/g), **Cibaflam® Augentropfen** (3 mg Gentamicin + 1 mg Fluorometholon/ml Lsg.)	**bakterielle Infektionen des vorderen Augenabschnittes:** • *Trpf.: initial* 1–4 × 1 Trpf./d (1 Wo.), dann reduzieren • *Trpf. + Salbe:* 3 × 1 Trpf./d und z. N. 0,5 cm Salbe in den Konjunktivalsack
Neomycin + Polymyxin B + Dexamethason	*€€€€ (5 ml Trpf. bzw. 3,5 g Salbe) | sl/sl*
lokal: **Dexa-Polyspectran®** 1 mg Dexamethason + 7500 I. E. Polymyxin B + 3500 I. E. Neomycin/ml Augentropfen, **Isopto-Max®** 1 mg	**bakterielle Infektionen der vorderen Augenkammer:** • *lokal:* 1–6 × 1 Trpf./d bzw. 3–4 × kleine Menge Salbe/d • *Behandlungsdauer:* einige d nach Symptomende weiterführen, insgesamt max. 3 Wo.

Dexamethason + 6000 I. E. Polymyxin B + 3500 I. E. Neomycin/ml Augentropfen bzw. g Augensalbe	

19.4.3 Nichtsteroidale Antiphlogistika
Ind Entzündungen des vorderen Augenabschnitts nach Augen-Op's, zur Vermeidung einer Mydriasis nach Augen-Op's, nicht infektiöse Entzündungen
Wi Prostaglandinsynthesehemmer → entzündungshemmend, analgetisch
KI dendritische Keratitis *(Flurbiprofen/Ketorolac)*
NW Augenbrennen, Keratitis punctata *(Diclofenac)*

Flurbiprofen	*€€€€ (5 ml Trpf.) | Gr 5, Kl/La 1, KI*
lokal: **Ocuflur®** 5 ml (0,3 mg/ml Augentrpf.)	**Vermeidung introperativer Miosis:** 4 Trpf. innerhalb von 2 h vor der Operation lokal (½ h Intervall) **Entzündungen der vorderen Augenabschnitte nach chirurgischen Eingriffen:** 4 × 1 Trpf./d (min 1 Wo., max. 2 Wo.)
Ketorolac	*€€€€ (5 ml Trpf.) | Gr 5 + 9, Kl/La 2, KI*
lokal: **Acular®** 5 ml (5 mg/ml Augentrpf.)	**Therapie und Prophylaxe postoperativer Entzündungen des Auges:** *lokal:* 3–4 × 1 Trpf. (alle 6–8 h) ins Auge träufeln; *Dauer:* Beginn 24 h vor bis 3–4 Wo. nach dem Eingriff

19.5 Glaukommittel und Miotika

19.5.1 Lokale Betablocker
Ind Erhöhter Augeninnendruck bei chron. Weitwinkelglaukom, Aphakieglaukom, okuläre Hypertension
Wi lokale β-Rezeptorenblockade → Kammerwasserproduktion ↓ → intraokulärer Druck ↓
KI Herzinsuffizienz (NYHA III und IV), SA-Block, AV-Block II und III, Sick sinus, HF < 50/min, COPD, Asthma-bronchiale, Ernährungsstörungen der Cornea, schwere Hypotonie, schwere allergische Rhinitis
NW Bindehautreizung, trockenes Auge; systemische NW: KS, Bronchospasmen, HRST, HF ↓, RR ↓, Verstärkung einer Herzinsuffizienz, depressive Verstimmungen

Carteolol	*€€€€ (5 ml Trpf.) | Gr 4, sl*
lokal: **Arteoptic®** 5 ml (1 % | 2 % 10 | 20 mg/ml Augentropfen), **Carteol La®** 10 | 20 mg/ml AT	**erhöhter Augeninnendruck, chron. Weitwinkelglaukom:** *lokal:* 2 × 1 Trpf./d ins Auge geben (morgens u. abends)

BV ca. 90%, max. Plasmaspiegel nach 1–2h, HWZ 5–7h, PEB ca. 15%, ca. 65% unverändert renale Elimination	
Levobunolol	*€€€-€€€€ (5 ml Trpf.) | Gr 4, sl/La 1, sl*
lokal: **Vistagan Liquifilm®** 5 ml (0,1% | 0,25% | 0,5% mit 1 | 2,5 | 5 mg/ml Liquifilm Augentrpf.)	**erhöhter Augeninnendruck, chron. Weitwinkelglaukom:** *initial:* 2 × 1 Trpf./d (gilt für alle Konz.), bei gut eingestelltem Augeninnendruck 1 × 1 Trpf./d bzw. 2 × 1 Trpf. 0,1%/d
max. Gewebekonz. (okulär) nach 15–30 min, Wi-Eintritt nach 1 h, signifikante Druckreduktion für 12h	
Metipranolol	*€€€-€€€€ (5 ml Trpf.) | Gr 8, sl*
lokal AT: **Betamann®** 5 ml (0,1% | 0,3% | 0,6% mit 1 | 3 | 6 mg/ml Augentropfen)	**erhöhter Augeninnendruck, chron. Weitwinkelglaukom:** 2 × 1 Trpf./d (gilt für alle Konz.)
Timolol	*€€€ (5 ml Trpf.) | Gr 5, sl/La 4, sl*
lokal (AT): **Azarga®, Chibro-Timoptol®, Nyogel®, Timo (Generika), Timolol (Generika), Timomann®, Tim-Ophtal®** *– alle: 0,1 = 1 mg/ml* **Arutimol®, Chibro-Timoptol®, Dispatim®, Timo (Generika), Timolol (Generika), Timomann®, Tim-Ophtal®** *– alle: 2,5% = 2,5 | 5% = 5 mg/ml*	**erhöhter Augeninnendruck, chron. Weitwinkelglaukom:** *initial* 2 × 1Trpf./d, *Erh.-Dosis* 1 × 1 Trpf./d

19.5.2 Lokale Cholinergika (Parasympathomimetika)

Ind chronisches Weit- und Engwinkelglaukom, akuter Glaukomanfall

Wi direkte M-Cholinorezeptoragonisten → Miosis, Erweiterung des Trabekelwerkes → Kammerwasserabfluss ↑

KI Malignes Glaukom, linsenbedingte Sekundärglaukome; *relative KI:* Asthma bronchiale, Hyperthyreose, schwere Herzinsuffizienz, GIT-Ulzera, GIT-Stenosen (z B. Ileus), M. Parkinson

NW Augenrötung, Miosis, Akkommodationsstörungen, Augenschmerzen, KS, Tränensekretion ↑

Carbachol	*€€€€ (10 ml Trpf.) | sl, insb. im 1. Trim./sl*
lokal: **Isopto-Carbachol®** 10 ml (Augen-Trpf. 1,5% | 2,25% | 3% = 7,5 | 15 | 22,5 | 30 mg/ml)	**erhöhter Augeninnendruck (primär chronisches Glaukom):** 3 × 0,75% – 3% Augentrpf./d

Pilocarpin	€€ (10 ml Trpf.) | Gr 5, Kl/La 1, Kl
Augentrpf.: **Pilocarpin Ankerpharm®, Pilomann®, Pilopos®, Spersacarpin®** *– alle: 0,5%/1%/2%/2,5% oder 3%* *Augenöl:* **Pilocarpin ankerpharm®, Pilomann®** *– alle: 2% 20 mg/g* *Augensalbe:* **Pilocarpol®, Spersacarpin®** *– alle: 1%/2% 10 | 20 mg/g*	**erhöhter Augeninnendruck (primär chronisches Glaukom):** 2–4 × 1Trpf./d (15 min Intervall), Öl oder Salbe zur Nacht

19.5.3 Sympathomimetika

Ind Offenwinkelglaukom, Engwinkelglaukom (*Clonidin*), okuläre Hypertension
Apraclonidin: Adjuvans zur Kurzzeittherapie des chron. Glaukoms bei nicht ausreichender max. Standardtherapie

KI *Clonidin:* Hypotonie, Gefäßsklerose, Sick sinus
Brimonidin: Kombination mit MOA-Hemmern, trizyklischen Antidepressive oder Mianserin
Dipivefrin: Engwinkelglaukom, Kinder < 2. Lj.; *rel. KI:* Kinder, KHK, RR ↑, HRST, Hyperthyreose, Phäochromozytom, schwere Arteriosklerose, Diabetes mellitus, Komb. mit MAO-Hemmern
Apraclonidin: schwere instabile Herz-Kreislauf-Erkrankungen, Komb. mit MAO-Hemmern, Sympathomimetika oder trizyklischen Antidepressiva; *rel. KI:* schwere KHK, akuter HI, RR ↑, Gefäßsklerose, M. Parkinson. Niereninsuffizienz

NW *alle:* Augenbrennen, okuläre Hyperämie, Verschwommensehen, Sehstörungen, Fremdkörpergefühl, Mundtrockenheit, trockene Nasenschleimhaut, KS
Clonidin: RR ↓, Sedierung, Schwindel, Übelkeit
Brimonidin: Müdigkeit, Schwindel, GIT-Smyptome
Dipivefrin: Mydriasis, HF ↑, RR ↑, Angina pectoris, Tremor, Schwitzen
Apraclonidin: Tränen, Lidödem

Apraclonidin	€€€€ (5 ml) | Gr 6, sl/La 1, sl
lokal: **Iopidine®** 5 ml (5 mg/ml Augentropfen)	**chronisches Glaukom:** *lokal > 12 J.:* 3 × 1 Trpf./d für max. 1 Mo.
nach lokaler Applikation Wi-Eintritt nach 1 h, max. Druckreduktion nach 3–5 h, signifikante Druckreduktion für 12 h	

Brimonidin	€€€€ (5 ml Trpf.) | k. A./k. A.
lokal: **Alphagan®** 5 ml (2 mg/ml Augentropfen)	**Offenwinkelglaukomoder okuläre Hypertension:** 2 × 1 Trpf./d (12-h-Intervall)
rasche Resorption und renale Elimination, HWZ 3 h, PEB 29%, max. Druckreduktion nach 2 h, signifikante Druckreduktion für 12 h	

Clonidin	*€€€-€€€€ (10 ml Trpf.) | KI/KI*
lokal: **Clonid-Ophtal**® 1/16% | 1/8%,	**Glaukom, sowie okuläre Hypertension:** 2–3 × 1 Trpf./d in den Bindehautsack eintropfen; Ersteinstellung mit 1/16%
Dipivefrin	*€€€€ (5 ml Trpf.) | KI/KI*
lokal: **D-Epifrin**® **0,1%** (1 mg/ml Augen-Trpf.)	**Glaucoma simplex mit weitem Kammerwinkel:** 1 × 1 Trpf./d (12h Intervall)

19.5.4 Carboanhydrasehemmer

Systemische Carboanhydrasehemmer

Ind Glaukom, respirat. Insuffizienz mit respirat. Azidose, Epilepsie, Morbus Menière, Hirnödem, Verringerung der Liquorproduktion, Prophylaxe der Höhenkrankheit

Wi Wi durch vermehrte Wasser- und Elektrolytausscheidung → Kammerwasserproduktion ↓

KI Leber- oder Niereninsuffizienz, Hypokaliämie, Hyponatriämie, Hypovolämie, Hyperkalzurie, Nephrolithiasis, Nebenniereninsuffizienz, Sulfonamidüberempfindlichkeit

NW metabolische Azidose, Hypokaliämie, Hyperglykämie, Verwirrtheit, Bewusstseinsstörung, Blutdruckabfall

Acetazolamid	*p. o.: €€ (500 mg ret.-Kps.), parenteral: €€€€/Amp. | KI/KI*
p. o.: **Acemit**®, **Glaupax**® *– alle: 250 mg/Tbl.* *parenteral:* **Diamox**® parenteral 500 mg/Amp.	**Kurzzeit- u. Langzeitbehandlung des primären u. sekundären Glaukoms:** *Anfangsdosis* 500 mg i. v. oder p. o. gefolgt von 125–250 mg p. o. alle 4h, nach Abklingen der Beschwerden 125–500 mg/d p. o.
max. Wi nach 2–3h, Wi-Dauer 4–6h, PEB 90%, HWZ 7–8h, nahezu vollständige unveränderte renale Elimination	

Lokale Carboanhydrasehemmer

Ind okuläre Hypertension und Offenwinkelglaukom

Wi Durch Hemmung der Carboanhydrase in den Ziliarfortsätzen des Auges wird die Kammerwasserproduktion gesenkt

KI schwere Niereninsuffizienz, Sulfonamidallergie, hyperchlorämische Azidose

NW Augenbrennen, okuläre Hyperämie, Verschwommensehen, Sehstörungen, FremdUrolithiasis

Brinzolamid	*€€€€ (5 ml Trpf.) | Gr 6, KI/La 1, KI*
lokal: **Azopt**® 5 ml (10 mg/ml Augentropfensusp.)	**okuläre Hypertension und Offenwinkelglaukom:** *lokal:* 2 × 1 Trpf./d (als Mono- und Zusatztherapie)
Dorzolamid	*€€€€ (5 ml Trpf.) | Gr 6 / La 1*
lokal: **Trusopt**® 5 ml (20 mg/ml Augentropfen)	**okulärer Hypertension, Offenwinkelglaukom und Pseudoexfoliationsglaukom:**

	• *lokale Monotherapie:* 3 × 1 Trpf./d • *bei Kombination mit topischem Betablocker:* 2 × 1 Trpf./d
systemische Absorption nach lokaler Applikation, überwiegend unveränderte renale Ausscheidung, max. Druckreduktion nach 2 h, signifikante Druckreduktion für 12 h, PEB 33 %	

19.5.5 Prostaglandinderivate

Ind chron. Offenwinkelglaukom, okuläre Hypertension

Wi Verstärkung des Kammerwasserabflusses über das Trabekelwerk sowie eine Erhöhung des uveoskleralen Abflusses → Senkung des Augeninnendrucks

KI Kontaktlinsen, Kinder

NW okuläre Hyperämie, Veränderung der Wimpern, Augenbrennen, Verschwommensehen, Sehstörungen, Fremdkörpergefühl, Tränen, Augenschmerzen, Lichtscheu, Uveitis, Iritis, KS, Asthmaverschlechterung (*Letanoprost*), RR ↑ (*Bimatoprost*), RR ↓ und HF ↓ (*Travoprost*)

Bimatoprost	*€€€€ (3 ml Trpf.) | Gr 5, sl/La 1, sl*
lokal: **Lumigan**® 3 ml (0,3 mg/ml Augentropfen)	**chron. Offenwinkelglaukom u. okulärer Hypertension:** *lokal > 18 J.:* 1 × 1 Trpf./d ins Auge träufeln (abends)
überwiegend unveränderte renale Ausscheidung, max. Druckreduktion nach 8–12 h, signifikante Druckreduktion für 24 h, PEB 88 %	

Latanoprost	*€€€€ (2,5 ml Trpf.) | Gr 6, KI/La 2, KI*
lokal: **Xalatan**® 2,5 ml (50 µg/ml Augentropfen)	**Offenwinkelglaukom und okuläre Hypertension:** *lokal:* 1 × 1 Trpf./d (abends); bei Kombination mit anderen Ophthalmologika mind. 5 min. Abstand
max. Drucksenkung nach 12–24 h, signifikante Druckreduktion für 24 h, max. Kammerwasserkonz. nach 2 h, hepatischer Metabolismus, HWZ Plasma 17 min	

Travoprost	*€€€€ (2,5 ml Trpf.) | Gr 6, KI/La 2, KI*
lokal: **Travatan**® 2,5 ml (40 µg/ml Augentropfen)	**Offenwinkelglaukom und okuläre Hypertension:** • 1 × 1 Trpf./d (abends) • bei Komb. mit anderen Ophthalmologika > 5 min. Abstand
max. Drucksenkung nach 12 h, Wi-Dauer 24 h, max. Kammerwasserkonz. nach 1–2 h, hepatischer Metabolismus, HWZ Plasma < 30 min	

19.5.6 Kombinationen

Dorzolamid + Timolol	*€€€€ (5 ml Trpf.) | Gr 6 / La 4*
lokal: **Cosopt**® 20 mg Dorzolamid + 5 mg Timolol/ml Augentrpf.	**erhöhter Augeninnendruck bei Offenwinkelglaukom oder Pseudoexfoliationsglaukom:** *lokal:* 2 × 1 Trpf./d ins Auge träufeln

Guanethidin + Dipivefrin	€€€€ (5 ml Trpf.) | KI/KI
lokal: **Thilodigon**® 0,5% (5 mg Guanethidin + 1 mg Dipivefrin/ml)	**Glaucoma chronicum simplex mit weitem Kammerwinkel:** *lokal:* 2 × 1 Trpf./d
Latanoprost + Timolol	*€€€€ (2,5 ml Trpf.) | Gr 6, KI/La 2, KI*
lokal AT: **Xalacom**® 2,5 ml (50 µg Latanoprost + 5 mg Timolol/ml)	**erhöhter Augeninnendruck bei Offenwinkelglaukom:** • 1 × 1 Trpf./d (morgens) ins Auge träufeln • *Komb. mit anderen Ophthalmologika:* mind. 5 min Abstand
max. Drucksenkung nach 8–12 h, signifikante Druckreduktion für 24 h	
Pilocarpin + Metipranolol	*€€€€ (10 ml) | sl, insb. im 1. Trim./sl*
lokal: **Normoglaucon**® 10 ml (20 mg/ml, **mite** 5 mg/ml Augentropfen, jeweils + 1 mg *Metipranolol*)	**erhöhter Augeninnendruck bei Offenwinkelglaukom:** 2–4 × 1 Trpf./d ins Auge träufeln
Pilocarpin + Timolol	*€€€€ (5 ml) | Gr 5, KI/La 4, KI*
lokal: **Fotil**® 20 mg Pilocarpin + 5 mg Timolol/ml Augentropfen,	**erhöhter Augeninnendruck bei Offenwinkelglaukom:** 2 × 1 Trpf./d ins Auge träufeln
max. Drucksenkung nach 1–2 h, signifikante Druckreduktion für 12 (–24) h	

19.6 Mydriatika und Zykloplegika

Ind *alle:* Refraktionsbestimmung, Pupillenerweiterung für diagnostische Zwecke
Atropin/Cyclopentolat: zur Ruhigstellung von Iris und Ziliarkörper bei Entzündungen (z. B. Iritis, Uveitis, Keratitis, Skleritis)

Wi Parasympatholytika → blockiert die cholinergen Reaktionen des Sphinktermuskels der Iris und des Akkommodationsmuskels des Ziliarkörpers → Erweiterung der Pupille (Mydriasis) und zu einer Akkommodationslähmung (Cycloplegie)

KI *alle:* Glaukom bes. Engwinkelglaukom
Atropin/Tropicamid/Tropicamid: rel. KI: Blasenentleerungstörung, Tachykardie, Megacolon, akutes Lungenödem, Hyperthyreose
Phenylephrin: Kinder < 2. Lj.; *rel. KI:* Kinder, KHK, Phäochromozytom, Hypertonie, HRST, Hyperthyreose, schwere Arteriosklerose, Diabetes mellitus, Komb. mit MAO-Hemmern, Kinder

NW *alle:* Glaukomanfall (Engwinkelglaukom), Akkommodationsstörung, Bindehautreizung
Atropin/Cyclopentolat/Tropicamid: mögliche systemische NW: Mundtrockenheit, HF ↑, Miktionsstörungen, Flush, psychiatrische Störungen, KS
Phenylephrin: mögliche systemische NW: HF ↑, RR ↑, Angina pectoris, Tremor, Schwitzen, KS, Tremor

Atropin	€€€€ (10 ml Trpf.) | 1./2. Trim. sl, 3. Trim. Kl/Kl
lokal: **Atropin® Edo, Atropin-POS®** 0,5 | 1 %, *– alle: 10 ml Augentrpf.*	**Refraktionsbestimmung, Pupillenerweiterung für diagnostische Zwecke, zur Ruhigstellung von Iris und Ziliarkörper bei Entzündungen:** *lokal:* 1–3 × 1 Trpf./d ins Auge träufeln
Cyclopentolat	*€€€€ (10 ml); €€€€ (20 × 0,5 ml) | sl/sl*
lokal: **Cyclopentolat Alcon®** 0,5 | 1 % mit 5 | 10 mg/ml, **Zykolat EDO®** 0,5 ml 5mg/ml	**Diagnostik (Zykloplegie/Mydriasis), zur Ruhigstellung von Iris und Ziliarkörper bei Entzündungen:** • *Diagnostik:* 2 × 1 Trpf. in 5–10 min. Abstand • *Therapie:* 1 Trpf. alle 5–6 h
max. Drucksenkung nach 0,5–1 h, signifikante Druckreduktion für 24 h	
Tropicamid	*€€-€€€€ (10 ml) | Gr 5, Kl/La 1, Kl*
lokal (AT): **Mydriaticum Stulln®, Mydrum®** *– alle: 10 ml (5 mg/ml)*	**Diagnostische Pupillenerweiterung, Refraktionsbestimmung:** 1 Trpf. in den Bindehautsack eintropfen **Akkommodationslähmung:** • 6 Trpf. o. mehr in Abständen von 6–12 min in den Bindehautsack eintropfen • *bei Frühgeborenen:* Verdünnung 1:1, Meidung systemischer anticholinerger Wi
Höhepunkt der Mydriasis wird gewöhnlich nach 20–40 min erreicht, Wi-Dauer 1–2 h , nach 5–8 h ist die Ausgangsweite der Pupille wieder erreicht	
Scopolamin	*€€€€ (10 ml Trpf.) | sl im 3. Trim. und bei Geburt/Kl*
lokal: **Boro-Scopol N®** 10 ml (3 mg/g Augentrpf.)	**Skiaskopie:** 2 × 1 Trpf./d über 3 d in beide Augen eintropfen **Amblyopiebehandlung:** 2 × 1 Trpf./Wo. ins betroffene Auge eintropfen **Uveitistherapie:** 1–3 × 1 Trpf. ins betroffene Auge eintropfen
Phenylephrin	*€€€€ (10 ml Trpf.) | Kl/Kl*
lokal: **Neosynephrin-POS®** 5 | 10 % 50 | 100 mg/ml, **Visadron®** 125 mg/ml Augentrpf.	**Refraktionsbestimmung, Pupillenerweiterung:** 1–2 × 1 Trpf. **Synechiensprengung:** zusätzlich 3 × d für 5–10 min heiße Kompressen aufgelegen

19.7 Dekongestiva und Antiallergika

Ind	allergische Konjunktivitis
Wi	Antiallergische Effekte über unterschiedliche Ansätze
KI	*Azelastin:* Kinder < 4. Lj.
NW	*alle:* konjunktivale Hyperämie, Augenbrennen, Chemosis, Verschwommensehen, Geschmacksirritation *Emedastin:* KS, Liedödem, Infiltrate, Hornhautverfärbung

Azelastin	*€€€€ (6 ml Trpf.) | Gr 5, sl/KI*
lokal: **Allergodil®**, **Loxin®**, **Vividrin® akut** *– alle: 6 ml (0,5 mg/ml Augentrpf.)*	**Saisonal allerg. Konjunktivitis:** *Erw. u. Kinder > 4 J.: initial* 2 × je 1 Trpf./d in jedes Auge einträufeln, ggf. *Dosissteigerung* auf 4 × 1 Trpf./d – bei zu erwartender Allergenbelastung sollten die Tropfen vorbeugend angewendet werden **Perenniale allerg. Konjunktivitis:** *Erw. u. Kinder ab 12 J.:* 2 × je 1 Trpf./d in jedes Auge einträufeln, ggf. *Dosissteigerung* auf 4 × je 1 Trpf./d für max. 6 Wo.
Cromoglicinsäure (Dinatriumcromoglykat, DNCG)	*€€ (10 ml Trpf.) | Gr 2, sl/La 2, sl*
lokal: **Alerg®**, **Allergocrom®**, **Allergo Comod®**, **Cromo (Generika)**, **DNCG (Generika)**, **Dispacromil®**, **Vividrin® Antiallerg.** *– alle: Augentrpf.*	**Allerg. bedingte, akute und chron. Konjunktivitis:** 4 × 1 Trpf./d in den Bindehautsack bds.
Epinastin	*€€€€ (5 ml Trpf.) | Gr 4, sl/La 1, sl*
lokal: **Relestat®** 5ml (0,5 mg/ml Augentrpf.)	**Saisonal allerg. Konjunktivitis:** 2 × je 1 Trpf./d in jedes Auge einträufeln
Emedastin	*€€€€ (5 ml Trpf.) | Gr 4, KI/La 1, KI*
lokal: **Emadine®** 5 ml (0,5 mg/ml Augentrpf.)	**sympt. Behandlung einer saisonalen allerg. Konjunktivitis:** *Erw. u. Kinder > 3 J.:* 2 × 1 Trpf./d in jedes Auge eintropfen
Levocabastin	*€€€€ (3 und 4 ml Trpf.) | Gr 4, KI im 1. Trim., sl im 2.+3. Trim./La 1, KI*
lokal AT: **Livocab®** *4 ml*, **Livocab Direkt®** 3ml, **Livostin®** *– alle: 0,5 mg/ml Augentrpf.*	**Allerg. Konjunktivitis:** *initial* 2 × 1 Trpf./d in jedes Auge., ggf. *Steigerung* auf 3–4 × 1 Trpf./d

Lodoxamid	€€€€ (5 ml Trpf.) | Gr 4, sl/La 1, sl
lokal: **Alomide®** 5 ml (1 mg/ml Augentrpf.)	**Allerg. Konjunktivitis:** *Erw. u. Kinder* > *4 J.:* 4 × 1 Trpf./d in jedes Auge
Nedocromil	*€€€€ (5 ml Trpf.) | Gr 4, sl im 1. Trim.*
lokal: **Irtan®** 5 ml (18,83 mg/ml Augentrpf.)	**Saisonal allerg. Konjunktivitis:** 2 × 1 Trpf. in beide Augen eintropfen, ggf. *Dosissteigerung* auf 4 × 1 Trpf./d **Perenniale allerg. Konjunktivitis u. Konjunktivitis vernalis:** 4 × 1 Trpf. in beide Augen eintropfen
Olopatadin	*€€€€ (5 ml Trpf.) | Gr 4, sl/La 1, sl*
lokal: **Opatanol®** 5 ml (1 mg/ml Augentrpf.)	**Saisonal allerg. Konjunktivitis:** 2 × je 1 Trpf./d in jedes Auge einträufeln, Behandlungsdauer bis zu 4 Mo.

19.8 Lokalanästhetika

Ind Oberflächen- bzw. Lokalanästhesie am Auge, Komb. mit *Fluorescein*: zur Vorbereitung einer Tonometrie, zur Feststellung von Hornhautschäden, bei oberflächlichen Fremdkörpern

Wi Hemmung der lokalen Nervenfunktion → lokale Anästhesie und Ruhigstellung

NW Hornhautschäden bei LZ-Anwendung, allergische Reaktionen

Oxybuprocain	€€€€ (10 ml); €€€€ (20 × 0,5 ml) | Kl/Kl
lokal: **Conjuncain EDO®** 0,5 ml (2 mg/0,5 ml Trpf.), **Novesine®** 0,4% 10ml (4 mg/ml Augentrpf.)	**zur Tonometrie sowie vor retrobulbären u. subkonjunktivalen Injektionen:** 1–2 × im Abstand von 30 sek je 1 Trpf. in das Auge eintropfen **kleine chirurg. Eingriffe:** 3–6 × alle 30–60 sek je 1 Trpf. in das zu behandelnde Auge eintropfen
Oxybuprocain + Fluorescein	*€€€€ (10 ml) | Gr 5, sl/La 1, sl*
lokal: **Thilorbin®** 10 ml (4 mg Oxybuprocain + 0,8 mg Fluorescein/ml)	**Tonometrie und Kontaktglasuntersuchung:** 1–2 × alle 30 sek je 1 Trpf. in das Auge eintropfen **oberflächliche Hornhautfremdkörper, Betäubung Tränennasenkanal:** 3 × 1 Trpf. im Abstand von 30 sek in das zu behandelnde Auge eintropfen
Proxymetacain	*€€€€ (10 ml Trpf.) | Gr 5, sl/La 1, sl*
lokal: **Proparakain 0,5% POS®** 10 ml (5 mg/ml Augentrpf.)	**Tonometrie:** 1–2 Trpf. 30 sek vor Tonometrie **Anästhesie bei kleinen chirug. Eingriffen:** *initial* 1 Trpf., zur *Aufrechterhaltung* (ca. 60 min.) alle 5–10 min 1 Trpf.; *max.* 7 Trpf.

19.9 Hornhautpflegemittel

Dexpanthenol (Pantothensäure)	*€€ (10 g Salbe) | Am/Am*
Lokal-Auge: **Bepanthen®** Augen- und Nasensalbe, **Corneregel®** Augengel, – Fluid Augentrpf., **Pan-Ophtal®** Gel, Augensalbe	**Adjuvans bei Hautläsionen an der Bindehaut und Hornhaut:** *lokal:* 1–3 ×/d auf Haut- oder Augenläsion auftragen

19.10 Vasokonstriktorisch wirkende Ophthalmika

Naphazolin	*€€ (10 ml Augentrpf.) | kE/kE*
Lokal-Auge: **Tele Stulln N®** Augentrpf. 0,1 mg/1 ml; **Proculin®** 0,3 mg/1 ml	**Allerg. bedingte Konjunktivitis, nichtinfektiöse Bindehautentzündungen, Blendungsstörungen:** *lokal:* alle 1–2h 1–2 Trpf. in das Auge träufeln
Oxymetazolin	*€€€ (10 ml Lsg.) | sl/La1, sl*
Lokal-Auge: **Vistoxyn Liquifilm®** 0,26 mg/1 ml Augentrpf.	**Allerg. bedingte Konjunktivitis, nicht infektiöse Bindehautentzündungen:** *lokal:* 2 × 1 Trpf./d, bis max 4x tgl. 2 Trpf.
Tramazolin	*€€€ (10 ml Trpf.) | Gr 2, sl/La 2, ab*
Lokal-Auge: **Biciron®** 0,504 mg/1 ml	**Allerg. bedingte Konjunktivitis, nicht infektiöse Bindehautentzündungen**: *lokal:* 2 × 1 Trpf./d, bis max 4x tgl. 2 Trpf.
Tetryzolin	*€€ (10 ml Trpf.) | Kl/La 2, ab*
Lokal-Auge: **Berberil®**, **Ophtalmin N®**, **Vasopos N®**, **Visine Yxin®** – *alle:* 0,5 mg/1 ml Augentrpf.	**Allerg. bedingte Konjunktivitis, nichtinfektiöse Bindehautentzündungen**: *lokal:* 2–3 × 1 Trpf./d

19.11 Antineovaskuläre Mittel am Auge

Ind	exsudative (feuchte) altersbezogene Makuladegeneration (AMD) mit vorwiegend klassischen subfovealen chorioidalen Neovaskularisationen (CNV), subfoveale CNV infolge pathologischer Myopie
Wi	*Ranibizumab:* Antikörper gegen humanen endothelialen Wachstumsfaktor (VEGF) *Verteporfin:* Photosensibilisator, durch den nach Lichtapplikation Singulett-Sauerstoff entsteht, der zu Zellschäden bis hin zum Zelltod führt und so Gefäßwucherungen zerstört
KI	*Ranibizumab:* lokale und okkuläre Infektionen, Gravidität *Verteporfin:* Porphyrie, schwere Leberfunktionsstörungen, Gravidität

NW

Ranibizumab: KS, Bindehautblutung, Augenschmerzen, „Fliegende Mücken" (Mouches volantes), Einblutungen in die Retina, Augeninnendruck ↑, Glaskörperabhebung, intraokulare Entzündungen, Augenirritation, Katarakt, Fremdkörpergefühl im Auge, Beeinträchtigung der Sehfähigkeit, Blepharitis, subretinale Fibrose, okulare Hyperämie, Visusverschlechterung, trockenes Auge, Vitritis, erhöhter Blutdruck

Verteporfin:

- okulär: Sehstörungen, Visusverschlechterung, Gesichtsfelddefekte, Skotom und schwarze Flecken
- an der Injektionsstelle: Schmerz, Ödeme, Extravasation, Entzündung
- systemisch: Übelkeit, Photosensibilitätsreaktionen, Rückenschmerzen während der Injektion, Asthenie, Hypercholesterolämie

Ranibizumab	*€€€€€ (3 mg Inj.-Lsg.) | Gr 6, SI/La 1, SI*
Lokal-Auge: **Lucentis®** 3 mg/ 0,3 ml (10 mg/ml) Inj.-Lsg.	**exsudative (feuchte) altersbezogene Makuladegeneration (AMD):** • 0,5 mg alle 4 Wo. mittels intravitrealer Injektion in das betroffene Auge
Verteporfin	*€€€€€ (15 mg Inj.-Lsg.) | Gr 6 / La 1*
Lokal-Auge: **Visudyne®** 15 mg Inj.-Lsg.	**exsudative (feuchte) altersbezogene Makuladegeneration (AMD):** • 6 mg/m^2 KOF über 10 min. i. v. (gelöst in 30 ml Glk. 5%), dann Lichtaktivierung für 15 min durch Laser auf die neovaskuläre Läsion

20 Anhang

20.1 Praktische Hinweise zur Behandlung von Notfällen

Übersicht: Akutes Koronarsyndrom/Myokardinfarkt s. u.
Dekompensierte Herzinsuffizienz/Lungenödem/kardiogener Schock/CPR S. 414
Hypertensive Krise S. 415
Bradykarde Herzrythmusstörungen S. 417
Tachykarde Herzrythmusstörungen S. 418
Lungenembolie S. 420
Akute bronchiale Obstruktion/Asthmaanfall/Anaphylaxie S. 421
Status epilepticus/epileptische Anfälle S. 423
Akute Psychose/psychotische Störung S. 424
Akute Unruhe/Erregungszustände/Angstzustände und Panikattacken S. 426

Hinweis: In den Übersichtstabellen (Auswahl häufig verwendeter Medikamente) gelten die nicht körpergewichtsbezogenen Dosierungsangaben für normalgewichtige Erwachsene; ausführlichere Informationen, Nebenwirkungen (NW), Kontraindikationen (KI) s. einzelne Kapitel und Produktinformationen der Substanzen);
NW = Nebenwirkungen; KI = Kontraindikationen; HZV = Herzzeitvolumen; i.m. = intramuskulär; i. v. = intravenös; p. i. = per inhalationem; s. l. = sublingual

Akutes Koronarsyndrom/Myokardinfarkt

Allgemeinmaßnahmen:

O_2-Gabe, Oberkörperhochlagerung, sedierende und analgetische Maßnahmen

Medikamentöse Basismaßnahmen:

Acetylsalicylsäure + Heparin + Nitrate + optional Fibrinolyse bei Infarkt bzw. GP IIb/IIIa-Rezeptorantagonisten beim akuten Koronarsyndrom bzw. Non-Q-wave-Infarkt

Wirkstoff (HN)	Applikationsformen	Indikation/Hinweise	Dosierung
Thrombozytenaggretationshemmer			
Acetylsalicylsäure i. v. (**Aspirin®**), S. 200	• Inj.-Fl.: 0,5 mg Trockensubstanz • Amp.: 5 ml Lösungssubstanz • Tbl.: – 500 mg/Tbl. – 100 mg/Tbl.	• instabile Angina pectoris, akutes Koronarsyndrom, Myokardinfarkt • akuter Migräneanfall • Mittel der **1. Wahl**	• 500–1000 mg i. v. (oder p. o.)
Tirofiban (**Aggrastat®**), S. 202	• Inf.-Fl.: 250 ml (1 ml = 0,05 mg) • Inf.-Lsg.: Konzentrat 50 ml (1 ml = 0,25 mg)	• Mittel der **1. Wahl** beim akuten Koronarsyndrom (Troponinwerterhöhung), Non-Q-wave-Infarkt • Kombination mit ASS und Heparin	• *Loading dose:* 0,4 µg/kg KG/min. über 30 min. • *Erhaltungsdosis:* 0,1 µg/kg KG/min. über 48-(max. 108 h)

Wirkstoff (HN)	Applikationsformen	Indikation/Hinweise	Dosierung
Nitrate			
Glycerolnitrat (**Nitrolingual®**), S. 155	• Spray: 0,4 mg/Hub • Kps.: 0,8 mg/Kps. • Amp.: 5 mg/5 ml, 25 mg/25 ml, 50 mg/50 ml	• Angina pectoris, Myokardinfarkt • Medikament der **1. Wahl** • RR-Entgleisung • **Cave:** Hypotension • *NW: Blutdruckabfall*	• Spray: 2–3 Hübe s. l. • Kps.: 1 Kps. à 0,8 mg s. l. • Amp.: 0,01–0,1 mg i. v. bzw. 0,3–3 µg/kg KG/min (ca. 0,5–1 mg/h) kontinuierlich i. v.
Isosorbiddinitrat, ISDN (**Isoket®**), S. 155	• Dosieraerosol: 1,25 mg/Hub • Amp.: 10 mg/10 ml, 25 mg/50 ml • S.l.-Tbl.: 5 mg/Tbl.	• akutes Koronarsyndrom, Angina pectoris, Myokardinfarkt • Medikament der **1. Wahl** • **Cave:** Hypotension • *NW: Reflextachykardie*	• 5 mg s. l. • Aerosol: 1–3 Hübe s. l. • Amp.: initial 1–2 mg/h kontinuierlich i. v., max. 8–10 mg/h
unfraktioniertes Heparin			
Heparin (**Heparin Natrium ratiopharm®**), S. 193	• Amp.: 5000 I. E./0,2 ml, 7500 I. E./0,3 ml, 25000 I. E./5 ml, 250000 I. E./10 ml	• akutes Koronarsyndrom, Myokardinfarkt, instabile Angina pectoris • Medikament der **1. Wahl** • Ziel PTT 1,5–2,5fache des Ausgangswertes	• 100 I. E./kg KG (5000–7500 I. E.) i. v. • dann ggf. 10–20 I. E./kg KG/h (700–2000 I. E./h) kontinuierlich i. v.
Fibrinolytika			
Streptokinase (**Streptase®**), S. 203	• Inj.-Fl.: 250000 I. E., 750000 I. E., 1500000 I. E.	• Lysetherapie bei akuten Myokardinfarkt • Mittel der **1. Wahl** • im Anschluss Vollheparinisierung (Ziel PTT 1,5–2,5 fache des Ausgangswertes)	• 1,5 Mio I. E. i. v. über 60 min • lokal koronar: 20000 I. E., Erhaltungsdosis 2000–4000 I. E./min. über 30–90 min.
Alteplase (**Actilyse®**), S. 204	• Inj.-Fl.: Trockensubstanz mit 10, 20 und 50 mg	• Lysetherapie bei akutem Myokardinfarkt • Mittel der **2. Wahl** • Alternative bei Z. n. Streptaselyse in den letzten 12 Monaten • gleichzeitige Vollheparinisierung (Ziel PTT 1,5–2,5fache des Ausgangswertes)	• >65 kg KG: 15 mg Bolus, dann 50 mg in 30 min., gefolgt von 35 mg in 60 min. i. v. • <65 kg KG: 0,75 mg/kg KG in 30 min., gefolgt von 0,5 mg/kg KG in 60 min. i. v.

Wirkstoff (HN)	Applikationsformen	Indikation/Hinweise	Dosierung
Anistreplase (**Eminase**®), S. 205	• 1 Inj.-Fl.: (Trockensubstanz) enth. 30 I. E.	• Lysetherapie bei akutem Myokardinfarkt • Mittel der **2. Wahl**	• 30 I. E. in 5 min i. v.
Tenecteplase (**Metalyse**®), S. 205	• Durchstechamp.: 8000 U (40 mg/8 ml), 10000 U (50 mg/10 ml)	• präklinische Lysetherapie bei akutem Myokardinfarkt • Anwendung des Indikationsschemas (Ein- Ausschlusskriterien)	• 0,5 mg/kg KG (bis max. 50 mg) i. v., (Bolus über 10 sek)
Betablocker			
Metoprolol (**Beloc** ®), S. 172	• Amp.: 5 mg/5 ml	• akutes Koronarsyndrom, Angina pectoris • *relative KI: Asthma bronchiale und COPD* • *NW: Bradykardie, RR-Abfall* • ***Cave:** nicht bei kardiogenem Schock!*	• 2,5–5 mg langsam (1–2 mg/min.) i. v., ggf. Wiederholung in 5–10 min. (max. 15 mg)

Akute Herzinsuffizienz/Lungenödem/kardiogener Schock/CPR

Allgemeinmaßnahmen bei dekompensierter Herzinsuffizienz und Lungenödem:
O_2-Gabe, Oberkörperhochlagerung, Behandlung der auslösenden Ursache
Medikamentöse Basismaßnahmen bei dekompensierter Herzinsuffizienz und Lungenödem:
Nitrate + Diuretika

Wirkstoff (HN)	Applikationsformen	Indikation/Hinweise	Dosierung
Nitrate			
Glycerolnitrat (**Nitrolingual**®), S. 155	• Spray: 0,4 mg/Hub • Kps.: 0,8 mg/Kps.	• Lungenödem • Mittel der **1. Wahl** • **Cave:** bei Hypotension • *NW: Blutdruckabfall*	• Spray: 2–3 Hübe s. l. • Kps.: 1 Kps. à 0,8 mg s. l.
Isosorbiddinitrat, ISDN (**Isoket**®), S. 155	• Dosieraerosol: 1,25 mg/Hub	• Lungenödem • **Cave:** bei Hypotension • *NW: Reflextachykardie, Blutdruckabfall*	• Aerosol: 1–3 Hübe s. l.
Diuretika			
Furosemid (**Lasix**®), S. 164	• Amp.: 20 mg/2 ml, 40 mg/4 ml	• Lungenödem • Mittel der **1. Wahl** • **Cave:** bei Hypotension • *NW: Blutdruckabfall*	• 40–80 mg i. v.

Wirkstoff (HN)	Applikationsformen	Indikation/Hinweise	Dosierung
Torasemid (**Torem®**), S. 165	• Amp.: 10 mg/2 ml, 20 mg/4 ml	• Lungenödem • **Cave:** bei Hypotension • *NW: Blutdruckabfall*	• 20–(40) mg i. v.
Katecholamine			
Adrenalin (**Suprarenin®**), S. 153	• Amp.: 1 mg/ml • Stechflaschen: 25 mg/25 ml • Fertigspritzen: 1 mg/10 ml	• CPR, schwerer Schock • Mittel der **1. Wahl**	• *CPR:* 0,01 mg/kg KG (1 mg) i. v. bzw. 3 mg (0,03–0,05 mg) in 10 ml NaCl 0,9% endobronchial • kontinuierlich: 0,1–1 µg/kg KG/min i. v.
Dobutamin (**Dobutrex®**), S. 153	• Inj.-Fl.: 250 mg	• akute Herzinsuffizienz, kardiogener Schock • ***Cave:*** *Möglichkeit des Blutdruckabfalls; ggf. Kombination mit Dopamin oder Noradrenalin*	• 2–10 µg/kg KG/min kontinuierlich i. v., evtl. kombiniert mit Dopamin (Verhältnis 1:1 oder 2:1)
Dopamin (**Dopamin Giulini®**) S. 153	• Amp.: 50 mg/5 ml, 200 mg/10 ml, 250 mg/50 ml, 500 mg/50 ml	• Schock (v. a. kardiogen), akute Herzinsuffizienz, Kreislaufstabilisierung nach CPR • *NW: Tachykardie*	• Initial 2–5 µg/kg KG/min kontinuierlich i. v., max. 20–50 µg/kg KG/min
Noradrenalin (**Arterenol®**), S. 154	• Amp.: 1 mg/ml	• schwerer Schock (v. a. septischer Schock) • *NW: überschießender RR-Anstieg, Tachykardie, HRST, periphere Gefäßkonstriktion*	• 0,05–0,2 mg i. v. • kontinuierlich: 0,05–1 µg/kg KG/min i. v.

Hypertensive Krise

Allgemeinmaßnahmen:

Oberkörperhochlagerung, beruhigendes Einwirken

Wirkstoff (HN)	Applikationsformen	Indikation/Hinweise	Dosierung
Kalziumantagonisten			
Nifepidin (**Adalat®**), S. 178	• Kps.: 10 mg/Kps.	• Hypertensive Krise • *NW: Reflextachykardie* • ***Cave:*** *instabile KHK*	• 1–2 Kps. p. o./s. l.
Nitrendipin (**Bayotensin akut®**), S. 179	• Phiole: 5 mg/1 ml	• Hypertensive Krise • *NW: Reflextachykardie (selten)* • ***Cave:*** *instabile KHK*	• 1 Phiole p. o./s. l., ggf. Wdh. nach 30 min.

Wirkstoff (HN)	Applikationsformen	Indikation/Hinweise	Dosierung
Nitrate			
Glycerolnitrat (**Nitrolingual®**), S. 155	• Spray: 0,4 mg/Hub • Kps.: 0,8 mg/Kps.	• hypertensive Krise mit Linksherzdekompensation • hypertensive Krise mit pectanginösen Beschwerden • hier Mittel der **1. Wahl**	• Spray: 2–3Hübe s. l. • Kapseln: 1 Kps. à 0,8 mg s. l.
Isosorbiddinitrat, ISDN (**Isoket®**), S. 155	• Dosieraerosol: 1,25 mg/Hub	• hypertensive Krise mit Linksherzdekompensation • hypertensive Krise mit pectanginösen Beschwerden • *NW: Reflextachykardie*	• Aerosol: 1–3 Hübe s. l.
Betablocker			
Metoprolol (**Beloc®**), S. 172	• Amp.: 5 mg/5 ml	• hypertensive Krise v. a. mit pectanginösen Beschwerden und Tachykardie • *relative KI: Asthma bronchiale und COPD*	• 5–10 mg (1–2 mg/min.) i. v., ggf. Wiederholung in 5–10 min. (max. 15 mg) i. v.
Diuretika			
Furosemid (**Lasix®**), S. 164	• Amp.: 20 mg/2 ml, 40 mg/4 ml	• hypertensive Krise mit akuter Linksherzdekompensation (Lungenödem) • hier Mittel der **1. Wahl**	• (10) 40–80 mg i. v.
Torasemid (**Torem®**), S. 165	• Amp.: 10 mg/2 ml, 20 mg/4 ml	• hypertensive Krise mit Linksherzdekompensation (Lungenödem)	• 10–20 mg i. v.
zentrale Spasmolytika			
Clonidin (**Catapresan®**), S. 158	• Amp.: 0,15 mg/1 ml	• hypertensive Krise mit Tachykardie • ***Cave:*** *Kombination mit Betablockern →Bradykardieneigung ↑* • *langsam injizieren; Gefahr der initialen Hypertension bei zu schneller Injektion*	• 0,075–0,15 mg i. v. (s. c.), ggf. Wiederholung • Perfusor: 0,04–0,16 mg/h

Wirkstoff (HN)	Applikationsformen	Indikation/Hinweise	Dosierung
arterioläre Vasodilatoren			
Urapidil (**Ebrantil®**), S. 160	• Amp.: 25 mg/5 ml, 50 mg/10 ml	• bevorzugtes Antihypertensivum bei neurologischen Notfällen • Herzfrequenzneutral • Fraktionierte Gabe unter *RR-Kontrolle*	• 0,2–0,5 mg/kg KG (12,5–50 mg) i. v., ggf. Wiederholung • Inf.: 2 mg/min, später 9 mg/h (max. 15 (-30) mg/h)
Dihydralazin (**Nepresol®**), S. 162	• Amp.: 25 mg/2 ml	• hypertensive Krise bei Bradykardie • Mittel der Wahl in der Schwangerschaft (2. und 3. Trimenon)	• 25 mg mit NaCl 0,9% auf 10 ml verdünnen, fraktioniert je 2 ml i. v. unter RR-Kontrolle

Bradykarde Herzrythmusstörungen

Allgemeinmaßnahmen:

O_2-Gabe, Behandlung der auslösenden Ursache, Prüfung der Indikation zum Schrittmacher

Wirkstoff (HN)	Applikationsformen	Indikation/Hinweise	Dosierung
Parasympathomimetika			
Atropinsulfat (**Atropin®**), S. 151	• Amp.: 0,5 mg/ml, 1,0 mg/ml, 2,0 mg/ml, 100 mg/10 ml	• Bradykardie • bei Asystolie (CPR) i. v. • Mittel der **1. Wahl**	• 5–10 µg/kg KG (0,5–1,5 mg) i. v. alle 4–6 h • bei CPR: 3 mg i. v.
Sympathomimetika			
Orciprenalin (**Alupent®**), S. 152	• Amp.: 0,5 mg/ml, 5 mg/10 ml	• Atropinresistente Bradykardie • Mittel der **2. Wahl**	• 0,5 mg in 10 ml NaCl 0,9%, davon 1–2 ml i. v., ggf. Wdh. • kontinuierlich: 5 mg verdünnen mit NaCl 0,9% auf 50 ml = 0,1 mg/ml: 6–18 ml/h i. v.

Tachykarde Herzrhythmusstörungen

Allgemeinmaßnahmen:
O_2-Gabe, Behandlung der auslösenden Ursache

Wirkstoff (HN)	Applikationsformen	Indikation/Hinweise	Dosierung
Klasse Ia Antiarrhythmikum			
Ajmalin (**Gilurytmal®**), S. 146	• Amp.: 50 mg/2 ml, 50 mg/10 ml	• ventrikuläre und supraventrikuläre Tachyarrhythmie • Mittel der **3. Wahl**	• 0,5–1 mg/kg KG i. v. oder 50 mg über 5 min i. v. • Perfusor: bei 5 mg/ml 2–6 ml/h
Klasse Ic Antiarrhythmikum			
Propafenon (**Rytmonorm®**), S. 149	• Amp.: 70 mg/20 ml	• ventrikuläre und supraventrikuläre Tachyarrhythmie • Mittel **3. Wahl**	• 1 mg/kg KG (70 mg) i. v.
Klasse Ib Antiarrhythmikum			
Lidocain (**Xylocain** 2%®), S. 147	• Amp.: 100 mg/5 ml	• ventrikuläre Tachyarrhythmie • Mittel der **2. Wahl**	• 1–2 mg/kg KG i. v. (50–100 mg) i. v.
Klasse II Antiarrhythmikum, Betablocker			
Metoprolol (**Beloc®**), S. 172	• Amp.: 5 mg/5 ml	• Tachyarrhythmie • ***relative KI:*** *Asthma bronchiale und COPD* • *Keine Kombination mit bradycardisierenden Kalziumantagonisten*	• 2,5–5 mg langsam (1–2 mg/min.) i. v., ggf. Wiederholung in 5–10 min. (max. 15 mg) i. v.
Klasse III Antiarrhythmikum			
Amiodaron (**Cordarex®**) S. 150	• Amp.: 150 mg/3 ml	• ventrikuläre und supraventrikuläre Tachyarrhythmie • Notfallmedizinisch **Mittel der 1. Wahl** bei den meisten schweren supraventrikulären und ventrikulären Tachyarrhythmien sowie bei defibrillationsresistentem Kammerflimmern • *KI: Hyperthyreose*	• 4 mg/kg KG (300 mg) i. v. über 15 min; dann ggf. weitere 600 mg über 1 h

Wirkstoff (HN)	Applikationsformen	Indikation/Hinweise	Dosierung
Klasse IV Antiarrhythmikum, Bradykardisierende Kalziumantagonisten			
Verapamil (**Isoptin**®), S. 180	• Amp.: 5 mg/2 ml	• supraventrikuläre Rhythmusstörungen, v. a. Tachyarrhythmia absoluta • ***cave:*** *Nur bei Tachyarrhythmien mit engen Kammerkomplexen einsetzen!* • *Keine Kombination mit Betablockern*	• 2,5–5 (-10) mg (0,05–1 mg/kg KG) i. v. • Perfusor: 0,05–0,1 mg/kg KG
Digitalisgykoside			
Digoxin (**Lanicor**®), S. 145	• Amp.: 0,25 mg	• Tachyarrhythmia absoluta (Vorhofflimmern mit schneller Überleitung) • Mittel der **1. Wahl** • Kombinierbar mit Betablockern und bradycardisierenden Kalziumantagonisten	• 2–3 × 0,25 (max. 0,75 mg/d) langsam i. v.
Magnesium			
Magnesium-Sulfat (**Cormagnesin**®), S. 225	• Amp.: 200 = 8,3 mmol/ 10 ml, 400 = 16,6 mmol/ 10 ml	• Torsade de pointes	• initial 8–16 mmol i. v. über 15–30 min., dann Perfusor mit 4–8 mmol/h
Sonstige			
Adenosin (**Adrekar**®), S. 151	• Inj.-Fl.: 6 mg/2 ml	• paroxysmale AV-junktionale Tachykardie • Mittel der **1. Wahl** • *rasche Bolusinjektion über 1–3 sek unter intensivmed. Bedingungen*	• initial 3 mg, dann ggf. nach jeweils 1–2 min erneut 6, 9 bzw. 12 mg mg i. v.

Lungenembolie

Allgemeinmaßnahmen:
O_2-Gabe, Oberkörperhochlagerung, beruhigendes Einwirken
Medikamentöse Basismaßnahmen:
Heparin + ggf. Fibrinolyse (Lungenembolie Grad III und IV und fehlenden KI)

Wirkstoff (HN)	Applikationsformen	Indikation/Hinweise	Dosierung
unfraktioniertes Heparin			
Heparin (**Liquemin**®), S. 193	• Amp.: 5000 I. E./1 ml, 25000 I. E./5 ml	• Lungenembolie • Medikament der **1. Wahl** • Ziel PTT 1,5–2,5fache des Ausgangswertes	• 100 I. E./kg KG (5000–7500 I. E.) i. v.; dann ggf. 10–20 I. E./kg KG/h (700–2000 I. E./h) kontinuierlich i. v.
Fibrinolytika			
Streptokinase (**Streptase**®), S. 203	• Inj.-Fl.: 250000 I. E., 750000 I. E., 1500000 I. E.	• Lysetherapie bei akuter Lungenembolie (Stadium III–IV) • im Anschluss Vollheparinisierung (Ziel PTT 1,5–2,5fache des Ausgangswertes)	• 1,5 Mio I. E. i. v. über 30 min, dann 1,5 Mio I. E. über 2 h
Alteplase (**Actilyse**®), S. 204	• Inj.-Fl.: Trockensubstanz mit 10, 20 und 50 mg	• Lysetherapie bei akuter Lungenembolie (Stadium III–IV) • Mittel der **1. Wahl** • Gleichzeitige Vollheparinisierung (Ziel PTT 1,5–2,5fache des Ausgangswertes)	• >65 kg KG: 10 mg Bolus, dann 90 mg über 120 min. i. v. • <65 kg KG: 0,75 mg/kg KG in 30 min., gefolgt von 0,5 mg/kg KG in 60 min. i. v.
Urokinase (**Corase**®) S. 204	• Inj.-Fl.: 500000 I. E.	• Lysetherapie bei akuter Lungenembolie (Stadium III–IV) • gleichzeitige Vollheparinisierung (Ziel PTT 1,5–2,5fache des Ausgangswertes)	• initial 2000–4000 I. E./kg KG über 10–20 min. i. v. (Bolus), dann 2000 I. E./kg KG/h kontinuierlich über 12–24 h i. v.

Akute bronchiale Obstruktion/Asthmaanfall/Anaphylaxie

Allgemeinmaßnahmen:

O_2-Gabe (cave bei schwerer COPD, CO_2-Retention), Oberkörperhochlagerung, Behandlung der auslösenden Ursache (Entfernen aus Rauchgasexposition oder Allergenexposition), beruhigendes Einwirken

Medikamentöse Basismaßnahmen der akuten bronchialen Obstruktion:

Bei Inhalationsfähigkeit inhalative Bronchodilatantien + Glukokorticosteroide i. v. + je nach Schwere Theophyllin i. v.

Wirkstoff (HN)	Applikationsformen	Indikation/Hinweise	Dosierung
Bronchodilatantien			
Salbutamol (**Sultanol**®), S. 258	• Dosieraerosol 0,1 mg/Hub	• bronchiale Obstruktion mit erhaltener Fähigkeit zur Inhalation • Mittel der **1. Wahl**	• 2–5 Hübe à 0,1 mg p. i.
Fenoterol (**Berotec**®), S. 258	• Dosieraerosol 0,2 mg/Hub	• Asthmaanfall, dekompensierte COPD, Reizgasinhalation mit erhaltener Fähigkeit zur Inhalation • Mittel der **1. Wahl** • *NW: Tachykardie, Angina pectoris*	• Bronchodilatation: 2 (-5) Hübe à 0,1 mg p. i.
Reproterol (**Aarane**®, **Bronchospasmin**®) S. 259	• Dosieraerosol 0,5 mg/Hub • Amp.: • 0,09 mg/ml	• Asthmaanfall, bronchiale Obstruktion • Dosieraerosol nur bei erhaltener Inhalationsfähigkeit • i. v. Gabe fraktioniert • Mittel der **2. Wahl** bei der i. v. Gabe • *NW: Tachykardie, Angina pectoris, Unruhe*	• 2 Hübe à 0,5 mg p. i. • 0,09 mg (1 Amp.) auf 10 ml mit NaCl 0,9% verdünnen und langsam fraktioniert i. v. • Kontinuierlich: 18–90 µg/h über 3–4 d
Theophyllin (**Bronchoparat**®, **Euphylong**®), S. 265	• Amp.: 200 mg/ 10 ml	• Schwere bronchiale Obstruktion • Mittel der **1. Wahl** • **Cave:** bei HRST, Tachykardie • Bei Theophyllinvormedikation niedrigere Dosis wählen.	• 5 mg/kg KG (200–400 mg) langsam i. v. (2,5 mg bei Theophyllin-Vorbehandlung) • Kontinuierlich: 0,6–1 mg/kg KG/h
Terbutalin (**Bricanyl**®), S. 259	• Amp.: 0,5 mg/ml	• Schwere bronchiale Obstruktion • **Cave:** bei HRST, Tachykardie • Subcutane Applikationsform	• 0,25–0,5 mg s. c., ggf. nach 15–20 min. Wiederholung (max 4x/d)

Wirkstoff (HN)	Applikationsformen	Indikation/Hinweise	Dosierung
Glukokortikoide			
Prednisolon (**Solu-Decortin H®**), S. 29	• Amp.: 10/25/50/ 250/1000 mg	• Asthmaanfall, schwere bronchiale Obstruktion, schwere anaphylaktoide Reaktion • Mittel der **1. Wahl**	• 1–10 mg/kg KG (40–1000 mg) i. v.
Methylprednisolon (**Urbason®**), S. 29	• Amp.: Urbason: • 10/25/50/250 mg	• Asthmaanfall, schwere bronchiale Obstruktion, schwere anaphylaktoide Reaktion • Mittel der **1. Wahl**	• 1–4 mg/kg KG i. v. (40–250 mg) i. v.
Triamcinolonacetonid (**Volon A solubile®**), S. 30	• Amp.: 40 mg/ml • 80 mg/ml • 200 mg/ 5 ml	• Asthmaanfall, schwere bronchiale Obstruktion, schwere anaphylaktoide Reaktion	• 1–3 mg/kg KG (80–200 mg) i. v.
Dexamethason (**Fortecortin®**), S. 27	• Amp.: 40 mg/5 ml • 100 mg/10 ml	• Asthmaanfall, schwere bronchiale Obstruktion, schwere anaphylaktoide Reaktion	• 0,5–2 mg/kg KG (40–100 mg) i. v.
Prednison (**Rectodelt®**), S. 29	• Supp.: 5/10/30/ 100 mg	• **bei Kindern:** Krupp-Syndrom, Asthma bronchiale, Anaphylaxie	• 5–20 mg/kg KG rektal
Beclomethason (**Junik®**), S. 261	• Dosieraerosol 100 µg/Hub	• Rauchgasintoxikation • **Cave:** geeignet zur Behandlung eines akuten Asthmaanfalls oder einer akuten Obstruktion bei COPD	• initial 4 Hübe, nach 30 min. weitere 4 Hübe, dann alle 2 h jeweils 4 Hübe
Antihistaminika			
Clemastin (**Tavegil®**), S. 274	• Amp.: 2 mg/5 ml	• leichte anaphylaktoide Reaktionen	• 2–4 mg i. v.
Dimetinden (**Fenistil®**), S. 274	• Amp.: 4 mg/4 ml	• leichte anaphylaktoide Reaktionen	• 4–8 mg langsam i. v.
Katecholamine			
Adrenalin (**Suprarenin®**), S. 153	• Amp.: 1 mg/1 ml (noch zu verdünnen auf 10 ml mit NaCl 0,9%)	• schwere Anaphylaxie • Mittel der **1. Wahl**	• 0,02–0,1 mg der 1:10 verdünnten Lsg. i. v. = 0,2–1 ml i. v., ggf. Wiederholung

Status epilepticus/epileptische Anfälle

Allgemeinmaßnamen:

sichere Lagerung, Freihalten der Atemwege (ggf. stabile Seitenlage), sofortige Entfernung von Zahnersatz und Erbrochenem (Beißkeil ist kontraindiziert).

Medikamentöse Therapie:

Gabe von Thiamin 100 mg i. v. bei V. a. auf ethanolassoziierten epileptischen Anfall, Glukose 25% 2 ml/kg nur bei V. a. (insulininduzierte) Hypoglykämie oder im Stix nachgewiesener Hypoglykämie (< 60 mg/dl), O_2-Insufflation bei Zyanose, symptomatische Temperatursenkung bei Hyperthermie über 39 °C rektal

Wirkstoff (HN)	Applikationsformen	Hinweise	Dosierung
1. Wahl – Benzodiazepine			
Diazepam (**Valium**®), s. S. 334	• Amp.: 10 mg/2 ml	• bei initialer Gabe von Diazepam und Clonazepam, nicht obligatorisch bei Lorazepam, möglichst schon innerhalb von 10 min. nach Erstgabe Phenytoin-Aufdosierung über getrennten i. v.-Zugang) danach, ggf. parallel über den separaten i. v. Zugang • erneuter Einsatz auch im weiteren Verlauf des Status nach Gabe anderer Substanzen sinnvoll • Lorazepam ist Mittel 1. Wahl, da lange antiepileptische Wirkung, Nachteil: Kühlung der Amp. erforderlich	• 10–20 mg = 0,25 mg/kg KG i. v. (5 mg/min, ggf. wiederholen, max. 30 mg) oder als Rektiole
Clonazepam (**Rivotril**®), s. S. 334	• Amp.: 1 mg/ml		• 1–2 mg i. v. (0,5 mg/min., ggf. wiederholen, max. ca. 6 mg)
Lorazepam (**Tavor pro injectione**®, **Tavor Expidet**®), s. S. 336	• Amp.: 2 mg/ml • Tbl.– Expidet: 1,0/ 2,5 mg/Tbl.		• 2–8 mg = 0,1 mg/kg KG i. v. (2 mg/min., ggf. wiederholen, max. 10 mg) oder 2,5 sublingual (Tavor expidet®)
Midazolam (**Dormicum**®), s. S. 337	• Amp.: 5 mg/ml, 15 mg/3 ml 50 mg/ 10 ml	• nur kurze antiepileptische Wirkungsdauer (Minuten) • unter den Benzodiazepinen nur Mittel 2. Wahl	• 0,15–0,2 mg/kg KG (10–15 mg/ 70 kg KG) i.m. o. i. v.
2. Wahl – Andere			
Phenytoin (**Phenhydan-Infusionskonzentrat**®), s. S. 308	• Amp.: 750 mg/ 50 ml	• 2. Tag: 500 – 750 mg i. v. über Perfusor • bevorzugt bei Status generalisierter tonisch-klonischer Anfälle (Grand-Mal-Status)	• i. v.-Aufsättigung akut am 1. Tag: 1500 mg (1. Amp. in ca. 2–4 h i. v., 2. Amp. über 24 h i. v.)

Wirkstoff (HN)	Applikationsformen	Hinweise	Dosierung
Valproinsäure (**Ergenyl®**, **Orfiril®**), s. S. 310	• Amp.: 400 mg/ 4 ml, 300 mg/3 ml	• Erhaltungsdosis von 6 mg/kg KG/h • bevorzugt bei konvulsivem oder nonkonvulsivem Status einfach oder komlex-fokaler Anfälle und Absence-Status • off-label-use	• akut 1000–1500 (–4000) mg in 1 h i. v. (= 15–20 mg/ kg KG/d)
Levetiracetam (**Keppra®**), s. S. 306	• Amp.: 500 mg/5 ml	• Maximaldosis von 2 × 1500–2000 mg/d • Dosisreduktion bei Niereninsuffizienz • off-label-use	• akut initial 2 × 500 mg/d i. v., rasche Dosissteigerung auf 2 × 1000 mg/d
3. Wahl – Narkotika			
Propofol (**Disoprivan®**), s. S. 293	• Amp.: 1 %: 10 mg/ 2 ml, 200 mg/ 20 ml, 500 mg/ 50 ml; 2 %: 10 mg/ 2 ml, 1000 mg/ 50 ml	• nur unter Intubationsbereitschaft • Dosierung EEG-gesteuert bis zum burst-suppression-Muster für 24 h	• 2 %: initial 20–40 mg i. v. als Bolus (1–2 mg/kg KG i. v.), dann 4–12 mg/kg KG/h
1. Wahl – Benzodiazepine			
Thiopental (**Trapanal®**), s. S. 292	• Amp.: 0,5 g/20 ml, 1,0 g/20 ml	• nur unter Intubationsbereitschaft • Dosierung EEG-gesteuert bis zum burst-suppression-Muster für 24 h	• 4–7 mg/kg KG als Bolus, dann 300–500 mg/h
Phenobarbital (**Luminal®**), s. S. 307	• Amp.: 200 mg/1 ml	• nur unter Intubationsbereitschaft • höhere Gesamtdosen möglich unter Intensivbedingungen	• 20 mg/kg KG i. v. (100 mg/min.)

Akute Psychose/psychotische Störung

Ursache klären:

medikamentöse, drogeninduzierte, neurologische, psychiatrische oder internistische Ursache klären und spezifisch/kausal behandeln.

Erstmaßnahmen:

Indikation für ein Psych-KG (bei Eigen- und Fremdgefährdung) prüfen und Verlegung in geschlossene psychiatrische Einrichtung veranlassen, allg. Abschirmung, ausreichend hohe Medikamentendosis wählen, ggf. hoch- und niederpotente Neuroleptika kombinieren.

Wirkstoff (HN)	Applikationsformen	Hinweise	Dosierung
1. Wahl			
Haloperidol (**Haldol-Jansen**®), s. S. 326	• Tbl.: 1 | 2 | 5 | 10 | 20 mg • Lsg.: 2 mg/ml, 10 mg/ml (jeweils = 20 Trpf.) • Amp.: 5 mg/ml	• Hochpotentes Neuroleptikum bei akuten psychotischen Syndromen, paranoid-halluzinatorischen Zuständen, insb. schizophrenen Schüben und Manien, psychomotorischen Erregungszuständen • Mittel der 1. Wahl bei Erregungszuständen im Rahmen einer Alkoholintoxikation und anderen Erregungszuständen • symptomatische Therapie von Übelkeit und Erbrechen	• akut: 5–10 mg = 1–2 ml i. v. oder i.m. • leicht: 3 × 1–3 mg/d p. o. bis zu 1–3 × 10–20 mg/d • schwer: 1–2 ml i. v.
Benperidol (**Glianimon**®), s. S. 325	• Amp.: 2 mg/2 ml • Tbl. 2 | 5 | 10 mg • Lsg. 2 mg/ml (= 20 Trpf.)	• stärkstes hochpotentes Neuroleptikum zur Behandlung akuter psychotischer und maniformer Syndrome sowie psychomotorischer Erregungszustände • Außerdem zur Rezidivprophylaxe bei chron. verlaufenden endogenen u. exogenen Psychosen	• 2 × 5–20 mg/d i. v. o. i.m.
2. Wahl			
Risperidon (**Risperdal**®), s. S. 330	• Tbl.: 0,5 | 1 | 2 | 3 | 4 mg • Lsg.: 1 mg/ml	• Atypisches Neuroleptikum zur Anwendung bei Schizophrenien • Einsatz bei mäßig schweren bis schweren manischen Episoden im Rahmen bipolarer Störungen und bei Aggressivität und psychotischen Symptomen bei Demenz sowie Verhaltensstörungen bei Intelligenzminderung	• 1. Tag: 1 × 2 mg (ältere Pat.: 2 × 0,5 mg/d), dann ab 2. Tag: 1 × 4 mg (ältere Pat.: 2 × 1 mg/d)
Clozapin (**Leponex**®), s. S. 329	• Tbl.: 25 | 50 | 100 mg	• Atypisches Neuroleptikum zur Anwendung bei akuten und chron. schizophrenen Psychosen, wenn bei Behandlungsbeginn ein normaler Leukozytenbefund (< 3500/mm) vorliegt • Einsatz bei Psychosen im Verlaufe eines M. Parkinson nach Versagen der Standardtherapie	• 1–2 × 25 mg/d, dann tgl. um 25 mg/d erhöhen

Akute Unruhe/Erregungszustände/Angstzustände und Panikattacken

Ursache klären:

schmerzbedingt? Blasenentleerungsstörungen? Entzugssymptome? medikamentöse oder drogeninduzierte Ursachen?, neurologische, internistische oder psychiatrische Ursachen?

Erstmaßnahmen:

o. g. Ursache kausal behandeln (Analgetika, Blasenkatheter etc.), allg. Abschirmung, ausreichend hohe Medikamentendosis wählen, ggf. niederpotente Neuroleptika und Benzodiazepine kombinieren.

Wirkstoff (HN)	Applikationsformen	Hinweise	Dosierung
Niedrig- bis hochpotente Neuroleptika			
Promethazin (**Atosil®**), s. S. 323	• Tbl.: 25 mg • Lsg.: 20 mg/ml • Amp.: 50 mg/2 ml	• Einsatz bei jüngeren Patienten • Antihistaminikum mit guter sedierender Wirkung ohne antipsychotischen Effekt	• p.o.: 25–50 mg (z. N.) • i.v./i.m.: 25–50 mg (= ½–1 Amp.)
Chlorprothixen (**Truxal®**), s. S. 322	• Drg.: 15 | 50 mg • Lsg.: 20 mg/ml • Amp.: 50 mg/ml	• Niedrigpotentes Neuroleptikum • Einsatz bei Unruhe- und Erregungszuständen im Rahmen akuter psychotischer Syndrome • Behandlung von maniformen Syndromen	• i.v.: 50–100 mg verdünnt langsam i. v. (1–2 Amp.) • i.m.: 1–3 × 50–100 mg/d • p.o.: 2–3 × 15–30 mg/d
Melperon (**Eunerpan®**), s. S. 324	• Tbl.: 10 | 25 | 50 | 100 mg	• Niedrigpotentes Neuroleptikum • Einsatz bei älteren Patienten auch mit leichten psychotischen Symptomen, Verwirrtheitszuständen, psychomot. Unruhe, Erregungszuständen bei Psychosen und organ. bedingter Demenz	• p.o.: 25–100 mg/d (verteilt auf 2–3 ED)
Pipamperon (**Dipiperon®**), s. S. 323	• Tbl.: 40 mg • Lsg.: 4 mg/ml	• Niedrigpotentes Neuroleptikum • Einsatz bei älteren Patienten mit Schlaf- oder Schlaf-Wach-Rhythmusstörungen, psychomotorischen Erregungszuständen, Verwirrtheit, Aggressivität	• p.o.: 3 × 40 mg • ältere Patienten: 3 × 20 mg/d p. o.

Wirkstoff (HN)	Applikationsformen	Hinweise	Dosierung
Levomepromazin (**Neurocil®**), s. S. 322	• Drg.: 25 | 100 mg • Lsg.: 40 mg/ml (=40 Trpf.) • Amp.: 25 mg/ml	• Niedrigpotentes Neuroleptikum mit starken vegetativen NW • Einsatz bei psychomotorischen Unruhe- und Erregungszuständen i. R. von psychotischen Störungen/Manien • adjuvante Anwendung in der Schmerztherapie	• p. o.: 15–30 mg/d (ambulant) bzw. 75–100 mg/d (stationär) • i.m.: 25–50 mg/d (1–2 Amp.)
Benzodiazepine			
Diazepam (**Valium®**), s. S. 334	• Amp.: 10 mg/2 ml • Tbl.: 2 | 5 | 10 mg • Supp.: 5 | 10 mg	• Cave: paradoxe Wirkung im Alter • Mittel der Wahl bei akuten Angststörungen und Panikattacken	• (5-) 10–20 mg p. o., Supp., i. v. oder i.m.
Lorazepam (**Tavor®**), s. S. 336	• Amp. „pro injectione" 2 mg/1 ml • Tbl.: „Expidet" 1,0/ 2,5 mg/Tbl.	• Cave: paradoxe Wirkung im Alter • Mittel der Wahl bei akuten Angststörungen und Panikattacken	• 2–4 mg i. v. oder i.m. • p. o.: 1,0–2,5 mg Tbl. sublingual (**Tavor expidet®**)

20.2 Praktische Hinweise zum Vorgehen bei Vergiftungen

(modifiziert und aktualisiert nach: Hahn, JM, Checkliste Innere Medizin, 5. A., Georg Thieme Verlag, Stuttgart 2007)

20.2.1 Therapieprinzipien

- **7 A der Vergiftungsbehandlung:** ABC, **A**namnese, **A**ktivkohle, **A**uslösen von Erbrechen, **A**usnahme (Säuren+Laugen u. A.), **A**nalytik und **A**ntidot
- Intensivmedizinische Überwachung, O_2-Gabe, bei respiratorischer Insuffizienz oder Koma Intubation und Beatmung.
- I.v.-Zugang und Blutabnahme einschließlich BZ, Alkohol, BGA. Asservierung von Blut, Urin und ggf. Magenspülflüssigkeit.
- **Beratung durch Giftinformationszentrum** (s. Tab. S. 388) über weiteres Vorgehen.
- **Provoziertes Erbrechen** nur bei bewusstseinsklarem Patienten (nicht bei Intoxikation mit Schaumbildnern, Säuren, Laugen oder Lösungsmitteln):
  - *Kinder:* Ipecacuanha-Sirup (**Orpec®**) < 5 Jahre 15 ml, > 5 Jahre 30 ml. Sofort danach Tee oder Wasser trinken lassen, Wirkung nach 15–30 min.
  - *Erwachsene:* 1 Glas Tee oder Wasser trinken lassen, dann
    - ▶ 0,1 mg/kg KG Apomorphin (**Apomorphin-Woelm®** 10 mg/Amp.) und
    - ▶ 0,2 mg/kg KG Norfenefrin (**Novadral®** 10 mg/Amp.) *i.m.*
    - ▶ Wirkung nach ca. 5 min zu erwarten. Apomorphin-Antidot: Naloxon (**Narcanti®** 0,4 mg/ Amp.) 1 Amp. i. v.
- **Magenspülung:** ***Beachte***: Nicht bei Säure-/Laugenintoxikation mit möglicher Ösophagus- oder Magenperforation. Bewusstlose Patienten vor Spülung intubieren!

- Stabile Seiten- oder Bauchlage, Monitorüberwachung.
- Zahnprothesen entfernen.
- Prämedikation mit 0,5 mg = 1 Amp. Atropin i. v.
- Spülschlauch unter aktiver (Schluck-)Mithilfe und Seitenlage des Patienten einführen. Einführtiefe entspricht etwa dem Abstand Mund-Bauchnabel. Bei mangelnder Kooperation Seitenlage, Kopf beugen und Spülschlauch einführen, bei Hustenreiz nicht vorschieben.
- Lagekontrolle durch Auskultation des Epigastriums und gleichzeitiger Luftinsufflation mit Sondenspritze.
- Spontan abfließenden Magensaft asservieren.
- Trichter am Spülschlauch aufsetzen, unter Patientenniveau senken und mit ca. 37 ° warmem Wasser füllen (Einzelportion ca. 300 ml). Dann über Patientenniveau heben und Ablaufen des Wassers abwarten. Beim erneuten Senken unter das Patientenniveau muss sich der Trichter wieder mit der gleichen Menge Wasser füllen (Bilanz!). Vorgang wiederholen, bis die Spülflüssigkeit klar ist.
- Anschließend 30–70 g Aktivkohle mit Wasser vermischt in den Schlauch geben.
- Schlauch abklemmen und herausziehen.

- **Sekundäre** Elimination (= SG; in Abhängigkeit von der Pharmakokinetik des Giftes):
  - *Forcierte Diurese* (nicht bei Herzinsuffizienz, Kreatinin > 2 mg %, Hirnödem und Schock).
  - Plasmapherese, Hämofiltration, Hämoperfusion, Hämodialyse.

20.2.2 Giftinformationszentralen

Giftinformationszentralen		
Zentrale	Telefon	
Berlin	Beratungsstelle für Vergiftungserscheinungen, Universitätskinderklinik	030/19240
Freiburg	Universitätskinderklinik	0761/19240
Wien	Vergiftungsinformationszentrale Allgemeines Krankenhaus	0043/1/4064343
Zürich	Toxikologisches Informationszentrum	0041/1/2515151
www.giftnotruf.de, www.apotheken.de, www.giftinfo.uni-mainz.de		

20.2.3 Antidottherapie bei Vergiftungen

Gift	Symptome	Antidot	Dosierung (vergleiche Gebrauchsinfo)
Alkylphosphate (Insektizide, Lacke)	Knoblauchgeruch, Miosis, Bronchialhypersekretion, Speichelfluss, Erbrechen, Schwitzen	Atropin	5 mg initial i. v.

Gift	Symptome	Antidot	Dosierung (vergleiche Gebrauchsinfo)
Antihistaminika, Antidepressiva, Atropin	Mydriasis, Fieber, Tachykardie, Hautrötung, trockene Schleimhäute, motorische Unruhe, gesteigerte Muskeleigenreflexe	Physostigmin (**Anticholinum®**)	2 mg/h i. v.
Benzodiazepine	Kreislauf- und Atemdepression, Hypothermie, abgeschwächte Muskeleigenreflexe, Muskelhypotonie	Flumazenil (**Anexate®**)	initial 0,2 mg i. v.; ggf. Wdh. nach jeweils 1 min mit 0,1 mg bis zur Gesamtdosis von 1 mg
Cholinergika		Atropin	1–2 mg i. v.
Cumarine	Blutungen, u. a. Hämatemesis, hämorhagischer Schock	Phytomenadion (**Konakion®**) PPSB (**Beriplex®**)	0,25–0,5 mg/kg KG/d i. v. PPSB-Dosis in IE = erwünschter Quick * kg KG * 1,2
Digitalis	Appetitlosigkeit, Übelkeit, Erbrechen, Diarrhö, Müdigkeit, Kopfschmerzen, Verwirrtheit, Farbensehen	**Digitalis-Antidot BM®**	Fab (mg) = Körperbestand (mg)/0,015 s. unten
Eisenverbindungen	Somnolenz bis Koma, Krämpfe, Hyperglykämie, Leukozytose, Schock	Deferoxamin (**Desferal®**)	15 mg/kg KG/h i. v.
Ethylenglykol	Lösungsmittelgeruch, Laktatazidose	Ethanol (**Alkohol-Konzentrat 95% Braun®**)	0,7 ml/kg KG/h i. v.
Gift	Symptome	Antidot	Dosierung (vergleiche Gebrauchsinfo)
Knollenblätterpilz	kolikartige Bauchschmerzen, Brechdurchfall	Silibinin (**Legalon®**)	20 mg/kg KG i. v. über 24h
Kohlenmonoxid	rosige Hautfarbe, Muskelkrämpfe, Laktatazidose	Sauerstoff	10 l/min (100%)
Methanol	Lösungsmittelgeruch, Laktatazidose	Ethanol (**Alkohol-Konzentrat 95% Braun®**)	0,7 ml/kg KG/h i. v.

Gift	Symptome	Antidot	Dosierung (vergleiche Gebrauchsinfo)
Methämoglobinbildner	KS, psych. Auffälligkeiten, Halluzinationen, Krämpfe, Tachykardie, Dyspnoe, Tachypnoe, Erbrechen	Toluidinblau, Ascorbinsäure (weniger wirksam)	5 mg/kg KG i. v. 1000 mg i. v.
Muskarin (cholinerges Pilzsyndrom)	Miosis, Visusstörungen mit Lakrimation, Bradykardie, Hypotension, Bronchorhö, Speichefluß, Schweißausbruch	Atropin	1–2 mg i. v.
Neuroleptika	Muskelspasmen, Tortikollis (Schiefhals), Zungenprotrusion, Trismus (Kiefersperre)	Biperiden (**Akineton**®)	10 mg i. v.
Nitrile		N-Acetylcystein (**Fluimucil-Antidot**®)	150 mg/kg KG/200 ml G5% über 15 Min. 50 mg/kg KG/500 ml G5% über 4 h 100 mg/kg KG/ 1000 ml G5% über 16 h
Opiate	Miosis, Kreislauf- und Atemdepression, Lungenödem	Naloxon (**Narcanti**®)	0,4–2 mg i. v.
Organophosphate		Atropin	5–100 mg i. v.
Paracetamol	Erbrechen, akute Leberinsuffizienz mit Ikterus, metabolische Azidose	N-Acetylcystein (**Fluimucil-Antidot**®)	s. u. Nitrile
Schwermetalle		Dimercaprol	250 mg/3 h i. v.
Thallium	ZNS-Symptome, RR ↑, HF ↑, HRST, Erbrechen, GIT-Blutungen, Obstipation, Alopezie	Berliner Blau (**Antidotum Thallii**®)	6 Kps. oral
Zyanide	Bittermandelgeruch, hellrote Gesichtsfarbe	Dimethylparaaminophenol	250–500 mg i. v.

20.2.4 Vorgehen und Therapie bei Digitalisintoxikation

- **Herzglykosid absetzen**, bei V. a. schwere Intoxikation Intensivüberwachung.
- **Anheben des K^+-Spiegels** auf hochnormale Werte (4,5–5,5 mmol/l): parenteral maximal 20 mmol/h (über ZVK).

- **Symptomatische Behandlung von Rhythmusstörungen:**
- *Bradykardie:* Versuch mit Atropin 1–2 Amp. (= 0,5–1 mg) i. v., bei Erfolglosigkeit temporäre Schrittmachertherapie.
- *Ventrikuläre Salven:* 100 mg Lidocain (z. B. **Xylocain**® 2% 100 mg/Amp.), langsam i. v., evtl. Wiederholung nach 15 min, dann Perfusor; bei Erfolglosigkeit Phenytoin (**Epanutin**®250 mg/Amp.) 125–250 mg.
- *Kammertachykardie:* Bei Kreislaufstabilität wie bei ventrikulären Salven, sonst Kardioversion und Rezidivprophylaxe mit Lidocain.
- *Kammerflimmern:* Kardiopulmonale Reanimation, Defibrillation.
- **Digitaliselimination:**
- Bei suizidaler Vergiftung *Magenspülung, Aktivkohle*, bei Digitoxin zusätzlich *Colestyramin* (z. B. **Quantalan**® 4 g 1–2 Beutel alle 6 Std. p. o./Sonde).
- *Antidottherapie:*
  - z. B. 6 × 80 mg **Digitalis-Antidot BM**® (cave: Allergien), 80 mg binden 1 mg Digoxin oder Digitoxin, Erfolgskontrolle durch EKG.
  - Digoxinkörperbestand (mg) = Serumkonzentration (ng/ml) x 5,6x KG kg/1000.
  - Digitoxinköperbestand (mg) = Serumkonzentration (ng/ml) x 0,56x KG kg/1000.
- *Hämoperfusion:* Bei sehr schwerer Intoxikation.

20.3 Praktische Hinweise zur medikamentösen Schmerztherapie

(modifiziert und aktualisiert nach Huber H, Winter E, Checkliste Schmerztherapie, Georg Thieme Verlag, Stuttgart 2005)

20.3.1 WHO-Stufenschema

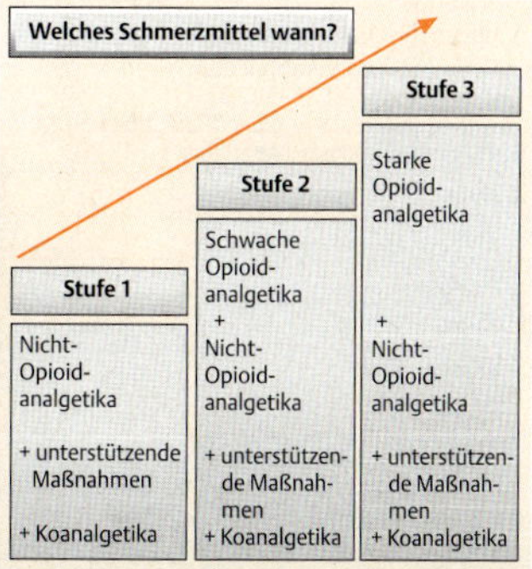

20.3.2 Praktische Hinweise zum Umgang mit Opioiden

Betäubungsmittelverschreibung

- **Anforderung von BtM-Rezepten:**
  - Kostenfrei beim Bundesinstitut für Arzneimittel und Medizinprodukte – Bundesopiumstelle – Kurt-Georg-Kiesinger-Allee 3, 53175 Bonn, Telefon: 0228/207–4321; Antragsformulare unter www.bfarm.de (Betäubungsmittel, Formulare).
  - Für eine Erstbestellung ist der Nachweis der Berufsberechtigung erforderlich (beglaubigte Kopie der Approbationsurkunde).
- **Aufbau der BtM-Rezepte:** 3 Teile; der mittlere Durchschlag verbleibt beim verordnenden Arzt und muss für 3 J. aufbewahrt werden.
- Erforderliche Angaben auf dem Rezeptformular:
  - Name, Vorname, Anschrift des Patienten (alternativ der Vermerk „Praxisbedarf").
  - Ausstellungsdatum.
  - Arzneimittelbezeichnung und, soweit nicht dadurch bestimmt, Gewichtsmenge des BtM je Einheit.
  - Darreichungsform.
  - Menge des BtM in Gramm, Milliliter oder Stückzahl.
  - Gebrauchsanweisung oder Zusatz: „Gemäß schriftlicher Anweisung" (abkürzbar „Gem. schriftl. Anw.").
  - Name, Berufsbezeichnung, Anschrift einschließlich Telefonnummer des verschreibenden Arztes.
  - Eigenhändige Unterschrift des verschreibenden Arztes oder im Vertretungsfall Zusatz „i. V."
- **Höchstverschreibungsmengen** (s. Tab. unten):
  - Es dürfen bis zu zwei BtM für den Bedarf von im Normalfall 30 Tagen verschrieben werden (längerer Zeitraum möglich, wenn Höchstmenge nicht überschritten wird).
  - Die Höchstverschreibungsmengen gelten unabhängig vom Verabreichungsweg.

Höchstverschreibungsmengen

Betäubungsmittel	**Höchstverschreibungsmenge (30 Tage)**
Morphin	20000 mg
Fentanyl	340 mg
Hydromorphon	5000 mg
Oxycodon	15000 mg
L-Methadon	1500 mg
Buprenorphin	800 mg

- **Besonderheiten:**
  - Die Gültigkeitsdauer eines BtM-Rezepts ist auf 7 Tage nach Ausstellung begrenzt.
  - Zwei verschiedene Darreichungsformen eines Opioids dürfen auf einem Rezept verordnet werden (z. B. Ret.-Tbl. und schnell freisetzende Morphin-Tbl.).

- Neben einem Opioid dürfen noch bis zu zwei Nicht-BtM-pflichtige Medikamente auf dem Rezept verschrieben werden, (z. B. Laxanzien).
- **Notfallrezept:** Mit dem Vermerk „Notfallverschreibung“ können Betäubungsmittel in Ausnahmefällen auch auf einem Normalrezept verordnet werden. Ein BtM-Rezept mit dem Zusatz „N“ muss der Apotheke jedoch unverzüglich nachgereicht werden (nach Ausstellung für einen Tag gültig).
- **Einzelfallverordnung:** Im begründeten Einzelfall (z. B. Schwere der Erkrankung) können mehrere verschiedene Opioiden verordnet sowie die Höchstmengen überschritten werden. Diese BtM-Rezepte sind mit dem Buchstaben „A“ zu kennzeichnen.
- Das Mitführen von Opioiden auf Auslandsreisen ist in Ländern, die das „Schengener Abkommen“ unterzeichnet haben, möglich. Hierzu sollte ein über die Bundesopiumstelle erhältliches Formular ausgefüllt werden.

Einstellung auf orale Opioide

- Ein wesentlicher Vorteil der Opioide im Vergleich zu den Nicht-Opioiden ist die Tatsache, dass sie keine Organtoxizität aufweisen.
- Nicht jeder Schmerz ist opioidsensibel. Neben einer mindestens 30–50%-igen Schmerzreduktion ist eine Erhöhung der körperlichen Funktionsfähigkeit als Erfolgsparameter zu sehen. Eine kritiklose Weiterverschreibung starker Opioide sollte nicht erfolgen.
- **Anfangsdosierungen wichtiger Opioide im Erwachsenenalter** (s. Tab.):

Anfangsdosierungen wichtiger Opioide bei Erw.

	Retardpräparat	Bedarfsmedikation für die Einstellungsphase (Rescue-Dosis)
schwache Opioide		
Tramadol	2 × 100 mg	20 Trpf. Tramadol
Tilidin/Naloxon	2 × 50 mg	10–20 Trpf. Tilidin/Naloxon
starke Opioide		
Morphin	2 × 30 mg	10 mg Morphin (z. B. Sevredol 10 oder 8 Trpf. = 10 mg Morphin Merck 2%)
Oxycodon	2 × 10 mg	5 mg Oxycodon (schnell freisetzend)
Hydromorphon	2 × 4 mg	1,3 mg unretardiertes Hydromorphon

- **Ermitteln der festen Dosierung:**
- In der Einstellungsphase Verordnung von schnell freisetzenden Opioiden zur exakten Ermittlung der erforderlichen Dosis.
- Nach 5–7 d kann die verbrauchte tägl. Bedarfsmedikation auf die Dosis des Retardpräparates aufgerechnet werden.
- **Dosierungsintervall:**
- In manchen Fällen muss das Dosierungsintervall von 12 auf 8 h verkürzt werden.

- Eine weitere Verkürzung der Einnahmeabstände ist nicht sinnvoll, vielmehr muss bei unzureichender Analgesie auf die nächsthöhere Dosis übergegangen werden.
- Beachte: Keine Kombinationen verschiedener Opioide!
- *Kein schwacher Agonist + starker Agonist* (z. B. Tramadol + Morphin), die Wirkung des schwachen Agonisten kommt nicht zum Tragen.
- *Kein starker Agonist + starker Agonist* (z. B. Oxycodon + Morphin), da keine Vorteile; Ausnahme: Einsatz einer unretardierten Bedarfsmedikation, wenn keine schnell freisetzende Form des Retardpräparats oder transdermalen Systems verfügbar ist.
- **Medikamentenplan ausstellen**, Schmerztagebuch sinnvoll.

Wechsel von einem schwachen auf ein starkes Opioid

- **Indikationen:**
- Keine ausreichende Analgesie unter einer Tagesdosis von 360 mg Dihydrocodein, 600 mg Tramadol oder 600 mg Tilidin/Naloxon.
- Situationen, in denen mit einer raschen Dosissteigerung des Opioids gerechnet wird (z. B. fortgeschrittene Tumorerkrankungen).
- **Vorgehen bei ambulanten Patienten:**
- Ermittlung der Äquivalenzdosis des schwachen zu dem starken Opioid nach der Opioidumrechnungstabelle (s. Tab.).
- Evtl. Dosisreduktion der errechneten Dosis des starken Opioids um 30–50%, da die Äquivalenzdosierungen nur Anhaltspunkte darstellen, die individuell schwanken können.
- Striktes Absetzen des schwachen Opioids und Verordnung des starken Opioids in der errechneten Tagesdosis aufgeteilt auf (1 -) 2–3 Einnahmen/d.
- Verordnung einer Bedarfsmedikation in Höhe von 10–20% der Tagesdosis des Retardpräparats.
- Einbestellung des Patienten in 3–5-tägigen Abständen.
- Wird die Bedarfsmedikation häufiger als 3–4 ×/d benötigt, sollte die Dosis des Retardpräparates um diesen Betrag erhöht werden.
- Beispiel:
- ▸ Vortherapie mit 3 × 200 mg **Valoron N® ret.**/d.
- ▸ Für die Umstellung von 600 mg Tilidin/Naloxon wird eine Äquivalenzdosis von 24 mg Hydromorphon ermittelt.
- ▸ Dosisreduktion um ca. 30% auf eine Tagesdosis von 16 mg Hydromorphon.
- ▸ Verordnung von 2 × 8 mg retardiertem Hydromorphon.
- ▸ Verordnung einer Bedarfsmedikation: ca. 10% der oralen Hydromorphondosis (1,3 mg schnell freisetzendes Hydromorphon).
- ▸ Der Patient benötigte in den ersten Therapietagen bis zu 4 × täglich die Bedarfsmedikation und ist darunter nicht ausreichend schmerzfrei. Die Höhe des retardierten Hydromorphons wird deshalb auf 24 mg Hydromorphon erhöht (8 – 8 – 8 mg).
- **Vorgehen bei stationären Patienten:** Alternativ kann die Dosisfindung mit einer intravenösen Titration mithilfe einer PCA-Pumpe erfolgen. Nach 3–5 d wird die durchschnittlich verbrauchte Opioidtagesdosis auf ein orales Retardpräparat umgerechnet.

Opioid-Umrechnungstabelle

Opioid-Umrechnungstabelle (Angaben in mg)										
Tramadol (oral/rektal)	150	300	450	600						
Tramadol (s.c./i.m./i.v.)	100	200	300	400	500					
Tilidin/Naloxon (oral)*	100	200	300	400	500	600				
Dihydrocodein (oral)	120	240	360							
Morphin (oral/rektal)	30	60	90	120	150	180	210	300	600	900
Morphin (s.c./i.m./i.v.)	10	20	30	40	50	60	70	100	200	300
Oxycodon (oral)		30		60		90		150		
Hydromorphon (oral)	4	8	12	16	20	24	28	40	80	120
Buprenorphin (s.l.)	0,4	0,8	1,2	1,6	2	2,4	2,8			
Buprenorphin (s.c./i.v.)	0,3	0,6	0,9	1,2	1,5	1,8	2,1			
Buprenorphin TTS (µg/h)		35	52,5	70	87,5	105	122,5	140		
Fentanyl TTS (µg/h)	12,5	25		50		75		100		300

*persönliche Erfahrungen; in experimentellen Untersuchungen etwa doppelte Wirkstärke zu Tramadol

Opioide – Präparate und ihre Besonderheiten

Codein (schwach wirksam, zur Schmerztherapie BtM frei)

- Prodrug ohne wesentliche analgetische Wirkung.
- ca. 2–10% des verabreichten Codeins werden über das Cytochrom p450 Isoenzym CyP2 D 6 zu dem analgetisch wirksamen Metaboliten Morphin umgewandelt; dieses Isoenzym ist bei ca. 10% der Kaukasier nicht vorhanden, und Codein daher bei dieser Patientengruppe praktisch analgetisch unwirksam; daneben gibt es sog. „extensive metabolizer", bei denen mit einer erhöhten Wirkung von Codein zu rechnen ist.

Dihydrocodein (semisynthetisches Analogon von Codein mit etwa dreifach stärkerer analgetischer Wirkung)

- in einer Retardgalenik mit 8–12-stündiger Wirkdauer zugelassen

Tramadol (Synthetisches Opioid , BtM frei)

- schwach analgetisch wirksames Opioid.
- wirkt zusätzlich über eine zentrale Freisetzung von Serotonin und Wiederaufnahmehemmung von Serotonin und Noradrenalin.
- gering ausgeprägte Obstipation, Atemdepression.
- selten Auslösen zerebraler Krampfanfälle, insbesondere bei entsprechender Anamnese oder Kombination mit anderen Medikamenten, die die Krampfschwelle senken.
- sehr selten serotoninerges Syndrom (bei gleichzeitiger Gabe von SSRI oder MAO-Hemmern).

Tilidin (+ Naloxon) (Zusatz des Antagonisten zur Verhinderung eines intravenösen Missbrauchs, BtM frei)
• gering ausgeprägte Obstipation, Übelkeit und Erbrechen. • das zugesetzte Naloxon wird nach enteraler Gabe nicht resorbiert (Ausnahme: sehr hohe orale Dosen).
Morphin (Natürliches Opiumalkaloid)
• Referenzsubstanz; orale Bioverfügbarkeit ca. 35%; Gefahr der Kumulation von M-6- und M-3-Glucuronid bei Niereninsuffizienz.
Transdermales Fentanyl (Durogesic SMAT®, Matrifen®), synthetisches Opioid (Wirkstoff in der Klebematrix des Pflasters enthalten).
• Wirkeintritt nach 6–8h, Wirkungsmaximum nach 12–24h, Wirkungsdauer 48–72h, Abklingzeit nach Entfernen 16h (2–22h). • geringer ausgeprägte Obstipation im Vergleich mit oralen Opioiden. • als Bedarfsmedikation schnell freisetzendes Morphin, Hydromorphon oder transmukosales Fentanyl.
Levomethadon (zusätzlich NMDA-antagonistische Wirkung)
• hohe orale Bioverfügbarkeit (70–90%); Kumulationsgefahr aufgrund der hohen Lipophilie und des Verteilungsvolumens. • keine Beeinträchtigung der Clearance durch Leber- oder Niereninsuffizienz. • rascher Wirkungseintritt, jedoch variable Elimination. • Wirkdauer nach Einmalgabe 4–6h, unter Langzeittherapie 8–24h. • aufgrund der interindividuell unterschiedlichen Kinetik und der Kumulationsgefahr sollte Levomethadon nur von erfahrenen Schmerztherapeuten eingesetzt werden.
Oxycodon (Alternative zu Morphin)
• hohe orale BV (60–80%). • duale Freisetzungsgalenik der Retardtablette: Frühes Wirkmaximum nach bereits 1h, Wirkdauer 8–12h. • keine aktiven Metaboliten. • Kombination aus Oxycodon und Naloxon verfügbar (Targin); das zugesetzte Naloxon wird nicht relevant resorbiert, geringere Obstipation. • Hinweise auf geringer ausgeprägte zentrale NW.
Hydromorphon (7,5fach höhere analgetische Wirksamkeit als Morphin)
• orale BV 30–50%. • keine analgetisch aktiven Metaboliten. • sehr niedrige PEB (10%).

Buprenorphin (partieller Agonist)
• BV nach sublingualer Gabe ca. 55 %, hoher first-pass-Effekt bei enteraler Einnahme. • gute analgetische Wirksamkeit bis 4 mg/d; für höhere Dosierungen zur Schmerztherapie gibt es keine Daten, jedoch ist aufgrund der antagonistischen Wirkung am µ-Rezeptor eine Limitierung der Analgesie möglich. • geringe Obstipation. • aufgrund der hohen Rezeptoraffinität kann eine Atemdepression nur mit hohen Dosen Naloxon oder dem unspezifischen Atemanaleptikum Doxapram antagonisiert werden. • Matrixpflaster: Substanz ist in der Klebefläche gelöst, Maximalwirkung nach 11–21 h. Wirkdauer 96 h. HWZ (bei 70 µg/h) 27 h. Spezielle Nebenwirkungen: lokale Hautirritationen. • bei Niereninsuffizienz keine Dosisanpassung notwendig. • Zulassung zur Substitutionstherapie: **Subutex®** Tbl. zu 0,4/2/8 mg Buprenorphin.
Piritramid (vergleichbare Eigenschaften wie Morphin)
• keine Histaminfreisetzung, rascher Wirkungseintritt.
Pethidin (hohe Rezeptoraffinität)
• Lokalanästhetische Wirkung. • Parasympathikolyse: verminderte Miosis im Vergleich zu anderen Opioiden. • Noradrenalin-Wiederaufnahmehemmung. • Orale BV 30–50 %. • Max. Tagesdosis 4–6 mg/kg KG; max. 600 mg/d. • Überdosierung führt zu ZNS-Symptomen (Tremor, Myoklonien, Krampfanfälle) wegen des toxischen Metaboliten Norpethidin. • Kumulationsgefahr bei eingeschränkter Nierenfunktion. • Besondere Indikation: Behandlung von postoperativem Kältezittern („Shivering“) 25–50 mg i. v. • für die Behandlung chronischer Schmerzen ist Pethidin aufgrund der geringen therapeutischen Breite und dem Fehlen einer retardierten Darreichungsform nicht geeignet.
Nalbuphin (Agonist am kappa-Opioidrezeptor, partieller Antagonist am µ-Opioidrezeptor)
• parenterale Applikation (i. v., s. c., i.m.) • Indikation: Akutschmerztherapie • Wirkeintritt nach 2 – 3 min, Wirkdauer 3 – 6 h • **Cave:** Durch die antagonistische Wirkung am µ-Rezeptor kann bei Opioidabhängigen oder chron. Opioideinnahme zur Schmerztherapie ein akutes Entzugssyndrom ausgelöst werden.
Naloxon (Antagonist an allen Opioidrezeptortypen, sehr hohe Affinität)
• orale BV 2 %. • Indikation: Antagonisierung einer opioidbedingten Atemdepression. • Wirkdauer nach i. v.-Gabe beträgt nur 20 min, titrierende Gabe von 0,04 mg Boli (1 Amp. à 0,4 mg verdünnt auf 10 ml NaCl 0,9 % aufziehen) zur Vermeidung eines akuten Entzugssyndroms.

20.3.3 Übersicht über Medikamente in der Schmerztherapie (Dosierung, Präparate, Wirkeintritt, Wirkdauer, Dosierung)

Medikamentöse Schmerztherapie – Übersicht über Präparate, Wirkeintritt, Wirkdauer, Dosierung inkl. Tageshöchstdosis

Tageshöchstdosis (THD)	Beispiele für Handelsnamen	Galenik	Dosis (mg)	Standarddosierung für Erwachsene	Wirkdauer (WD) (Wirkeintritt)
Nichtsteroidale Antirheumatika (NSAR)					
Acetylsalicylsäure					
4000 mg	**Aspirin®**, **ASS®**, **Colfarit®**	Tbl.	250 | 300 | 500	3–4 × 500 mg	WD: ca. 4 h
		Brause-Tbl.	300 | 500		
		Kautbl.	500		
		Amp.	500		
Besonderheiten: • wirkt über eine irreversible Hemmung (Azetylierung) der COX-1 der Thrombozyten bereits in niedrigen Dosierungen (75–100 mg/d) als Thrombozytenaggregationshemmer; aufgrund dieser Wirkung sollte ein Absetzen von Acetylsalicylsäure 5–7 d vor operativen Eingriffen erwogen werden. • hohe Rate an Schäden der Magenschleimhaut; im Vergleich zu anderen NSAR erhöhte Ototoxizität. • in Form von **Aspirin®** i. v. zur i. v. Applikation zugelassenes NSAR.					
Cave: • KI bei viralen, fieberhaften Erkrankungen bei Kindern < 14 J. wegen der Gefahr des Reye-Syndroms. • wegen der im Vergleich zu den anderen NSAR hohen Nebenwirkungsrate und kurzen Wirkdauer (etwa 4 h) nicht geeignet zur Behandlung chronischer Schmerzen.					
Ibuprofen					
2400 mg	**Ibuprofen®**, **Anco®**,	Tbl.	200 | 400 | 600 | 800	3–4 × 1 Tbl.	WD: 4–6 h; WD retard: 8–12 h;
		Retardtbl.	400 | 800	2–3 × 1 Tbl.	
		Brausegranulat	200 | 600	3–4 × 1 Btl.	
		Saft	5 ml = 100 mg/200 mg	5–10 mg/kg KG alle 6–8 h (zugelassen ab 6 Mo.)	
		Supp.	500 | 600	3–4 × 1 Supp.	
		Amp.	400	einmalig i.m.	
Besonderheiten: • Bei Patienten mit Autoimmunerkrankungen (insbesondere Lupus erythematodes) erhöhte Inzidenz an Multiorganerkrankungen, insbesondere an aseptischen Meningitiden.					

Dexketoprofen:					
75 mg (oral); 150 mg (i. v.)	**Sympal®**, **Sympal® inject**	Tbl.	25	2–3 × 1 Tbl.	WD: 6–8 h;
		Amp.	50	2–3 × 1 Amp. i. v. oder i.m.	
Diclofenac					
150 mg	**Voltaren®** **Diclofenac®**, **Allvoran®**, **Voltaren dispers®**, u. a.	Kps.	25 | 50 | 75	3–4 × 1 Kps.	WD: 6–8 h; WD Retard: 8–12 h;
		Ret.-Tbl.	100/150	1 – 1 ½Tbl.	
		Supp.	25 | 50 | 100	2–3 × 1 Supp. Kinder ab 6. Lj.: 1 mg/kg KG in 2 ED	
		Amp.	75	einmalig i.m.	

Besonderheiten:
- die orale BV liegt abhängig vom individuellen hepatischen First-pass-Effekt bei 30–80 %; wenn ein schneller Wirkeintritt erwünscht ist, Einnahme von Trink-Tabl.

Indometacin					
200 mg	**Indo-paed®**	Kps.	25 | 50	2–3 × 1	WD: 8–12 h;
		Retard-Kps.	75		
		Susp.	5 ml = 50 mg	zugelassen für Kinder ab 2. Lj.: 1–3 mg/kg KG/d in 3–4 ED	
		Supp.	50 | 100	2–4 × 1 Supp.	
		Amp.	50	zur einmaligen Anwendung i. v. bei Nierenkolik	

Besonderheiten:
- Affinität zu GABA-A- und GABA-B-Rezeptoren →im Vergleich zu anderen NSAR stärkere Beeinträchtigung psychomotorischer Funktionen.
- im Vergleich zu anderen NSAR stärkere antipyretische Wirkung.
- besondere Indikation in der Behandlung der chronischen paroxysmalen Hemikranie.

Selektive COX-2-Hemmer

Celecoxib

Indikationen: Symptome bei degenerativen Gelenkerkrankungen, rheumatoider Arthritis

400 mg	**Celebrex®**	Kps.	100 | 200	2 × 1–2	WD: 12 h; (60–120 min)

Etoricoxib					
Indikationen: Behandlung von Schmerzen bei Arthrose, rheumatoider Arthritis, akuter Gichtarthritis; Einsatz so kurz und niedrig dosiert wie möglich.					
120 mg bei akuter Gichtarthritis, nicht länger als 8 d	**Arcoxia®**	Film-Tbl.	30/60 | 90 | 120	1 Tbl./d	WD: 24 h; (60–120 min)
Parecoxib					
Indikationen: Behandlung postoperativer Schmerzen, ausgenommen postoperative Schmerzen nach koronarer Bypassoperation					
80 mg bei Patienten > 65 bzw. < 50 kg THD 40 mg	**Dynastat®**	Amp.	40	1 Amp. i. v. als Kurzinfusion oder i.m.	WD: 6–12 h; (i.m.: nach 15 min; i. v. nach 7–10 min)
Paracetamol					
4 g	**Ben-u-ron®**, **Paracetamol®**, **Perfalgan®**	Tbl.	250 | 500 | 1000	4–6 × 1–2 Tbl.	WD: 4 (6) h;
		Saft	5 ml = 200 mg	bei Kindern: 10–15 mg/kg KG bis zu 4–6x tgl.	
		Brausegranulat	500 mg	4–6 × 1 Btl.	
		Supp.	75 | 125 | 250 | 500 | 1000	4–6 × 1 Supp., bei Kindern abhängig vom KG	
		Amp.	1000	i. v. als Kurzinfusion, zugelassen für Kinder > 10 kg KG (Dosierungsempfehlungen beachten!)	(10 min)
		Besonderheiten: • zu Beginn einer Therapie als loading-dose eine einmalige ED von 25 mg/kg KG verabreichen. • die weiteren ED dürfen 10–15 mg/kg KG nicht überschreiten. • THD bei längerer Einnahme max. 60 mg/kg KG.			

Metamizol					
THD: 6 g	**Novalgin®, Novaminsulfon®**	Tbl.	500	5–6 × 1–2 Tbl.	WD: 4h
		Lsg.	20 Trpf. = 500 mg	5–6 × 20–40 Trpf.	
		Supp.	300 | 1000	4–6 × 1 Supp.	
		Amp.	1 ml = 500 mg	4–6 × 1 g als Kurzinfusion	
		Besonderheit: Bei starken Schmerzzuständen Therapiebeginn mit 2,5 g i. v. als loading-dose; ***Cave:*** Bei zu schneller i. v.-Gabe Blutdruckabfall bis Schock, daher immer als Kurzinfusion			
Flupirtin					
600 mg	**Katadolon® Katadolon S long®, Trancolong®**	Kps.	100	3 × 1–2 Kps.	WD 8h, Retard 24h
		Ret.-Tbl.	400	1× 1 Ret.-Tbl.	
		Supp.	75 | 150	1–2 × 1 Supp.	
		Amp.	100	1 × 1 Amp. i.m.	
Opioide					
Tramadol					
600 mg	**Tramal®, Tramundin®**	Kps.	50 mg	4–6 × 1 Kps.	WD: 4–6h; Retard: 8–12h;
		Supp.	100 mg	4–6 × 1 Supp.	
		Trpf.	20 Trpf. = 50 mg	4–6 × 20–40 Trpf.	
		Amp.	50 | 100 mg	1 Amp. als Kurzinfusion!!	
	Tramundin® ret.	Ret.- Tbl.	100 | 150 | 200 mg (teilbar)	2–3 × 1–2 Tbl.	
	Tramal long®		50 | 100 | 150 | 200 mg	2–3 × 1–2 Tbl.	
Tilidin (+Naloxon)					
600 mg	**Valoron N®**	Trpf.	20 Trpf. = 50 mg	4–6 × 20–40 Trpf.	WD: 2–4h Retard: 8–12h
	Valoron N® ret.	Ret.- Tbl.	50 | 100 | 150 | 200 mg	2–3 × 1 Tbl.	
Dihydrocodein					
360 mg	**DHC Mundipharma® ret.**	Ret.- Tbl.	60 | 90 | 120 mg (teilbar)	2–3 × 1 Tbl.	WD: 8–12h

Morphin				
keine THD	**Morphin Merck®, MSI Mundipharma®**	Amp.	10|20|100|200 mg	WD: 2–4h
	Morphin Merck® Trpf. 0,5% und 2,0%	Trpf.	Tr. 0,5%: 1 Tr. = 0,31 mg Tr. 2,0%: 1 Tr. = 1,25 mg	WD: 2–4h
	Oramorph EDB®	Lsg. zum Einnehmen	10|30|100 mg	WD: 2–4h
	Sevredol®	Tabl.	10|20 mg	WD: 2–4h
	MSR Mundipharma®	Supp.	10|20|30 mg	WD: (6-) 8–12h
	MST-Mundipharma®	Retard-Tbl.	10|30|60|100|200 mg	WD: (6-) 8–12h
	MST -Continus®	Retard-Kps.	30|60|100|200 mg	WD: (12-) 18–24h
	MST® Retard Granulat	Suspension	20|30|60|100|200 mg	WD: 8–12h
	Kapanol®	Retard-Kps.	20|50|100 mg	WD: (12-) 18–24h
	Capros®, M-Long®	Ret. Pellets	10|30|60|100 mg	WD: 8–12h
Fentanyl				
keine THD	**Durogesic SMAT®, Matrifen®**	Pflaster	12,5|25|50|75|100 µg/h	Wechsel nach 72h
	Actiq®	Lutsch-Tabl. mit Applikator	200|400|600|800|1200|1600 µg	(innerhalb von 5 min)
	Abstral®	Sublingualtabletten	100|200|300|400|600|800 µg	(innerhalb weniger Minuten)
	Effentora®	Buccaltabletten	100|200|400|600|800 µg	(innerhalb weniger Minuten)

L-Methadon					
keine THD	**L-Polamidon®**	Trpf.	20 Trpf. = 5 mg	am 1. Tag: 3–4 × 10–20 Trpf. dann tgl.: 1–2 × 1 Dosis	WD: 4–6h Dauergabe: 8–24h
		Amp.	2,5 | 5 mg	nur kurzzeitig	
Piritramid					
keine THD	**Dipidolor®**	Amp.	15 mg	bedarfsweise ½ Amp. i. v. oder als Kurzinfusion	WD: 4–6h
Hydromorphon					
keine THD	**Palladon® injekt**	Amp.	2 | 10 | 100 mg	kontin. s. c. oder i. v. Infusion	WD: 4h
	Palladon® retard	Retard-Kps.	4 | 8 | 16 | 24 mg	2(-3) × 1 Kps.	WD 12h
	Palladon® 1,3/2,6	Tbl. (schnell-freisetzend)	1,3 | 2,6 mg		WD 2–4h
	Jurnista®	Retard-Tbl.	4 | 8 | 16 | 32 | 64 mg		WD 24h
Oxycodon					
keine THD	**Oxygesic®**	Ret.-Tbl.	5 | 10 | 20 | 40 | 80 mg	2(-3) × 1 Tbl.	WD: 8–12h
	Oxygesic® akut	Kps. (schnell freisetzend)	5 | 10 | 20 mg		WD 4–6h
	Oxygesic® injekt	Amp. (bei Schmerzspitzen)	10 | 20 mg		WD 4–6h
Oxycodon/Naloxon					
80 mg	**Targin®**	Ret.-Tbl.	10(4) | 20(8) | 40(16) mg	2(-3) × 1 Tbl.	WD: 8–12h
Buprenorphin					
	Temgesic®	Tbl. s. l.	0,2 mg	4 × 1–2 Tbl. s. l.	WD 6–8h
	Temgesic® forte	Tbl. s. l.	0,4 mg	4 × 1 Tbl. s. l.	
	Temgesic® Ampulle	Amp.	0,3 mg	4 × 1 Amp.	
	Transtec®	Matrixpflaster	35 | 52,5 | 70 µg/h		Wechsel spätestens nach 96h
	Norspan®	Matrixpflaster	5 | 10 | 20 µg/h		Wechsel spätestens nach 7 d

20.4 Arzneimitteltherapie bei Niereninsuffizienz

Übersichtstabelle (nach Bücherle)

HD = Hämodialyse; PEB = Plasmaeiweißbindung; VV = Verteilungsvolumen; E. = Elimination; ND = Normaldosis; GF = Glomeruluminfiltrat

Wirkstoff	Verlust bei HD [%]	PEB [%]	V V [L/65kg KG]	renale E. [%]	Dosierungsangabe in % der ND bei einer GFR von		
					> 50 ml/min	*10–50 ml/min*	*< 10 ml/min*
Acetyldigoxin	< 10	30	k. A.	75	75–100	30–60	20–30
Acetylsalicylsäure	10–25	85	< 30	100	75–100	50	50
Aciclovir	25–50	15	30–100	90	100	30–50	15
Ajmalin	–	76	> 300	–	100	100	100
Allopurinol	25–50	2	30–100	90	100	50–75	10–30
Amikacin	k. A.	4–10	k. A.	60–80	1 g/24 h	500 mg/24 h	125 mg/24 h
Amiodaron	< 10	95	> 300	15	100	100	100
Amitriptylin	< 10	95	> 300	80	100	75	50–75
Amoxicillin	25–50	20	< 30	90	75	40–50	10–20
Amphotericin B	< 10	95	100–300	10	100	100	75
Ampicillin	25–50	15	< 30	70	75	40–50	10–20
Atenolol	25–50	3	30–100	100	100	50	25
Azathioprim	25–50	30	30–100	60	100	75	50
Benzylpenicillin	gering	50	20–26	100	8-stdl. 5 Mega	12-stdl. 5 Mega	12-stdl. 3 Mega
Bromhexin	k. A.	100	> 400	80	100	50	KI
Buprenorphin	< 10	95	100–300	20	100	100	100
Butylscobalamin	10–25	10	100–300	90	100	100	75
Captopril	25–50	25	30–100	100	75	50 KI bei < 30ml/min	KI
Carbamazepin	10–25	75	30–100	75	100	100	75
Carboplatin	10–25	85	< 30	90	75–100	30–40	KI
Cefazolin	25–50	80	< 30	90	2 g/12 h	1 g/12 h	1 g/24 h
Cefotaxim	25–50	35	< 30	70	100	50	20–30
Cefotiam	> 50	40	< 30	70	2 g/8 h	2 g/12 h	1 g/12 h
Ceftizoxim	10–25	90	< 30	50	2 g/8 h	1 g/12 h	1 g/24 h
Cefuroxim	> 50	60	< 30	95	60–100	30	15
Chinidin	< 10	80	100–300	100	100	100	100
Cimetidin	10–25	20	30–100	90	100	75	50

Wirkstoff	Verlust bei HD [%]	PEB [%]	V V [L/65kg KG]	renale E. [%]	Dosierungsangabe in % der ND bei einer GFR von		
					> 50 ml/min	10–50 ml/min	< 10 ml/min
Ciprofloxacin	10–25	30	100–300	75	100	50	50
Cisplatin	10–25	90	30–100	90	Kumulation	KI	KI
Clindamycin	< 10	90	30–100	60	100	100	100
Clonazepam	< 10	60–80	100–300	80	100	100	100
Clonidin	< 10	30	100–300	90	100	50–75	50
Cotrimoxazol	10–25	60	< 30	80	75	50	KI
Cyclophosphamid	25–50	13	30–100	99	75–100	75	50
Diazepam	10–25	90	< 30	90	100	100	100
Diazoxid	25–50	90	< 30	100	100	100	100
Diclofenac	< 10	99	< 30	65	100	100	100
Digitoxin	< 10	95	30–100	60	100	100	70–80
Digoxin	< 10	25	> 300	70	75–100	30–60	20–30
Dihydralazin	< 10	90	> 300	80	100	100	75–100
Diltiazem	< 10	80	30–100	95	100	100	100
Disopyramid	< 10	60	30–100	100	100	50	25
Domperidon	< 10	80	> 300	30	100	100	25
Doxycyclin	< 10	85	30–100	20–60	100	100	100
Enalapril	25–50	45	30–100	60	75	50	25
Erythromycin	< 10	54	30–100	10	100	100	75–100
Famotidin	10–25	20	30–100	70	100	50	25–50
Fenoterol	10–25	40	100–300	100	100	100	75–100
Fentanyl	< 10	80	100–300	90	100	100	100
Flecainid	< 10	52	> 300	100	100	100	50–75
Flucloxacillin	< 10	95	< 30	60–90	50–100	50	20–40
5 -Fluorouracil	25–50	0	< 30	15	100	100	100
Furosemid	25–50	98	< 30	80	100	100	100
Gentamicin	> 50	10	< 30	90	30–70	15–30	10
Glibenclamid	< 10	98	< 30	50	75–100	50–75	Kumulation
Haloperidol	< 10	90	> 300	50	100	100	100
Hydrochloro-thiazid	< 10	40	100–300	100	100	100	100
Ibuprofen	< 10	99	< 30	90	100	100	100
Imipenem	> 50	20	< 30	90	100	50–75	30
Indometacin	< 10	95	30–100	60	100	100	100

Wirkstoff	Verlust bei HD [%]	PEB [%]	V V [L/65kg KG]	renale E. [%]	Dosierungsangabe in % der ND bei einer GFR von		
					> 50 ml/min	*10–50 ml/min*	*< 10 ml/min*
Levodopa	25–50	5	30–100	80	70–100	50–75	50
Lisinopril	> 50	0	100–300	100	70–100	50 KI bei < 30ml/min	KI
Melperon	< 10	50	> 300	70	75–100	50	< 50
Metamizol	10–25	20	< 30	95	75–100	75	50–75
Methotrexat	< 10	95	< 30	85	50–75	50	vermeiden
Methyldopa	> 50	20	< 30	80	100	75	50
Methylprednisolon	< 10	60–80	> 300	85	100	100	100
Metoclopramid	10–25	40	100–300	100	100	75	50
Metoprolol	10–25	12	> 300	100	100	100	100
Metronidazol	> 50	20	30–100	50	100	100	20–30
Mexiletin	< 10	55	> 300	100	100	100	50
Mezlocillin	25–50	30	< 30	60	75	40–50	10–20
Midazolam	–	96	> 300	100	100	100	100
Molsidomin	25–50	5	30–100	90	100	100	100
Morphin	25–50	25	100–300	90	100	100	100
Nifedipin	< 10	99	30–100	70	100	100	100
Nitrandipin	< 10	98	> 300	80	100	100	100
Ofloxacin	25–50	10	100–300	95	70–100	50–70	10–30
Omeprazol	< 10	95	< 30	85	1100	75	50
Oxacillin	< 10	92	< 30	50	100	100	50–75
Paclitaxel	< 10	90	100–300	13	Kumulation	Kumulation	vermeiden
Paracetamol	25–50	10	30–100	100	100	100	100
Penicillin G	10–25	40	30–100	85	100	75	15–50
Pentazozin	< 10	70	> 300	100	100	100	100
Pentoxifyllin	10–25	0	100–300	90	50–100	50	25
Phenobarbital	10–25	50	30–100	95	100	75–100	50–75
Phenoxybenzam	k. A.	k. A.	k. A.	k. A.	100	100	100
Phenprocoumon	–	98	> 300	15	100	100	100
Phenytoin	< 10	90	30–100	80	100	100	100
Pindolol	< 10	60	30–100	90	100	100	75
Piracetam	k. A.	15	39	100	50	25	KI
Piperacillin	25–50	20	< 30	80	75	40–50	10–20

Wirkstoff	Verlust bei HD [%]	PEB [%]	V V [L/65kg KG]	renale E. [%]	Dosierungsangabe in % der ND bei einer GFR von		
					> 50 ml/min	10–50 ml/min	< 10 ml/min
Pirenzepin	10–25	12	100–300	50	100	75	50
Piritramid	k. A.	k. A.	k. A.	4	100	100	100
Prajmalin	< 10	60	> 300	50	100	100	100
Prazosin	< 10	95	30–100	15	100	100	100
Prometazin	< 10	90	> 300	70	100	75	50
Propafenon	< 10	95	> 300	40	100	75–100	50–75
Propranolol	< 10	93	30–100	100	100	100	100
Propylthiouracil	10–25	80	< 30	80	100	75–100	50–75
Ranitidin	10–25	15	100–300	70	100	75	50
Rifampicin	< 10	85	30–100	30	100	100	100
Salbutamol	25–50	5	100–300	80	100	75–100	50–75
Sotalol	25–50	0	100–300	95	100	30	15–30
Spironolacton	25–50	95	> 300	50	100	KI	KI
Tamoxifen	< 10	99	< 30	15	100	100	100
Terbutalin	25–50	20	30–100	90	100	50	KI
Theophyllin	25–50	40	30–100	90	100	100	100
Thiamazol	25–50	5	< 30	90	100	100	75
Thyroxin	0	100	30–100	< 10	100	100	100
Tilidin	–	40–50	k. A.	90	100	100	100
Tobramycin	> 50	5	< 30	90	1,5–2 mg/kg KG	80 mg/24 h	30 mg/24 h
Tramadol	25–50	4	> 300	85	100	75–100	50–75
Urapidil	< 10	80	30–100	60	100	75	50
Valproinsäure	10–25	90	< 30	90	75–100	75	vermeiden
Vancomycin	< 50	5	30–100	90	50	15	5–10
Verapamil	< 10	90	> 300	90	100	75	50
Vincristin	< 10	75	> 300	15	100	100	100
Xipamid	< 10	98	< 30	100	100	50–100	vermeiden

20.5 Drugmonitoring

Therapeutische Serumspiegel von Medikamenten und Zeitpunkt der Blutentnahme zur Bestimmung des Serumspiegels			
Wirkstoff	therapeutischer Bereich	therapeutischer Bereich	Blutentnahme-Zeitpunkt [Max. = Maximalspiegel; Min. = Talspiegel]
Ajmalin	0,03–0,05 mg/l	0,09–0,15 µmol/l	
Amikacin	Max. 20–30 mg/l Min. < 5 mg/l	Max. 34–52 µmol/ l Min. < 9 µmol/l	Max.: 0,5–1 h nach 30 min Infusion Min.: vor der nächsten Dosis
Amiodaron	0,5–2,5 mg/l	0,8–3,9 µmol/l	vor der nächsten Dosis (Min.)
Amitriptylin	120–250 µg/l	430–900 nmol/l	im Steady State vor der nächsten Dosis
Carbamazepin -Epoxid	4–11 mg/l 0,5–3,0 mg/l	17–47 µmol/l	Max.: 6–18 h nach der letzten Dosis Min.: unmittelbar vor der nächsten Dosis s. o.
Chinidin	2–5 mg/l	6–15 µmol/l	vor der nächsten Dosis (Min.)
Chloramphenicol	Max. 10–25 mg/l Min.: > 5 mg/l	Max.: 16–62 mmol/l Min.: > 15,5 mmol/l	Max.: 2–3 h nach der letzten Dosis Min.: vor der nächsten Dosis
Ciclosporin A	abhängig vom Transplantationsorgan: I = Induktionsdosis; E = Erhaltungsdosis		
Niere:	150–225 µg/l (I)	125–187 nmol/l (I)	unmittelbar vor der nächsten Dosis, normalerweise 12 oder 24 h nach der letzten Dosis (EDTA Röhrchen)
Niere:	100–150 µg/l (E)	83–125 nmol/l (E)	
Leber:	225–300 µg/l (I)	187–250 nmol/l (I)	
Leber:	100–150 µg/l (E)	83–125 nmol/l (E)	
Herz:	250–350 µg/l (I)	208–290 nmol/l (I)	
Herz:	150–250 µg/l (E)	125–208 nmol/l (E)	
Clomipramin	bis 700 µg/l	bis 1990 nmol/l	im Steady State vor der nächsten Dosis
Clonazepam	0,02–0,07 mg/l	0,06–0,22 µmol/l	
Desipramin	125–300 µg/l	470–1125 nmol/l	im Steady State vor der nächsten Dosis
Digitoxin	13–25 µg/l	17–33 nmol/l	8–24 h nach der letzten Dosis
Digoxin	0,7–2,0 µg/l	0,9–2,6 nmol/l	8–24 h nach der letzten Dosis
Disopyramid	2–5 mg/l	6–15 µmol/l	Max.: 2–3 h nach der letzten Dosis Min.: unmittelbar vor der nächsten Dosis
Doxepin	150–250 µg/l	540–890 nmol/l	im Steady State vor der nächsten Dosis
Ethosuximid	40–100 mg/l	283–708 µmol/l	während des Dosisintervalls
Flecainid	200–600 µg/l	480–1440 nmol/l	vor der nächsten Dosis

Wirkstoff	therapeutischer Bereich	therapeutischer Bereich	Blutentnahme-Zeitpunkt [Max. = Maximalspiegel; Min. = Talspiegel]
Fluoxetin	100–800 µg/l	320–2580 nmol/l	im Steady State vor der nächsten Dosis
Fluconazol	4–8 mg/l	13,2–26 µmol/l	vor der nächsten Dosis
Gabapentin	3–4 mg/l		im Steady State vor der nächsten Dosis
Gentamicin	Max.: 5–10 mg/l Min.: < 2 mg/l	Max.:11–22 µmol/l Min.: < 4,5 µmol/l	Max. i. v.: 0,5 h nach Infusion über 0,5 h Max. i.m.: 1 h nach i.m. Gabe Min.: unmittelbar vor der nächsten Dosis
Imipramin	150–250 g/l	540–890 nmol/l	Im Steady State vor der nächsten Dosis
Lamotrigin	1–5 mg/l		im Steady State vor der nächsten Dosis
Levetiracetam	20–65 g/l		im Steady State vor der nächsten Dosis
Lidocain	1,5–5,0 mg/l	8,5–21,5 µmol/l	2 h nach Therapiebeginn mit Initialdosis *oder* 6–12 h nach Therapiebeginn ohne Initialdosis
Lithium		0,3–1,3 mmol/l	12 h nach der letzten Dosis (Min.)
Maprotilin	100–500 µg/l	360–2160 nmol/l	im Steady State vor der nächsten Dosis
Mesuximid	10–40 mg/l	49,2–196 µmol/l	im Steady State vor der nächsten Dosis
Methadon	50–1000 µg/l		
Methotrexat		n. 24 h < 10 µmol/l n. 48 h < 1,0 µmol/l n. 72 h > 0,1 µmol/l	abhängig von Dosis: Infusionsdauer, Klinik des Patienten
Methylphenidat	8–30 µg/l		
Mexiletin	0,5–2 mg/l	2,8–11,2 µmol/l	im Steady State vor der nächsten Dosis
Mirtazapin	30–80 µg/l		im Steady State vor der nächsten Dosis
Nortriptyllin	0,05–0,15 mg/l	0,2–0,6 µmol/l	im Steady State vor der nächsten Dosis
Olanzapin	10–60 µg/l		
Oxcarbazepin	5–30 mg/l		
Paracetamol	10–20 mg/l		Max. nach 1 h
Phenacetin	10–20 mg/l		Bestimmt wird der Metabolit Paracetamol
Phenobarbital	10–40 mg/l	43–172 µmol/l	im Dosisintervall
Phenytoin	10–20 mg/l Kinder < 3 Mo. 6–14 mg/l	40–80 µmol/l Kinder < 3 Mo. 24–55 µmol/l	im Steady State vor der nächsten Dosis

Wirkstoff	therapeutischer Bereich	therapeutischer Bereich	Blutentnahme-Zeitpunkt [Max. = Maximalspiegel; Min. = Talspiegel]
Primidon	5–12 mg/l		im Steady State vor der nächsten Dosis
Quetiapin	Min. 3–75 µg/l Max. < 700 µg/l		
Rifampicin	0,1–10 mg/l		
Sertralin	20–250 µ g/l		
Sotalol	0,8–2,7 mg/l	3–10 µmol/l	im Steady State vor der nächsten Dosis
Streptomycin	Max.: 15–40 mg/l Min.: <5 mg/l	Max.: 26–69 µmol/l Min.: < 9 µmol/l	Max.: 1–2 h nach i.m. Dosis Min.: vor der nächsten Dosis
Theophyllin	8–20 mg/l	44–111 µmol/l	i. v.: vor i. v.-Gabe, 30 min. nach Initialdosis, 4–6 h nach Infusionsbeginn oder vor nächster Infusion p. o.: 2 h (4–8 h bei ret.) nach letzter Dosis (Max.), vor der nächsten Dosis (Min.)
Tobramycin	Max.: 5–10 mg/l Min.: <2 mg/l	Max.: 11–21 µmol/l Min.: < 4 µmol/l	Max.: 0,5–1 h nach 30 min. Infusion Min.: Vor der nächsten Dosis
Topiramat	1–10 mg/l		im Steady State vor der nächsten Dosis
Trazodon	0,3–2,5 mg/l		
Trimipramin	70–250 µg/l	240–850 nmol/l	im Steady State vor der nächsten Dosis
Valproinsäure	60–100 mg/l	347–693 µmol/l	vor der nächsten Dosis
Vancomycin	Max.: 20–40 mg/l Min.: 5–10 mg/l	Max.: 14–28 µmol/l Min.: 3–7 µmol/l	Max.: 1 h nach i. v.-Infusion Min.: vor der nächsten Dosis
Verapamil	0,02–0,1 mg/l	0,04–0,2 µmol/l	vor der nächsten Dosis

20.6 Bestimmung der Körperoberfläche

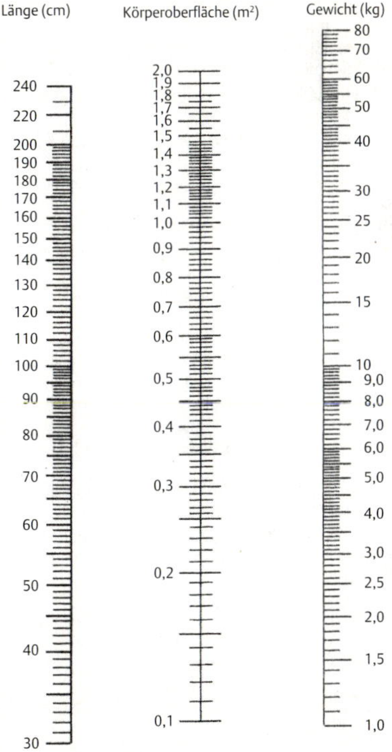

Nomogramm zur Berechnung der Körperoberfläche

Die Körperoberfläche kann näherungsweise auch nach folgender Formel berechnet werden:

$$KOF\,(m^2) = \sqrt{\frac{\text{Gewicht (kg)} \times \text{Länge (cm)}}{3600}}$$

Quellenverzeichnis

Rote Liste ® Service GmbH, Mainzer Landstraße 55, 60329 Frankfurt/Main (www.rote-liste.de)

Ifap-index - ifap-Service Institut für Ärzte und Apotheker GmbH, Einsteinstraße 39a, 82152 Martinsried/München (www.ifap.de)

DIMDI-Datenbank - Deutsches Institut für medizinische Dokumentation und Information, Waisenhausgasse 36-38a in 50676 Köln (www.dimdi.de)

ABDA-Datenbank - Bundesvereinigung Deutscher Apothekerverbände, Jägerstraße 49/50 in 10117 Berlin (www.abada.de)

Arzneiverordnung in Schwangerschaft und Stillzeit, Schaefer C. (Hrsg.); Spielmann H. (Hrsg.); Vetter K., 7. Aufl. Elsevier Urban Fischer 2006

Arznei-telegramm® (Institut für Arzneimittelinformation), Bergstr. 38 A, Wasserturm, D-12169 Berlin (www.arznei-telegramm.de); Hrsg.: A.T.I. Arzneimittelinformation Berlin GmbH

Arzneimitteltherapie, Wissenschaftliche Verlagsgesellschaft mbH, Birkenwaldstr. 44, 70191 Stuttgart (www.wissenschaftliche-verlagsgesellschaft.de)

Antibiotika-Therapie, 10. Auflage - W. Stille, H.-R. Brodt, A. H. Groll, G. Just-Nübling, 11. Auflage, Schattauer-Verlag, Hölderingstr. 3, 70174 Stuttgart

Mutschler Arzneimittelwirkungen, 9. Auflage - E. Mutschler, G. Geisslinger, H. K. Kroemer, P. Ruth, M. Schäfer-Korting, Wissenschaftliche Verlagsgesellschaft mbH, Birkenwaldstr. 44, 70191 Stuttgart

Akute Vergiftungen, 10. Auflage - R. Ludewig, C. Köppel, W. Poelchen, H. H. Wellhöner, Wissenschaftliche Verlagsgesellschaft mbH, Birkenwaldstr. 44, 70191 Stuttgart

Arzneimittelneben- und wechselwirkungen, 4. Auflage – H. P. T. Ammon, Wissenschaftliche Verlagsgesellschaft mbH, Birkenwaldstr. 44, 70191 Stuttgart

AKB – Arzneimittelkursbuch 2007/2008 - Arznei-telegramm® (Institut für Arzneimittelinformation), Bergstr. 38 A, Wasserturm, D-12169 Berlin (www.arznei-telegramm.de); Hrsg.: A.T.I. Arzneimittelinformation Berlin GmbH

orange = Handelsnamen (außer Generika)

E

H

I

N

S